安徽省高等学校一流教材
普通高等医学院本科规划教材

医学检验实践技能学

（案例版）

主编 浦 春 李玉云

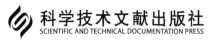

科学技术文献出版社
SCIENTIFIC AND TECHNICAL DOCUMENTATION PRESS

·北京·

图书在版编目（CIP）数据

医学检验实践技能学：案例版/ 浦春，李玉云主编. —北京：科学技术文献出版社，2024.2
ISBN 978-7-5235-0537-3

Ⅰ.①医… Ⅱ.①浦… ②李… Ⅲ.①医学检验 Ⅳ.① R446

中国国家版本馆 CIP 数据核字（2023）第 144060 号

医学检验实践技能学(案例版)

策划编辑：薛士兵　　责任编辑：刘英杰　张雪峰　　责任校对：王瑞瑞　　责任出版：张志平

出　版　者	科学技术文献出版社	
地　　　址	北京市复兴路15号　邮编 100038	
编　务　部	(010) 58882938，58882087（传真）	
发　行　部	(010) 58882868，58882870（传真）	
邮　购　部	(010) 58882873	
官　方　网　址	www.stdp.com.cn	
发　行　者	科学技术文献出版社发行　全国各地新华书店经销	
印　刷　者	北京九州迅驰传媒文化有限公司	
版　　　次	2024 年 2 月第 1 版　2024 年 2 月第 1 次印刷	
开　　　本	787×1092　1/16	
字　　　数	537千	
印　　　张	23.5	
书　　　号	ISBN 978-7-5235-0537-3	
定　　　价	79.00元	

《医学检验实践技能学（案例版）》
编写人员名单

主　编　浦　春　李玉云

副主编　（按姓氏笔画排序）

文育锋　陆　军　武文娟　郝艳梅　洪　亮

徐元宏　梅传忠　湛孝东

编　者　（按姓氏笔画排序）

王凤超（蚌埠医学院第一附属医院）

文育锋（皖南医学院）

冯　钢（皖南医学院检验学院）

孙恩涛（皖南医学院检验学院）

李小宁（皖南医学院弋矶山医院）

李玉云（蚌埠医学院检验医学院）

张　军（皖南医学院弋矶山医院）

张　涛（蚌埠医学院基础医学院）

张　敏（安徽医科大学第一附属医院）

张　鹏（皖南医学院弋矶山医院）

张英杰（蚌埠医学院检验医学院）

陆　军（安徽理工大学医学院）

武文娟（蚌埠医学院检验医学院）

武其文（皖南医学院弋矶山医院）

郑　瑞（皖南医学院弋矶山医院）

郝艳梅（蚌埠医学院检验医学院）

禹　莉（蚌埠医学院检验医学院）

洪　亮（皖南医学院检验学院）

耿　建（蚌埠医学院检验医学院）

浦　春（皖南医学院检验学院、弋矶山医院）

黄　颖（安徽医科大学第一附属医院）

梅传忠（蚌埠医学院检验医学院）

韩文正（皖南医学院弋矶山医院）

程龙强（安徽理工大学医学院）

湛孝东（皖南医学院基础医学院）

路　勇（皖南医学院检验学院）

前　言

医学检验是对取自人体的标本进行微生物学、免疫学、生物化学、遗传学、血液学、生物物理学、细胞学等方面的检验，从而为预防、诊断、治疗人体疾病和评估人体健康提供信息的一门科学。医学检验是临床医学重要组成部分，实践教学是医学院校医学检验技术及相关专业的学生专业技能的教育。

《医学检验实践技能学（案例版）》是一部专门为医学院校医学检验技术及相关专业学生学习、了解医学检验概况，掌握必要的医学检验技术及培育临床思维所编写的规划教材。全书共分三篇，第一篇医学检验基本技能，第二篇常用医学检验技术，第三篇医学检验常见疾病案例分析。本书主要依据医学检验技术专业学生的培养方向和要求，对传统的医学检验技术实践课程内容进行了适当的梳理、取舍和整合，使之符合临床医学的教育教学规律。在教学内容编排上从目前医学院校、医学各学科的教学组织形式和教学实际出发，充分考虑临床思维能力培育的可操作性和学生学习的规律性，以人体器官功能系统为主线，对临床常见疾病真实案例进行剖析，着力于临床诊断与鉴别诊断中检验结果的临床价值及医学检验路径；力求教学内容的科学、系统和循序渐进，使学生在有限的学时内能够接受到系统、完整、必要的医学知识教育，培育临床医学思维，提供相应临床常见疾病的诊断思路。

本书可供医学院校医学相关专业（如医学检验技术、卫生检验与检疫、生物技术、临床医学、临床口腔等）的本科、研究生学习使用，也可作为相关领域教师、临床医师的重要参考资料。

由于编者的水平有限，书稿虽经反复修改和审阅，不妥之处仍在所难免，恳请使用本书的师生和读者不吝指正。

浦　春　李玉云

2023 年 8 月

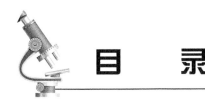

目 录

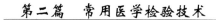
第二篇　常用医学检验技术

第三篇　医学检验常见疾病案例分析

绪 论

医学检验作为医学的一个分支，以化学和生物医学为基础，对患者标本进行机能学和形态学研究，为病因的确认、疾病的诊断做出准确评价，为临床医师做好参谋，为临床疾病诊断、治疗、愈后观察、药效评价等提供实验室数据。医学检验涉及多学科的知识，采取的技术、方法和手段是多样的，结果的分析判断是辩证的。医学检验一方面为临床提供数据，服务于临床；另一方面这些数据又将影响临床医生的诊断和治疗方案。检验人员既要与临床医生沟通，又要与患者沟通，不仅要掌握各种临床指标的测定方法，还要了解其临床意义，辨析其在不同生物环境中的变化规律。因此检验人员既需要具备扎实的基础医学知识，又需要有足够的临床医学知识和娴熟的实验操作技能，特别是检验结果与临床表现不一致时，要能准确、迅速地判断引起差异的原因并能采取补救的措施。

一、医学检验技术发展史

追溯医学检验的起源，早在 6000 多年前的远古时代，已有通过尿液性状的观察，辅助疾病诊断的记载（糖尿病患者的尿液可以吸引蚂蚁）；公元前 400 年，希波克拉底开始使用尿液检查辅助疾病诊断。17 世纪下半叶，用化学方法检测尿液中的蛋白、胆红素等的方式代表着临床化学的诞生；列文·虎克（Antony van Leeuwenhoek，1632 年 10 月—1723 年 8 月）发明了第一台显微镜，开启了细胞学检验、微生物学检验的时代。最早的医学检验往往由临床医生进行操作，尚没有形成独立的学科，所有的检测均为简单的手工操作，直到 1903 年，美国宾夕法尼亚州立医院成立了第一个专门的临床实验室，成为临床检验历史上的标志性事件。我国的检验医学起步于 20 世纪 20 年代协和医学院生物化学系最早开设的临床生化检验课程；到 20 世纪 30—40 年代，我国部分医院开始建立了早期医学检验实验室——化验室；经过不断发展，到 20 世纪 80 年代开始引进半自动、全自动检测设备；2000 年前后随着国民经济的发展，大型综合医院检验科的实验室人员素质和硬件设备不断改善，现已基本达到或接近国外医院的医学检验部门水平。

1. 近代医学检验始于 20 世纪 20—40 年代，当时已经开始进行一些临床化学实验及外周血涂片的观察。在 20 世纪 50 年代，工业革命引发机械制造技术的发展，各种和医学检验相关的仪器开始出现。如 Coulter 发明电阻抗技术用于血细胞计数，Skeggs 发明了单通道、多通道连续流动式生化分析仪（美国 Technicon 公司制造），标志着现代化、自动化检验医学的开端；1959 年 Berson 和 Yalow 在研究胰岛素免疫特性的基础上，建立了放射免疫方法，他们因此获得 1977 年的诺贝尔生理学或医学奖，在之后的半个世纪，这种方法在临床用于检验各种激素、肿瘤标志物、药物浓度等方面有广泛的应用，直到近年，才渐渐被发光免疫技术所取代；20 世纪 60 年代已经有多通道的生化检测仪出现。

2. 现代医学检验始于 20 世纪 70 年代，由于各种自动化的仪器及实验诊断试剂不断推出，特别是 1975 年单克隆抗体杂交瘤技术的问世，使多种的单克隆抗体制备出来，并应用于临床实验室检验，使得实验室检测技术得到迅猛发展。20 世纪 70—80 年代，由于分子生物学技术取得很大进展，各种核酸检测技术不断成熟并广泛应用于临床。具有代表性的是斑点杂交（dot blot）、Southern blot、Northern blot 和原位杂交（in situ hybridization），以及各种标记技术在实验方法上的应用，如荧光原位杂交（fluorescence in situ hybridization，FISH）等。1985 年，聚合酶链反应（polymerase chain reaction，PCR）技术问世，随后十多年的时间，很多相关技术随之发明，在基因克隆、DNA 测序、突变分析、基因重组与融合、修饰检测等分子生物学研究方面，以及在微生物（包括细菌、病毒）、寄生虫（如疟疾）、人类遗传病及肿瘤等的实验室诊断方面有重要的应用，并逐渐成为检验医学的一种重要的手段。在 20 世纪末到 21 世纪初，人类基因组计划提出及人类基因组序列图完成。基因虽然是生物信息的源头，但是信息的具体执行结果还是蛋白质，因此检测蛋白质较基因分析有更现实的病理、生理及临床意义。2001 年的 Science 已把蛋白质组学列为六大研究热点之一，2001 年 4 月，在美国成立了国际人类蛋白质组研究组织（human proteome organization，HUPO）。

3. 实验室的管理也是医学检验学科建设的重要内容。临床实验室已逐渐形成了临床检验（基础检验）、临床化学、临床免疫及临床微生物检验等亚专业，实验室之间的交流合作广泛开展和不断深入。为了保证各个实验室的工作质量及在不同实验室之间实现检验结果的可比性和标准化，实验室质量管理应运而生。目前，在实验室质量管理与控制方面已经做了大量卓有成效的工作，形成了整套的理论体系并有完整的质量保证体系。不断完善的《医学实验室—质量和能力的专用要求》（ISO 15189）认证系统，是目前在实验室标准化方面的重要执行标准。

回眸近、现代检验医学的发展，医学检验在检测技术方面的更新，检测设备的自动化、信息化、智能化，从业人员素质的提升及质量管理的理念与实践等方面均取得了令人瞩目的发展。

二、医学检验技术现状

随着基础医学、临床医学的发展，实验室检查项目大大增加，工作量成倍上升，新技术不断应用，质量体系不断完善，网络大数据研究和挖掘已经开始，现代医学事业突飞猛进，医疗设备与医疗技术也相继得到发展，特别是在现代医学检验的应用中，信息技术、计算机网络技术、激光技术、传感技术等提供了一定的设备和技术支持，很大程度上提升了检验质量。同时自动化仪器设备相继应用于临床微生物检验、临床免疫学检验和临床化学检验中，不断提高实验的精准度与灵敏度，使检测结果更加可靠、准确，也加速了临床上获得相关信息的反馈力。因此在临床检验医学技术快速发展的背景下，疾病的精准诊断和治疗的全面监控、预后的观察价值也得到了很大提高。

医学检验亚专业，包含临床化学检验、临床（基础）检验、临床微生物检验、临床血液学检验和临床免疫学检验等。相对来说，传统医学检验较为单一，而目前的医学检验学科得到了深化与丰富，如遗传学检验、分子诊断、临床血液学检验等亚专业发展，使学科内容更完善，学科间的协调力加强，质控体系和技术体系不断健全，提高了检测结果的精准度。

近年，随着新技术革命浪潮的兴起，临床检验的仪器设备不断向灵敏度更高、样品用量更少、分析速度更快、操作更方便的自动化、智能化方向发展。具体表现：①血液分析技术的提高，血细胞分析系统——血液细胞分析流水线开始进入临床应用。将高性能的血细胞分析仪与血细胞涂片、染色和分析一体机连接，构成自动化程度更高、分析速度更快、智能化效果更显著的血细胞分析体系。②尿液自动分析技术中机器视觉技术应用于尿沉渣分析，通过电荷耦合器件（charge couple device，CCD）摄取尿沉渣中的细胞等有形成分，再根据其固有参数分析、识别、分类、计数，可大大降低尿沉渣分析过程中的假阳性；另外利用流式技术对尿液中微粒子进行分析，保证结果准确和快速。③免疫自动化分析技术发展迅猛，散射光分析技术应用于抗原、抗体反应物的检测；免疫标记技术广泛运用于临床检验，提高医学检测的特异度与敏感度，使分子检测水平的实际效果得到有效提升。为临床免疫分析提供了简便、高效、快速、高灵敏度和高精密度的检测手段。④随着电子计算机及其相关学科的发展，生化分析仪走上了全自动、智能化发展之路，自动化程度更高（检测过程智能化）、分析项目范围更广（任意增加新项目，随意编制项目的分析参数）、配置更方便（由于目前仪器可按照其规模配置模块数量）、分析速度更快（可以扩大模块数量）、维修更方便（某一模块发生故障维修，不影响其他模块的正常运行）。⑤分子生物学检验方面的两大前沿技术即基因芯片及蛋白组学技术更为成熟。双向电泳技术、质谱技术和蛋白质组学是其三大应用，其中质谱技术获得 2002 年诺贝尔化学奖；其在生物医学方面的应用，将有作为临床检查的常规方法，成为许多疾病检测和诊断的新模式。

三、医学检验技术发展趋势

1. 自动化和信息技术的发展

（1）自动化技术：在实验室自动化系统中，包含信息处理系统、自动化分析仪及机械传送处理系统，依照其规模与自动化程度，可分为全实验室自动化和模块式自动化两类，其中，模块式自动化的组成成分包含自动化分析仪，实现对相关组合项目的分析、检测。实验室自动化已经有了较大范围的应用，其在医学检验上的应用，可以说有颇多优点。首先自动化技术的应用可以提高工作效率、缩短检测时间、减少检测成本；其次可以在一定程度上提高工作的整体质量，降低差错率，提升医疗科研水平。

（2）信息技术：在医学检验中，现代化的网络信息技术也被广泛应用，如广泛使用的实验室信息系统（laboratory information system，LIS）。实验室信息系统由计算机技术和现代化管理方法组成，可以用于对患者提供标本的识别、检验、样本分析、结果报告、质量控制、行政管理等，极大提高了工作人员的工作效率和工作质量，并且适用于实验室的管理和控制。

2. 分子生物学技术的发展

（1）高敏聚合酶链反应：高敏聚合酶链反应技术具有很多的优点，如灵敏度高、特异性好、可早期发现、结果准确等。在检测医学中，极少量的病原体、自身免疫病、早期恶性肿瘤、遗传性疾病的检测难度较大，这时可以用高敏聚合酶链反应技术对该疾病进行敏感、准确检测。据调查，聚合酶链反应技术近年已经越来越广泛地应用于传染性疾病的诊断和疗效观察方面，如在乙型肝炎和丙型肝炎的诊治上。

（2）飞行质谱技术：飞行质谱技术是近年兴起的蛋白质组学研究前沿技术，由获得过诺贝尔化学奖的日本科学家田中发明。飞行质谱技术有速度较快、结果准确性高和敏感性高等特点。飞行质谱技术目前广泛应用于多种疾病的诊治中，有多种的诊断方法，如细胞组织学、计算机断层扫描、超声诊断等先进的肿瘤早期筛查，临床微生物快速鉴定等。质谱技术可以展现出其高效性和准确性，如肺癌的敏感性和特异性达到98%和97%；肝癌的敏感性和特异性达到91%和89%；卵巢癌的敏感性和特异性达到82%和98%；乳腺癌的敏感性和特异性达到93%和91%。我国的国家药品监督管理局已经批准多项检测技术应用于临床检验。

（3）生物芯片技术的应用：依照芯片探针的不同，可分成基因芯片、组织芯片、细胞芯片及蛋白质芯片等，而依据其原理可分成元件型微阵列芯片与通道型微阵列芯片等，在医学检验实验室的研究过程中，可在一块芯片上集中多个复杂的技术，进而有效提高芯片的灵敏度、实验反应速度及达到全自动化分析水平。目前基因芯片已开始广泛运用于临床，在一定程度上推动了现代生命科学的进步，有效实现了疾病早期诊断和预防。

医学检验技能是医学检验工作者履行好职责的重要保证，因此是高等院校医学检验技术专业学生培养的目标之一。学生不但要掌握相关检验技术并具备良好的实验操作能力，还要有对检验结果进行分析和判断的能力，而后者需要有一定的临床医学知识。鉴于此，本书通过以器官为分类主线的临床案例，对检验结果进行分析和归类，辅以影像、病理等检查结果，利用疾病发生发展规律，系统分析其与临床医学的关联性，并且对疾病的实验诊断路径进行归纳，以培养医学检验学生的临床思维能力。

医学检验作为一门多学科交叉的综合性学科，随着分子生物学、材料科学、信息科学和计算机技术的新成果和新技术的应用，对相关人才的素质和结构提出了更高的要求，培养高素质医学检验应用型人才，是适应临床医学发展，满足社会对人才需求的重要途径。高等院校作为培养医学人才的主场所，需要不断进行教学改革以提高学生培养质量，适应和满足社会需求。

（浦　春　李玉云）

第 一 篇

医学检验基本技能

第一章
样本采集与处理

第一节　血液

一、全血

1. 静脉全血是来自静脉的全血标本，应用最广泛。常用采血部位有肘正中静脉、手背静脉，婴幼儿和新生儿可采用颈静脉和股静脉。

2. 动脉全血主要用于血气分析，采血部位有股动脉、肱动脉和桡动脉。

3. 末梢全血适用于需微量血液检验的项目。

二、血浆

在血液中加入抗凝剂，阻止血液凝固，经离心后分离出的上层液体即为血浆，主要用于化学成分测定和凝血项目检测等。

三、血清

血清是血液离体凝固后分离出的液体，血清与血浆相比，血清不含纤维蛋白原，某些凝血因子也发生了改变。血清主要用于化学和免疫学等检测。

四、血液标本采集方法

血液标本的采集方法按采集部位可分为毛细血管采血法、静脉采血法和动脉采血法。

（一）毛细血管采血法

毛细血管采血法获得的血液标本是微动脉血、微静脉血和毛细血管血混合的末梢全血，主要用于需要微量血液的检验项目，如血液一般检查及床旁检测的项目。

1. 采血针毛细血管采血法

（1）器材：一次性采血针、微量吸管、消毒用品等。

（2）部位：一般采用手指指端或耳垂，婴幼儿可选择大脚趾或足跟。凡局部有水肿、炎症、发绀或冻疮等病变的不可作为穿刺部位，严重烧伤患者可选择皮肤完整处。耳垂采血疼痛感多较轻，但血液循环较差，受气温影响较大，结果不稳定；手指采血操作方便，可获得较多血量，检验结果较恒定，但痛感较重，检验结果与静脉血比较也有一定差异，有条件时尽可能采集静脉血。

（3）操作步骤：①轻轻按摩采血部位（左手无名指指腹内侧或耳垂），使局部组织自然充血。②消毒皮肤，待干燥后，紧捏采血部位两侧。③右手持一次性消毒采血针迅速刺入，深度以 2~3 mm 为宜，血液自然流出或稍加挤压后流出。第 1 滴血液因混入组织液，多弃去不用或根据检验项目内容要求决定是否使用。④采血结束后，用无菌干棉签压住采血部位以止血。

（4）注意事项：①采血时要严格消毒和进行生物安全防范。②取血时可稍加挤压，但切忌用力挤压，以免混入过多组织液。③采血要迅速，防止流出的血液发生凝固。

2. 激光毛细血管采血法

激光毛细血管采血法属于非接触式采血法，激光采血器在极短时间内发出一束特定波长的激光束，接触皮肤后瞬间在采血部位产生高温，使皮肤气化形成一个 0.4~0.8 mm 的微孔，血液自微孔流出。

（1）器材：激光采血器、一次性激光防护罩、微量吸管、消毒用品等。

（2）部位：一般采用手指（其他要求同采血针毛细血管采血法）。

（3）操作步骤：①按摩采血部位，使局部组织自然充血。②消毒皮肤后，将激光手柄垂直置于一次性防护罩上方，垂直对准、紧贴采血部位，按下"触发键"。③将防护罩推出，血液自行流出或稍加挤压后流出，及时采集标本。

（4）注意事项：①禁止在易燃易爆性气体环境中使用激光采血器。②使用过程中，禁止用肉眼看激光窗口，或将激光窗口对准采血部位以外的位置。③采血时防护罩要紧贴采血部位，不能倾斜或悬空，以免影响血液标本采集效果。④激光采血器的透镜使用一段时间后（一般工作 50 次后）需要清洁 1 次。

（二）静脉采血法

静脉采血法是临床上广泛应用的采血方法，所采集的静脉血能准确反映全身循环血液的真实情况，因其不易受气温和末梢循环变化的影响而更具有代表性。静脉采血法按采血方式可分为普通采血法和真空采血法。

1. 器材：试管、注射器、消毒用品或持针器、双向采血针、真空采血管等。

2. 部位：一般选择肘正中静脉，受检者的手臂伸直置于枕垫上，暴露穿刺部位，选择容易固定、明显可见的静脉。

3. 操作步骤：①消毒：用碘酊和乙醇（或碘伏）依次消毒静脉穿刺区域。②扎压脉带：在穿刺点上端扎压脉带，并嘱其握紧拳头，使静脉充盈暴露。③穿刺：真空采血管拔除穿刺针的护套，左手拇指绷紧皮肤并固定静脉穿刺部位，右手持针沿静脉走向，使针头与皮肤成 30° 迅速刺入皮肤，然后放低注射器（针头与皮肤成 5°）向前刺破血管壁进入静脉腔，见有回血后再将针头沿血管方向前进少许，以免采血针头滑出，但不可用力深刺，防止穿透血管壁而造成血肿。④松开压脉带。⑤抽血：右手固定注射器，缓慢抽动注射器内芯至所需血量，如使用真空采血管则将胶塞穿刺针（双向针的另一端用软橡皮乳胶套着）直接刺入真空采血管的胶塞头盖的中央，血液被自动吸入采血管内；同时松开压脉带。如需多管采血，将刺塞针拔出再刺入另一个真空采血管即可。采血后嘱受检者放松拳头，用消毒干棉签按压穿刺点，迅速拔出针头，继续按压穿刺点数分钟。⑥分装：取下针头，将血液缓慢注入试管中。

4. 注意事项：①根据检验项目、所需采血量，选择适宜的注射器和试管。②严格执行无菌操作。③严禁从输液、输血的针头内抽取血标本。④采血时严禁将针栓往回推，以免注射器中的空气进入血液循环而形成气栓。⑤一针穿刺多管采血的先后顺序推荐：血培养→蓝头管/黑头管→黄头管/红头管→绿头管/浅绿头管→紫头管→灰头管。采血时不宜过度用力，以免血液产生泡沫而造成溶血。⑥采血后按照生物安全防护的要求处理废弃的采血针，避免误伤或污染环境。

（三）动脉采血法

1. 器材：2 mL 或 5 mL 注射器、1000 U/mL 无菌肝素生理盐水溶液、橡皮塞、消毒用品等。

2. 部位：多选用桡动脉（最方便）、股动脉、肱动脉。

3. 操作步骤：以血气分析标本为例，常规消毒穿刺点及其附近皮肤、检验人员的左手示指和中指，以左手绷紧皮肤，右手持注射器，用左手示指和中指触摸动脉搏动最明显处，并固定，以 30°～45°进针。动脉血压力较高，血液会自动注入针筒内，至 2 mL 后拔出针头用消毒干棉签按压采血处（穿刺点）止血 10～15 分钟，立即用软木塞或橡皮塞封闭针头，以隔绝空气，搓动注射器，使血液和肝素混匀。

4. 注意事项：①用于血气分析的标本，采集后先立即封闭针头斜面，再混匀标本。②标本采集后立即送检，否则应将标本置于 2～6 ℃保存，但不应超过 2 小时。③采血完毕，拔出针头后，用消毒干棉签用力按压采血处止血，以防形成血肿。

五、血液标本的处理

（一）血常规

血常规使用浅紫色真空采血管（乙二胺四乙酸抗凝），采集 2 mL 静脉血后，立即颠倒混匀，至少 5 次，但不能剧烈震荡，如果血液有凝块，一定要重新抽血。

（二）生化分析

生化分析使用黄色真空采血管，采集 3～5 mL 空腹血，避免溶血，避免强光照射。

（三）红细胞沉降率

红细胞沉降率（血沉）使用黑色真空采血管（抗凝），采集 1.6 mL 空腹血（至 2 mL 瓶签刻度处），立即颠倒混匀，至少 8 次。

（四）免疫血清分析

免疫血清分析（如肝炎系列、甲状腺功能、激素等）使用红色真空采血管（不抗凝），采集 3~5 mL 空腹血，避免溶血，避免强光照射。

（五）凝血四项

凝血四项使用蓝色真空采血管（枸橼酸钠抗凝），采集 1.8 mL 空腹血（至 2 mL 瓶签刻度处），立即颠倒混匀，至少 5 次。避免溶血，避免凝固。

（六）血培养

1. 血培养样本的最佳采血时间：①尽可能在患者寒战或开始发热时采血。②在患者接受抗生素治疗前采血。③如患者已经应用抗菌药物进行治疗，应在下一次用药前采血培养。

2. 血培养样本的采血套数及部位

成人一般应采 2 个培养瓶（需氧 + 厌氧），每瓶 5~10 mL，共 20 mL；儿童一般只需采集需氧瓶，在保证采集血量 < 1% 总血量下，一般为 1~3 mL；采血量不足时应优先保证需氧瓶，因临床 90% 以上的感染为需氧菌或兼性需氧菌感染。

3. 血培养样本培养瓶的消毒程序：①去掉培养瓶口的塑料瓶盖。②用 75% 乙醇消毒血培养瓶橡皮塞子 60 秒。③自然待干。④将标本注入培养瓶内。⑤颠倒混匀标本与肉汤，以避免血液凝集。

4. 采集血培养样本的注意事项：①严格无菌操作。②检查培养瓶的有效期、有无渗漏。③一般血培养的采血量为 5~10 mL，为最佳量，亚急性心内膜炎患者，为提高培养阳性率，采血量增至 10~15 mL。④血培养对无菌操作的要求比注射、生化检验、凝血检验等其他标本要高，故应最先采集血培养标本。⑤标本采集后最好在 2 小时内送检，不能送检时应放于室温环境，不可放于冰箱内。

5. 导管相关性血流感染的采血方法：①保留深静脉导管者，至少 2 套，一套来自外周静脉，另一套来自导管，两个来源的采血时间应接近（≤5 分钟）。②拔除深静脉置管者，从独立的 2 个外周静脉部位，无菌采集 2 套血培养，同时无菌下取出导管并剪下 5 cm 导管末梢送实验室。

第二节　尿液

一、尿液标本的采集要求

（一）一般要求

1. 患者要求：患者处于安静状态，按常规生活、饮食。

2. 生理状态：运动、性生活、月经、过度空腹或饮食、饮酒、吸烟及姿势和体位等可影响某些检查结果。

3. 避免污染：①患者先洗手并清洁外生殖器、尿道口及周围皮肤；②女性患者特别要避免阴道分泌物或月经血污染尿液，男性患者要避免精液混入；③要避免化学物质（如表面活性剂、消毒剂）、类便等其他污染物混入。

4. 采集时机：用于细菌培养的尿液标本，必须在使用抗生素治疗前使用无菌容器采集，以便于细菌生长。

（二）容器要求

1. 材料：①透明、不渗漏、不与尿液发生反应的惰性环保材料；②儿科患者使用专用的洁净柔软的聚乙烯塑料袋。

2. 规格：①容积 50～100 mL，圆形开口且直径至少 4 cm；②底座宽而能直立、安全且易于启闭的密闭装置；③采集计时尿时，容器的容积应大于计时期内尿液总量的体积，且能避光。

3. 清洁度：容器洁净、干燥、无污染（菌落计数 $<10^4$ CFU/L）。

4. 标识：容器要标有患者姓名、病历号或门诊号、检验联号（条形码）。

5. 其他：①用于细菌培养的尿液标本容器采用特制的无菌容器；②对于必须保存 2 小时以上的尿液标本，建议使用无菌容器。

6. 离心管：用于尿液沉渣检查的离心管应洁净、透明、有足够的强度，并有刻度，刻度上至少标明 10 mL、1 mL、0.2 mL；容积应 >12 mL，试管底部呈锥形或缩窄形，试管口有密封装置。最好使用不易破碎的一次性塑料试管。

二、尿液标本的类型及采集方法

尿液标本的类型和采集方式的选择取决于尿液检验目的（通常包括化学检查、有形成分显微镜检查和细菌学检查等）、患者状况、检验要求等。临床常用的尿液标本，依据时间或检测项目可以分为晨尿、计时尿、随机尿和特殊尿。

（一）分类

1. 晨尿

（1）晨尿：清晨起床后、未进早餐和做运动之前第 1 次排出的尿液，一般在膀胱中的存留时间达 6～8 小时，其各种成分浓缩，有利于检验出变化。可用于肾脏浓缩功能的评价、人绒毛膜促性腺激素的测定及血细胞、上皮细胞、管型、结晶和肿瘤细胞等有形成分的检查。住院患者最适宜采集晨尿标本，在标本采集前 1 天，给患者提供尿液采集容器和书面说明，如采集中段清洁尿的方法、注意事项等。晨尿采集后在 2 小时内送检并检查完毕，否则应采取适当的防腐措施。

（2）第 2 次晨尿：采集晨尿后 2～4 小时内的尿液，要求患者从前一天晚上起到采集此次尿液标本时，只饮水 200 mL，以提高细菌培养和有形成分计数的灵敏度。

2. 随机尿

随机尿是指患者无须任何准备，不受时间限制随时排出的尿液标本。但随机尿易受饮食、运动、药物的影响，可能导致低浓度或病理性临界值浓度的物质和有形成分的漏检，随机尿不能准确反映患者的状况，但随机尿标本新鲜、易得，最适合于门诊、急诊患者的尿液筛检。

3. 计时尿

计时尿是指采集规定时段内的尿液标本，如采集治疗后、进餐后、白天或卧床休息后 3 小时、12 小时或 24 小时内的全部尿液。准确计时和规范操作（包括防腐方法、食物或药物禁忌等）是确保计时尿检验结果可靠的重要前提。计时尿常用于化学成分的定量测定、内生肌酐清除率试验和细胞学检查。

（1）餐后尿：餐后尿是指午餐后 2~4 小时的尿液。餐后尿有利于病理性尿胆素原（为最大分泌时间）、尿糖和尿蛋白的检出。

（2）3 小时尿：上午 6~9 时的尿液称为 3 小时尿，多用于检查尿液有形成分，如 1 小时尿排泄率检测等。

（3）12 小时尿：从晚上 8 时开始到次晨 8 时终止的 12 小时内全部尿液。女性采集标本前要清洗外阴，尿液需采取防腐措施。12 小时尿用于尿液有形成分计数，如 Addis 计数、微量白蛋白和球蛋白排泄率测定。

（4）24 小时尿：采集 24 小时尿必须要求患者密切配合，必须规范采集，明确告知患者尿标本采集具体步骤。24 小时尿主要用于肌酐清除率试验、儿茶酚胺、17 - 羟皮质类固醇（17 - 羟）、17 - 酮类固醇（17 - 酮）、总蛋白（total protein，TP）、尿糖、电解质等化学物质定量或结核分枝杆菌检查等。

4. 特殊尿

（1）尿三杯试验：患者一次连续排尿，分别采集前段、中段、末段的尿液，分装于 3 个尿杯中，第 1、第 3 杯 10 mL，第 2 杯（尿杯容量宜大）采集其余大部分尿液，尿三杯试验多用于泌尿系统出血部位的定位和尿道炎的诊断。

（2）导管尿：以无菌术采集导管尿，主要用于尿潴留或排尿困难时的尿液标本采集（2 岁以下小儿慎用）。

（3）直立性蛋白尿：对于有些无症状的尿蛋白阳性者，采取卧位 8 小时后采集尿液标本，用于检测尿蛋白，以证实是否有直立性蛋白尿。

（二）24 小时尿标本采集方法

1. 容器：容量最好大于 4 L，洁净、无化学污染，并预先加入合适的防腐剂（但浓盐酸作为防腐剂时要在采集第 1 次尿液后再加入）。

2. 采集方法：①容器：清洁、无化学污染、有一定容量的器皿，并预先加入合适的防腐剂。②方法：在开始标本采集的当天（如早晨 8 时），患者排尿并弃去，从此时间开始计时并留取尿液，将 24 小时的尿液全部收集于尿容器内。③在结束留取尿液标本的次日（如早晨 8 时），患者排尿且留尿于同一容器内。④测定尿量：准确测量并记录尿液总量。⑤混匀标本：全部尿液送检后，必须充分混匀，再从中取出适量（一般约 40 mL）用于检验，余尿弃去。⑥避免污染：卧床患者、儿童 24 小时尿标本采集过程中，应特别注意避免粪便污染。

（三）尿培养标本采集方法

1. 容器：无菌容器。

2. 采集方法：采集标本前先清洗外阴，女性清洗尿道旁的阴道口，男性清洗龟头；再用 0.1% 清洁液如苯扎溴铵等消毒尿道口，但不可用抗生素和肥皂等清洗尿道口，以免影响细菌的生存力；在排尿过程中，弃去前、后时段排出的尿液，以无菌容器采集中间时段的尿液，其目的是避免生殖道和尿道远端细菌的污染，中段尿一般用于细菌培养。

三、尿液标本的保存和处理

尿液标本应在采集后 2 小时内检查完毕，不能及时检查的尿液标本，须进行适当处理或保存，以降低因标本送检延时而引起的理化性状改变。

1. 冷藏：冷藏是保存尿液标本最简便的方法，一般可保存 6 小时，但要避光加盖。冷藏保存在 24 小时内可抑制细菌生长，有尿酸盐和磷酸盐沉淀可影响显微镜检查结果。因此不推荐在 2 小时内可完成检测的尿液标本进行冷藏保存。

2. 防腐：尿液常规筛查尽量不要使用防腐剂，然而对计时尿标本和在标本采集后 2 小时内无法进行尿液检查或被检查的成分不稳定时，可加入特定的化学防腐剂。同时，尿液仍需冷藏保存。

（1）甲醛：100 mL 尿液中加入 40% 甲醛 0.5 mL，对尿液中细胞、管型等有形成分有固定作用。因甲醛有还原作用，不适用于尿液中的葡萄糖检查。

（2）甲苯：100 mL 尿液中加入甲苯 0.5 mL。常用于尿糖、尿蛋白等定性或定量检查。

（3）麝香草酚：100 mL 尿液中加入麝香草酚 <0.1 g，可用于尿液显微镜检查，尤其结核分枝杆菌检查，以及化学成分检测的标本保存。过量的麝香草酚可使尿蛋白定量试验（加热乙酸法）假阳性。

（4）浓盐酸：1 L 尿液中加入 10 mL 浓盐酸。常用于定量测定 17 - 羟皮质类固醇、17 - 酮类固醇、儿茶酚胺、草酸盐、钙、磷等的尿液防腐；因可破坏有形成分、沉淀溶质及杀菌，不能用于常规筛查。

（5）硼酸：100 mL 尿液中加入 1 g 硼酸，在 24 小时内可抑制细菌生长，可有尿酸盐沉淀。用于蛋白质、尿酸、5 - 羟吲哚乙酸、羟脯氨酸、皮质醇、雌激素、类固醇等检查；不适于 pH 检查。

（6）碳酸钠：24 小时尿液加入约 4 g 碳酸钠。用于卟啉、尿胆素原检查，不能用于常规筛查。

第三节　粪便

一、粪便的标本采集

1. 采集容器：应使用一次性、无吸水性、无渗漏、有盖、无污染物的干净容器，容器大小应适宜；细菌培养标本容器应无菌；容器上标志要明显。

2. 常规标本：一般常规检查包括外观和显微镜检查，应取新鲜标本，选择含有异常成分的粪便，如黏液或脓血等病理成分；外观无异常的粪便必须从表面、深处及粪端多处取材，取 3~5 g 粪便送检。

3. 寄生虫检查标本：送检时间一般不宜超过 24 小时，如检查肠道原虫滋养体，应立即检查。

4. 化学法隐血试验：应于试验前 3 天禁食肉类、动物血和某些蔬菜等食物，并禁服铁剂、维生素 C 等可干扰试验的药物。

5. 无粪便排出而又必须检验时，可经直肠指诊或采便管拭取标本。

二、注意事项

1. 标本要求：应根据检验目的选择最有价值的标本，如含脓血、黏液或色泽异常的标本送检，检测寄生虫和虫卵需留取适量标本，避免因标本量不足而漏检。便盆或坐厕中的粪便常混有尿液、消毒剂及污水等，可破坏粪便的有形成分；灌肠或服油类泻剂的粪便常因过稀且混有油滴等，影响检验结果，不适宜做检验标本。

2. 送检时间：肠内原虫滋养体，应立即检查，冬天需保温送检，一般不应超过 1 小时送检。

3. 患者准备：检测前应告知患者停用影响检验结果的药物和食物。

第四节　痰液

一、痰标本的采集

1. 常规标本采集：嘱患者晨起漱口后用力咳出气管深处的痰液，盛于清洁容器内送检，如找癌细胞，应立即送检。

2. 24 小时痰标本采集：标签贴于容器上，注明留痰起止时间；嘱患者将 24 小时（晨 7 时至次晨 7 时）痰吐于容器内，不可将唾液、漱口水、鼻涕等混入痰内；及时送检。

3. 痰培养标本采集：嘱患者清晨用复方硼砂含漱液漱口，再用清水漱口，深吸气后用力咳嗽，将痰吐入无菌培养瓶（皿）内，立即送检。

4. 无法咳痰或不合作者（如昏迷、气管切开、气管插管等）用一次性集痰器收集。

二、注意事项

1. 在抗生素应用前采集痰标本。

2. 痰标本容器应加盖，避免痰中微生物传播。

3. 标本采集后 1～2 小时必须立即进行实验室处理，如不能及时送达，应将标本暂存于 4 ℃环境中，但放置时间不可超过 24 小时。

4. 无痰可用 3%～5% NaCl 5 mL 雾吸约 5 分钟导痰，也可用物理疗法、体位引流、鼻导管抽吸等法取痰。

5. 如查癌细胞，应用 10% 甲醛溶液或 95% 乙醇溶液固定痰液后立即送检。

6. 收集痰液应在清晨，此时痰量多，痰内细菌多，提高阳性率。

7. 做 24 小时痰量和分层检查时，应嘱患者将痰吐在无色广口瓶内，需要时可加少许石炭酸以防腐。

第五节　女性生殖道分泌物

一、阴道分泌物标本的采集

阴道分泌物由妇产科医师采集。根据不同的检查目的可自不同部位取材。一般采用消毒刮板、吸管、棉拭子自阴道深部或穹隆后部、宫颈管口等部位采集分泌物，浸入盛有生理盐水 1～2 mL 的试管内，立即送检。分泌物制成生理盐水涂片；也可以用 95% 乙醇固定，经吉姆萨、革兰氏或巴氏染色，进行病原微生物和肿瘤细胞筛查。

二、注意事项

1. 标本采集前，患者应停用干扰检查的药物。

2. 月经期间不宜进行阴道分泌物检查。

3. 检查前 24 小时内禁止盆浴、性交、局部用药及阴道灌洗等。

4. 标本采集容器和器材应清洁干燥，不含任何化学药品或润滑剂。

5. 采集用于细菌学检查的标本，应无菌操作。

6. 标本采集后要防止污染，检查滴虫时，应注意标本保温（37 ℃），立即送检。

第六节　精液及前列腺液

一、精液标本的采集方法

1. 手淫法：由患者手淫排出全部精液，可采集到完整的精液并不易被污染，但部分患者不能采集到精液，该法是标准和常规的采集方法。

2. 电按摩法：通过高频振荡刺激阴茎头部使精液排出，刺激性较强，在手淫法采集不成功时可采用。

3. 安全套法：需要夫妇双方配合，方法易行，但必须使用专用安全套；普通安全套内含有的物质可杀灭精子，不利于精子功能的检验；另外，精液可黏附在安全套上使精液量损失，不提倡采用。

4. 性交中断法：需要夫妇双方配合，因容易丢失精子密度最高的初始精液，标本易被污染，阴道酸性环境可造成精子活动力降低等，仅适用于手淫法或电按摩法采集不成功者，一般不采用。

二、注意事项

1. 检查前应向患者解释精液标本采集和送检方法、禁欲时间（2～5天）、排尿等，标本采集前应至少禁欲48小时，但不超过7天。一般情况下，30岁以下禁欲2～3天，30～40岁禁欲3～5天，40岁以上禁欲5～7天；需连续2～3次检查的，2次之间一般应间隔1～2周，但不超过3周。

2. 标本采集室最好在实验室附近，室温控制在20～35 ℃。

3. 推荐用手淫法采集精液标本，应收集排出的全部精液。

4. 标本容器应洁净、干燥，必须注明患者姓名和（或）识别号（条码）、采集日期和时间，并记录禁欲时间。不能用安全套作为容器，以免影响精子活动力。

5. 采集的精液若同时用于微生物培养，必须无菌操作。

6. 采集后需在1小时内送检，冬季标本应于20～40 ℃保温下送检。

三、前列腺液标本的采集与处理

前列腺液标本由临床医师行前列腺按摩术后采集。标本量少时可直接涂于玻片上，量多时弃去第1滴前列腺液后，采集于洁净干燥的试管或刻度量筒中。若标本用于细菌培养，应无菌采集并立即送检。

检验前应掌握前列腺按摩禁忌证，如疑有前列腺结核、脓肿、肿瘤或急性炎症者，应禁止或慎重采集标本。检查前患者要禁欲3天，以免造成白细胞增多。

第七节　穿刺液

一、脑脊液

1. 脑脊液标本的采集

脑脊液标本的采集一般由临床医师通过腰椎穿刺采集，特殊情况下可采用小脑延髓池或脑室穿刺术采集。穿刺成功后先进行压力测定，撤去压力测定管后，将脑脊液分别收集于3支无菌试管中，每管采集量1～2 mL，第1管用于化学和免疫学检测，第2管用于微生物检查，第3管用于常规检查，若怀疑为恶性肿瘤，另采集1管做脱落细胞学检查。

2. 脑脊液标本的处理

脑脊液标本采集后应立即由专人或专用的物流系统转运送检，并于 1 小时内检验完毕。若不能及时检查，需在 2 ~ 4 ℃环境下保存，4 小时内完成检验。标本放置过久可导致细胞破坏、葡萄糖等化学成分分解、细菌溶解等，影响检验结果。

二、胸腹水

1. 胸腹水标本的采集

（1）浆膜腔积液标本由临床医师进行浆膜腔穿刺术采集，无菌操作穿刺抽取标本或外科手术过程中采集标本，采集盆腔积脓、腹壁脓肿、脓性胸腹水时，需在超声波或 X 线的引导下进行。

（2）标本采集量一般为 5 ~ 10 mL，不能用拭子蘸取标本送检。

（3）标本采集后注入无菌小瓶或无菌试管中送检。

2. 胸腹水标本的处理

根据需要采用适当的抗凝剂，可在盛器中先加入灭菌肝素然后加入标本，以防止穿刺液凝固（0.5 mL 肝素可抗凝 5 mL 标本，但抗凝剂可能影响厌氧菌的分离），或将标本直接注入血培养瓶中。一般胸腹水标本采集后常温 15 分钟内应送至检验科，若注入血培养瓶内，可适当延长保存时间，但保存不应超过 24 小时。若做真菌培养需 4 ℃保存。

三、深部脓肿

1. 脓液标本的采集与处理

（1）先用碘酊消毒皮肤和黏膜表面，然后用 75% 乙醇脱碘，再用一次性灭菌注射器穿刺抽取，将采集的标本置于灭菌容器中。疑为厌氧菌感染时，应做厌氧培养，取出标本后应将注射器内空气排空，同时将针头插入灭菌胶塞内，以防空气进入。

（2）采集的标本应立即送检，如不能立即送检，放于 4 ℃冰箱，但不可超过 6 个小时，采集好的标本放入专用密闭送检箱中，运送时要注意避免对环境空间的污染。

2. 注意事项

（1）尽可能在用药前采集标本，如果患者已用药，请在检验申请单上注明。

（2）采集标本时应注意脓液的性状、色泽、气味，为分离鉴定致病菌提供依据。

（3）疑有细菌感染，可用棉拭子采集标本后，立即放入液体培养基或生理盐水中保持标本湿度。

（4）深部脓肿常为包括厌氧菌在内的混合细菌感染所致，采集标本应遵守厌氧菌标本的采集原则。

四、心包积液

急性心脏压塞必须紧急处理，可心包穿刺放液。慢性心包积液应首先治疗原发病，若有器官受压症状可心包穿刺放液，一般每次抽取 300 ~ 500 mL 为宜，避免大量抽液引发急性肺水肿和心力衰竭。抽出的心包积液应进行仔细的肉眼检查并立即置于无菌试管中进行生化、微生物和细胞学检查。

五、羊水

羊水标本多由临床医师经羊膜腔穿刺获得。羊水穿刺时间根据需要检查的项目和检查目的而定。采集、处理时应注意：①标本采集时间，一般为 16～22 周，此时活细胞比例高，羊水带较宽，不易损伤胎儿；诊断遗传性疾病可在 16～20 周采集羊水；判断母婴血型不合在 26～36 周采集羊水；评估胎儿成熟度在 35 周以后采集羊水；一般羊水采集量为 20～30 mL。②送检与保存，无菌保存，并立即送检；否则应 4 ℃保存，于 24 小时内处理；细胞培养标本应避免用玻璃容器盛装；用于胆红素检测时应避光保存。③标本处理，离心，无菌分离标本。上清液用于化学和免疫学检查；羊水细胞层用于细胞培养和染色体分析，也可用于脂肪细胞和其他有形成分分析。

（张　鹏）

第二章
医学实验室生物安全基本知识和技能

医学实验室（medical laboratory），又称为临床实验室（clinical laboratory），医疗机构内的医学实验室、采供血机构的实验室、独立医学实验室、疾病控制中心的实验室和检验检疫局的实验室均属于医学实验室的范畴。

生物安全医学实验室（biosafety laboratory）是指为保证医学实验室的生物安全条件和状态不低于允许水平，避免实验室人员、来访人员、社区及环境受到不可接受的损害，且符合相关法规、标准等对生物安全责任要求的实验室。医学实验室是医疗机构病原体集中的区域，其主要生物危害因子是病原微生物，如病毒、衣原体、立克次体、细菌、真菌等，对实验室工作人员、周围人员及环境具有一定的潜在危害，甚至可以造成疾病的流行，危及广大群众的健康和生命安全。2003 年年底和 2004 年年初国内外相继发生实验室冠状病毒泄漏，引起了以 SARS 群体传播和医务人员感染为特点的暴发流行。这一深刻的教训告诫我们，掌握生物安全的相关知识和技能，对每个实验室工作人员都至关重要。

第一节　临床实验室生物安全防护等级

临床实验室分为四个生物安全防护等级（biological safety level，BSL）：一级生物安全实验室（BSL-1）、二级生物安全实验（BSL-2）、三级生物安全实验室（BSL-3）和四级生物安全实验室（BSL-4），俗称分别对应为 P1、P2、P3 和 P4 实验室，P 是 physical containment 的简称。一级生物安全实验室防护水平最低，四级生物安全实验室防护水平最高。一、二级实验室不得从事高致病性病原微生物的实验活动，三、四级实验室可以从事高致病性病原微生物的实验活动。

一、一级生物安全实验室（BSL-1）

一级生物安全实验室适用于操作第四类病原微生物，即在通常情况下不会引起人类或动物疾病的微生物实验操作。一级生物安全实验室的操作、安全设备和实验设施的设计和建设仅适用于进行基础的教学和研究。BSL-1 是生物安全防护的基本水平，依靠标准的微生物操作规程来保证安全，在开放的实验台面上开展工作。实验人员在实验操作方面受过特殊的训练。

一级生物安全实验室通常不要求使用特殊的安全设备和设施。对 BSL-1 实验室设施和设备的一般要求主要有以下内容。

1. 实验室的墙、天花板和地面应易清洁、不渗水、耐化学品和消毒灭菌剂的腐蚀，地面应平整、防滑，不应铺设地毯。

2. 实验室的门应有可视窗并可锁闭，门锁及门的开启方向应不妨碍室内人员逃生。实验室出口处应设洗手池，门口处应设存衣或挂衣装置，可将个人服装与实验室工作服分开放置。

3. 实验室台柜和座椅等应稳固，边角应圆滑。实验台面应防水、耐腐蚀、耐热和坚固。实验室应有足够的空间和台柜等摆放实验室设备和物品。应根据工作性质和流程合理放置，避免相互干扰、交叉污染。

4. 操作刺激或腐蚀性物质，应设洗眼装置，必要时应设紧急喷淋装置。若操作有毒、刺激性、放射性挥发物质，应在风险评估的基础上，配备适当的负压通风橱。

二、二级生物安全实验室（BSL-2）

二级生物安全实验室适用于从事第三类病原微生物的实验操作，即感染可引起人类或动物疾病，但一般情况下对人、动物或环境不构成严重危害，传播风险有限，实验室感染后很少引起严重疾病，并且具备有效治疗和预防措施的中等潜在危害的病原微生物或致病因子。

二级生物安全实验室的操作、安全设备和实验设施的设计和建设适用于临床、诊断、教学。实验人员均接受过致病因子处理方面的特殊培训，并由有资格的工作人员指导。

BSL-2 实验室需使用生物安全柜进行防护。BSL-2 实验室有比较齐全的一级屏障，如个人防护装备，也有废物消毒设施等二级屏障来保证安全。

二级生物安全实验室的设施和设备要求除要达到一级生物安全实验室的要求外，还要满足以下几点。

1. 实验室主入口的门、放置生物安全柜实验间的门应可自动关闭；实验室主入口的门应有进入控制措施。实验室工作区域外应有存放备用物品的条件。

2. 实验室工作区配备洗眼装置和高压蒸汽灭菌器或其他适当的消毒灭菌设备。

3. 应在操作病原微生物样本的实验间内配备生物安全柜。应按产品的设计要求安装和使用生物安全柜。如果生物安全柜的排风在室内循环，室内应具备通风换气的条件；如果使用需要管道排风的生物安全柜，应通过独立于建筑物其他公共供通风系统的管道排出。

三、三级生物安全实验室（BSL-3）

三级生物安全实验室适用于从事第二类病原微生物的实验操作，即能够引起人类或动物严重疾病，并且可以直接或间接在人与人、动物与人、动物与动物间传播的微生物。三级生物安全实验室的操作、安全设备和实验设施的设计和建设适用于专门的诊断和研究。BSL-3实验室的危险主要是经皮肤破损处进入、经口摄入及吸入感染性气溶胶。BSL-3 实验室通过一级和二级防护屏障来保护实验操作人员和实验室周围免受污染。一般在二级生物安全防护水平上增加特殊防护服、进入制度及定向气流。

三级生物安全实验室的设施和设备要求很严格，主要有以下内容。

1. 实验室应明确区分辅助工作区和防护区，应在建筑物中自成隔离区或为独立建筑物，应有出入控制。防护区中直接从事高风险操作的工作间为核心工作间，人员应通过缓冲间进入核心工作间。实验室辅助工作区应至少包括监控室、清洁衣物更换间和淋浴间；防护区应至少包括防护服更换间、缓冲间及核心工作间。核心工作间不宜直接与其他公共区域相邻。如果安装传递窗，其结构承压力及密闭性应符合所在区域的要求，并具备对传递窗内物品进行消毒灭菌的条件。

2. 围护结构的所有缝隙和贯穿处的接缝都应可靠密封，内表面应光滑、耐腐蚀、防水，以易于清洁和消毒灭菌。防护区内的地面应防渗漏、完整、光洁、防滑、耐腐蚀、不起尘。所有的门应可自动关闭，需要时，应设观察窗。实验室内所有窗户应为密闭窗，玻璃应耐撞击、防破碎。

3. 安装独立的实验室送排风系统，应确保在实验室运行时气流由低风险区向高风险区流动，同时确保实验室空气只能通过高效空气过滤器过滤后经专用的排风管道排出。防护区房间内送风口和排风口的布置应符合定向气流的原则，利于减少房间内的涡流和气流死角；不得循环使用实验室防护区排出的空气。应按产品的设计要求安装生物安全柜和其排风管道，排出的空气排入实验室的排风管道系统。

4. 实验间的靠近出口处应设置非手动洗手设施，若不具备供水条件，则应设非手动手消毒灭菌装置。如果有供气（液）罐等，应放在实验室防护区外易更换和维护的位置，安装牢固，不应将不相容的气体或液体放在一起。如果有真空装置，应有防止真空装置内部被污染的措施；不应将真空装置安装在实验场所之外。

5. 设置生物安全型高压蒸汽灭菌器，若有不能高压灭菌的物品应有其他消毒灭菌措施。具备可靠的方式处理处置污水和污物，并应对消毒灭菌效果进行监测，以确保达到排放要求。BSL-3 实验室内需安装紫外线消毒灯或其他适用的消毒灭菌装置。

6. 有门禁控制系统，应保证只有获得授权的人员才能进入实验室。中央控制系统可以实时监控、记录和存储实验室防护区内有控制要求的参数、关键设施设备的运行状态并有报警功能。系统可监控、记录和存储故障的现象、发生时间和持续时间，随时查看历史记录。BSL-3 实验室的关键部位可设置监视器，实时监视并录制实验室活动情况和实验室周围情况。

7. 实验室防护区内应设置向外部传输资料和数据的传真机或其他电子设备。监控室和实验室内应安装语音通信系统。如果安装对讲系统，宜采用向内通话受控、向外通话非受控的选择性通话方式。通信系统的复杂性应与实验室的规模和复杂程度相适应。

四、四级生物安全实验室（BSL-4）

四级生物安全实验室适用于从事第一类病原微生物的实验操作，即能够引起人类或动物非常严重疾病的微生物。四级生物安全实验室的操作、安全设备和实验设施的设计和建设适用于进行非常危险的外源性生物因子或未知的高度危险的致病因子的操作。BSL-4 实验室的危险主要通过黏膜或破损皮肤处进入，以及通过呼吸道吸入感染性气溶胶。实验室人员通过Ⅲ级生物安全柜或Ⅱ级生物安全柜加正压服与感染性气溶胶完全隔离，并且 BSL-4 实验室有复杂的特殊通风装置和废物处理系统。

四级生物安全实验室的设施和设备要求除要达到三级生物安全实验室的要求外，还要满足以下内容。

1. 实验室应建造在独立的建筑物内或建筑物中独立的隔离区域内。应有严格限制进入实验室的门禁措施，应记录进入人员的个人资料、进出时间、授权活动区域等信息。

2. 对与实验室运行相关的关键区域也应有严格和可靠的安保措施，避免非授权进入。实验室的辅助工作区应至少包括监控室和清洁衣物更换间。

3. 实验室的防护区应包括防护走廊、内防护服更换间、淋浴间、外防护服更换间、化学淋浴间和核心工作间，化学淋浴间应为气锁，具备对专用防护服或传递物品的表面进行清洁和消毒灭菌的条件，具备使用生命支持供气系统的条件。应在实验室的核心工作间内配备生物安全型高压灭菌器。

4. 传递窗结构承压力及密闭性应符合所在区域的要求。需要时，应配备符合气锁要求并具备消毒灭菌条件的传递窗。

5. 利用具有生命支持系统的正压服操作常规量经空气传播致病微生物因子的实验室应同时配备紧急支援气罐，其供气时间应不少于 60 分钟/人。生命支持供气系统应有自动启动的不间断备用电源供应且具备必要的报警装置。实验室防护区内所有区域的室内气压应为负压，实验室核心工作间的气压（负压）与室外大气压的压差值应不小于 60 Pa，与相邻区域的压差（负压）应不小于 25 Pa。

6. 实验室的排风应经过两级高效空气过滤器处理后排放。可以在原位对送风高效空气过滤器进行消毒灭菌和检漏。实验室防护区内所有需要运出实验室的物品或其包装的表面应经过消毒灭菌。化学淋浴消毒灭菌装置应在无电力供应的情况下仍可以使用，消毒灭菌剂储存器的容量应满足所有情况下对消毒灭菌剂使用量的需求。

第二节　实验室生物安全设备与防护

临床实验室为了生物安全需要配备必要、足够的安全设备和防护用品，同时要有专业知识和技能的人员正确地使用这些安全设施和防护用品。

一、生物安全柜

生物安全柜（biological safety cabinet，BSC）是在操作具有感染性的实验材料时，为保护操作者本人、实验室内外环境及实验材料，使其避免在操作过程中接触可能产生的感染性气溶胶和溅出物而设计的一种实验室安全防护设备。临床实验室在对琼脂板画线接种、用吸管接种细胞培养瓶、对感染性物质进行振荡等操作时，都可能产生感染性气溶胶。这些气溶胶常常直接小于 5 μm，肉眼观察不到，因而可能被操作者吸入。生物安全柜的高效空气过滤器能够有效地截留这些具有感染性的气溶胶，确保从安全柜中排出的是完全不含微生物的空气。生物安全柜将经高效空气过滤器过滤的空气输送到工作台面上，从而保护工作台面上的物品不受污染。正确使用生物安全柜可以有效减少由于气溶胶暴露所造成的实验室感染及培养物交叉污染，同时也能保护环境。

生物安全柜有 3 种级别共 6 种型号，即Ⅰ级生物安全柜、Ⅱ级 A1 型生物安全柜、Ⅱ级 A2 型生物安全柜、Ⅱ级 B1 型生物安全柜、Ⅱ级 B2 型生物安全柜和Ⅲ级生物安全柜。不同保护类型及生物安全柜的选择，见表 2-1。

表 2-1　不同保护类型及生物安全柜的选择

保护类型	生物安全柜的选择
个体防护，针对危险度 1~3 级微生物	Ⅰ级、Ⅱ级、Ⅲ级生物安全柜
个体防护，针对危险度 4 级微生物，手套箱型实验室	Ⅲ级生物安全柜
个体防护，针对危险度 4 级微生物，防护服型实验室	Ⅰ级、Ⅱ级生物安全柜
实验对象保护	Ⅱ级生物安全柜，柜内气流是层流的Ⅲ级生物安全柜
少量挥发性放射性核素/化学品的防护	Ⅱ级 B1 型生物安全柜，外排风式Ⅱ级 A2 型生物安全柜
挥发性放射性核素/化学品的防护	Ⅰ级、Ⅱ级 B2 型、Ⅲ级生物安全柜

1. Ⅰ级生物安全柜　Ⅰ级生物安全柜的应用最为广泛。其工作原理：室内空气从生物安全柜前面的开口处以 0.38 m/s 的低速率进入安全柜，空气经过工作台表面，并经排风管排出安全柜。定向流动的空气可以将工作台面上可能形成的气溶胶迅速带离，并送入排风管内。安全柜内的空气可以通过高效空气过滤器按下列方式排出：①排到实验室中，然后再通过实验室排风系统排到建筑物外面；②通过建筑物的排风系统排到建筑物外面；③直接排到建筑物外面。Ⅰ级生物安全柜能够为操作者和环境提供保护，对实验对象不能提供保护，可以保证对危险度Ⅰ级、Ⅱ级和Ⅰ级生物因子操作的生物安全，也可用于操作放射性核素和挥发性有毒化学品。

2. Ⅱ级生物安全柜　在应用细胞和组织培养物来进行病毒繁殖或其他培养时，未经灭菌的房间空气通过工作台面是不符合要求的。Ⅱ级生物安全柜在设计上不但能提供个体防护，而且能保护工作台面的物品不受房间空气的污染。Ⅱ级生物安全柜有 4 种不同的类型（分别为 A1 型、A2 型、B1 型和 B2 型），它们不同于Ⅰ级生物安全柜之处为只让经高效空气过滤器过滤的（无菌的）空气流过工作台面。Ⅱ级生物安全柜可用于操纵危险度 2 级和 3 级的感染性物质。在使用正压防护服的条件下，Ⅱ级生物安全柜也可用于操纵危险度 4 级的感染性物质。

（1）Ⅱ级 A1 型生物安全柜（图 2-1）：Ⅱ级 A1 型生物安全柜的内置风机将房间空气经前面的开口引进安全柜内并进入前面的进风格栅。在正面开口处的空气流进速度至少应该达

0.38 m/s。然后，供气先通过供风高效空气过滤器，再向下活动通过工作台面。空气在向下活动到距工作台面6~18 cm处分开，其中的一半会通过前面的排风格栅，而另一半则通过后面的排风格栅排出。所有在工作台面形成的气溶胶立即被这样向下的气流带走，并经两组排风格栅排出，从而为实验对象提供最好的保护。气流接着通过后面的压力透风系统到达位于安全柜顶部、介于供风和排风过滤器之间的空间。由于过滤器大小不同，大约70%的空气将经过供风高效空气过滤器重新返回到生物安全柜内的操纵区域，而剩余的30%则经过排风过滤器进入房间内或被排到外面。

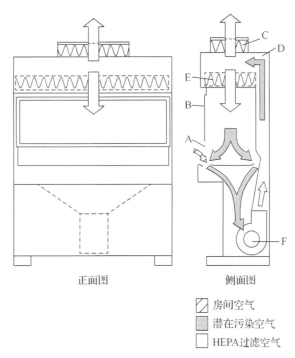

正面图　　　　　　　侧面图

▨ 房间空气
▨ 潜在污染空气
□ HEPA过滤空气

图2-1　Ⅱ级A1型生物安全柜原理

　　Ⅱ级A1型生物安全柜排出的空气可以重新排进房间里，也可以通过连接到专用透风管道上的套管或通过建筑物的排风系统排到建筑物外面。

　　安全柜所排出的经过加热和/或冷却的空气重新排进房间内使用时，与直接排到外面环境相比具有降低能源消耗的优点。有些生物安全柜通过与排风系统的透风管道连接，还可以进行挥发性放射性核素及挥发性有毒化学品的操纵。

　　（2）外排风式：包括Ⅱ级A2型及Ⅱ级B1型、B2型生物安全柜。Ⅰ级、Ⅱ级及Ⅲ级生物安全柜之间的差异见表2-2。

表2-2　Ⅰ级、Ⅱ级及Ⅲ级生物安全柜之间的差异

生物安全柜	正面气流速度（m/s）	气流百分数（%）		排风系统
		重新循环部分	排出部分	
Ⅰ级	0.38	0	100	硬管

生物安全柜	正面气流速度（m/s）	气流百分数（%）		排风系统
		重新循环部分	排出部分	
Ⅱ级 A1 型	0.38 ~ 0.51	70	30	排到房间或套管连接处
Ⅱ级 A2 型	0.51	70	30	排到房间或套管连接处
Ⅱ级 B1 型	0.51	30	70	硬管
Ⅱ级 B2 型	0.51	0	100	硬管
Ⅲ级		0	100	硬管

Ⅱ级 B2 型生物安全柜可以用于以挥发性有毒化学品和放射性核素为辅助剂的微生物实验。

3. Ⅲ级生物安全柜　Ⅲ级生物安全柜用于操纵危险度 4 级的微生物材料，可以提供最好的个体防护。Ⅲ级生物安全柜的所有接口都是"密封的"，其送风经高效空气过滤器过滤，排风则经过两个高效空气过滤器。Ⅲ级生物安全柜由一个外置的专门的排风系统来控制气流，使安全柜内部始终处于负压状态。只有通过连接在安全柜上结实的橡胶手套，手才能伸到工作台面。Ⅲ级生物安全柜可以与一个双开门的高压灭菌器相连接，并用它来清除进出安全柜的所有物品的污染。可以将几个手套箱连在一起以增大工作面积。Ⅲ级生物安全柜适用于三级和四级生物安全水平的实验室。

4. 生物安全柜的使用和注意事项　实验开始前 5 分钟应启动生物安全柜，净化局部空气。Ⅱ级 A 型不用时可以关闭，Ⅱ级 B 型在使用时要保持实验室空气平衡，因此一天中若有数个操作过程，其间不应中断运行。使用中若出现任何故障均应及时向上级人员报告并请专职技术人员维修。生物安全柜中紫外线灯，每周应对灯管作清洁，除去尘埃，保证杀菌效果。生物安全柜内应避免使用明火，会干扰气流运行，并且使用挥发性或易燃物质时会造成危险。操作时需用接种环的，最好使用一次性的塑料接种环，或者使用金属接种环电炉法灭菌。

一旦生物安全柜中发生有生物危害的物品溢出时，应在安全柜处于工作状态下立即进行清理。要使用有效的消毒剂，并在处理过程中尽可能减少气溶胶生成。实验完毕后，柜中所有接触病原体的材料均应作消毒灭菌处理，柜中所有的物品都应清除表面污染并移出柜外，柜内工作台表面和柜的内壁应用含氯石灰（漂白粉）或 70% 乙醇消毒。关机前应运行 5 分钟，以便对残留气体进行净化。滤膜更换之前生物安全柜要由专业人员用甲醛熏蒸消毒，使用生物安全柜的操作人员应穿工作服，在生物安全一、二级实验室中工作的人员可穿普通的工作服，在三、四级实验室工作的人穿反背式实验隔离衣具有更好的保护效果，手套应能包住腕关节上的防护服，有些操作可能要戴口罩和眼罩。

二、压力容器

1. 高压灭菌锅　临床实验室的生物危害主要来源于病原微生物，为了防止污染和感染，可以采用物理、化学及生物学方法来抑制或杀死外环境中的病原微生物。高压灭菌是对实验材料进行灭菌的最有效和最可靠的方法，适于耐高温和不怕潮湿的物品，如注射器、敷料、导管、手术衣、手术器械、培养基等。通常在103.4 kPa（1.05 kg/cm^2 或15磅/英寸）压力下，温度可达121.3 ℃，维持15~30分钟，可杀灭包括细菌芽孢在内的所有微生物。

2. 喷淋装置　实验室应有可供使用的紧急喷淋装置，一般安装在使用苛性碱和腐蚀性化学品附近的地方。定期测试喷淋装置以保证功能正常，其次依据实验室的复杂程度和规模而定。尽可能提供舒适的水温，地面排水通常设在紧急喷淋装置附近。

3. 洗眼器　洗眼器是接触酸、碱、有机物等有毒、腐蚀性物质及感染性样品场合必备的应急、保护设施。当现场作业者的眼睛或身体接触有毒有害及具有其他腐蚀性化学物质或污染性样品溅入眼睛或破损伤口的时候，洗眼器可对眼睛和身体进行紧急冲洗或冲淋，主要是避免化学物质和感染性样品对人体造成进一步伤害。洗眼器的类型很多，如复合式洗眼器、立式洗眼器、壁挂式洗眼器、便携式洗眼器、台式洗眼器等，正确选择和使用方可起到应有的作用。每周应测试洗眼器与水供应连接的装置以确保其功能的正常并冲掉积水。

三、生物安全个人防护用品

1. 工作服　工作服有一般工作服、隔离衣、体衣和围裙等。一般工作服应该能完全扣住。长袖、背面开口的隔离衣、连体衣的防护效果较一般工作服好，因此更适用于在微生物学实验室及生物安全柜中的操作。在针对化学溶液、血液或培养液等物质可能的溢出提供进一步防护时，应该在工作服或隔离衣外面穿上围裙。

2. 手套　当进行实验室操作时，手可能被污染，也容易受到锐器伤害。在进行实验室一般性操作，以及在处理感染性物质、血液和体液时，应使用一次性手套；在进行尸体解剖等可能接触尖锐器械的情况下，应该佩戴不锈钢网孔手套，但这样的手套只能防止切割损伤，而不能防止针刺损伤。在操作完感染性物质、结束生物安全柜中工作及离开实验室之前，均应该摘除手套并彻底洗手。用过的一次性手套应该与实验室的感染性废物一起丢弃。

3. 面罩和护目镜　要根据所进行的操作来选择相应的防护用品，从而避免因实验物品飞溅对眼睛和面部造成的危害。护目镜应该戴在常规视力矫正眼镜或隐形眼镜的外面来对飞溅和撞击提供保护。面罩（面具）采用防碎塑料制成，形状与脸型相配，通过头带或帽子佩戴。护目镜、安全眼镜或面罩均不得带离实验室区域。

四、手卫生

在下列情况下应洗手：脱隔离衣前后要进行洗手；手被污染，要先洗手再进行手消毒；手套不能代替洗手。大多数情况下，用普通的肥皂和水彻底冲洗对于清除手部污染就足够了。但在高度危险的情况下，建议使用杀菌肥皂。手要完全抹上肥皂，搓洗至少10秒钟，用干净水冲洗后再用干净的纸巾或毛巾擦干（如果有条件，可以使用暖风干手器）。推荐使用感应、脚控或肘控的水龙头。

六步洗手法：①掌心相对，手指并拢相互揉搓；②掌心相对，双手交叉沿指缝相互揉搓；③手心对手背沿指缝相互揉搓；④弯曲各手指关节，双手相扣进行揉搓；⑤一手握另一手大拇指旋转揉搓；⑥一手指尖在另一手掌心旋转揉搓（图 2-2）。

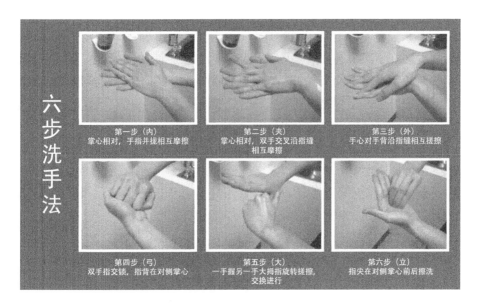

图 2-2　六部洗手法

第三节　临床实验室废品处理

临床实验室的废物管理属于医疗废物管理范畴。医疗废物是指医疗卫生机构在医疗、预防、保健及其他相关活动中产生的具有直接或者间接感染性、毒性及其他危害性的废物。感染性废物是指能传播感染性疾病的废物。近年来我国政府对医疗废物的管理十分重视，颁发了《医疗卫生机构医疗废物管理办法》（WS/T 249—2005）等一系列法规性文件，这些文件是临床实验室废物管理的法律依据。废物处理的首要原则是所有感染性材料必须在实验室内清除污染、高压灭菌或焚烧。加强医疗废物的安全管理，才能有效防止疾病传播，保护环境，保障人体健康。

一、锐器

实验室锐器包括针、刀和任何可以穿破聚乙烯包装袋的物品。皮下注射针头用过后不应再重复使用，应将其完整地置于盛放锐器的一次性容器中。单独使用或带针头使用的一次性注射器应放在盛放锐器的一次性容器内焚烧，如需要可先高压灭菌。使用后具有潜在感染性的载玻片、玻璃试管等也应完整地置于盛放锐器的一次性容器中。盛放锐器的一次性容器必须是不易被刺破的，而且不能将容器装得过满。装锐利物品的容器在任何时候都应有"生物危害"标志。当达到容量的 3/4 时，应将其放入"感染性废物"的容器中进行焚烧，如果实验室规程需要，可以先进行高压灭菌处理后运送至医疗废物集中处置单位处置。

二、一般物品

1. 真空管　所有的真空管样本在处理时均应该视为感染性废物，不同的样本类型及来源的真空管样本具有不同的潜在安全风险。高风险的宜在防渗漏的容器（如有颜色标记的可高压灭菌塑料袋）中高压灭菌或用含有效氯 2000 mg/L 的消毒液浸泡消毒至少 30 分钟后放在运输容器中运送至医疗废物集中处置单位处置。低风险的加盖后可直接用双层黄色的垃圾袋打包后运送至医疗废物集中处置单位处置。

2. 感染性实验废物　其他感染性实验废物如被患者血液、体液、排泄物污染的棉签、纱布，以及使用后的医疗一般物品如口罩、帽子、手套、防护服等丢弃前应放置在防渗漏的容器内，出科前称重、登记，并使用有"医疗废物"标识的密闭转运箱转运至有资质的医疗处置中心处置。

三、标本

1. 尿、粪便和体液标本　有潜在感染性的尿、粪便、体液非密闭标本及临床微生物室内的病原体培养基、菌种、毒种等在丢弃前应放置在防渗漏的容器（如有颜色标记的可高压灭菌塑料袋）中高压灭菌或用含有效氯 2000 mg/L 的消毒液浸泡消毒至少 30 分钟。高压灭菌后，物品可以放在运输容器中运送至医疗废物集中处置单位处置。

2. 病理性废物　病理性废物如废弃人体组织器官，实验动物组织、尸体，病理切片、蜡块等与医院相关部门交接，交殡仪馆处理。

四、废水和废液

临床实验室产生的污水、废液（包括放射性废液）未处理前应放置在防渗漏的容器内，经适当的无害化处理（可使用化学消毒方法）后排放或由医院统一无害化处理。实验室废弃的化学试剂、消毒剂等应用专门的容器收集，交给有资质的机构处理。

（武其文）

第三章
医学实验室质量控制

实验室检测结果的可靠性直接影响临床诊断。为了保证医疗质量和安全，必须强化实验室质量管理，实验室应符合《医学实验室质量和能力认可准则》（ISO 15189）和《医疗机构临床实验室管理办法》的规定要求。临床实验室检测存在着随机误差和系统误差，所以任何实验室都不能保证其检测结果绝对准确，但其误差要控制在一定范围内，不可超过临床可接受的允许范围。为了保证这一点，临床实验室应首先建立实验室质量管理体系，并按体系要求规范运行，其中最重要的是室内质量控制和室间质量评价；前者主要控制检测结果的精密度，后者则是控制检测结果的正确度。

第一节　概述

临床检验的质量控制是临床检验分析技术真正发挥作用的保证。而完善的质量管理体系则是室内质量控制和室间质量评价的基础。实验室建立自己的实验室质量管理体系，定期对实验人员进行培训，并依据建立的标准操作规程（standard operating procedure，SOP）文件指导日常工作，使检验行为标准化。

一、建立质量控制管理小组

质量是临床实验室的生命线，在制定质量管理体系的过程中，需要注意的最根本的问题是解决人的问题，因为所有的工作都要人去做。如果不是每位检验人员都有质量意识，仅仅靠科主任、室主任和质控负责人，质量管理标准或体系写得再好、再完整，也是一纸空文；抓质量要落实到每个人身上。按照国际医学实验室管理的最新标准 ISO 15189，规范实验室的操作与管理。

二、建立相应规章制度

任何质量控制的方法都代替不了健全的实验室管理，而任何一项质量控制措施却都需要管理手段和制度来保证其实施。因此，每个实验室在开展室内质量控制之前都应首先建立和健全管理制度。

1. 建立质量管理体系　实验室应建立完整的质量管理体系，对仪器、试剂、质控物、校准物等的使用进行详细规定，参与质量管理工作的成员必须严格执行。

2. 建立健全的工作制度（程序、文件）　实验室应建立、健全实验室安全管理制度和质量管理制度，并明确专项负责人等。比如，建立详细的操作卡片；健全岗位责任制和检验结果的检查核对制度；规定具体的、全面的仪器使用及维护条例；尽量从管理制度上杜绝质量事故的发生，并在以后的常规工作中不断补充和完善，使实验室工作中每个与质量有关的问题都查有记录，并由专人管理。

三、加强专业知识培训

在开展质量控制前，工作人员应具备质量控制的基础知识、一般作图方法等相关知识，并在质量控制工作过程中，采用多种方法开展质量控制，及时发现问题并于失控后有迅速查找原因的能力。质量控制工作有较强的专业性，因此对相关人员需进行培训，使其掌握质量控制的理论、方法和技术操作等，规范技术操作，养成遵守实验 SOP 的工作习惯。实验人员应相对固定，有利于结果稳定。

四、优化检测系统

实验室要对检测过程中所使用的仪器进行检定与校准。校准时要选择合适的（配套的）校准物，如有可能，校准物应能溯源到参考方法或参考物质；同时也要保证检测试剂的质量，试剂应经过验收、检定并处于正常功能状态。实验室常用的设备，如时间分辨荧光免疫分析仪、化学发光免疫分析仪、酶标仪等检测设备，以及洗板机、振荡器、加样器等辅助设备，均应按期维护和校验，保持设备良好的运行状态，否则检测结果难以保障。

美国临床病理学家学会（college of America pathologists，CAP）提出关于仪器维护的 3 个基本方面：①准确性验证：检查主要仪器的实验参数，以评价仪器真实的准确性。例如，可用硫酸钴铵检查仪器的线性、波长及紫外分光光度计的测光情况。②功能验证：在每天使用仪器测定时进行，其中包括检查一系列电子和机械部分的运作。③仪器维护：如清洁、上油、替换老化的管道和部件。

第二节　参考物质

参考物质（reference material，RM）简称为参考物，又被称为标准物或标准品。参考物质、参考测量程序、参考实验室组成了参考测量系统（reference measurement system，RMS）。

一、参考物质的定义

参考物质是一类具有一种或多种理化性质且已经充分确定的物质，其用来校准仪器设备、评价测量方法或给其他物质定值。参考物质可以是纯的或混合的液体、固体（如镨钕滤光片）或气体（如标准的 CO_2 气体）。

参考物质既可以用作校准物，也可以用作质控物，但在一个实验室内，同一参考物质不可以同时用于以上两种目的。

《体外诊断医疗器械—生物源性样品中量的测量—有证参考物质及支持文件内容的要求》（ISO 15193：2009）规定了制备参考物质的详细要求。

二、参考物质的分级

1. 一级参考物质（primary reference material） 又称为原级参考物质，是一种稳定而均一的物质，它的数值由决定性方法或由高度准确的若干方法确定。一级参考物质可用于校正决定性方法、评价和校正参考方法及为二级参考物质定值，一级参考物质均有证书。

有证参考物质（certified reference material，CRM）又称有证标准物质，即由权威机构生产并出具证书的参考物质，证书说明了参考物质制备过程所符合的标准（如 ISO 导则 34 和 ISO 导则 35）、标准值 ± 总不确定度、溯源性的有关证据等。

检验医学溯源联合委员会（joint committee for traceability in laboratory medicine，JCTLM）推荐了国际认可的 CRM，并可从 JCTLM 网站查阅；这些 CRM 主要来自美国国家标准技术研究院（national institute of standards and technology，NIST）、世界卫生组织（world health organization，WHO）、欧盟的标准物质和测量研究所（institute for reference materials and measurement，IRMM）、国家标准物质研究中心（national research center for CRMs，NRCCRMs）、日本临床实验室标准委员会（Japanese committee for clinical laboratory standards，JCCLS）等。

2. 二级参考物质（secondary reference material） 又称为次级参考物质，这类参考物质可由实验室自己配制或为商品，其有关物质的量由参考方法定值或用一级参考物质比较而确定，主要用于常规方法的标化或为校准物、质控物定值。二级参考物质通常也是 CRM。

3. 其他参考物质 主要有校准物和质控物两种形式。

（1）校准物（calibrant）：又称校准品，在临床检测中，为了克服纯标准品（纯参考物）和患者样品间的基质差异，将具有与患者样品基质效应相似的校准物替代标准品，用于日常工作。校准物多为人标本的混合物，如混合血清；混合物内含纯标准品组分，制备时可通过添加纯标准品而增加含量。但校准物和新鲜样品也有基质差异，因为所有校准物都是处理过的样品；但新鲜样品的基质差异相较于纯标准品所造成的基质差异要小。校准物中纯标准品的含量无法由称重法和体积法确定，只能依赖于分析方法进行定值；校准物可以由参考方法定值，也可以用一级或二级参考物质比较而确定，常用于仪器的校准和在常规方法测量中替代标准品。需注意的是，由于校准物是由指定的某公司型号的仪器、试剂、方法和检测程序组成的检测系统定值，因此校准物只能为这样的系统服务、起校准作用，不能对其他系统做校准，否则会导致检测结果不可靠。

（2）质控物（control material）：又称质控品、控制品、控制物，质控物的组分应与检测的样本相同或相似，且均匀稳定。定性分析的质控物有阴性对照和阳性对照两种。与校准物均被定值所不同，定量分析的质控物有定值和未定值两种；定值质控物除可以通过参考方法定值、用一级或二级参考物比较而定值外，也可以用多家使用单位测量值的均值和标准差来定值。质控物用于常规质量控制，主要用于监控临床标本的测量误差。在使用质控物时，要求质控物和标本同步进行测量，可通过将质控物的测试结果与控制限相比较，监控实验室内测量是否存在系统误差，并推定分析同批患者标本检测结果的可靠性。质控物与校准物的另一不同之处是，质控物不能用于标定仪器或实验方法。

三、参考物质的互换性

参考物质的互换性或称互通性，是参考物质的重要属性，是指不同测量程序用相同的参考物质校准后，再测量相同物质时，各测量程序所得测量结果之间的一致程度。

如果测量结果一致，说明 CRM 的互换性较好；如果测量结果不一致，说明 CRM 的互换性较差。

第三节　室内质量控制

室内质量控制（internal quality control，IQC），简称室内质控，是指实验室工作人员采用一定的方法和步骤，连续评价实验室工作的可靠程度，旨在监控本实验室常规工作的精密度，并监测其正确度的改变，以确定检验报告可否发出，并排除质量控制环节中导致不满意因素的一项工作。实验室室内质量控制一般可分成定量检测质量控制和定性分析质量控制。

一、室内质控的基本要素

室内质控的基本要素包括质控物、质控图、质量控制规则。

（一）质控物

质控物是保证质量控制工作的重要物质基础，选择合适的质控物是做好 IQC 的前提。

1. 定义　国际临床化学与检验医学联合会（international federation of clinical chemistry and laboratory medicine，IFCC）对质控物的定义为专门用于质量控制目的的标本或溶液。

2. 分类

质控物按其形态不同，可分为液态、干粉、冻干品等几种类型；按其是否定值，可分为定值与非定值两类；按其基础材料不同，可分为人源和非人源两类；按其来源不同，又可分为商品与自制两类。

3. 质控物的性能指标

质控物的成分应与检测患者样本的基质相似或一样。质控物应该均一和稳定，条件允许时，应储存 1 年以上的用量。需注意质控物不同于校准物，质控物不能作为校准物用。

对于质控物的性能，多从基质来源、稳定性、均匀性、定值和非定值、分析物浓度、预处理的要求等方面进行评价。

（1）基质效应：制备质控物所用的基础材料一般为人或动物血清或其他体液，添加其他多种材料，如无机或有机化学品、来自生物体的提取物、基因制品、防腐剂等。对某一分析物进行检测时，除分析物外的其他成分就是该分析物的基质（matrix）。这些成分的存在对分析物检测的影响称为基质效应（matrix effect）。

理想状态下，质控物应和来自人体的标本具有相同基质，保证其在测量时和患者标本具有相同的基质效应，但在实际工作中很难做到。为了保证质控物的稳定性，通常需要加入防腐剂和稳定剂；为了使分析物达到一定的浓度，需要在质控物中加入人工制备的该分析物；为了节省费用和方便获取，常用动物血清代替人血清等。质控物经上述处理后，可产生与来自人体的标本不同的基质效应，因此应认真研究质控物的基质效应，将其影响降到最低。

（2）稳定性：稳定性是质控物的重要指标之一，包括有效期稳定性和开瓶后（或复溶后）稳定性。在规定的保存条件下，好的质控物的有效期稳定性可达 1~2 年。实验室宜在较长时间段内使用同一批次的质控物以便在较长时间内观察控制过程的检验质量变化。

一般液体质控物的开瓶稳定期比冻干质控物复溶后的稳定期要长（好的液体质控物在开瓶后可稳定 14~30 天；而冻干质控物复溶后一般只稳定 48 小时，需分装后再冰冻保存）。不管使用液体还是冻干质控物，各实验室均应认真查阅厂家提供的开瓶稳定期，并在实际工作中加以验证。由于液体质控物稳定性好、瓶间差小、消除了复溶过程可能产生的误差，故大部分实验室将其作为首选。

（3）均匀性：质控物测量结果的变异来源于实验室测量不精密度和质控物本身的不均匀性，而影响质控物均匀性的最主要因素为瓶间差，只有将瓶间差控制到最小，IQC 得到的不精密度才能客观反映实验室测量项目的质量水平，对于瓶间差变异系数（coefficient of variation，CV）一般要求 <0.5%。

（4）定值与非定值质控物：质控物可以是定值，也可以是非定值。定值质控物是指生产厂家已给出各分析物在不同测量系统下的均值和质控限（预期范围）；必须注意的是，生产厂家所定的质控限一般较为宽泛，如果用户测量值在预期范围内，只能说明质控物满足要求。一般来说非定值质控物与定值质控物具有相同的质量，但价格却相对低廉。不论定值还是非定值的质控物，用户在使用时，必须用自己的检测系统确定自己的均值和标准差，用于日常工作的过程控制中。

（5）分析物浓度：不少测量项目在不同浓度时的临床意义不一样，而临床最关心的是各项目在医学决定水平处的测量结果质量，如只做 1 个浓度的质控物检测，反映的只是整个可报告范围中某一点的质量表现，若能同时测量 2 个以上浓度的质控物，此时反映的不是某一点而是在某范围内的质量表现，质量控制效果会更好。因此在使用质控物时，应该有几个浓度的、浓度分布较宽的、值最好位于医学决定水平或可报告范围的上下限值的质控物。如果标准曲线是非直线型的，推荐至少 3 个浓度以上的质控物。

4. 质控物的正确使用与保存

（1）质控物使用的一般要求：实验人员在使用和保存质控物时应注意：①严格按质控物说明书操作；②冻干质控物复溶时要确保所用溶剂的质量；③冻干质控物复溶所加溶剂的量要准确，加样一般使用 AA 级移液器，而不使用普通刻度吸管或普通移液器；④冻干质控物复溶时应轻轻摇匀，使内容物完全溶解，切忌剧烈振摇，避免沾在瓶盖上的内容物得不到溶解或溶解不完全；⑤质控物应严格按使用说明书的规定保存，如超出保质期则不得使用；⑥质控物的测量条件要与患者标本相同。

（2）质控物测量的频次和放置位置：通常在每一个分析批次至少对质控物做一次测量。

试剂厂商应推荐每个分析批次使用质控物的数量及放置位置，用户可根据实际情况，增加或减少质控物测量次数和改变放置位置。选择质控物的放置位置时应考虑测量系统的类型和可能产生的误差类型，如将质控物放在标本之前测量，可检出偏移，以便尽早采取措施纠正误差；将质控物平均分布于整个批内，可监测漂移；将其随机插于患者标本中，可检出随机误差。在任何情况下，都应在报告患者测量结果前评价质控结果。

（二）质控图

世界上第一张质控图是由美国的 Shewhart 为了控制工业产品的不合格率而使用的，并于 1924 年 5 月 16 日绘制，其目的是把质控图作为一种统计工具用于判断生产过程是否正常或是否存在特殊原因引起的质量波动。目前在临床检验质量控制上使用较多是 Levey-Jennings 质控图，本法是由 Levey 和 Jennings 在 20 世纪 50 年代初把 Shewhart 的工业质量质控图引入到临床检验中，并在其后得到了进一步地发展和普遍应用。

1. 质控图的统计学原理

数理统计学告诉我们，当用稳定的方法对质控样本检测并得到足够的结果时，其结果数据的分布会接近正态分布（高斯分布）。正态分布具有两个基本参数，即均值（$\bar{x}$）和标准差（s）。均值是正态分布的位置参数，描述正态分布的集中趋势位置；标准差是形态参数，描述正态分布资料数据分布的离散程度。一般来说，可假定质控样本持续测定的值呈正态分布，因此可以用均值和标准差来描述。理想状态下，这就意味着 68.2% 的结果将落在 $\bar{x} \pm 1s$ 范围内，95.5% 的结果落在 $\bar{x} \pm 2s$ 范围内，99.7% 的结果落在 $\bar{x} \pm 3s$ 范围内，如图 3-1。

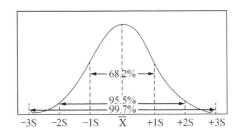

图 3-1　正态曲线下的面积分布

2. 允许误差范围

任何一种质量控制方法都不可能消灭误差，而只能将误差控制在一定的、可以接受的限度之内。这个限度就是测定的允许误差范围。

为了提出较适中的允许误差范围，卫健委临床检验中心本着在临床上认为可以接受、不致影响临床上对检验结果使用的原则下，根据实验方法及实验室条件，提出了预期误差范围的推荐值草案。各实验室使用此推荐值时应注意以下几个方面。

（1）此推荐值实质上是根据临床上的客观需要提出的各项目检测允许误差范围的最大值，即是对常规检验质量的最起码要求。因此，一个实验室某个项目的常规条件下变异（routine conditions variance，RCV）如果大于此推荐值，则可以认为该项目检测的质量不能满足临床工作的一般要求，必须想办法争取在短期内把 RCV 降至低于推荐值的水平。

（2）此推荐值并不代表最合理或最理想的测定允许误差范围。因此，已经达到此推荐值水平的实验室应努力提高测定的精密度，争取不断缩小本室 RCV。由于 RCV 是反映各室检测精密度实际水平的指标，在各实验室质量目标制定允许误差推荐值时，绝不可只用推荐值取代本室 RCV 作为室内质控的依据。

（3）采用此推荐值时，应注意质控血清各成分的值不宜过低或过高。

3. 质控图的定义与功能

质控图，是质量控制图的简称，又被称为控制图，是一种具有质控界限的图形，即针对检验过程质量加以设计、记录，进而评估检验过程是否处于控制状态的统计图。质控界限通常由受控测量程序对已知标本（通常为质控物）做重复测量获得的均值（$\bar{x}$）和标准差（s）来确定。通常图上至少有三条质控线、中心线（center line，CL）、控制上限（upper control limit，UCL）和控制下限（lower control limit，LCL）。质控图的横轴为质控物测量批次，纵轴为质控物测得的量值，见图 3-2。根据统计学原理，图中的描点落在 UCL 和 LCL 之外或在两者之间呈非随机排列，则表示过程异常。

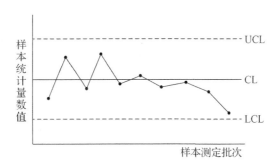

图 3-2　质控示意图

质控图贯彻以预防为主的原则，当检测过程出现异常导致质量波动时，质控图可捕捉到这些变化，起到报警作用。

质控图的功能：①诊断：评估一个过程的稳定性；②控制：决定某一过程何时需要调整，何时需要保持原有的稳定状态；③确认：确认某一过程的改进效果。

4. 质控图的分类

依据质量控制的方法和用途不同可有多种形式的质控图，如 Levey-Jennings 质控图、Westgard 多规则质控图、Z 分数质控图、Youden 图、Monica 质控图、均值－极差质控图等，可根据需要选择应用。目前临床上应用最广、质控规则最完善的是 Levey-Jennings 控制图、Westgard 多规则质控图和 Z 分数质控图。

（1）Levey-Jennings 质控图：又称常规质控图或 L-J 质控图；以质控物重复测量 20 次的结果，计算均值（$\bar{x}$）和标准差（s），定出控制线（一般以 $\bar{x} \pm 2s$ 为警告限，$\bar{x} \pm 3s$ 为失控限）。做法：每天随患者标本对相同批次质控物进行检测，将测量结果用圆点或其他符号标在质控图上，用直线连接，以纵坐标 Y 轴为浓度单位，横坐标 X 轴为分析批次，画出 5 条平行线，分别为 $\bar{x}$、$\bar{x} \pm 2s$ 和 $\bar{x} \pm 3s$（图 3-3）。

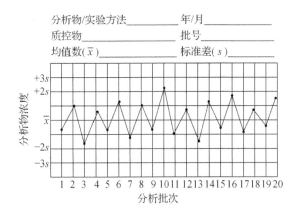

图 3–3　Levey-Jennings 质控图

（2）Westgard 多规则质控图：Westgard 多规则质控图的图形及制作方法与 Levey-Jennings 质控图几乎相同，只是用于判断的质控规则有所不同。Levey-Jennings 质控图往往运用单个质控规则，而 Westgard 多规则质控图运用多个质控规则。

（3）Z 分数质控图：当每批使用多个浓度水平的质控物时，Levey-Jennings 质控图是单值质控图，不同浓度的质控物就需要制备相应的多张 Levey-Jennings 质控图，多种不同水平的质控物间的质控结果比较很不方便。使用 Z 分数质控图，其最大优点是可以将不同浓度质控物计算值在一张质控图上表示出来。

Z 分数是由质控物的测定值与其均值之差除以该质控物的标准差而得；结果用正负数值表示。如果质控物的测定值大于均值，求得的 Z 分数为正数，反之为负数。因此，Z 分数的正负符号实质上是表示质控物测定值偏离均值的方向，Z 分数值表示偏离均值的大小。

$$Z 分数 = \frac{x_i - \bar{x}}{s}$$

式中：x_i 表示质控物的测量值；$\bar{x}$ 表示均值；s 表示标准差。如某质控物的均值为 120，标准差是 4，某次测量值是 124，则 Z 分数 =（124 – 120）/4 = +1；如同一质控物的另一次测量结果是 112，则 Z 分数为 – 2。

Z 分数质控图纵坐标刻度从 – 4 到 4，平均值为 0，±1、±2、±3 为各界限；横坐标为分析批次。

5. 质控图的制备

（1）设定质控图的中心线（$\bar{x}$）和质控限

稳定期较长的质控物：质控图的 $\bar{x}$ 和质控限由实验室使用现行的测量方法进行确定，定值质控的标定值只能作为参考。当使用新批次质控物时，常按下列步骤进行：用新批次质控物替换旧质控物时，先暂定 $\bar{x}$ 和质控限。应在结束使用旧批次质控物之前，将新批次质控物与旧批次质控物同时进行测量。新旧质控物同时测量 1 个月，可至少获得 20 个新质控物的测量结果，对数据进行离群值检验，剔除超过 3s 外的数据后计算出 $\bar{x}$ 和 s，作为暂定的 $\bar{x}$ 和 s，并将此作为下一个月新质控物室内质控图的 $\bar{x}$ 和质控限依据；待下个月结束后，将该月的在控结果与前 20 个质控物测量结果汇集在一起，计算累积的 $\bar{x}$ 和 s，并将此累积的 $\bar{x}$ 和

s 作为再下一个月质控图的 $\bar{x}$ 和质控限依据；重复上述操作，直至 $\bar{x}$ 和 s 较为稳定时才作为长期的 $\bar{x}$ 和质控限依据，此过程一般需 3 ~ 5 个月。

稳定期较短的质控物：在 3 ~ 4 天内，每天分析质控物 3 ~ 4 瓶，每瓶重复测量 2 ~ 3 次。收集数据，计算 $\bar{x}$ 和 s。对数据进行离群值检验，如有超过 $3s$ 的数据，需剔除后重新计算余下数据的均值，并将此作为暂定质控图的中心线。由于该法使用的数据量较小，其 s 估计值可能会有较大偏移。因此，可采用以前室内质控得到的 CV（加权平均 CV）乘以上述重复测量获得的均值得出 s，作为暂定 s。CV 应是累积的不精密度，并不是简单计算 CV 平均值，而是采用加权平均的方法计算出 CV，见表 3-1。

表 3-1 白细胞计数的质控结果（$WBC \times 10^9/L$）

批次	均值	批的数量	CV（%）
123	7.8	30	2.3
124	8.0	22	4.6
125	8.1	41	2.1

$$加权平均\,CV = \frac{30 \times 2.3 + 22 \times 4.6 + 41 \times 2.1}{30 + 22 + 41} = 2.76$$

假定新批次 WBC 的 $\bar{x}$ 为 7.5，使用上面所得的加权平均 CV 值 2.76%，计算得出 s。

$$s = \frac{加权平均\,CV \times \bar{x}}{100} = \frac{2.76 \times 7.5}{100} = 0.21$$

待此月结束后，将该月在控结果与前面建立质控图的质控结果汇集，计算累积的 $\bar{x}$ 和 s，以此累积的 $\bar{x}$ 和 s 作为下一个月质控图的中心线和 s；重复上述操作过程，并逐月累积。

（2）绘制质控图

根据质控物的 $\bar{x}$ 和质控限绘制 Levey-Jennings 质控图（单一浓度水平质控物）或 Z 分数图（多浓度水平质控物）。将原始质控结果记录在质控图表上，保留纸质原始质控记录至少 2 年。

（三）质量控制规则

质量控制规则（quality control rule），简称质控规则，又称控制规则，是解释质控数据和判断分析批是否在控的标准。质控规则以符号 A_L 表示，其中 A 是质控物测量值超过质控限的个数或特定统计量的缩写，L 是质控限。当质控物测量值超出质控规则的规定时，则判断该分析批（单独批或连续批）为失控（违背此质控规则）。如 1_{3s} 质控规则表示在质控物测量值中，有 1 个（A 为 1）超出质控限 $\bar{x} \pm 3s$（L 为 $3s$），则判断为失控。

1. 常用的质控规则

（1）1_{2s} 规则：有 1 个质控物测量值超出 $\bar{x} \pm 2s$ 质控限（图 3-4），此规则对随机误差敏感。在临床检验工作中，常作为警告界限。1_{2s} 是一个特殊的控制规则，一般警示测量结果可能有问题，但不作为失控规则。

（2）1_{3s} 规则：有 1 个质控物测量值超出 $\bar{x} \pm 3s$ 质控限（图 3-5），是失控的表现，此规则对随机误差敏感。

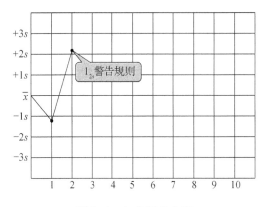

图 3-4　1_{2s} 规则示意图　　　　　　　　图 3-5　1_{3s} 规则示意图

（3）2_{2s} 规则：连续 2 个测量值同时超出 $\bar{x} + 2s$ 或 $\bar{x} - 2s$ 质控限，此规则对系统误差敏感。如图 3-6 所示的两种情况：图左同一浓度水平的质控物测量值连续 2 次同方向超出 $\bar{x} + 2s$（若超出 $\bar{x} - 2s$ 一样）质控限，是失控的表现；图右显示 2 张 L-J 质控图的拟合图，2 个浓度水平的测量值同方向超出 $\bar{x} - 2s$（若超出 $\bar{x} + 2s$ 一样）质控限，是失控的表现。

（4）R_{4s} 规则：同一批内最高和最低测量值之间的差值超过 $4s$，是失控的表现，提示存在严重随机误差（图 3-7）。如果其中一个测量值超出 $+2s$，另一个超出 $-2s$，则较容易判断；如果一个测量值超出 $+2.5s$，此时就要认真观察另一个是否超出 $-1.5s$。此规则对随机误差敏感。

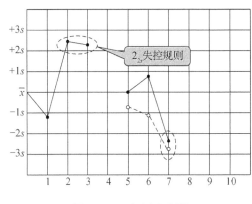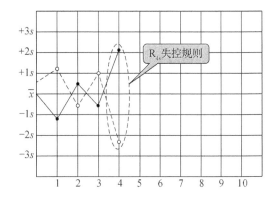

图 3-6　2_{2s} 规则示意图　　　　　　　　图 3-7　R_{4s} 规则示意图

（5）4_{1s} 规则：连续 4 个测量值同时超出 $\bar{x} - 1s$ 或 $\bar{x} + 1s$ 质控限，对系统误差敏感（图 3-8）。

（6）$10_{\bar{x}}$ 规则：连续 10 个测量值落在均值 $\bar{x}$ 的同一侧，对系统误差敏感（图 3-9）。

（7）比例控制规则（m of n）$_L$：如常用的 $(2 \ of \ 3)_{2s}$ 规则，是指连续 3 个质控物测量值中有 2 个测量值超出 $\bar{x} + 2s$ 或 $\bar{x} - 2s$ 质控限（图 3-10）。

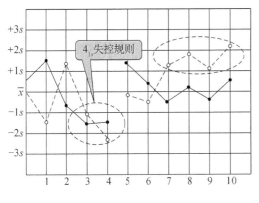

图 3-8　4_{1s} 规则示意图

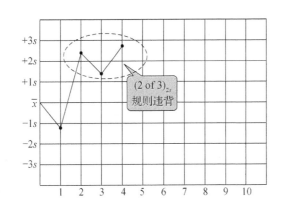

图 3-9　$10_{\bar{x}}$ 规则示意图

图 3-10　$(2\ of\ 3)_{2s}$ 规则示意图

还有其他的质控规则，如 $8_{\bar{x}}$、$9_{\bar{x}}$、$12_{\bar{x}}$ 等，其解释方式同前。

2. 质控规则的应用

每个实验室应根据自身的技术能力和质量目标制定失控判断标准。

（1）常规判断标准：为大多数实验室的 Levey-Jennings 质控图判断方法，即以 1_{2s} 为警告限，可分别以 1_{3s}、2_{2s}、R_{4s} 为失控限。若采用以 1_{2s} 为警告限、1_{3s} 为失控限：一般实验室使用 2 个浓度水平的质控物，只要其中 1 个超出 1_{3s} 质控限，即可确定为失控，因为正常情况下超出 1_{3s} 质控限的可能性很小（0.3%），但存在假失控的概率低，误差检出能力不强。2 个浓度水平中任一质控物测量值超出 1_{2s} 质控限，不能判为失控；因为同一批次测量中，1 个质控物测量值超出 1_{2s} 的可能性为 5%，2 个浓度水平时 2 个质控物测量值中任一个超出 1_{2s} 的可能性是 10%，如以 1_{2s} 质控限作为失控判断标准，可能出现 10% 的假失控；同一批内 2 个浓度水平质控物测量值同时超出 $2s$，正常情况下这种可能性很小（0.25%），应属系统误差导致的失控（2_{2s}）。若 2 个质控物测量值误差方向相反，更为少见，属严重随机误差导致的失控（R_{4s}）。

（2）Westgard 多规则判断标准：Westgard 是美国著名的质量管理专家。Levey-Jennings 属第一代质量控制方法，而 Westgard 建立的则为第二代质量控制方法。

1980 年，Westgard 提出了多规则质控判断标准，建议使用 2 个浓度—高—低的质控物，以 6 个质控规则进行判断，即 1_{2s}、1_{3s}、2_{2s}、R_{4s}、4_{1s}、$10_{\bar{x}}$，其中 1_{2s} 为警告规则。多规则质控检查逻辑如图 3-11 所示。

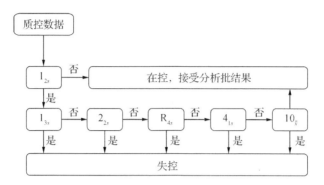

图 3-11　多规则质控检查逻辑示意图

3. 质控规则使用注意事项

（1）1_{2s} 为警告规则：若本批测量结果没有超出 $\bar{x} \pm 2s$，表示本批结果没有问题，可以发出报告。若本批测量结果中有 1 个超出 $\bar{x} \pm 2s$（不包括正好在 $\bar{x} \pm 2s$ 限值线上的结果），则符合 1_{2s} 规则，表示本批结果可能有问题，此时应进一步确认是警告还是失控。

（2）多规则判断标准出现失控时本批内必然已经有了 1_{2s} 表现：①在 1_{2s} 已经出现的前提下，失控规则中的各种表现连同其一起，形成多个规则的表现，此时才列为失控。②如没有出现 1_{2s} 表现，但控制结果已出现倾向性表现，如已出现 4_{1s}（或 $10_{\bar{x}}$）记录等，这些都不属于失控；如已出现 4_{1s}（或 $10_{\bar{x}}$）记录，在前 3 批（或前 9 批）中，出现一次 1_{2s} 表现，但本批内未出现，也不应算为失控；检验人员看到这些表现，需主动寻找原因，采取适当措施予以纠正，努力减小误差。③出现 1_{2s} 表现后，经顺序检查，没有出现符合其他失控规则的表现，表示这次 1_{2s} 出现属偶然情况，并非失控，无须做任何失控处理，可发出检验报告。

二、定量实验的室内质量控制

临床实验室的测定现大多属于定量检测，质控物要在与患者标本同样测定条件下进行测定，并且应在报告患者测量结果前记录质控数据，将每批次质控数据逐项按其检测值描绘在质控图上。实验室可根据不同情况，来增加质控物测量次数及质控物的测定顺位，选择质控规则对质控结果进行评价；质控物在样本之前测定，可检出偏移，并及早采取措施纠正误差；质控物随机插入样本中一起分析，可检出随机误差；质控物平均分布于整个样本批内，可监测漂移。

（一）失控分析与处理

1. 失控处理的工作流程

实验室应制定符合本实验室实际的质控规则和方法，用以判断质控结果是否在控。当发现失控时，应依照本实验室制定的失控处理流程进行处理。流程一般包括：①立即报告专业组长、科室主任或质控负责人；②立即停止该分析批次报告的审核和发布；③迅速查明原因，针对性地采取纠正措施；④处理后再次做质控验证，直至质控结果在控；⑤填写失控及处理记录表，交专业组长、科室主任或质控负责人审核、签字；⑥审核者查验处理流程和结果，并对质控合格后的患者样品测量结果进行评价；⑦由审核者决定是否发出同失控批次的检验报告，或决定是否回收失控发现前已发出的检验报告，以及是否根据随机原则挑选一定比例的失控前患者标本进行重新测量和验证，以判断失控前测量结果是否可接受。

失控说明有误差的存在，一般检验工作中的误差有随机误差、系统误差和过失误差三种类型。

随机误差产生的原因：随机误差是由能够影响测试结果的许多不可控制或未加控制因素的微小波动引起的。如测量过程中实验室温湿度外部环境条件的变化；生化分析仪或其他定量检测仪器电流或电压的小幅度波动（即仪器噪声）；仪器操作人员的微小差异等原因都可产生随机误差。减少随机误差的方法：严格按照仪器说明书的要求监测和控制实验室环境条件；严格按照项目检测的标准操作规程进行检测；还可利用随机误差抵偿性的特点通过增加测量次数的方法减少随机误差。

系统误差的类型：系统误差分为恒定系统误差和比例系统误差。恒定系统误差指即使分析物浓度改变，但系统误差的大小也不发生改变。比例系统误差会随着分析物浓度的改变而变化。系统误差产生的原因：①实验方法不够完善；②仪器未校准；③试剂污染、变质或水质不纯；④操作人员固有的不规范操作习惯；⑤环境恒定的不利因素等。减少系统误差的方法：①进行比对实验，可同参考方法比较，也可同参考实验室进行比对；②对仪器、设备定期进行校准或检定；③进行试剂空白测定，消除试剂不纯等原因产生的误差；④进行回收实验，以回收率的大小对分析结果进行校正。

过失误差指与事实明显不符的误差，通常是人为操作不当或粗心大意造成的，实际上应称为差错。过失误差一经发现，必须及时纠正，所测的检验结果均应舍弃。检验人员在工作中通过认真操作、细心检验、严格遵守操作规程，完全可以避免过失误差的出现。

在实际工作中，要根据误差的特点、规律和来源分清误差的类型，再根据误差的不同类型采取相应的处理方法。对随机误差要严密检测和控制，使其限制在临床允许的范围之内，并逐步使其缩小；对系统误差则要尽早发现，及时纠正。

2. 质控数据分析

（1）通过观察质控图的规律性变化分析误差

1）曲线漂移：指质控物测量值发生了向上或向下的渐进性变化，提示存在系统误差。这往往是由某个突然出现的新情况引起的，如更换校准物、试剂及变更操作者等。在查找原因时，应注意"漂移"前后哪些因素发生了变动。

2）趋势性变化：指质控物测量值发生了显著连续向上或向下的改变。这往往是由一个持续改变的因素造成的，如质控物保存条件不当引起变质，试剂的挥发、蒸发、吸水、析出沉淀，分光光度计的波长漂移、光电池老化、仪器出现故障，人员变动等。

3）质控图连续多点分布在中心线一侧：若质控物的测量结果连续 10 个点出现在中心线同一侧，应考虑存在系统误差，尽快查找原因，尽早使之恢复到围绕中心线随机分布的状态。在不会给临床带来较大影响的前提下，一般可以照常发出检测报告。

4）质控图的其他规律性变化：质控图的其他规律性变化还有周期性变化或隔日规律性变化两种。发生各种规律性变化都有其各自的原因，一旦发现了规律性变化，应努力寻找原因，迅速纠正非随机误差因素。

（2）通过有关质控数据对比分析误差

1）月 $\bar{x}$、s 与中心线、质控限的比较：在月初将上月全部质控物测量结果的 $\bar{x}$ 和 s 分别与中心线和质控限进行比较。如上月 $\bar{x}$ 发生偏离，说明正确度发生变化，存在系统误差；如上月 s 偏离，则说明测量的精密度发生了变化。

2）月 $\bar{x}$、s 与以前每月 $\bar{x}$、s 的比较：将同批质控物在数月中得出的 $\bar{x}$ 和 s 按月份分析（见图 3-5 和图 3-6），如果 $\bar{x}$ 逐月上升或下降，可能是质控物不稳定或已变质。如 $\bar{x}$ 基本一致，而 s 逐月加大，提示精密度下降，应重点从试剂、仪器及管理等方面查找原因。

3）将每个月的 CV 和失控现象列表分析：可用于对该项目测量质量的历史性回顾及趋势分析。

3. 失控原因与处理

（1）人为因素

1）可能原因：质控物放错位置，仪器操作界面有关参数设置错误，加样、混匀、洗涤错误等。

2）处理步骤：纠正操作错误后，重新测量同一质控物，其结果应在质控范围内（在控）。如果重测结果仍然不在控，需进一步寻找原因。

（2）试剂因素

1）可能原因：试剂质量差、灵敏度低、特异性差、贮存不当、过期失效等。

2）处理步骤：检查试剂是否变质、失效或被污染，换一批试剂重新测量。如果重测结果仍然不在控，需进一步寻找原因。

（3）质控物因素

1）可能原因：质控物变质、污染、挥发、贮存不当、过期失效等。

2）处理步骤：新开一瓶质控物，重新测量失控项目。如果结果仍不在控，需进一步寻找原因。

（4）仪器因素

1）可能原因：仪器使用不当，操作方法错误；未定期校准，仪器维护不良，性能不佳；水箱、孵箱温度不准等。

2）处理步骤：检查仪器状态，查明光源是否需要更换，比色杯是否需要清洗或更换，对仪器进行清洗、维护、校准。排除各种原因后重测失控项目，如果结果仍不在控，需进一步寻找原因或请专家帮助。

（二）室内质量控制的资料管理

1. 每月室内质控数据统计处理

每月月初，应对上月的所有质控数据进行汇总和统计处理，计算内容至少应包括：①上月每个测量项目所有原始质控数据的 $\bar{x}$、s 和 CV 值；②上月每个测量项目除外失控数据后的 $\bar{x}$、s 和 CV 值；③上月及以前每个测量项目所有在控数据的累积 $\bar{x}$、s 和 CV 值。

2. 每月室内质控数据的保存

每月月初，应将上月的所有质控数据汇总整理后存档保存，存档的质控数据包括：①上月所有测量项目原始质控数据；②上月所有测量项目质控数据的质控图；③上述所有计算的数据（包括 $\bar{x}$、s、CV 及累积的 $\bar{x}$、s、CV 等）；④上月的失控记录或失控报告单（包括符合哪一项失控规则、失控原因分析和采取的纠正措施）。

3. 每月上报的质控数据图表

每月月初，应将上月所有质控数据汇总整理后，以汇总表方式上报实验室负责人：①所有测量项目质控数据汇总表；②所有测量项目失控情况汇总表。

4. 室内质控数据的周期性评价

每月月初，都要对上月室内质控数据的 $\bar{x}$、s、CV 及累积 $\bar{x}$、s、CV 进行评价，查看其与以往各月的 $\bar{x}$、s、CV 之间是否存在明显差异。如果发现存在显著性差异，就要修正下个月质控图的 $\bar{x}$、s。必要时应根据持续质量改进原则改换现用的质控方法或质控物。

5. 对室内质控数据进行实验室间比对

若多个实验室共用同一批次的质控物，可制定实验室间比对计划并组织实施。相关统计资料可用来比较本实验室与其他实验室的不精密度和偏移。

（三）患者数据的质量控制方法

应用质控物进行质量控制是室内质量控制最常用的方法，但也有局限性，如某些质控物价格较贵、存在与患者血清不同的基质效应，部分测量项目没有稳定的质控物。在日常工作中，有时需要利用患者数据进行质量控制工作，但由于该方法存在无确定的测量值这一固有缺点，因此只能作为常规质控的补充，或作为无质控物时的替代方法。如能同时使用两类质控方法，则可达到更好的质控效果。患者数据的质量控制方法可以采用以下形式进行。

1. 临床相关性分析

对检验结果与患者的有关信息（如临床表现、治疗效果、疾病进展）进行相关性分析，或进行临床真实性评价，以此判断检验结果的可靠程度。该方法多用于微生物等定性检验项目，可以有效监测假阳性或假阴性结果。

2. 对患者多项检测结果间的关联分析

根据单个实验结果不易判断结果是否准确，若患者同时做多项检验，可在同一时间内将检验结果进行比较。将几个检验结果结合起来分析，就能减少单个实验结果造成的误差，从而为临床提供更为准确的检验报告，因此在测量结果的审核过程中常使用该方法。

下面提供几种相互关系，可用于监测单个患者结果的准确性：由于促红细胞生成素是由肾脏合成，因此慢性肾衰竭的患者，血红蛋白的水平一般不会高于正常值；红细胞血型抗原和血清中抗体测定结果之间应有对应关系。

3. 患者结果均值法

患者结果均值法常用正态均值法和移动均值法。正态均值法是使用患者数据的均值对测定结果进行质量控制的方法。移动均值法是 Bull 等在 20 世纪 70 年代设计的一种用于血液学检验的质控方法，又称 Bull 计算法，该法适用于每批次处理患者标本在 100 个以上的实验室。

4. 差值检查法

对于某一具体患者，若病情稳定，则其前后检验结果也应基本稳定，即同一项目连续测量结果之间的差值即 Δ（delta）值应在一定界限之内。如果 Δ 值很大并超过了规定界限，表明可能存在下列三种情况之一：①患者标本的测量结果确实有了变化；②标本标记错误或混乱；③计算 Δ 值的两个测量结果值之一有误差。在输血或出血时，很可能遇到上述第一种情况，即连续的 Hb 测定、WBC 和 PLT 计数上的变异可能很大。

三、定性实验的室内质量控制

定性分析、半定量分析因其精密度难以用 s 或 CV 表示，并难以绘制相应的质控图，因而必须针对其特点进行质控。

（一）定性实验的室内质控的特点

在临床免疫学检验、临床微生物学检验及尿常规检验中，大多数检测项目为定性或半定量分析，往往是单份测定，如用试纸条进行检测时，一个试纸条只能测定一份标本，一个试纸条的质控在控并不能说明其他试纸条在控；单份测定另一层含义是这些检测往往是一份一份标本单独进行，不在一个时间段内完成，这与定量检测时的成批测量不同，进行质控时应考虑此种特殊情况。

（二）定性实验的室内质控的原则

在定性分析、半定量分析的检测中，无论采用何种方法、选用何种试纸条或试剂盒，首先必须了解其判断值（cut off 值，或称切点，可简写为 CO 值）的确定是否与临床需求相符，如 HBsAg 检测，用于临床诊断时判断值为 2 ng/mL，用于输血机构的血源筛查时则为 1 ng/mL，如试剂盒在 HBsAg≥1 ng/mL 不能检出阳性时，则不能用来筛选献血员。因此选用试剂盒时必须要向厂商索取这方面的资料，并用相应浓度的质控物验证后再使用。

如果选用试纸条进行检测，还应考虑不同试纸条之间质量的均一性，即测量结果在不同试纸条间的复现性。在试纸条的使用、保存过程中，尤其是更换批次时应随机抽取若干试纸条进行对比测试，证明质量可靠后方可使用。

（三）定性实验的室内质控应注意的问题

用肉眼直接判定阴、阳性结果的测定，除阴、阳性对照外，最好还要有弱阳性质控物，其浓度在判断值附近，当试剂盒（或试纸条）质量有轻微变化时，仅有阴、阳性对照往往还发现不了，用弱阳性质控物就可发现。定性分析是根据判断值来判断阴、阳性结果的，在判断值附近存在一个"反"Z 现象（图 3-12）：当被测标本为阴性或低浓度时，皆出现阴性结果；而当阳性、强阳性时，不论试纸条间质量差异多大，也不论使用保存过程中试纸条灵敏度是否已发生变化，皆出现阳性结果（当然这种差异及变化也要在一定程度内）；当用弱阳性质控物时，可以有效监控试纸条的灵敏度、保存过程中及检测条件发生变化时可能出现的问题，可检出假阴性（阴性对照则可判断是否发生假阳性）。

如弱阳性质控物出现阴性结果，这时检测为阳性的结果仍可报告，而阴性结果在查明原因前不宜报告。

免疫层析及免疫渗滤的检测，所用试纸条设有质控线

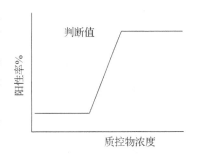

图 3-12 "反" Z 现象

或质控点，如呈色，表明检测过程无失误，也反映了被测物中没有抑制物，但不能完全说明测量灵敏度有无变化，因为大多数质控线或质控点为强阳性标本，即不能用质控线或质控点的结果代替试纸条的质量评价。

（四）定性实验的室内质控的方法和要求

定性分析、半定量分析有以下几种情况，不同情况应采用不同的质控方法。

1. 免疫定性检测：采用免疫层析、免疫渗滤及干化学试纸条进行定性检测，如是用肉眼判断结果的质控可参阅上述内容进行。

2. 半定量分析：以尿蛋白检测为例，由于尿液分析仪及所用试纸条的不同，对应于相同"＋"（"－"～"＋＋＋＋"）被测物（如蛋白、糖等）的浓度并不相同，因此应根据不同尿液分析仪所用试纸条"＋"判断标准的相对应浓度，选用或自制质控物进行质控，要求90%的结果与预期结果完全相符，10%的结果只允许相差一个级差。如尿蛋白测定，预期结果为"＋＋"时，则90%的结果应为"＋＋"，10%的结果可为"＋"或"＋＋＋"，但不允许有"－"或"＋＋＋＋"。如与预期结果相符率不足90%，必须寻找原因。不应以对仪器的校准代替日常质控。

3. 根据讯号值的质控：用仪器讯号值判断阴、阳性结果时，应选择合适的质控讯号值。如用酶联免疫吸附试验（enzyme-linked immunoadsordent assay，ELISA）法检测 HBsAg，讯号值可有光密度（optical density，OD）值、信噪比（signal to noise ratio，S/N 值）、S/CO 值等，考虑 OD 值波动太大，所以一般用 S/N 值或 S/CO 值判断阴、阳性，质控标本也应用 S/N 值或 S/CO 值进行判断。如 S/N 值或 S/CO 值呈正态分布或变换后呈正态分布，还可采用即刻法质控（Grubbs 异常值取舍法）及 Levey-Jennings 质控图进行质控；如不呈正态分布（或变换后也不呈正态分布），不要勉强去绘制质控图。

4. 血清学测抗体：血清学测抗体用滴度报告结果，其质控判断标准应相差不超过上、下一个滴度，该法已能满足临床要求，没有必要绘制质控图。

5. 染色分析：用组化、免疫组化、免疫荧光等技术等进行分析时，或对细菌涂片进行染色时，应对阴、阳性对照同时染色，观察染色效果，以判断染色液的质量及染色过程是否可靠。

6. 其他检测的质控：选择合适的质控物至关重要，如对培养基进行质控时可将相应细菌接种于培养基，观察菌落数、菌落大小、菌落特点等；血型鉴定等可定期或不定期验证标

准血清或血细胞的效价及亲和力，也可用已知血型的新鲜血液标本作质控物监控检测过程。

上述各种情况，无论采用何种方法进行质控，都应详尽记录质控结果及针对失控采取的措施，这一点与定量分析的要求完全一致。

四、检验医学各专业学科的质量控制

检验医学各专业学科的质量控制，可分定量、定性等质量控制方法，并以定量质控为主，各专业学科应根据自身的特点选择有效的质控方法。

（一）临床化学检验质量控制

临床化学检验从事的都是定量检测，根据 CLIA'88 最终规则规定的质量控制程序，每一定量测量项目，至少应用两个不同浓度的质控物，按照拓展知识"质量控制方法的设计和应用"，选择合适的质量控制方法，其误差检出概率应能满足要求。

（二）血液学检验质量控制

质控方法的设计同临床化学检验。由于质控物有效期较短，此时可采用短期质控物绘制质控图的方式，另一方面可采用患者标本留样再测、患者标本双份测定的方法进行质量控制。对于血细胞计数相关指数的质控，可采用 Bull 移动均值法。

（三）免疫学检验质量控制

1. 定量项目的质量控制：同临床化学检验项目。尽管免疫学定量项目的测量成本较高，但实验室人员不能因此而减少质控物的测量次数。

2. 定性项目的质量控制：美国 CLIA'88 最终规则规定：对于定性检测程序，每一分析批应至少包括一个阴性和一个阳性质控物；对于产生分级或滴度结果的检测程序，至少包括阴性质控物和具有分级或滴度反应性的阳性质控物。

同时应用阴、阳性控制物可检出假阳性反应和假阴性反应。

（四）微生物学检验质量控制

微生物学检验的质量控制是保证细菌的直接涂片、培养、鉴定、药敏实验及血清学实验等的准确性，以避免因操作变化导致的检验结果错误。

1. 仪器设备的功能监测：仪器设备的质量控制标准见表 3-2。

表 3-2　仪器设备的质量控制标准

设备	控制标准	允许范围
高压灭菌器	121 ℃	≥121 ℃
培养箱	35 ℃	±1 ℃

续表

设备	控制标准	允许范围
水浴箱	37 ℃	±0.5 ℃
冰箱	4 ℃	±2 ℃
低温冰箱	−20 ℃	±5 ℃
CO_2 培养箱	5%~10%	<10%

2. 培养基的质量控制：内容包括配制记录、培养基外观的检查、无菌实验、培养基有效性实验（生长实验、选择生长实验、耐药筛选实验）等。

3. 染色液、试剂及抗血清的质量控制

（1）染色液的质量控制要求见表3-3。

表3-3　各种染色液的监控菌株及监控频度

染色液	阳性对照菌	阴性对照菌	监控频度
革兰氏染色液	金黄色葡萄球菌	大肠埃希菌	每天
抗酸染色液	结核分枝杆菌	—	每次
异染颗粒染色	白喉棒状杆菌	—	每次
荚膜染色液	肺炎克雷伯菌	—	每批
鞭毛染色液	普通变形杆菌	福氏志贺菌	每次

（2）试剂的质量控制：各类试剂在配制或购入后均应进行有效实验，验证合格才能使用，见表3-4。

表3-4　常用试剂的阳性、阴性对照菌株

常用试剂	阳性对照菌株	阴性对照菌株
凝固酶试剂	金黄色葡萄球菌	表皮葡萄球菌
触酶试验用试剂	金黄色葡萄球菌	化脓链球菌
二乙酰试验用试剂	阴沟肠杆菌	大肠埃希菌
靛基质试剂	大肠埃希菌	阴沟肠杆菌
氧化酶试剂	铜绿假单胞菌	大肠埃希菌

（3）诊断血清的质量控制：购入的沙门菌属、志贺菌属、致病性大肠杆菌的诊断血清，都应有详细记录，并正确使用和保存，用标准菌株每月进行一次测定。

（五）分子生物学检验质量控制

临床实验室分子生物学检验主要为聚合酶链反应（PCR），由于PCR技术是对所检测的核酸模板进行大量扩增，故容易出现实验室污染导致的检测标本假阳性结果；另外由于 PCR 技术要求高、影响因素多（特别是 RNA 标本），实验过程处理不当易导致核酸模板无扩增现象，出现假阴性结果。因此，我国对分子生物学检验实行准入制度，必须按照《医疗机构临床基因扩增检验实验室管理办法》严格管理，经省级以上卫健委组织专家验收合格后方能开展此项工作。

1. 阴性质控物用于监控交叉污染　阴性质控物的设置在 PCR 室内质控中特别重要，其目的是监测交叉污染的发生，避免假阳性。阴性质控物的类型包括：1 份与标本同基质的质控物，1 份仅含扩增反应液的试剂空白对照，1 份在核酸提取过程中带入的开盖空管对照。每批测量时均应设置对照，并随标本进行提取、扩增等全过程操作。

2. 阳性质控物的应用

（1）监控扩增中的干扰或抑制：用内反应阳性质控物（内标物）来监控可能存在的抑制因子的出现。当检测有无基因缺失或 Y 染色体序列时，内反应阳性质控尤为重要。内标物分两类：一类是内源性参照基因，又称非竞争性 PCR 内标物；另一类是竞争性 PCR 内标物。

（2）监控扩增的有效性：用合适的 DNA 或 RNA 作外加阳性质控，经适当稀释后（终浓度高于检测限 1 个数量级）可以监控 PCR 反应液的质量，并可获得关于 PCR 检出限和特异性的信息。

3. 荧光定量 PCR 标准曲线的质量控制

（1）基线：基线（baseline）的作用为消除检测过程中背景荧光信号影响，并确定阈值。根据仪器设定基线范围，但每次实验基线范围应做微调：一般起始为 2~3 个循环，终点要根据每次实验的具体数据调整，调整到最高浓度标本扩增曲线起跳前 3~4 个循环数的点。

（2）荧光阈值线：阈值（threshold）等于基线范围内荧光信号强度标准差的 10 倍，但每次实验需根据实验结果进行适当调整。

由于分子生物学检验工作开展较晚，目前还没有一套比较完整的质量控制程序和方法，尚需进一步研究和完善。

第四节　室间质量评价

室间质量评价（external quality assessment，EQA）是多家实验室分析同一标本并由外部独立机构收集和反馈实验室测定结果，并以此来评价实验室对某种或某些检验项目的检测能力。完善的室间质量评价活动能够客观反映实验室检测的正确度，可以回溯性地分析与发现检测过程中可能存在的问题，为实验室质量管理提供重要依据，因此实验室获得的 EQA 成绩能够作为准确性评价指标之一。室间质量评价与室内质量控制在质量保证体系中的意义与作用各有侧重，只有配合使用才能达到最优效果。

一、室间质量评价的作用和意义

室间质量评价活动可以帮助实验室了解测量结果的正确度，其主要作用如下。

1. 评价实验室的检测能力，识别实验室间的差异。临床实验室的管理者及相关方，可通过室间质量评价报告比较该实验室和其他实验室检测水平是否存在差异及差异大小，帮助实验室确定自己在参评实验室中检测水平的高低，建立参评实验室间检测结果的可比性，向有关方展示自己的检测水平和能力，为进一步检验结果互认奠定基础。

2. 识别问题并采取相应的改进措施。方法学、技术能力和室间质量评价质控物本身等存在的问题都可导致室间质量评价活动失败。如果本实验室室间质量评价的检测结果与靶值有显著差异，则需认真分析每一实验过程，找出存在的问题并采取相应的改进措施。

3. 改进分析能力和实验方法。实验室拟改变实验方法和选购新仪器时，室间质量评价的相关信息可以帮助实验室做出正确选择。通过分析和比较室间质量评价的信息资料，可以识别出较准确和较稳定的实验方法和/或仪器。选择新的测量系统时，可作如下考虑：①找出多数实验室选用的测量系统；②比较不同测量系统的靶值和不同系统参评实验室间的变异系数；③了解不同实验室测量系统的区别。

4. 确定重点投入和培训需求。室间质量评价可以帮助实验室了解自身硬件的不足，确定需要购置的仪器和设备。同时可确定需要加强培训的检验项目，如实验室参加了细菌鉴定的室间质量评价活动，若多次检测结果与预期结果不符，说明该实验室在细菌学检测上存在较多问题，需要予以更多的关注和投入，并加强对细菌室技术人员的培训。

5. 支持实验室认可。当实验室申请 ISO/IEC 17025 和 ISO 15189 认可时，实验室被要求应参加室间质量评价活动，因为室间质量评价成绩可反映实验室能否胜任某项检测工作，同时也可弥补实验室认可评审员和技术专家在现场评审中不能全面了解实验室能力的不足。

6. 实验室质量的客观依据。室间质量评价成绩能够客观地反映参评实验室的检测质量水平，可作为其质量保证体系的有利证据。室间质量评价也是实验室质量保证的外部监督工具，特别是在进行实验室督导、行业监督管理、医患纠纷与医疗事故处理时，满意的室间质量评价成绩能够证明实验室检测系统的准确性和可靠性。即使出现室间质量评价成绩不理想的情况，只要认真分析了实验过程，仔细查找原因，积极改进并加以记录，也能在举证时作为检验质量保证的有效证据。

二、室间质量评价的类型

大部分室间质量评价具有共同的特征，即将一个检测系统与其他一个或多个检测系统所得的结果进行比对。室间质量评价分为定量测定评价、定性测定评价及解释性评价；按实验室组织形式分为实验室间检测计划、测量比对计划、已知值计划、分割样品检测计划、定性计划和部分过程计划等。在我国，国家临床检验中心和各省市临床检验中心组织的室间质量评价多属于实验室间检测计划或已知值计划，在临床实验室内部可以应用分割样品检测计划。现分别介绍三个主要室间质量评价类型（表3-5）。

表 3-5　常见的室间质量评价类型及特点

	实验室间检测计划	已知值计划	分割样品检测计划
质控物来源	组织者订购或自制	参考实验室	实验室自留
参评实验室数量	多	少	少
比对对象	靶值或公议值	定值	同一项目各检验系统之间
质控物数量	多	少	少
应用规模	大	小	小
运行周期	长	短	短
年组织频率	两次或三次	不定期	不定期
组织效率	不灵活	较灵活	灵活

三、我国室间质量评价的工作过程和方法

（一）我国室间质量评价的工作流程

国家卫生健康委员会临床检验中心室间质量评价的工作流程由两部分组成，即室间质量评价提供者内部的工作流程和参加实验室的工作流程。

1. 室间质量评价提供者内部的工作流程：①室间质量评价计划的策划和组织；②网络平台发布公告；③室间质量评价质控物的选择和准备；④室间质量评价质控物的包装和运输；⑤检测结果的统计分析；⑥靶值的确定；⑦在线平台反馈结果；⑧与参加者的沟通。

2. 室间质量评价参加实验室的工作流程：①在线申请：室间质量评价提供者每年年底会发布下一年度计划，参加者按要求在线申请；②接收室间质量评价质控物；③在规定日期内进行检测；④在线回报检测结果；⑤接收评价报告；⑥分析评价报告；⑦决定是否采取纠正措施；⑧评估采取纠正措施的效果。

（二）质控物发放的轮次（频次）和数量

一般每年组织 2～3 次室间质量评价活动，每两次活动的时间间隔大致相同，每次活动至少提供 5 份质控物。质控物的浓度应包括临床患者标本的浓度范围。可通过邮寄方式提供或由经授权的指定人员进行现场考核。

（三）参加室间质量评价活动的方式

1. 定量检测的评价　定量检测的结果有具体数值，可用统计学方法分析。不同的检测方法有不同的精密度、正确度、分析灵敏度等。

2. 定性检测的评价　定性检测的结果是描述性的，并以分类或顺序尺度表示，如微生物的鉴定，或识别出某种特定被测物质（如某种药物）的存在。

3. 解释性评价　所谓解释性评价，是指参加实验室并不进行实际测量，而是对已得到

的检测结果、数据及其他信息进行评价。室间质量评价提供者所提供的质控物，是判断参加者是否有能力对相关特征做出解释的一个检测结果（如描述性的形态学说明）、一套数据（如校准曲线确定）或其他一组信息（如案例研究）。

（四）室间质量评价质控物的检测

实验室应采用与检测患者标本相同的方式检测室间质量评价质控物。

1. 检测方式　应将质控物视作实验室常规标本，由进行常规工作的人员检测。工作人员应使用实验室的常规检测方法，不得使用其他精密度或正确度更高的特殊方法。

2. 检测频次　实验室检测质控物的次数应与常规检测患者标本的次数一致。

3. 自行测定　实验室不能将质控物或其一部分送至另一实验室测定，任何实验室如从其他实验室收到该物品必须通知室间质量评价提供者。当室间质量评价提供者确认某一实验室意图将室间质量评价质控物送至其他实验室测定时，则该实验室此次室间质量评价成绩定为不满意。

4. 结果回报　实验室在规定日期前回报结果，实验室间不得进行检测结果的交流。国内通常采用纸质回报和网上直报两种方式来接收结果，后者不但数据回收效率高，而且可以从信息技术层面规避许多人为因素的影响。一般回报时要求填写如下内容：实验室名称或在该室间质量评价活动中的单位代码，检测日期，检测的方法、仪器、试剂、校准物、结果，检测者姓名及联系方式等。

5. 检测过程文件化　实验室进行质控物检测时，应将标本处理、检测程序及检测结果报告等文件化。实验室应保存所有记录或复印件至少 2 年。

（五）室间质量评价计划靶值的确定

室间质量评价计划中一项十分重要的工作是确定靶值（target value），靶值又称室间质量评价指定值（assigned value）或公议值（consensus value）。

有多种确定靶值的程序或方法，以下按不确定度大小的次序列出一些最常用的程序。在大多数情况下，该次序表明靶值的不确定度在逐渐增加。①已知值：根据特定室间质量评价质控物配方（制造或稀释）确定的值；②有证参考值：根据参考测量程序确定的值；③参考值：与可溯源至国家或国际标准的参考物质或标准并行进行分析、测量或比对所确定的值；④从专家实验室得到的公议值：专家实验室使用的已知具有高精密度和高正确度的并可与通常使用的方法相比较的有效方法所得到的值，在某些情况下，这些实验室是参考实验室；⑤从参加实验室得到的公议值：利用参加实验室的数据得到的值，统计时应剔除离群值，如果参加某项室间质量评价计划的实验室数目较少或实验室上报结果离散度较大，靶值容易偏离真值。

（六）室间质量评价结果的统计和成绩评价

组织者需要识别离群值并将其剔除，使极端结果对总计量的影响减至最小。另外还应有文件化的规定来处理能力评价过程中意外出现的检测结果。例如，当检测材料显示出不够充分均匀、稳定或变质时，应对被测量结果不予计分。

目前，国内评价的方式主要是最大允许误差法，变异指数法为 2000 年 5 月前采用的主要方法。

1. 变异指数法

（1）变异指数（VI）法评价方式：变异指数法是最早用于评价能力验证（proficiency testing，PT）结果的统计方法，计算公式为变异百分数 V =（本室测定值 − 同方法组的均值)/同方法组的均值×100%，变异指数 VI = V/CCV×100%（CCV 为选定的变异系数，由指定机构规定的常数）。

（2）变异指数法成绩要求：VIS 称为变异指数得分，VIS 与精密度呈现负相关关系，精密度好者 VIS 小，表示所测结果越接近靶值。我国的标准：VIS < 80 为良好；VIS < 150 为及格；VIS ≥ 200，表明结果中有临床上不允许的误差；VIS ≥ 400 的测定会造成临床的严重失误。由于 CCV 使用的局限性，此法已经不能满足临床的需要，2000 年 5 月卫健委临床检验中心会议上已建议停止使用。

2. 最大允许误差法

（1）最大允许误差法评价方式：目前常采用最大允许误差范围（如 CLIA'88）来进行结果可接受的性能判断，结合了临床允许误差范围、患者变异、分析变异等多种因素。定量项目的可接受性是根据对结果偏离靶值的距离（偏离靶值的百分偏差或标准差的个数，取可通过数大者）与最大允许误差范围的比较；定性实验项目可接受的性能判断是阳性或阴性；细菌学评价包括菌种鉴定和指定药物的敏感实验。

（2）公议值的确定：因为同组中所有参评实验室检测方法的基质效应被认为是相同的，结果具有可比性，因此普遍采用的是同方法组中的值，即对同一项目依照不同的测定方法分别评分，基本方法如下：计算组内（个数大于 20 为宜）的均值和标准差；剔除超过 ±3s 外的 1 个数值；重新计算余下数组的均值和标准差；重复前两个步骤直到所有的数据均落在 ±3s 范围之内；组中的中位数即为公议值。

3. EQA 成绩评价

（1）每次活动每一分析项目未能达到 80% 可接受成绩，则称为本次活动该分析项目不满意的室间质量评价成绩（病原微生物学等专业除外）。

（2）每次室间质量评价所有评价项目均未能达到 80% 可接受成绩，称为不满意的室间质量评价成绩。

（3）未参加室间质量评价活动定为不满意的室间质量评价成绩，该次得分为 0。只有在下列情况下不予扣分：①在规定检测室间质控物时，暂停患者样品的检测；②实验室在提交室间质量评价结果时间内暂停患者样品测试并将未能进行室间质量评价样品测试的情况通知了室间质量评价组织者。

（4）在规定的回报时间内实验室未能将室间质量评价的结果回报给室间质量评价组织者，将定为不满意的室间质量评价成绩，该次活动的得分为 0。

（5）对于不是由于未参加而造成的不满意的室间质量评价成绩，实验室必须进行适当的培训及采取纠正措施，并有文件化的记录。实验室对文件记录必须保存 2 年以上。

（6）对同一分析项目，连续 2 次活动或连续 3 次中的 2 次活动未能达到满意的成绩则称为不成功项目的室间质量评价成绩。

（7）所有评价的项目连续 2 次活动或连续 3 次中的 2 次活动总项目统计值未能达到满意的成绩则称为不成功的实验室间质量评价成绩。

四、通过室间质量评价提高临床检验质量水平

（一）分析研究室间质量评价结果

1. 收集和审核数据 应审核活动过程所有记录性文件，内容包括核对原始打印结果、电子存档的有关数据等；处理或测试标本过程的各种记录，如质控记录、环境记录、校准状况及仪器状态等的记录；书写抄写误差的检查及审核记录等。如可能，应重新分析留存标本，甚至可向室间质量评价组织者申请额外的相同批次的质控物。

2. 常见问题分类 实验室在收到室间质量评价结果时，应系统地分析室间质量评价结果。当出现不可接受的室间质量评价项目，如检测结果连续存在逐渐超出可接受范围的趋势甚至均偏于靶值一侧时，实验室应及时地进行问题的分析、识别和纠正。常见的原因包括以下几方面。

（1）实验室的人为失误：①在填写室间质量评价回报表时，将本实验室的检测方法、仪器或试剂抄写错误；②填写结果时的抄写错误；③检测过程中质量评价样本的排序发生错误；④回报时要求的单位可能与实验室常用单位不同，导致数量级错误；⑤检测人员观察不仔细，或者经验欠缺等。

（2）检测系统的问题：①仪器：检测仪器维护保养不足；仪器校准不正确；仪器加样不准确或标本间携带污染严重；仪器管道堵塞等。②试剂：试剂过期或变质；新批次试剂未经评价即使用等。③方法：质量评价标本结果范围处于所用方法灵敏度低限致结果不稳定；质量评价标本结果超出方法学线性范围未进行稀释复检等。④校准及校准物：校准物复溶或保存不当；校准物变质或过期；校准方式错误等。

（3）技术问题：①室间质量评价物：手工操作不准确；复溶的温度、稀释液量及使用时间未按规定操作等。②室内质控：室内质控缺失或失控；室内质控范围未涵盖质控物的检测值；多规则分析室内质控数据提示已存在某种偏移趋势而未及时处理；室内质控界限或规则设置错误。

（4）室间质量评价物的问题：①基质效应：对某一分析物进行检测时，处于该分析物周围的其他基体成分对分析物检测时的影响。基质效应是质控物的固有特性，对部分检测系统的性能存在影响，严重时会导致不及格的结果。对质量评价结果进行分组统计可最大程度减低基质效应影响。②质控物分装不均匀：常导致回报结果的差异性非常大。③质控物污染或失效：由于存放、运输及使用不当，出现如病原微生物学质控物中细菌变异或死亡，免疫学和血液学质控物出现溶血等情况将严重影响检测结果。

（5）室间质量评价组织者的相关问题：①分组方案不当：组织者未选用合理的分组原则，或者某些项目由于参评单位较少而并入公共系统进行统计。②靶值不合理：组织者在统

计过程中没有逐一剔除异常值；当出现定值与公议值存在较大差异时未具体分析原因。③评价范围不适当：数据剔除过多或过少，会引起评价范围过窄或增宽。④录入结果错误：组织者将参评实验室纸质回报结果录入统计系统时出现人工错误，目前可以通过网上直报来规避此类问题。

（6）经调查后无法解释的问题：有研究表明，经调查后仍无法解释的室间质量评价问题约占20%。当出现单个不及格的结果时可能由随机误差引起，不应该采取纠正措施。

3. 患者结果评价及处理：如果出现某项室间质量评价结果不及格，实验室应审核在该质控物测定前后一段时间内的患者数据，以确定这段时间内患者的结果是否受到影响，如果确实存在影响，应尽可能追踪纠正甚至召回报告单，并对全程进行文件记录。

4. 结论和措施：实验室应建立质量管理体系并实施，尽可能寻找出现不及格项目的原因，并对每次室间质量评价报告进行总结。一旦原因明确，就应积极采取纠正措施保证患者结果的准确性，必要时还要制定预防措施防止类似问题的再发生。

5. 文件化：实验室应使用标准化格式记录每一不及格室间质量评价项目结果的调查、结论和纠正措施，应有相应完整的文件记录。只有认真调查，仔细分析原因，及时采取预防纠正措施，才能快速、有效地定位问题的所在，有效地保证实验室服务质量，在持续性改进中提高检验质量，增加检验结果的可比性。

（二）持续改进，提高质量

实验室应将室间质量评价作为全面质量改进计划的重要组成部分，认真对待从中获得准确性或一致性方面的信息，在持续改进中不断提高检验质量。由于国内的 PT 成绩是一种总和形式，可能包含了多种变异，所以所允许误差范围常大于实验室自有的偏差程度，容易出现检测结果与临床吻合度下降而 PT 成绩仍通过的现象，所以一方面，对于偶尔不及格的室间质量评价成绩，实验室应认真查找原因，识别整个活动过程中的失误与不足，另一方面即使室间质量评价结果是合格的，实验室也应注意分析结果有无趋势性，对于结果均偏离靶值一侧等情况应及时分析原因，采取预防措施。

五、实验室间比对

实验室间比对是一个广义概念，是指按照预先规定的条件，由两个或多个实验室对相同或类似被测物品进行校准/检测的组织、实施和评价活动；包括室间质量评价计划和无室间质量评价计划的实验室间比对。

《医疗机构临床实验室管理办法》第三十条指出：医疗机构临床实验室应当将尚未开展室间质量评价的临床检验项目与其他临床实验室的同类项目进行比对，或者用其他方法验证其结果的可靠性。临床检验项目比对有困难时，医疗机构临床实验室应当对方法学进行评价，包括准确度、精密度、特异性、线性范围、稳定性、抗干扰性、参考范围等，并有质量保证措施。

（梅传忠）

第二篇

常用医学检验技术

第四章
血细胞分析仪技术

血细胞分析仪（blood cell analyzer）又称为血液分析仪（hematology analyzer），是临床上最常用的分析仪器之一。随着检测技术不断创新，血液分析仪检测参数越来越多，还可通过散点图、直方图、报警信息等提示标本中是否存在异常形态细胞，将血细胞计数、推片染色、数字化细胞成像等组成血液分析流水线，优化检验流程，提高检测效率和质量。血液分析仪的应用在疾病的筛查、诊断、治疗监测及预后评估中有重要作用。

第一节　检测原理

血液分析仪检测原理主要分为电学和光学。

一、电学检测原理

电学检测原理包括电阻抗法和射频电导法。

1. 电阻抗法　与等渗的电解质溶液相比，血细胞为相对不良导体，电阻值大于稀释液的电阻值，悬浮于电解质稀释液中的血细胞经负压吸引通过传感器的微孔时，在由外电极、内电极和电解质稀释液组成的恒流电路上产生短暂的电阻增大变化，形成脉冲信号，经计算机处理后转化为细胞数，脉冲信号幅度与细胞体积大小呈正相关（图4-1）。血液中各种血细胞的体积不同，如白细胞在 $120 \sim 1000$ fL、红细胞在 $85 \sim 95$ fL、血小板在 $2 \sim 30$ fL，体积不同产生的脉冲信号幅度不同，白细胞最大、红细胞次之、血小板最小。各种不同大小的细胞产生的脉冲信号分别通过放大、阈值调节和甄别、整形、计数，得出各种细胞计数结果。电阻抗法进行血细胞实际分析时，白细胞为一个检测通道，红细胞和血小板为一检测通道（图4-2）。脉冲信号和细胞体积直方图的关系：横坐标为血细胞体积大小，纵坐标为不同体积细胞的相对频率（图4-3）。

2. 射频电导法　使用每秒变化大于 1 万次的高频交流电磁波作为射频电流，其能通过细胞膜（图4-3）。细胞膜对高频电流具有传导性，当电流通过细胞时，细胞内部化学成分、细胞核和细胞质（核质比）、颗粒成分（大小、密度）等的理化组分可使电流的传导性产生变化，根据变化信息进行细胞分类。

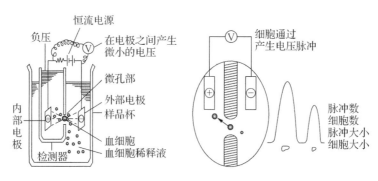

图 4-1　电阻抗法细胞计数原理

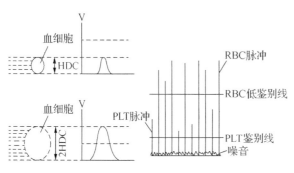

图 4-2　红细胞、血小板检测原理

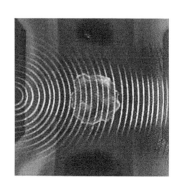

图 4-3　射频电导法检测原理

二、光学检测原理

光学检测原理包括激光散射法和分光光度法，前者又包括非染色和染色两种。

1. **激光散射法——流式细胞术**　利用流式技术，将稀释后的细胞（非染色或染色）悬液注入鞘液流中央，单个细胞沿着悬液和鞘液流两股液流整齐排列，以恒定流速定向通过检测区。当细胞被激光照射后，因体积大小、内容物大小及多少、核密度及形状、染色情况等特性不同，可阻挡或改变激光束的方向，产生与细胞特征相应的各种角度的散射光，如低角度散射光，又称前向散射光，反映细胞（或颗粒）的数量和表面体积；高角度散射光，又称侧向散射光，反映细胞内部颗粒、细胞核等的复杂性。通过信号检测器接收不同角度的散射光，来区分各种类型的细胞。

用于血液分析仪检测的染料分为荧光染料和非荧光染料。荧光染料如碱性槐黄、噻唑橙、碘化丙啶等，主要用于核酸染色，荧光染色后的细胞（或颗粒）经激光照射后可产生特定波长的散射荧光。非荧光染料，如亚甲蓝（用于核酸染色）、氯唑黑 E、过氧化物酶试剂等，细胞经过检测区，被染色部分发生光吸收现象，使散射光强度发生变化。不同种类的细胞被染料着色的强弱程度不同，产生的散射荧光及散射光变化也不同，从而区分细胞的种类。

2. **分光光度法**　主要用于血红蛋白测定，检测原理同手工分光光度仪比色法的血红蛋白检测，遵循 Lambert-Beer 定律。

三、不同的仪器组合应用电学、光学检测技术

1. 白细胞五分类计数及相关参数检测

（1）体积、电导、光散射法：应用电阻抗原理测量细胞体积（volume，V），应用电导性（conductivity，C）测量细胞内部结构，应用光散射（scatter，S）技术测量细胞大小、细胞核、细胞质颗粒。血细胞同时接受 VCS 三重检测（图 4-4），不同类型的细胞在散点图上的位置形成了各自的细胞群落（图 4-5），通过计算机处理分类。立体散点图选择合适角度影印成平面散点图。

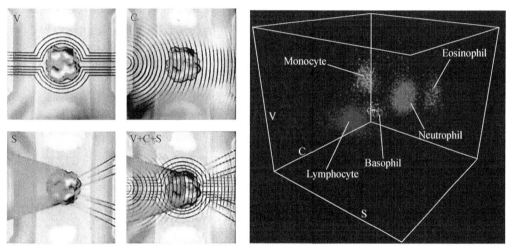

图 4-4　VCS 原理图

（2）多角度偏振光散射法：当单个细胞通过激光束时，可从 4 个角度测定散射光的密度。0°前角度散射可粗略测定细胞大小，10°狭角度散射可测定细胞内部结构相对特征，90°

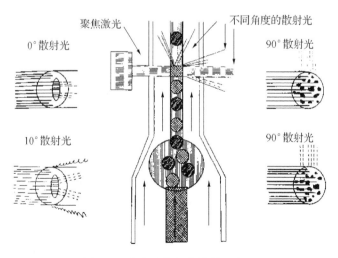

图 4-5　多角度偏振光散射示意图

垂直光散射测定细胞核分叶情况，90°消偏振光散射可将嗜酸性粒细胞与中性粒细胞区分出来。

（3）电阻抗－射频－细胞化学联合检测原理：综合应用电阻抗、射频、细胞化学染色技术联合检测，通过四个不同检测系统对白细胞、幼稚细胞进行分类和计数。①淋巴细胞、单核细胞和粒细胞检测通道：电阻抗测定细胞的大小和数量，射频测定核的大小和颗粒的多少，产生两个不同的脉冲信号。淋巴细胞、单核细胞和粒细胞的大小、细胞质含量、核形及密度有较大差异，通过计算机处理得出各区细胞的比例。②嗜酸性粒细胞检测通道：用特殊溶血剂使除嗜酸性粒细胞以外的所有细胞被溶解或萎缩，再用电阻抗原理进行嗜酸性粒细胞计数。③嗜碱性粒细胞检测通道：用特殊溶血剂将除嗜碱性粒细胞以外的其他细胞溶解，再用电阻抗原理计数嗜碱性粒细胞数量。④幼稚细胞检测通道：幼稚细胞的细胞膜上脂质比成熟细胞少，在细胞悬液中加入硫化氨基酸，幼稚细胞因能结合较多硫化氨基酸而形态不受破坏，加入溶血剂后，通过电阻抗原理计数幼稚细胞。

（4）激光与细胞化学法：应用激光散射和过氧化物酶染色技术进行细胞计数和白细胞分类计数。不同血细胞内含有的化学物质不同，通过加入特殊的试剂，与细胞内化学物质作用，再结合激光散射与流式细胞术原理可对白细胞进行分类计数。常用的细胞化学染色包括过氧化物酶染色、荧光核酸染色及各种特殊试剂与细胞内物质的相互作用。

2. 红细胞计数及相关参数检测　分别组合应用电阻抗法、流式细胞术－光散射－电阻抗法、流式细胞术－光散射法。

3. 有核红细胞计数及相关参数检测　应用 VCS 法、流式细胞 DNA 荧光染色光散射法等。

4. 网织红细胞及相关参数检测　应用非荧光或荧光 RNA 染色光散射法。

5. 血小板计数及相关参数检测　分别组合应用电阻抗法、流式细胞光散射－核酸荧光染色－电阻抗法、流式细胞术－光散射法、流式细胞术－光散射法－电阻抗法－单克隆抗体荧光染色散射法。

第二节　基本结构

不同厂家生产的血液分析仪结构基本相似，大多数由机械系统、电学系统、血细胞检测系统、血红蛋白测定系统、计算机控制系统等模块，以不同的形式组成。

1. 机械系统　机械系统包括机械装置（主要有进样针、分血器、稀释器、混匀器、定量装置等）和真空泵，用于样本的定量吸取、稀释、传送、混匀及将样本移入各检测单元；机械系统还具有清洗管道和排除废液的功能。

2. 电学系统　电学系统包括主电源、电子元器件、控温装置、自动真空泵、电子控制系统及仪器的自动监控、故障报警和排除等。

3. 血细胞检测系统　国内常用的血细胞分析仪，使用的检测技术可分为电阻抗检测系统和流式光散射检测系统两大类。①电阻抗检测技术：一般由检测器、放大器、甄别器、阈值调节器、计数系统和自动补偿系统组成，此技术主要应用于二分类或三分类仪器。②流式光散射检测技术：主要由激光光源、检测区域装置和检测器等组成，此技术主要应用于五分类或五分类＋网织红细胞仪器。激光源多采用氩离子激光器，提供单色光；检测区域装置主要由鞘流形式的装置构成，保证细胞混悬液在检测液流中形成大个排列的细胞流；散射光检测器系光电二极管，用以收集激光照射细胞后产生的散射光信号，荧光检测器系光电倍增管，用以接收激光照射荧光染色后细胞产生的荧光信号。

4. 血红蛋白检测系统　由光源、透镜、滤光片、流动比色池及光电传感器等组成。

5. 计算机控制系统　包括微处理器、储存器、输入/输出电路、外部设备（如显示器、键盘、磁盘、打印机等）等。

第三节　临床应用

血液分析仪检测标本后，结果显示通常有数据、图形和报警 3 种形式。血液分析仪的检测参数主要包括白细胞、红细胞和血小板系列参数。血液分析仪还可显示相应细胞分布直方图和/或散点图。细胞分布图不但能直观地反映各类细胞比例的变化，还能提示是否出现异常血细胞、是否存在干扰、是否有寄生虫等状况。血液分析仪在临床的广泛应用，大大提高了血液检验的质量和效率，但它对于鉴别血细胞的形态和结构等方面的检测仍有局限，因此，血液分析仪检测后，仍有部分标本需人工染色镜检复核。

一、白细胞检测临床应用

白细胞检测图形与临床应用

（1）白细胞直方图：电阻抗血液分析仪分析白细胞时，在 35~450 fL 范围内，将白细胞主要分为 3 群。直方图出现异常时，应显微镜检查可能原因，见表 4-1。

表 4-1　异常直方图信号的含义

符号	异常区域	可能原因
R1	淋巴细胞峰左侧	可能有血小板聚集、巨大血小板、有核红细胞、未溶解红细胞、白细胞碎片、蛋白质或脂类颗粒
R2	淋巴细胞峰与单个核细胞峰之间	可能有异型淋巴细胞、浆细胞、原始细胞、嗜酸性粒细胞、嗜碱性粒细胞、非典型细胞增多
R3	单个核细胞区与中性粒细胞峰之间	可能有未成熟的中性粒细胞、异常细胞亚群、嗜酸性粒细胞增多
R4	中性粒细胞峰右侧	中性粒细胞绝对值增多
RM	出现多部位警报	同时存在 2 种或 2 种以上的异常

（2）白细胞散点图

散点图上的每个点代表被测定的一个细胞或某种颗粒，此点的横坐标和纵坐标分别代表细胞或某种颗粒的两项特性。由于各种细胞的理化性质不同，因此，具有特征性的细胞或某种颗粒在坐标系上点的位置也不同，如用不同颜色的点代表各类细胞或某种颗粒，则在散点图上可见不同区域彩色散点图，从而加以区分（图4-6，图4-7）。异常散点图形成的原因包括病理性和非病理性干扰物质的影响，因此，需要显微镜复查，并结合临床和检验过程综合分析，才能对散点图做出合理的解释。

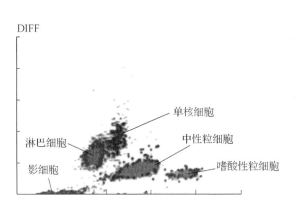

图4-6　白细胞分类计数散点图

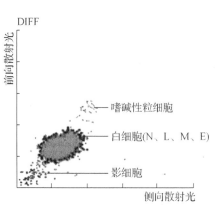

图4-7　嗜碱性粒细胞散点图

二、红细胞检测临床应用

1. 红细胞相关参数与临床应用（表4-2）。

表4-2　贫血形态学分类及临床意义

贫血形态学分类	MCV	MCH	MCHC	临床意义
正常细胞性贫血	正常	正常	正常	急性失血、急性溶血、再生障碍性贫血、白血病等
大细胞性贫血	增高	增高	正常	叶酸、维生素 B_{12} 缺乏或吸收障碍
小细胞性贫血	降低	降低	正常	慢性炎症、尿毒症等
小细胞低色素性贫血	降低	降低	降低	铁缺乏、维生素 B_6 缺乏、珠蛋白生成障碍性贫血、慢性失血等

2. 红细胞检测图形与临床应用

红细胞散点图：红细胞体积与血红蛋白浓度（V/HC）九分区散点图（图4-8）以红细胞内血红蛋白浓度为 X 轴、红细胞体积为 Y 轴，把散点图坐标划分为 9 个不同的区域，也称红细胞九分图。正常血液标本中大部分红细胞出现在散点图的中央偏右，能显示红细胞九分图的血液分析仪型号不是太多。此外还有核红细胞（NRBC）散点图（图4-9）。

三、网织红细胞检测临床应用

网织红细胞（reticulocyte，RET）检测图形与临床应用

由于网织红细胞成熟度不同，其所含 RNA 含量不同，结合荧光染料的能力有差异，产

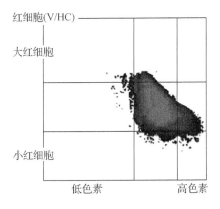

图4-8 V/HC 九分区散点图

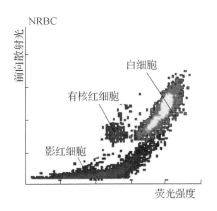

图4-9 有核红细胞散点图

生荧光强度也不同，越早期的网织红细胞显示荧光越强，完全成熟红细胞没有荧光。同时测量前向散射光强度（反映细胞大小），分别作为 X 轴和 Y 轴两个变量描记二维坐标散点图，由此坐标区分出标本中 PLT、RBC 和 RET 的区域（图4-10）。

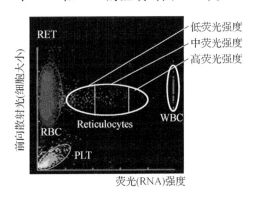

图4-10 网织红细胞检测散点图

四、血小板检测临床应用

血小板相关参数与临床应用

（1）血小板主要相关参数（表4-3）。

表4-3 血液分析仪血小板检测参数

英文全称	缩写	参数	参考区间	单位
platelet concentration	PLT	血小板计数	125～350	×10⁹/L
platelet concentration-optical method	PLT-O	血小板计数 - 光学方法	125～350	×10⁹/L
platelet concentration-fluorescent method	PLT-F	血小板计数 - 荧光法	125～350	×10⁹/L
mean platelet volume	MPV	平均血小板体积	7.6～13.2	fL

英文全称	缩写	参数	参考区间	单位
plateletcrit	PCT	血小板压积	0.11~0.32	%
platelet distribution width	PDW	血小板体积分布宽度	10.0~18.1	%
platelet larger cell ratio	P-LCR	大血小板比率	13~43	%

（2）血小板主要相关参数的临床应用（表4-4）。

表4-4　血小板主要相关参数的临床意义

主要血小板参数	临床意义
血小板计数（PLT）	增高：慢性髓细胞性白血病早期、脾切除、急性失血、特发性血小板增多症 减少：血小板生成减少、破坏过多、消耗过多性疾病，如血小板减少性紫癜、系统性红斑狼疮、弥散性血管内凝血、中毒、过敏、再生障碍性贫血等
平均血小板体积（MPV）	MPV与巨核细胞增生程度有关 增高：血小板过多破坏或过度生成的疾病，如免疫性血小板减少性紫癜、血栓前状态、血栓性疾病、脾切除等 减少：骨髓造血功能降低的血小板减少，如再生障碍性贫血、脾功能亢进、化疗后等
血小板压积（PCT）	增高：骨髓纤维化、慢性髓细胞性白血病、脾切除 降低：再生障碍性贫血、血小板减少症、化疗等
血小板体积分布宽度（PDW）	PDW反映血小板大小不等异质性的指标 增高：化疗后、巨幼红细胞贫血、脾切除、慢性髓细胞性白血病、血栓性疾病等 减低：主要见于再生障碍性贫血

（郝艳梅　张　涛）

第五章
生物化学检验分析技术

自动生化分析仪（automatic biochemical analyzer）是集电子学、光学、计算机技术和各种生物化学分析技术于一体的临床生物化学检测仪器。自动生化分析仪是能把生物化学分析过程的取样、加试剂、去干扰、混合、保温反应、检测、结果计算及实验后的清洗等步骤自动化的仪器。由于其测量速度快、准确性高、消耗试剂量小，提高了工作效率，减少了主观误差，提高了检验质量，现已得到广泛使用。

第一节　自动生化分析仪的分类与原理

一、自动生化分析仪的分类

世界上第一台用于临床生物化学检验的自动分析仪出现于 20 世纪 50 年代。1957 年，Technicon 公司按 Skeggs 教授提出的设计方案，生产了第一台单通道、连续流动式自动分析仪，这台仪器只能以光密度值形式报告结果，主要应用于临床实验室的比色分析。20 世纪70 年代中期，连续流动式自动生化分析仪问世，其由电子计算机控制，每小时可测上百份样本。随着科学技术和医疗事业的发展，生化分析仪在临床化学分析中得到越来越广泛的应用。

自动生化分析仪种类繁多，可分成连续流动式（管道式）、离心式、分立式和干片式四类。目前连续流动式和离心式自动生化分析仪已很少见，本章着重介绍分立式自动生化分析仪。

分立式自动生化分析仪工作原理是按手工操作的方式编排程序，并以有序的机械操作代替手工操作，用加样探针将样品加入各自的反应杯中，试剂探针按一定时间自动定量加入试剂，经搅拌器充分混匀后，在一定条件下反应。反应杯同时作为比色杯进行比色测定。各环节用传送带连接，按顺序依次操作，故称为顺序式分析。

除常用的反应杯转盘式或轨道式分立式自动生化分析仪外，还有一种袋式分立式自动生化分析仪，其试剂装在均匀透明的塑料夹中形成特殊的测试管，一袋一检测。测试袋中样品和试剂充分混合反应，在比色计处经特殊装置的作用，测试袋形成光径 1 cm 的比色杯，监测后的废测试袋被排出。该类仪器污染少、灵活、准确、分析项目多，但测试袋是一次性的。

二、生化分析的原理

（一）生化分析的光学原理

生化分析的最基本原理是对化学反应溶液进行光学比色或比浊，通过计算反应始点和终点吸光度变化或监测反应全过程的吸光度变化速率对待测物进行定量测定。分光光度法是通过反应溶液颜色的改变进行定量测定。分析均采用 Lambert-Beer 定律的原理，即当入射光强度一定时，溶液的吸光度 A 与溶液的浓度 C、液层的厚度 L 成正比，即 $A = K \times C \times L$。这个定律是比色、分光、吸收光谱分析溶液浓度的理论基础。其中 $K = A/(CL)$，表示有色溶液在单位浓度和单位厚度时的吸光度。在入射光波长、溶液的种类和温度一定的条件下，K 为定值。

（二）生化分析的测定原理

生化分析测定的工作原理就是基于化学反应的颜色变化或浊度变化，选择一定的波长，然后根据选定波长条件下吸光度的变化进行定量。波长可选择单波长和双波长，现在一般都选用双波长进行分析测定。全自动生化分析仪对吸光度变化的监测是贯穿整个反应过程的，全部测试过程都是自动完成的。

1. 单波长测定原理　当我们用手工或半自动进行比色测定时，都使用单波长进行测定。比如，双缩脲终点法测定总蛋白，选定波长 540 nm，在反应前后测定管的吸光度，计算反应前后吸光度的差值，与标准曲线比较可得出总蛋白含量。这就是单波长测定，即只选用一个波长。由于有许多缺点不利于测定，后来生化仪中大都使用双波长测定。

2. 双波长测定原理　双波长指的是在整个反应过程监控中，主、副波长同时监测，全过程每点主波长吸光度值都同时减去同点的副波长吸光度值。这是全自动生化分析仪参数设计中常用的方法。由于全自动生化分析仪普遍采用后分光技术，透镜对来自光源的混合光聚集，首先通过比色杯，然后用光栅进行后分光。分光后的各波长由 8~16 个固定检测器同时接收，对其中两个波长的信息用两个前置放大器放大并进行对数放大，求出其吸光度差。双波长的特点是通过求得两个波长的吸光度差、可以有效地消除样本混浊、溶血、黄疸带来的干扰，并将噪声降到最低限度，因为仪器噪声对主、副波长的干扰是同步的。

双波长分析法应用的原则：干扰因素对主、副波长的影响接近，不影响测定的灵敏度。具体来讲可遵循以下原则。

（1）主波长取吸收峰对应的波长，副波长取其吸收光谱曲线的波谷对应的波长，使得主、副波长吸光度之差最大，提高检测灵敏度。

（2）主波长取吸收峰对应的波长，副波长取等吸收点对应的波长。所谓等吸收点，是指待测物不同浓度的吸收光谱曲线的交汇点，该点对应波长的吸光度与浓度无关。

（3）反应中显色产物的吸收峰对应的波长为主波长，试剂空白的吸收峰对应的波长为副波长。

3. 自动生化分析仪的测定原理 所谓自动生化分析仪就是把生化分析中的取样、加试剂、去干扰物、混合、保温反应、检测、结果计算和显示及清洗等步骤进行自动化的仪器，实现自动化的关键在于采用了微机控制系统。自动生化分析仪也是基于光电比色法的原理进行工作的，所以可以粗略地看成光电比色计或分光光度计加微机两部分组成的。

第二节 自动生化分析仪的基本结构

分立式自动生化分析仪是目前应用得最多的一类自动生化分析仪，它的基本结构包括样本处理系统、检测系统、清洗系统和计算机软件系统。

一、样本处理系统

（一）样本装载和输送系统

样品装载和输送装置常见的类型有样品盘式、传动带式或轨道式、链式等。

1. 样品盘（sample disk）式 为一放置样品的、可转动的圆盘状架子，通常为单圈或内外多圈，可单独安置，也可与试剂转盘或反应转盘相套合。在驱动装置带动下，样品盘按一定速度移动，使样本一个个地传递到加样针下，等待吸样，运行中与样品分配臂配合转动。有的采用更换式样品盘，分工作区和待命区，其中放置多个弧形样品架（sector）作转载台，仪器在测定中自动放置更换。样品盘上放置的样品杯或试管的高度、直径和深度均有一定要求，有的装载和输送装置只能用专门的样品杯，有的则可直接用采血试管。样品盘的装载数及校准物、质控物、常规样品和急诊样品的放置位置，一般都是固定的。这些可根据具体工作需要进行选择。

2. 传动带式或轨道式 即试管架（rack）是不连续的，常为 5 个或 10 个试管作为一架。由步进马达（stepping motor）驱动传送带，将试管架依次前移，再以单架逐管横移的方式把试管移至固定位置，由样品分配臂采样。大多数仪器对于不同功能的试管架（如常规、急诊、校准、质控及保养等）常用不同颜色和编号标示，以示区分。

3. 链式 试管固定排列在循环的传动链条上，水平移动到采样位置。

（二）加样装置

加样装置大都由注射器（syringe）、加样臂（sample arm）、步进马达或蠕动泵（peristaltic pump）、试剂探针（reagent probe）和样品探针（sample probe）等组成。在计算机的指令下，加样臂由注射器精确定量吸取样品和试剂，再分别经样品针和试剂针转移至反应杯中。样品针和试剂针均设有液面探测器和防碰撞安全保护功能，可避免探针损坏，能够进行自我保护。此外，样品针和试剂针还具有凝块和气泡检测功能，遇到空吸或探测到血凝块时，可通过自动报警和冲洗来避免探针损坏或错误发生。目前，有些仪器采用了闭盖穿刺或自动开盖再闭盖装置，样品针可直接刺透真空采血管的胶塞进行取样，或仪器进行自动开盖闭盖操作，从而达到了减少潜在生物危害、减少损伤、减少实验室工作人员手工操作步骤及减少样本交叉污染和蒸发引起检测结果产生偏差的目的。

（三）试剂系统

试剂系统（reagent area）指用来放置实验试剂的部分。大多数仪器通过冷藏装置将试剂仓设为冷藏室，温度为 4 ~ 15 ℃，以保证线上试剂的稳定性。大多数自动生化分析仪都设有两个或两个以上试剂仓。仪器配有条形码检查系统，可对试剂的类别、批次、存量、有效期和校准曲线等信息进行识别核对。有的仪器可在运行过程中添加、更换试剂，有的则需在待机状态下进行。仪器原则上能接受不同品牌的试剂，可根据不同试剂要求预先设置相应的项目参数，经校准后存入仪器，供检测样本时选择使用。

（四）搅拌装置

自动生化分析中的搅拌装置（mixer）用于搅拌混匀样品、试剂或混合溶液。目前比较流行的搅拌技术是模仿手工清洗过程的多组搅拌棒组成的搅拌单元。其工作原理是当第一组搅拌棒在搅拌样品、试剂或混合溶液时，第二组搅拌棒同时进行高速高效的清洗，第三组搅拌棒也同时进行温水清洗和风干过程。在单个搅拌棒的设计上，采用新型螺旋形高速旋转搅拌，旋转方向与螺旋方向相反，从而增加了搅拌的力度，并且溶液被搅拌时要求不起泡，可减少微泡对光的散射。搅拌棒表面常具有特殊的不粘涂层，可避免液体黏附，减少交叉污染。也有一些全自动生化分析仪采用超声波对样本与试剂进行混合。

（五）恒温反应系统

生化分析仪用于保持孵育温度的调控和恒定的恒温控制装置也是由计算机来控制的。理想的孵育温度波动应小于 ±0.1 ℃。保持恒温的方式有 3 种：①空气浴恒温：在比色杯与加热器之间隔有空气。空气浴恒温的特点是方便、速度快、不需要特别材料，但稳定性和均匀性较水浴稍差。②水浴循环：在比色杯周围充盈有水，由加热器控制水的温度。水浴恒温的特点是温度恒定，但需特殊的防腐剂以保证水质的洁净，且要定期更换循环水。③恒温液循环间接加热：结构原理是在比色杯的周围流动着一种特殊的恒温液（具有无味、无污染、惰性、不蒸发等特点），比色杯和恒温液之间有极小的空气狭缝，恒温液通过加热狭缝中的空气达到恒温。恒温液循环间接加热的温度稳定性优于空气浴恒温式，和水浴循环式相比不需要特殊保养。

二、检测系统

（一）光源

采用长寿命的氙灯，工作波长为 285 ~ 750 nm，用来检测部分需紫外光检测的项目。有的仪器光源采用闪烁式氙灯，寿命长达 43 800 小时，可以 24 小时不关机，免除更换和保养。

（二）分光装置

分光元件早期采用干涉滤光片，目前多用光栅。干涉滤光片价格便宜，使用方便，但易受潮霉变，尤其是 340 nm 滤光片，影响检测结果的准确性，需定期校正。光栅分光有前分光和后分光两种，目前自动生化分析仪多采用后分光，即光源光线直接透过样品，通过光栅，再进行吸光度的检测。目前先进的光学组件在光源与比色杯之间使用一组透镜，原始光源灯投射出的光通过比色杯将光束变成点光束，即使比色杯再小也能通过，与传统方法相比节约试剂消耗 40%～60%。点光束通过比色杯后，再经还原透镜将点光束还原成原始光束，经光栅分成固定的约 10 种以上波长。使用后分光技术，可以在同一体系中测定多种成分。如果比色池中有多种吸收特征不同的组成物质，当复色光通过后，各物质分别对各自的特征性光波产生吸收，之后再分成光谱对不同的波长进行测定，可以在同一体系中同时得到多组分结果，无须移动仪器的任何部分，稳定性好、速度快、噪声低，分析精确度和准确度高，故障少。光栅使用寿命长，无须保养，采用 340 nm 波长的测定结果稳定可靠，可分为全息反射式光栅和蚀刻式凹面光栅，前者是在玻璃上覆盖一种金属膜后制得，有一定相差，易被腐蚀；后者是将所选波长固定刻在凹面玻璃上，无相差，抗腐蚀，耐磨损，是目前最先进的全息光栅。

（三）比色杯

自动生化分析仪的比色杯也是反应杯，通常为石英或不吸收紫外线的优质塑料材质，包括一次性使用式和循环使用式。自动生化分析仪的检测速度与比色杯的数量也有关，多在 100 个左右，有些组合式分析仪可有双圈比色杯，数量更多，速度更快。比色杯种类繁多，光径一般为 0.5～1 cm，由于小孔径比色杯更节省试剂，目前使用更为广泛，当比色杯光径小于 1 cm 时，部分仪器可自动校正为 1 cm。采用循环使用式比色杯的全自动生化分析仪有比色杯自动冲洗、吸干并自动做空白检查的功能，检测合格的比色杯可循环使用。如未通过检查，分析仪会自动报警或停止工作，提示更换比色杯。有的仪器采用永久性免维护石英比色杯，可长期使用，节省保养和更换费用。

（四）恒温装置

自动生化分析仪通过温度控制系统保证其反应在恒温下进行，《中华人民共和国医药行业标准——全自动生化分析仪》，要求其温度值在设定值的 ±0.3 ℃内，波动度不大于±0.2 ℃。恒温装置主要有空气浴、水浴、油浴及金属浴等。早期采用空气浴，升温速度快，但稳定性和均匀性较差；水浴和油浴控温准确，但水浴需特殊防腐剂保证水质清洁，升温速度较慢且易挥发，油浴虽然不易挥发，但使用特殊的油，价格较贵；金属浴升温速度快，加热均匀，但需特殊合金制成，价格较贵。目前比较常用的是集空气浴与水浴优点于一身的恒温液循环间接加温干式浴，即在比色杯周围设计一个恒温槽，槽内加入一种无味、无污染、不蒸发、不变质的稳定恒温液，容量大、热稳定性好、均匀，比色杯不直接接触恒温液，可有效克服水浴易受污染和空气浴不均匀、不稳定的缺点。

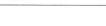

（五）清洗装置

包括吸液针、吐液针和擦拭块。清洗过程包括吸取反应液、注入清洗液、吸取清洗液、注入洁净水、吸取洁净水、吸水擦干等步骤。不同分析仪可根据需要选择酸性或碱性清洗液。正确使用能清洁管道、比色杯和探针，既减少交叉污染，又不损伤管道，保证检测的精密度和准确性。必须注意对于常规冲洗还不能清除携带污染（carry over）的实验要特别处理，以减少交叉污染或携带污染。有的仪器具有智能清洗功能（smart wash）和最佳标本顺序选择功能，即仪器根据试剂或样品间携带污染的项目组合，自动改变检测顺序，避免互有影响的分析项目，确实无法回避时，则采用选定的特殊清洗剂做智能清洗。

（六）信号转换与传输装置

大型自动生化分析仪采用光/数码信号直接转换技术，即将光路中的光信号直接转变成数码信号，完全消除电磁波对信号的干扰及信号传递过程中的衰减。同时，在信号传输过程中以光导纤维代替普通电缆，免除电子噪声和静电干扰，增强电子数据传输，使电信号更稳定，数据传送速度更快，测试精度可提高近100倍。

三、计算机系统

计算机是自动生化分析仪的大脑，样品和试剂的添加与识别、条码的识别、恒温控制、清洗控制、结果打印、质控监控、数据管理、仪器各种故障的报警等均由计算机控制，整个分析过程均依据其指令有条不紊地进行。随着计算机技术的迅速发展，新一代自动生化分析仪自动化程度更高，手工操作步骤更少，试剂及样品用量更微，其设计理念就是不断提高工作效率。自动生化分析仪的计算机系统主要包括以下部分。

（一）微处理器和主机电脑

用于自动生化分析仪总体和各个单元的控制，具有程控操作、故障诊断、多种数据处理和储存等强大功能，通常根据仪器功能的需要和电脑硬件市场的主流产品来配置。

（二）显示器

通常采用液晶屏显示器，可通过键盘、鼠标、触摸屏等方式进行操作。

（三）系统及配套软件

多采用 Windows 或 Windows NT 界面，具有全图形化设计、多菜单选择、信息导引、故障报警、帮助提示、人机对话等功能，不少仪器可显示即时反应曲线，多数进口自动生化分析仪提供包括中文在内的多种语言操作平台，方便直观。

（四）RS-232C 等数据接口

可通过 RS-232C 等数据接口与其他计算机、打印机等设备连接传输数据。分析数据可通过仪器中微处理器与实验室信息系统和医院信息管理系统进行联网管理。有的仪器还具有远程通信及监控功能，可遥控远处测试及维修检查，实现网络工作。

第三节　全自动生化分析仪的临床应用

生化检验在临床各种疾病的诊断和治疗中具有相当重要的位置。随着生化检验自动化水平的全面提高及各项先进科学技术的快速发展和广泛应用，自动生化分析仪在临床检验工作中的使用越来越普遍，大大提高了检验质量和工作效率，为临床疾病诊断和治疗提供了客观、科学的理论依据。自动生化分析仪在临床的应用可根据其主要检验项目概括为以下几个方面。

一、临床化学检验中的应用

目前大型全自动生化分析仪的生化检验项目一般都高达数十项，可进行肝功能、肾功能、脂类、血糖、激素和多种血清酶等项目的检查。除常规的临床化学项目外，多数仪器配有离子选择电极，能检测 pH 值和电解质，开展多项急诊项目检查。通过这些检查项目，结合患者病史、体征和其他检查，可对肝脏疾病、肾脏疾病、高脂血症、糖尿病、内分泌疾病、心肌损伤、水电解质代谢功能紊乱、酸碱平衡紊乱等多种疾病进行诊断和鉴别诊断、疗效观察、病情预后的判断等。

二、临床免疫学检验中的应用

多数大型全自动生化分析仪配有紫外光、散射光/透射光免疫比浊功能，可用以检测免疫球蛋白（Ig）、补体 C3 和 C4、类风湿因子、抗链球菌溶血素 O 试验、C 反应蛋白和超敏 C 反应蛋白、尿微量白蛋白、转铁蛋白等多种特定蛋白。这些指标可供临床评价各种人群的免疫功能及自身免疫病、血液免疫病、急性心肌损伤、缺铁性贫血、糖尿病肾病等疾病的诊断或辅助诊断。

三、药物浓度监测中的应用

临床用于疾病治疗的药物，有些由于药效学、药动学等原因，需要进行监测，以防摄入量过多或不足，给患者带来不良后果，如强心苷类药、抗癫痫药、抗情感性精神障碍药、抗心律失常药、免疫抑制剂、平喘药、氨基糖苷类抗生素等。药物滥用也日益成为危害健康的社会问题，如苯丙胺、大麻、鸦片、美沙酮、酒精等。因此，治疗性药物和滥用药物浓度的测定也越来越广泛地开展。在临床实验室，药物浓度监测的最常用方法是荧光偏振免疫分析，目前很多大型全自动生化分析仪具有荧光/荧光偏振功能，可以快速准确地监测血中药物浓度。

（耿　建）

第六章
微生物鉴定与药敏检测技术

微生物鉴定与药敏检测是使用特殊设备和技术来培养和鉴定微生物种类，并对相应微生物进行药物敏感度检测。通过检测获得的信息提供了 3 个重要领域的知识：①培养患者标本中可能存在的微生物；②鉴别所分离微生物体；③对抗微生物药品合理使用的解释。必要时仍需要使用染色检查等方法。

第一节　微生物分离培养技术

从临床标本中分离出病原菌并进行准确鉴定，除选择好合适的培养基外，还要根据待检标本的来源、培养目的及所使用培养基的性状，采用不同的分离和培养方法。

（一）常用分离方法

1. 分区划线分离法　又称为平板划线分离法，这种分离培养法可使待检标本中的多种细菌在培养基表面分散生长，各自形成单独的菌落，以便根据菌落的形态及特征，挑选单个菌落进行纯培养。如病原菌较多或可能混有多种细菌的标本，可采用四区划线，接种环由上一区到下一区应火焰消毒。

2. 斜面接种法　该法主要用于单个菌落的纯培养、保存菌种或观察细菌的某些特性。

3. 液体接种法　多用于一些液体生化试验管的接种。

4. 穿刺接种法　此法主要用于半固体培养基、明胶及双糖管的接种。

5. 倾注平板法　测定牛乳、饮水和尿液等标本细菌计数时常用此方法。

6. 涂布接种法　常用于纸片法药物敏感性测定，也可用于被检标本中的细菌计数。

（二）常用细菌培养方法

常用的有需氧培养法、二氧化碳培养法和厌氧培养法。为了提高检验的正确率，同一标本常同时采用两种或三种不同的培养法。

1. 需氧培养法　适用于一般需氧和兼性厌氧菌的培养。将已接种好的平板、斜面或液体培养基等，置于 35 ℃温箱中孵育 18～24 小时，一般细菌可在培养基上生长，但有些难以生长的细菌需培养更长的时间才能生长。

2. 二氧化碳培养法 脑膜炎奈瑟菌、淋病奈瑟球菌、牛布鲁菌等细菌在 5%～10% 二氧化碳环境中才能生长良好,临床上常用的二氧化碳培养法有二氧化碳培养箱法或烛缸法等。

3. 厌氧培养法 厌氧菌尤其是专性厌氧菌,必须在厌氧环境中才能生长,常用的厌氧培养法有内置化学吸氧剂法(如还原铁粉、连二亚硫酸盐、黄磷及钯催化剂等)和厌氧手套箱等。

第二节 细菌鉴定技术

传统的细菌鉴定技术通过观察培养基上生长的菌落形态、大小、颜色及气味等特征,同时结合生化反应试验,即根据细菌生长过程中所产生的新陈代谢产物的不同特性进行鉴别。近年来,细菌鉴定技术发展迅速,由表型水平发展为蛋白质水平、细胞组分水平和核酸水平的细菌鉴定,如特异性基因(如 *16S rRNA* 基因)测序和蛋白质组学检测(如基质辅助激光解吸飞行时间质谱)。

一、生化反应

尽管有很多先进的鉴定技术,但目前国内许多中小型实验室中最常用的细菌鉴定技术仍然是生化反应方法。不同种属细菌具有独特的酶系,从而对底物的分解能力各异,因此代谢产物也各不相同。这些代谢产物又各具有不同的生物化学特性,可利用生物化学的方法测定这些代谢产物以鉴定细菌。

(一)碳水化合物的代谢试验

1. 糖(醇、苷)类发酵试验 由于各种细菌的酶体系不尽相同,故糖(醇、苷)类的分解、利用能力不同。在培养基中加入一定量的糖类(单糖、双糖或多糖)、醇类(甘露醇、肌醇等)、苷类(水杨苷、菊糖等),根据其终末产物(有的产酸、产气,有的仅产酸等),可初步鉴别细菌。这类试验多用于对肠杆菌科细菌的鉴定。

2. 氧化—发酵试验(O/F 试验) 氧化型细菌在无氧环境中不能分解葡萄糖,而发酵型细菌无论在有氧或无氧的环境中都能分解葡萄糖。此试验主要用于肠杆菌科细菌与非发酵菌(指示剂为溴麝香草酚蓝)的鉴别,前者均为发酵型,而后者通常为氧化型或产碱型。也可用于葡萄球菌与微球菌间(指示剂为溴甲酚紫)的鉴别。

3. β-半乳糖苷酶试验(ONPG 试验) 有的细菌可产生 β-半乳糖苷酶,能分解邻-硝基酚-β-D-半乳糖苷(O-nitrophenyl-β-D-galactoside,ONPG),而生成黄色的邻-硝基酚。迅速及迟缓分解乳糖的细菌 ONPG 试验为阳性,而不发酵乳糖的细菌为阴性,本试验主要用于迟缓发酵乳糖菌株的快速鉴定。

4. 七叶苷水解试验 部分细菌可将七叶苷分解成葡萄糖和七叶素,七叶素与培养基中枸橼酸铁的二价铁离子反应,生成黑色的化合物,使培养基呈黑色。主要用于肠球菌与其他链球菌的鉴别,前者阳性,后者阴性。也可用于革兰氏阴性杆菌及厌氧菌的鉴别。

5. 甲基红试验　某些细菌在糖代谢过程中，分解葡萄糖产生丙酮酸，丙酮酸可进一步分解，产生甲酸、乙酸、乳酸等，使培养基的 pH 降至 4.5 以下，当加入甲基红试剂则呈红色，为甲基红试验阳性。若细菌分解葡萄糖产酸量少，或产生的酸进一步转化为其他物质（如醇、酮、醛、气体和水等），则培养基的酸度仍在 pH 6.2 以上，故加入甲基红指示剂呈黄色，是为阴性。主要用于鉴别大肠埃希菌与产气肠杆菌，前者为阳性，后者为阴性。此外肠杆菌科中沙门菌属、志贺菌属、枸橼酸杆菌属、变形杆菌属等为阳性，而肠杆菌属、哈夫尼亚菌属则为阴性。

6. 二乙酰试验（V-P 试验）　某些细菌在糖代谢过程中，分解葡萄糖产生丙酮酸，丙酮酸脱羧产生乙酰甲基甲醇，乙酰甲基甲醇在碱性环境中，被空气中的氧氧化为二乙酰，进而与培养基内蛋白胨中精氨酸所含的胍基起作用，生成红色化合物，则为 V-P 试验阳性。若培养基中胍基含量较少，则可加入少量含胍基化合物，如肌酸或肌酐等。试验时加入 α - 萘酚可加速此反应。本试验常与甲基红试验一起使用，因为前者阳性的细菌，后者通常为阴性。

（二）蛋白质和氨基酸的代谢试验

1. 明胶液化试验　某些细菌可产生一种胞外酶——明胶酶，能使明胶分解为氨基酸，从而失去凝固力，半固体的明胶培养基成为流动的液体。主要用于肠杆菌科细菌的鉴别，如沙雷菌、普通变形杆菌、奇异变形杆菌、阴沟肠杆菌等可液化明胶，而其他细菌很少液化明胶。有些厌氧菌如产气荚膜梭菌、脆弱类杆菌等也能液化明胶。另外多数假单胞菌也能液化明胶。

2. 吲哚（靛基质）试验　某些细菌具有色氨酸酶，能分解蛋白胨水中的色氨酸生成吲哚（靛基质），当加入吲哚试剂（对位二甲氨基苯甲醛）后则形成红色的玫瑰吲哚。主要用于肠杆菌科细菌的鉴定。

3. 硫化氢试验　某些细菌能分解培养基中的含硫氨基酸（如胱氨酸、半胱氨酸）产生硫化氢，硫化氢遇铅或亚铁离子则形成黑褐色的硫化铅或硫化亚铁沉淀。此试验可间接检测细菌是否产生硫化氢。主要用于肠杆菌科中属及种的鉴别，如沙门菌属、爱德华菌属、枸橼酸杆菌属、变形杆菌属细菌绝大多数硫化氢阳性，而其他菌属阴性。沙门菌属中也有硫化氢阴性菌种。

4. 尿素分解试验　某些细菌具有脲酶，能分解尿素产生大量氨，使培养基呈碱性。主要用于肠杆菌科中变形杆菌属细菌的鉴定。奇异变形杆菌和普通变形杆菌脲酶阳性，另外雷氏普鲁威登菌和摩氏摩根菌为阳性，而斯氏和产碱普鲁威登菌阴性。

5. 苯丙氨酸脱氨酶试验　某些细菌可产生苯丙氨酸脱氨酶，使苯丙氨酸脱去氨基，形成苯丙酮酸，加入氯化铁试剂后产生绿色反应。主要用于肠杆菌科细菌的鉴定。变形杆菌属、普鲁威登菌属和摩根菌属细菌均为阳性，肠杆菌科中其他细菌均为阴性。

6. 氨基酸脱羧酶试验　具有氨基酸脱羧酶的细菌，能分解氨基酸使其脱羧生成胺（赖氨酸→尸胺，鸟氨酸→腐胺，精氨酸→精胺）和二氧化碳，使培养基变碱，指示剂改变颜色。主要用于肠杆菌科细菌的鉴定。如沙门菌属中除伤寒和鸡沙门菌外，其余沙门菌的赖氨酸和鸟氨酸脱羧酶均为阳性。志贺菌属除宋氏和鲍氏志贺菌外，其他志贺菌均为阴性。

（三）碳源和氮源利用试验

1. 枸橼酸盐利用试验 某些细菌能以铵盐为唯一氮源，并且利用枸橼酸盐作为唯一碳源，可在枸橼酸盐培养基上生长，分解枸橼酸盐，使培养基变碱性。在肠杆菌科中埃希菌属、志贺菌属、爱德华菌属和耶尔森菌属均为阴性，沙门菌属、克雷伯菌属通常为阳性。

2. 丙二酸盐利用试验 有的细菌可利用丙二酸盐作为唯一碳源，将丙二酸盐分解生成碳酸钠，使培养基变碱。用于肠杆菌科中属间及种的鉴别，克雷伯菌属为阳性，枸橼酸杆菌属、肠杆菌属和哈夫尼亚菌属中有些菌种也呈阳性，其他菌属均为阴性。

（四）各种酶类试验

1. 氧化酶试验 氧化酶（细胞色素氧化酶）是细胞色素呼吸酶系统的最终呼吸酶。具有氧化酶的细菌，首先使细胞色素 C 氧化，再由氧化型细胞色素 C 使对苯二胺氧化，生成有色的醌类化合物。主要用于肠杆菌科细菌与假单胞菌的鉴别，前者为阴性，后者为阳性（二甲基对苯二胺盐酸盐呈红色、四甲基对苯二胺盐酸盐呈蓝色）。奈瑟菌属、莫拉菌属细菌也呈阳性反应。

2. 过氧化氢酶试验（触酶试验） 具有过氧化氢酶的细菌，能催化过氧化氢生成水和新生态氧，继而形成分子氧，出现气泡。革兰氏阳性球菌中，葡萄球菌和微球菌均产生过氧化氢酶，而链球菌属为阴性，肠球菌为弱阳性，故此试验常用于革兰氏阳性球菌的初步分类。

3. 硝酸盐还原试验 硝酸盐还原的过程因细菌不同而异，有的细菌仅使硝酸盐还原为亚硝酸盐，如大肠埃希菌；有的细菌则可使其还原为亚硝酸盐和离子态的铵；有的细菌能使硝酸盐或亚硝酸盐还原为氮，如假单胞菌等。本试验在细菌鉴定中广泛应用。肠杆菌科细菌均能还原硝酸盐为亚硝酸盐；铜绿假单胞菌、嗜麦芽窄食单胞菌等假单胞菌可产生氮气；有些厌氧菌如韦荣球菌等试验也为阳性。

4. 脂酶试验 有的细菌产生脂酶，可分解脂肪成游离的脂肪酸，从而使培养基中与脂肪结合形成无色化合物的维多利亚蓝释放出来，呈现深蓝色。主要用于厌氧菌的鉴别。类杆菌属中的中间型类杆菌产生脂酶，其他类杆菌则阴性；梭菌属中肉毒梭菌和诺氏梭菌也有此酶，而其他梭菌阴性。

5. 卵磷脂酶试验 有的细菌产生卵磷脂酶（α 外毒素），在钙离子存在时，此酶可迅速分解卵磷脂，生成甘油酯和水溶性磷酸胆碱。阳性时菌落出现乳白色混浊环。主要用于厌氧菌的鉴定。产气荚膜梭菌、诺维梭菌产生此酶，其他梭菌为阴性。

6. DNA 酶试验 某些细菌产生 DNA 酶，可使长链 DNA 水解成寡核苷酸链。因为长链 DNA 可被酸沉淀，寡核苷酸链则溶于酸，所以当在菌落平板上加入酸后，会在菌落周围出现透明环。在革兰氏阳性球菌中只有金黄色葡萄球菌产生 DNA 酶，在肠杆菌科中沙雷氏菌和变形杆菌产生此酶，故本试验可用于细菌的鉴别。

7. 凝固酶试验 葡萄球菌可产生凝固酶，使血浆中的纤维蛋白原变成纤维蛋白，从而使血浆凝固。本试验作为鉴定葡萄球菌致病性的重要指标，也是葡萄球菌鉴别时常用的一个试验。

8. CAMP 试验 （Christia Atkins & Munch-Peterson Test，CAMP）　B 群链球菌能产生 CAMP 因子，可促进葡萄球菌的 β–溶血素溶解红细胞的活性，因此在两菌（B 群链球菌和葡萄球菌）的交界处溶血力增加，出现矢状（半月形）的溶血区。在链球菌中，只有 B 群链球菌 CAMP 试验阳性，故可作为特异性鉴定。

9. 胆汁溶菌试验　胆汁或胆盐可溶解肺炎链球菌，可能是由于胆汁降低细胞膜表面的张力，使细胞膜破损或使菌体裂解；或者是由于胆汁加速了肺炎链球菌本身的自溶过程，促使细菌发生自溶。本试验用于肺炎链球菌与甲型溶血性链球菌的鉴别，前者阳性，后者阴性。

（五）抑菌试验

1. O/129（二氨基喋啶）试验　O/129 对弧菌属细菌有抑制作用，而对气单胞菌属细菌无抑制作用，主要用于弧菌科的属间鉴别，弧菌属、邻单胞菌属对 O/129 敏感，而气单胞菌属耐药。

2. 杆菌肽试验　A 群链球菌对杆菌肽几乎全部敏感，而其他群链球菌绝大多数对其耐药，用于 A 群链球菌与非 A 群链球菌的鉴别。

3. 奥普托欣（optochin）试验　肺炎链球菌对 optochin 敏感，而 optochin 对其他链球菌则无抑制作用，主要用于肺炎链球菌与其他链球菌的鉴别。

二、免疫学鉴定

根据不同种属细菌具有相对特异性抗原结构的特点，临床细菌的鉴定也常利用免疫学试验的方法和原理，用已知的抗体检测抗原，或用已知的抗原检测抗体，如应用血清凝集试验对沙门菌属、志贺菌属、致病性大肠埃希菌、霍乱弧菌等细菌的鉴定或分型。

（一）抗原检测

抗原检测常用的方法有凝集反应、免疫荧光技术、酶联免疫吸附试验等。

1. 凝集反应　用于直接检测传染病早期血液、脑脊液和其他分泌液中可能存在的微量抗原，如取流行性脑脊髓膜炎患者的脑脊液，直接检测脑膜炎奈瑟菌，有助于一些传染病的快速诊断。

2. 免疫荧光技术　利用免疫学特异性反应与荧光示踪技术相结合的显微镜检查手段。以荧光物质标记抗免疫球蛋白抗体（抗 Ig 抗体），先使待检标本与已知的抗血清反应，如果标本中有相应细菌，则形成抗原–抗体复合物，可与随后加入的荧光标记抗 Ig 抗体进一步结合而固定在玻片上，在荧光显微镜下有荧光出现，借以检测细菌。间接法敏感性高于直接法，常用于链球菌、脑膜炎奈瑟菌、致病性大肠埃希菌、志贺菌、沙门菌等细菌的检测。

3. 酶联免疫吸附试验（ELISA）　既可用于病原检测、抗体检测，还可用于细菌代谢产物的检测，几乎所有可溶性抗原–抗体反应系统均可检测，具有高度的特异性和敏感性。试剂的商品化及自动化操作仪器的广泛应用，使之成为临床细菌检验中应用最为广泛的免疫学检测技术。

（二）抗体检测

人体感染病原菌后，刺激其免疫系统产生免疫应答而产生特异性抗体。抗体的量常随感染过程而增多，表现为效价（滴度）的升高。因此用已知细菌或其特异性抗原检测患者血清中有无相应抗体及其效价的动态变化，可作为某些传染病的辅助诊断。主要适用于抗原性较强的致病菌和病程较长的感染性疾病。

血清学诊断试验以抗体效价明显高于正常人水平，或患者恢复期抗体效价比急性期升高≥4倍的才有意义。

三、分子生物学检测

分子生物学技术和分子遗传学的发展为临床上微生物的诊断提供了更快、更准的检测方法，尤其对于那些难以培养或培养时间太长的细菌，该技术无疑是最佳鉴定途径之一。

（一）核酸杂交

利用 DNA 两条链变性及复性的特性，制备特定序列 DNA 片段，进行标记后用作探针，在一定条件下，按照碱基配对原则与标本中已变性的细菌 DNA 进行杂交，通过检测杂交信号确定是否发生杂交反应，从而鉴定标本中有无相应的病原菌基因。核酸探针技术是一项特异性强、敏感、简便、快速的检测方法，可直接检出临床标本中的病原菌，而不受非致病菌的影响，尤其对那些尚不能分离培养或很难培养的细菌的检测具有特殊意义。目前，这项技术已广泛用于致病性大肠埃希菌、沙门菌、志贺菌、空肠弯曲菌、结核分枝杆菌、衣原体等多种致病菌的检测。根据毒素基因中的特异碱基序列而制成的探针，可直接检测分离株或标本中某一毒素基因。

（二）生物芯片

生物芯片是近年来在生命科学领域中迅速发展起来的一项高新技术，它通过微加工技术和微电子技术在固体芯片表面构建微型生物化学分析系统，以实现对细胞、蛋白质、DNA及其他生物组分的准确、快速、大信息量的检测。常用的生物芯片分为两大类，即基因芯片和蛋白质芯片。

1. 基因芯片　所谓基因芯片就是按特定的排列方式固定有大量基因探针/基因片段的硅片、玻片、塑料片。病原性细菌诊断芯片可以在一张芯片上同时对多个标本进行多种病原菌的检测，仅用极少量的样品，在极短时间内提供大量的诊断信息，为临床细菌感染疾病的诊断提供了一个快速、敏感、高通量平台。随着基因芯片特异性的进一步提高，信号检测灵敏度的增加，基因芯片将会在临床实验室得到广泛应用。

2. 蛋白质芯片　蛋白质芯片就是按特定排列方式，在经过特殊处理的固相材料表面固定了许多蛋白质分子的硅片、玻片、塑料片等材料。这些蛋白质分子可以是抗原、抗体及配体等，可检测相应的抗体、抗原及蛋白质。

四、质谱鉴定技术

微生物质谱鉴定技术是微生物蛋白组学与基质辅助激光解吸飞行时间质谱仪（matrix-assisted laser desorption ionization-time of flight mass spectrometer，MALDI-TOF MS）相结合的革命性突破，可以实现以培养为基础的快速微生物鉴定，包括了需氧菌、苛氧菌、厌氧菌、念珠菌、丝状真菌、分枝杆菌等2000余种。基于蛋白质组学的 MALDI-TOF MS 首先用大量的菌株建立数据库，常规检测时通过软件分析比较，筛选并确定待检病原体的指纹图谱，与数据库中各种已知的标准指纹图谱进行比对，完成对微生物的鉴定。它不仅大大缩短了检测的时间（单个样品只需几分钟即可完成），使得常规细菌鉴定工作更加快速、简单、准确，大大提高了实验室的工作效率，对于疾病的诊断和及时治疗提供了更好的实验室依据，目前已在国内临床微生物实验室逐步推广应用。

第三节　抗菌药物敏感试验

抗菌药物敏感试验（antimicrobial susceptibility test，AST）是利用体外方法测定抗菌药物抑制病原微生物生长的效力，其意义在于可预测抗菌治疗的效果，从而指导抗菌药物的临床应用，同时也能推测细菌耐药机制的存在，此外也用于细菌耐药性监测，掌握耐药菌感染的流行病学，以控制和预防耐药菌感染的发生和流行。

一、抗菌药物的选择

目前，国内的实验室主要遵循临床实验室标准化委员会（clinical and laboratory standards institute，CLSI）制定的抗菌药物选择原则。A 组，包括对特定菌群的常规试验并常规报告的药物；B 组，包括一些临床上重要的，特别是针对医院内感染的药物，也可用于常规试验，但只是选择性地报告；C 组，包括一些替代性或补充性的抗菌药物，在 A 组、B 组过敏或耐药时选用；U 组，仅用于治疗尿路感染的抗菌药物；O 组，对该组细菌有临床适应证但一般不允许常规试验并报告的药物。

药敏试验的折点遵照每年最新公布的 CLSI 标准进行。敏感（susceptible，S）是指所分离菌株能被测试药物使用推荐剂量时可达到的抗菌药物浓度所抑制；耐药（resistant，R）是指所分离菌株不被测试药物常规剂量的药物浓度所抑制，和/或证明分离菌株可能存在某些特定的耐药机制；中介（intermediate，I）是指抗菌药物在生理浓集的部位具有临床效力，还包括一个缓冲区，以避免微小的、不能控制的技术因素造成重大的结果解释错误；剂量依赖性敏感（susceptible-dose dependent，SDD）指在药敏试验中，当菌株的药敏结果位于剂量依赖性敏感区间时，意味着该菌株的抗菌药物治疗成功率取决于应用于患者的药物剂量。对体外药敏 SDD 的菌株如要达到临床疗效，有必要使用一个相对高于制定折点时参考药物剂量的更高剂量（可通过使用增加剂量或高频率给药，或两者同时的方式实现）；非敏感（non-susceptible，NS），用在只有敏感折点的细菌。因为未发现或罕见耐药菌，当分离株的最低抑菌浓度（minimum inhibitory concentration，MIC）值高于敏感折点或抑菌圈直径小于敏感折点时报告。

临床微生物实验室应选择先进、方便的方法进行常规的抗菌药物敏感试验，常用的药敏方法包括纸片扩散法（disc diffusion test）、稀释法（dilution test）、E-test 法和自动化仪器法，稀释法包括宏量肉汤稀释法（macrodilution test）、微量肉汤稀释法（microdilution test）、琼脂稀释法（agar dilution test）。

二、纸片扩散法

纸片扩散法又称 Kirby-Bauer（K-B）法，由于其在抗菌药物的选择上具有灵活性，且花费低廉，被 WHO 推荐为定性药敏试验的基本方法，得到广泛使用。

将含有一定量抗菌药物的纸片贴在已接种测试菌的琼脂平板上，因琼脂中含有水分，纸片中的药物可溶解并向纸片周围扩散形成递减的梯度浓度，在纸片周围抑菌浓度范围内测试菌的生长可被抑制，从而形成无菌生长的透明圈即为抑菌圈。抑菌圈的大小反映测试菌对测定药物的敏感程度，并与该药对测试菌的 MIC 呈负相关关系。用游标卡尺或直尺量取抑菌圈直径（抑菌圈的边缘应是无明显细菌生长的区域），先量取质控菌株的抑菌环直径，以判断质控是否合格；然后量取试验菌株的抑菌环直径。根据 CLSI 标准，对量取的抑菌圈直径做出"敏感""耐药""中介"的判断。

三、稀释法

（一）肉汤稀释法

在试管内或小孔内完全抑制细菌生长的最低药物浓度为最低抑菌浓度（minimal inhibitory concentration，MIC）（μg/mL）。微量肉汤稀释法时，常借助于比浊计判别是否存在细菌生长。

（二）琼脂稀释法

琼脂稀释法是将药物混匀于琼脂培养基中，配制含不同浓度药物的平板，使用多点接种器接种细菌，经孵育后观察细菌生长情况，以抑制细菌生长的琼脂平板所含药物浓度测得 MIC。

四、E-test 法

E-test 法（Epsilometer test）是一种结合稀释法和扩散法原理对抗菌药物药敏试验直接定量的药敏试验技术。

E 试条是一条 5 mm × 50 mm 的无孔试剂载体，一面固定有一系列预先制备的、浓度呈连续指数增长的稀释抗菌药物，另一面有读数和判别的刻度。抗菌药物的梯度可覆盖有 20 个 MIC 对倍稀释浓度的宽度范围，其斜率和浓度范围对判别有临床意义的 MIC 范围和折点具有较好的关联。

将 E 试条放在细菌接种过的琼脂平板上，经孵育过夜，围绕试条明显可见椭圆形抑菌圈，其读取椭圆环与 E 试条的交界点值，即为抗菌药物抑制细菌的最小抑菌浓度（MIC）。

五、自动化仪器法

自动化仪器法多采用微量肉汤稀释法，利用塑料微孔板，每个孔内装有微量的各种浓度的被测试抗菌药物，结果报告定量结果（MIC）。这些微孔板是在严格的质量控制标准下制备的，确保实验室在按照制造商的说明使用时具有一致性能。

自动化仪器包括菌液填充/封口机模块、培养箱（可实时监控读数）、计算机模块、数据终端和打印机。该系统配套的药敏卡片是集中组装于塑料微孔板上的抗菌药物组合，系统监测孔的光密度，最快可在 6 ~ 8 小时内获得抗菌药敏试验的结果。另一个自动化系统 MicroScan Walkaway（Siemens），也使用微量肉汤稀释法，最快可在 3.5 ~ 5.5 小时内获得药敏结果。这两个系统还能同时进行鉴定试验。

（黄　颖　徐元宏）

第七章
电化学分析技术

电化学分析技术是根据物质的电化学性质确定物质成分的一种分析方法，包括电位分析法、电导分析法、电解分析法、库仑分析法、极谱法和伏安法等。电化学分析仪器具有快速、灵敏、准确、仪器简单而便于自动化等特点。电解质分析仪常用离子选择电极检测体液中 K^+、Na^+、Cl^-、Ca^{2+}、Mg^{2+}、Li^+ 等电解质离子浓度；血气分析仪主要测定人体血液中的酸碱度（pH）、二氧化碳分压（PCO_2）和氧分压（PO_2）等。本章主要介绍电位分析技术原理、电解质分析仪和血气分析仪。

第一节　电位分析技术原理

电位分析技术是通过测定电池电动势以确定被测物含量的方法，即两个电极与待分析的试样溶液组成化学电池，然后根据所组成电池电位与溶液离子之间的内在联系来进行测定的方法。电位分析法包括直接电位法和电位滴定法。主要通过电化学电极实现测定，临床生化检验中常用的电极有离子选择性电极、氧化还原电极和 PCO_2 电极。

一、离子选择性电极

离子选择性电极（ion selective electrode，ISE），又称离子电极，是一类利用膜电位测定溶液中离子活度或浓度的电化学传感器。它采用的是膜电极（membrane electrode），仅对溶液中特定离子有选择性响应，把被测离子的活度表现为电极电位。在一定离子强度时，活度又可转换为浓度，而实现分析测定。离子选择电极的构造主要包括：①电极腔体，由玻璃或高分子聚合物材料做成；②内参比电极，通常为 Ag/AgCl 电极；③内参比溶液，由氯化物及响应离子的强电解质溶液组成；④敏感膜，是对离子具有高选择性的响应膜（图7-1）。根据膜组成的差异可分为两类：一类是玻璃膜电极（glass membrane electrode），通过改变玻璃膜的成分可以测定 H^+、Na^+、K^+、Li^+、Rb^+、Cs^+、Ag^+、NH_4^+ 等不同离子，但能用于临床测定的仅有 H^+ 和 Na^+；另一类是聚合物膜电极（polymer membrane electrode），它由特殊敏感膜组成，可以测定临床样本中的 H^+、Na^+、K^+、Cl^-、Ca^{2+}、Mg^{2+}、Li^+、CO_3^{2-} 等的测定。

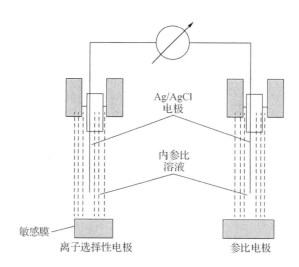

图7-1　离子选择性电极原理图

其测定原理是离子选择性电极的电极电位 E 可用能斯特方程表示，其关系式：

$$E = K \pm \frac{2.303RT}{nF} \ln C_x f_x$$

式中，阳离子选择性电极为 +，阴离子选择性电极为 -；n 为离子电荷数；C_x 为被测离子浓度；f_x 为被测离子活度系数；K 在测量条件恒定时为常数。公式表明，在一定条件下，电极的电极电位与被测离子浓度的对数呈线性关系。

离子选择性电极的 E 值不能直接测定，必须将离子选择性电极与参比电极浸入被测溶液中组成原电池，通过测定原电池的电动势 E，便可求得被测离子的活度或浓度。一般来说，参比电极通常为负极，离子选择性电极为正极。此时，对阳离子响应的电极，取正号；对阴离子响应的电极，取负号。

二、氧化还原电极

PO_2 电极是氧化还原电极，对氧的测量是基于电解氧的原理实现的。目前用得最多的氧电极是电解式 Clark 氧电极，由铂金阴极、Ag/AgCl 阳极、KCl 电解质和渗透膜所构成。待测溶液中的 O_2 可以借助电极外表面的 O_2 渗透膜（约 20 μm 的聚丙烯或聚乙烯或聚四氟乙烯），依靠 PO_2 梯度透过膜而进入电极。在测定时，O_2 在铂金阴极表面发生的反应如下：

$$O_2 + 2H_2O \longrightarrow 2H_2O_2$$

$$H_2O_2 + 2e \longrightarrow 2OH^-$$

当阴极表面附近的氧被消耗后，阴极表面氧分压 PO_2 为 0.00 kPa/mmHg，此时样品中的氧将通过渗透膜向阴极发生浓度扩散。当氧浓度扩散梯度相对稳定时，就产生一个稳定的电解电流，称之为极限扩散电流 I_0。极限扩散电流 I_0 与样本中的 PO_2 成正比。通过测定电流变化即可测定血液标本中的氧分压。

三、二氧化碳分压（PCO_2）电极

PCO_2 电极是气敏电极（gas sensing electrode），是由 pH 玻璃电极和银 – 氯化银电极组装在一起的复合电极。复合电极装入有机玻璃圆筒中，塑料套上有气体渗透膜，内装 PCO_2 电极外缓冲液（含 $NaHCO_3$-NaCl），它的 pH 值可以因血液的 PCO_2 而改变。样品液中 H^+ 和其他带电荷的离子不能进入膜内溶液，而 CO_2 分子可以通过，CO_2 分子在缓冲液中溶解、水化，并建立电离平衡。平衡使溶液中氢离子（H^+）浓度增加，因而溶液的 pH 值下降。

待测溶液中 pH 值的变化与 PCO_2 有线性关系。因此，可由 pH 电极测得的 pH 值变化量，经反对数放大器转换为 PCO_2，再用数字显示。

四、直接电位法与电位滴定法

电位分析法（potentiometry）是利用电极电位与溶液中待测物质离子的活度（或浓度）关系进行分析的一种电化学分析法。电位测定是由一支指示电极（对待测离子响应的电极）及一支参比电极构成一个测量电池，在溶液平衡体系不发生变化及电池回路零电流的条件下，测得电池的电动势（或指示电极的电位）。

（一）直接电位法

直接电位法是在相同条件下，分别将标准溶液和试样溶液作为工作电池溶液，测定其电位值，与标准溶液比较推算出试样溶液中特定离子活（浓）度。有以下几种测定方法。

1. 标准比较法（直读法）以 pH 计测定为例，选择一个 pH 与试样溶液浓度接近的标准溶液，在 25 ℃ 条件下，玻璃电极作为测量溶液氢离子活度的指示电极，饱和甘汞电极作为参比电极，测定两溶液的电动势，得到两个 Nernst 方程式，减去常数，推算可得下列公式：

$$pHx = pHs + \frac{Ex - Es}{0.0591}$$

在临床检验电解质和血气分析测定中，常选用两个不同浓度（两点定标）的标准溶液 C_A、C_B，且 $C_A < Cx < C_B$，分别用两个标准溶液对离子计进行斜率校正，然后测定未知液，从仪器上直接读出 Cx 值。公式如下：

$$Cx = Cs \times EXP[Ex - E_A/S]$$

其中　　　　　　　　　　$S = (E_B - E_A)/\log(C_B/C_A)$

Cx、Ex 表示样品的浓度和电位；C_A、E_A 表示 A 标准溶液的浓度和电位；C_B、E_B 表示 B 标准液的浓度和电位；S 表示由两种标准溶液测得的电极实际斜率。

2. 标准曲线法　测定时用纯物质按浓度递增的规律先配制一系列标准溶液（一般为 5 个），然后将某一离子选择电极和参比电极插入各标准溶液中构成原电池，测出相应的电动势 E，然后以 E 为纵坐标，其对应的 lgC 为横坐标作图，绘制标准曲线。在相同的条件下用同一支电极测定试样溶液的电动势，从标准曲线上即可查到试样溶液的活（浓）度。标准曲线法适用于大批量的（非线性）试样分析。

3. 标准加入法　也称添加法，高浓度（为试样溶液浓度的 50 ~ 100 倍）的标准溶液少

量加入试样溶液中，分别测量标准溶液加入前后的电动势，从而求出 Cx，标准加入法可分为单次标准加入法和连续标准加入法两种。

（二）电位滴定法

电位滴定法是利用滴定过程中电动势突跃变化来确定终点的滴定分析法。可用于中和滴定、氧化还原滴定和沉淀滴定。电位滴定法与直接电位法比较，不需要准确地测量电极电位，温度、接界电位等因素的影响并不重要，比普通滴定法灵敏度高，准确度也较理想，适合于混浊、有色、稀浓度溶液及指示剂难以完成的滴定。

1. 滴定终点确定　电位滴定法是靠电极电位的突跃来指示滴定终点。在滴定到达终点前后，滴液中的待测离子浓度往往连续变化 n 个数量级，引起电位的突跃，被测成分的含量仍然通过消耗滴定剂的量来计算。电位滴定曲线即是随着滴定的进行，电极电位值（电池电动势）E 对标准溶液的加入体积 V 作图所得到的曲线。根据作图的方法不同，电位滴定曲线有三种类型，即 E-V 滴定曲线、一阶微商曲线和二阶微商曲线。

2. 自动电位的滴定　目前已设计有自动电位滴定装置，滴定开始时，电位测量信号为电位终点控制值，电磁阀断续开关，滴定继续自动进行。电位测量值达到突跃值时，电磁阀自动关闭，滴定停止。自动电位滴定广泛采用计算机控制，自动绘出滴定曲线，自动寻找滴定终点，控制滴定速度，自动给出消耗体积，滴定过程快捷方便。

第二节　电解质分析仪

电解质分析仪（electrolyte analyzer）是对各种不同体液中的钾（K^+）、钠（Na^+）、氯（Cl^-）、钙（Ca^{2+}）、锂（Li^+）等离子浓度（活度）测定的检验分析仪器。根据测定原理的不同，有化学法、火焰光度法、原子吸收法、离子选择电极法等。为适应自动化测定发展的需求，配备有离子选择电极的电解质分析仪已广泛应用于临床。基于离子选择电极法的电解质分析仪具有设备简单、操作方便、灵敏度高及选择性好、成本低、微量和连续自动测定等特点，在临床有重要的应用价值。

一、电解质分析仪的分类与工作原理

（一）电解质分析仪的分类

电解质分析仪的分类方式有多种：按结构分类有便携式和台式；按测量方法分类有直接测量法和间接测量法；按自动化程度分类有全自动、半自动和手动。许多厂家生产的全自动电解质分析仪可以分析血清、血浆、全血和经稀释的尿液标本，采用直接进样，具有自动定标和连续监控功能，还具有强大的数据处理功能。此外，含检测离子的血气分析仪和含离子模块的全自动生化分析仪也可以测定电解质。

（二）离子选择电极

离子选择电极是电解质分析仪的重要部件。仪器配置相应的电极，才能检测相应的检验项目。钾、钠、氯三种电极是临床电解质分析仪器上首先需要配备的电极。对于钾电极敏感膜，不同厂家的仪器选用的制造材料可能不同，有些是用中性载体（如缬氨霉素）制成，有些是用玻璃敏感膜制成。多数仪器的钠电极是一种含铝硅酸钠的玻璃电极，其工作原理和pH玻璃电极相似，产生电位的大小和钠离子浓度成比例。参比电极多采用甘汞电极。

根据《国家计量检定规程管理办法》中对于电解质分析仪的计量性能要求，钾、钠、氯三种离子选择电极计量性能要求一般是批内重复性≤1.5%，示值误差（平均偏倚）≤±4%，10分钟内稳定性≤2%。

（三）电解质分析仪的工作原理

电解质分析仪的钾、钠、氯等离子选择电极一般采用标准比较法进行分析。仪器通过毛细管测试管路，让待测样品与测量电极相接触。测量电极为离子选择性电极（ISE），其响应机制是由于相界面上发生了待测离子的交换和扩散，而非电子转移。离子选择性电极的电极电位与样品中相应离子之间的作用符合Nernst关系式。通过仪器的电路系统，把电极产生的电位放大、模数转换后给出相应的各离子的浓度值。

二、电解质分析仪的基本结构

临床上常用的电解质分析仪主要由电极系统、液路系统和电路系统组成。

1. 面板系统　不同的电解质分析仪在仪器面板上都有人机对话的操作键。在分析检测样品时，操作者可以通过按键操作分析检测过程。

电解质分析仪各项参数既可在面板上的液晶显示器显示，也可通过设在仪器顶部的打印机打印出来。面板上有"Yes"和"No"两个键，其中"Yes"键用来接收显示屏上的提问，"No"键用来否定显示屏上的问话。全部操作都可以利用这两个按键以人机对话方式进行。

2. 电极系统　电极系统是测定样品结果的关键，决定测定结果的准确度和灵敏度，包括指示电极和参比电极。指示电极包括pH、Na^+、K^+、Li^+、Cl^-、Ca^{2+}、Mg^{2+}等离子选择电极；参比电极一般是甘汞电极。新型仪器的测量电极采用流动式离子感应透明膜电极，参比电极采用流动式透明接头电极。先进的仪器采用免维护电极，使日常的维护变得简单。仪器设有自动电极维护系统，无须人工保养，极大地延长了电极的使用寿命。

3. 液路系统　液路系统直接影响到样品浓度测定的准确性和稳定性，包括仪器吸样量的准确性、清除管路与电极表面的蛋白、保证管路系统的畅通等。在液路系统中，其通路由定标液（calibration solution）/冲洗液（rinse solution）通路、标本通路、废液通路、回水通路、电磁间通路等组成。

不同类型的电解质分析仪具有的液路系统稍有不同，但通常都由样本盘、溶液瓶、吸样针、三通阀、电极系统、蠕动泵等组成。蠕动泵为各种试剂的流动提供动力，样本盘、三通阀和蠕动泵的转动、转换均由微机自动控制。

4. 电路系统　各种分析仪采用的电子元件各不相同，通常由测量电路将电极产生的微弱信号经反对数放大器放大，然后进入A/D转换，最后送到三位LED数字显示器显示并可打印出结果。各种分析仪的电子部件各不相同，但一般由五大模块组成：电源电路模块、微处理器模块、输入输出模块、信号放大及数据采集模块、蠕动泵和三通电磁阀控制模块。

5. 软件系统　软件系统是控制仪器运作的关键。它提供仪器微处理系统操作、仪器设定程序操作、仪器测定程序操作和自动清洗操作等程序。

第三节　血气分析仪

血气分析仪（blood gas analyzer）是对人体血液中的酸碱度（pH 值）、二氧化碳分压（PCO_2）和氧分压（PO_2）进行测定的仪器。血气分析仪广泛应用于昏迷、休克、严重外伤等危急患者的临床抢救、外科大手术的监控、临床效果的观察和研究等。

血气分析仪自 20 世纪 50 年代由丹麦的 Radiometer 公司首次研制出来后，经过不断地完善和发展，到了 20 世纪 70 年代已达到了数字化和自动化的水平。目前正向着多功能、小型化、连续测量等方向发展。

一、血气分析仪的工作原理

血气分析仪的工作原理：仪器测量过程中，被测血液样品流经插有 pH、PCO_2 和 PO_2 等测量电极和一支参比电极的毛细管。其中，pH 电极和 pH 参比电极共同组成对 pH 值的测量系统。血液样品进入样品室的测量管后，样品中 pH 值、CO_2 的分压和 O_2 的分压同时被这些电极所感测。电极分别产生对应于 pH、PCO_2 和 PO_2 三项参数的电信号，这些电信号分别经放大、模数转换后送到微处理机，经微机处理系统处理、运算后，再分别被送到各自的显示单元显示或由打印机打印。

一般的血气分析仪使用四支电极，分别是 pH、PCO_2、PO_2 电极和 pH 参比电极。

1. pH 电极和 pH 参比电极　血气分析仪使用毛细管 pH 玻璃电极和甘汞电极测量溶液的酸碱度。

pH 电极由钠玻璃或锂玻璃熔融吹制而成。电极支持管一般由绝缘优良的铅玻璃制成，其膨胀系数与玻璃毛细管一致。内参比电极是 Ag/AgCl 电极，具有稳定的电位值。电极内充磷酸盐和 KCl 的混合液。pH 参比电极为甘汞电极，内充 KCl 溶液，有的采用饱和型，有的采用非饱和型。

玻璃电极与甘汞参比电极构成电池，其电动势的大小主要取决于内部溶液的 pH 值，而电极导线将内部电极引出的电位值传输到放大器。此类电极的标本用量一般不超过 100 μL，pH 测定范围为 0 ~ 10，37 ℃时电极的 98% 响应时间不超过 15 秒。

2. PCO_2 电极　PCO_2 电极是一个气敏电极，其前端有一层半透膜，只允许 CO_2 分子通过，其内部有一玻璃电极和参比电极。玻璃电极和参比电极被封装在充满 $NaHCO_3$、蒸馏水和 NaCl 溶液的外电极壳里，壳的端部为半透膜。玻璃电极具有对 pH 敏感的薄层玻璃膜（厚约 0.1 mm），电极内溶液为含有 KCl 的磷酸盐缓冲液，其中浸有杆状 Ag/AgCl 电极；参比电极为环状 Ag/AgCl 电极，位于玻璃电极杆的近侧端。玻璃电极与参比电极外面充满 PCO_2 电极外缓冲液，其 pH 值随血液的 PCO_2 而改变。玻璃电极膜与其有机玻璃外套一端的半透膜之间放一片尼龙网或擦镜纸，使两者之间保证有一薄层电极溶液间隔着。半透膜为聚四氟乙烯（teflon）膜、聚丙烯膜或硅橡胶膜，它将测量室内的血液与玻璃电极及其外面的 HCO_3 溶液分隔开，只允许血液样品中 CO_2 分子通过，让其溶解、水化，并建立电离平衡，使溶液中氢离子（H^+）增加，因而使膜内溶液 pH 值下降。经反对数放大器转换为 PCO_2，再用数字显示。测定样品前，需用两种已知 PCO_2 的气体对仪器进行校准。

3. PO_2 电极 是基于电解氧过程中产生的电极电流，其大小与 PO_2 成正比。这种电极采用铂丝，直径通常为 20 μm，与直径 0.3 mm 的铂丝引出线点焊后封闭在玻璃柱中，前端暴露作为阴极；Ag/AgCl 电极围绕在玻璃柱的后端。将此玻璃柱装在一有机玻璃套内，套的一端覆盖着 O_2 半透膜，套内空隙充满 PO_2 缓冲液，玻璃柱的前端磨砂，使铂阴极与 O_2 半透膜之间保持一薄层缓冲液。膜外为测量室，O_2 半透膜用约 20 μm 的聚丙烯膜或聚四氟乙烯膜，也有用聚乙烯、聚酯作电极膜。

PO_2 电极电流信号的大小取决于渗透到阴极表面氧的浓度，后者又决定于膜外的 PO_2。电流的大小通常只有几十纳安（10^{-9} A），故 PO_2 电极所配的放大器为高输入阻抗、低噪声的微电流放大器。当 PO_2 的值为零时，电路中电流并不为零，存在一个微小的电流值，通常称其为基流。在校准 PO_2 电极时，需采用两种气体。先用不含氧的纯 CO_2 气体通过测量管，将电路中的基流调为零；用第二种标准气体去测定 PO_2，便可得出 PO_2 和电流的标准曲线。电极的电信号量室必须是恒温在（37±1）℃。

血气分析方法是一种相对的测量方法。在测量样品之前，需用标准溶液及标准气体确定 pH、PCO_2 和 PO_2 三套电极的工作曲线。其过程叫作定标或校准（calibration）。pH 系统使用 7.383 和 6.840 两种标准缓冲液来进行定标。PO_2 和 PCO_2 系统用两种混合气体来进行定标，第一种混合气中含 5% 的 CO_2 和 20% 的 O_2；第二种含 10% 的 CO_2，不含 O_2。亦有将上述两种气体混合到两种 pH 缓冲液内，然后对三种电极一起定标。一些血气分析仪还增加了测量血红蛋白的项目。血红蛋白多利用光电比色法进行测定。

二、血气分析仪的基本结构

血气分析仪虽然种类、型号很多，但其基本结构均可分为电极、管路和电路三大部分。

（一）电极

电极是血气分析仪的电化学传感器，主要包括离子型和伏安型传感器两大类，其中离子型主要有 K^+、Na^+、Li^+、Ca^{2+}、Cl^-、pH 和 PCO_2；伏安型传感器主要是 PO_2。由于大小和尺寸不同，不同公司生产的，甚至同一公司不同时期生产的电极都不能通用，但它们的工作原理相同，结构也类似。

（二）管路

血气分析仪的管路是为了在微机的控制下，完成自动定标、自动测量、自动冲洗等功能而设置的一套比较复杂的管路系统，以及配合管路工作的泵体和电磁阀。泵和电磁阀的转、停、开、闭、温度的高低；定标气及定标液的有、无、供、停等，均由微机进行控制或监测，通常由气瓶、溶液瓶、连接管道、电磁阀、正压泵、负压泵和转换装置等部分组成。

1. 气路 用来提供 PCO_2 和 PO_2 两种电极定标时所用的两种气体。每种气体中含有不同比例的 O_2 和 CO_2。血气分析仪的气路有两种类型。

（1）压缩气瓶供气方式：由两个压缩气瓶供气，一个含有 5% 的 CO_2 和 20% 的 O_2；另一个含 10% 的 CO_2，不含 O_2。这些气体在配气站精确按比例配好后装入气瓶中。气瓶上装有减压阀，使用两只气压表显示压力，一只用来显示气瓶内的高压，另一只用来显示出气口的低压。经过减压后输出的气体，首先经过湿化器饱和湿化后，再经阀或转换装置送到测量室中，对 PCO_2 和 PO_2 电极进行定标。

（2）气体混合器供气方式：这种供气方式用仪器本身的气体混合器产生定标气。气体混合器将空气压缩机产生的压缩空气和气瓶送来的纯 CO_2 气体（CO_2 的纯度要求大于99.5%）进行配比、混合，最后产生类似于上述气瓶内气体比例的两种不同浓度的气体。同气瓶预混的供气方式一样，这两种气体也要经湿化器后，才送给测量毛细管。

2. 流路 流路具有两种功能：一是提供 pH 值电极系统定标用的两种缓冲液；二是自动将定标和测量时停留在测量毛细管中的缓冲液或血液冲洗干净。这样至少需要四个盛放液体的瓶子，两个盛放缓冲液 1 和缓冲液 2、一个盛装冲洗液、一个盛放废液。有的仪器还配有专用的清洗液，在每次总定标之前，先要用清洗液对测量室进行一次清洗。

（三）电路

电路的工作是将仪器测量信号进行放大和模数转换、对仪器实行有效控制、显示和打印出结果，并通过键盘输入指令。

被测样品通过样品预热器后，被吸入到电极测量室内，样品分别被由 pH 值、PCO_2、PO_2、Hct、Na^+、K^+、Cl^-、Ca^{2+}、GLU 和参比电极所组成的电极测量系统有选择的检测，并转化成相应的电极信号，这些信号经各种频道被放大，再经模数转换后变成数字信号，经微机处理、运算后，由荧光屏显示出来或从打印机打印出结果。高精度的恒温系统由微机控制，整个定标和测量过程都是在 37 ℃下完成。

（耿 建 王凤超）

第八章
电泳技术

电泳（electrophoresis）是带电颗粒在电场作用下，向着与其电荷相反的电极移动的现象。这现象早在 1809 年就被发现，但是作为一项生物化学研究的方法学却是在 1937 年以后，随着电泳仪等装置的改进才有了较大的进展。近些年来，由于新型介质和先进仪器设备的发明，各种意图的电泳便应运而生。尽管电泳的种类繁多，但其基本原理却是一致的。归纳起来，电泳可分为三大类。

1. 显微电泳　显微电泳是用显微镜直接观察细胞等大颗粒物质电泳行为的过程。目前，此法已用于研究细胞膜结构及肿瘤细胞和正常细胞的差异性等方面。

2. 自由界面电泳　自由界面电泳是胶体溶液的溶质颗粒经过电泳后，在胶体溶液和溶剂之间形成界面的电泳过程。最简单的界面电泳是在一 U 形管中装入一定量的带色胶体溶液，如黄色硫化砷胶体溶液或血红蛋白溶液，然后在此管两端注入等量的稀电解质溶液（如 NaCl 溶液），使其与胶体溶液之间有明显的界面，接着在该管两端插入铂电极，通直流电，过一段时间即可看到一边胶体溶液的界面上升，另一边则下降，这是胶体颗粒产生泳动的结果。由于该电泳不受介质的影响，因此分离效果较好，一般适用于胶体物质的纯度鉴定及电泳速度的测定。为了得到清晰的界面，以及使界面移动能用光学系统反映出来，通常需要一套复杂的电泳仪装置。

3. 区带电泳　区带电泳是样品物质在一惰性介质上进行电泳的过程。因电泳后，样品的不同组分形成带状的区间，故称区带电泳，也称区域电泳。根据其所用介质的性质，大体可分两类：一类是仅起支持和抗扩散、抗对流作用的材料，如滤纸、纤维素及其衍生物（如醋酸纤维素）等；另一类材料则是不仅能起支持和抗扩散、抗对流作用，而且还具有分子筛功效，如淀粉、琼脂糖和聚丙烯酰胺凝胶等。这两类介质用于分离鉴定生命大分子物质，如核酸、蛋白质和病毒颗粒时，就分辨率而言，后者远优于前者。由于区带电泳具有分辨率较好、设备简单、操作方便等优点，因此它已广泛应用于生物化学和临床检验等方面。20 世纪 80 年代，学者们又研制出一种新型的区带电泳方法，即毛细管电泳（capillary electrophoresis）。此法有分辨率强、灵敏度高、检测快捷等特点。

第一节　原理

电泳技术原理的核心就是泳动度及其影响因素，本节做一简单介绍。

一、泳动度概念

当把一个带净电荷（q）的颗粒放入电场时，便有一个电场力（F）作用于其上。F 的大小取决于颗粒净电荷量及其所处的电场强度（E），它们之间的关系可用下式表示：

$$F = E \cdot q$$

由于 F 的作用，使带电颗粒在电场中向一定方向泳动。此颗粒在泳动过程中还受到一个相反方向的摩擦力阻挡。当这两种力相等时，颗粒则以速度（v）向前泳动。

带电颗粒在电场中泳动的速度与电场强度和带电颗粒的净电荷量呈正比，而与颗粒半径和溶液黏度呈反比。若颗粒是具有两性电解质性质的蛋白质分子时，它在一定 pH 溶液中的电荷量是独特的。这种物质由于受电荷量、分子质量和外界电场强度等因子的影响，在电场中泳动一段时间后，便以一条致密区带（谱带）集中在介质的其一位置上。若样品为混合的蛋白质溶液时，由于各种蛋白质等电点和分子质量的不同，就会以区带的形式集中在介质的不同部位。应用此性质，便可把混合液中不同的蛋白质（或其他物质）区分开，也可用其鉴定样品的纯度和某些性质。

带电颗粒在单位电场中泳动的速度，常用泳动度（mobility，m）或迁移率（以 R_f 表示）以下列公式表示：

$$m = \frac{v}{E} = \frac{d/t}{V/l} = \frac{d \cdot l}{V \cdot t}$$

式中，d 表示带电颗粒泳动的距离（cm）；l 表示介质的有效长度（cm）；t 表示通电时间（s）；V 表示加在介质两端的实际电压（V）。

在一定条件下，任何带电颗粒都具有自己特定的泳动度。它是胶体颗粒的一个物理常数，可用其鉴定蛋白质等物质的纯度，还可用其研究蛋白质、核酸等物质的一些理化性质。

影响泳动度的因子包括颗粒本身的理化性质，以及电场强度、溶液和介质的相关性质等。

二、影响泳动度的因子

1. 颗粒的理化性质　颗粒直径、形状及所带静电荷量对泳动度有较大影响。一般来说，颗粒带净电荷量越大，或其直径越小，或其形状越接近球形，在电场中的泳动速度就越快。反之，则越慢。

2. 电场强度　电场强度是指每厘米介质间的电位降或电位梯度，其大小对泳动度起着十分重要的作用，电场强度越大，带电颗粒的泳动速度越快。反之，则越慢。根据电场强度大小，又将电泳分为常压电泳和高压电泳。前者电场强度为 2 ~ 10 V/cm，后者为 70 ~ 200 V/cm。用高压电泳分离样品需要的时间比常压电泳短。

3. 溶液性质　溶液性质主要是指电极溶液和蛋白质样品溶液的 pH、离子强度和黏度等。

（1）溶液 pH：溶液 pH 决定带电颗粒的解离程度，即决定其带净电荷的量。对蛋白质而言，溶液的 pH 离其等电点越远，则其带净电荷量就越大，从而泳动速度就越快。反之，则越慢。

（2）溶液离子强度：溶液的离子强度一般在 0.02~0.2 时，电泳较合适。若离子强度过高，则会降低颗粒的泳动速度。其原因是，带电颗粒能把溶液中与其电荷相反的离子吸引在自己周围形成离子扩散层，这种静电引力作用的结果会导致颗粒泳动速度降低。若离子强度过低，则缓冲能力差，往往会因溶液 pH 变化而改变泳动度的速率。

（3）溶液黏度：上面提到泳动度与溶液黏度呈反比关系。因此，溶液黏度过大或过小，必然影响泳动度。

4. 电渗　当介质（琼脂、毛细管柱内装载物）是非惰性物质时，常常会因介质上存在的离子基团如羧基、羟基、硅醇基等吸附电极溶液中的正离子（如 H^+），使靠近介质的溶液层相对带电。在电场作用下，此溶液层会向负极移动。反之，若介质的离子基团吸附溶液中的负离子，则溶液层会向正极移动。这种溶液层的移动或泳动现象称为电渗（图 8-1），溶液层所受到的电场力称为电渗力。因此，当颗粒的泳动方向与电渗方向一致时，可加快颗粒的泳动速度；而当颗粒的泳动方向与电渗方向相反时，则降低颗粒的泳动速度。甚至在电场力（带电颗粒所受的电场力）等于或小于电渗力时，则颗粒泳动速度将为零或向相反方向移动。

5. 焦耳热　在电泳过程中，电流强度与释放出的热量（Q）之间的关系可列成如下公式：

$$Q = I^2 Rt$$

式中，R 表示电阻；t 表示电泳时间；I 表示电流强度。公式表明，电泳过程中释放出的热量与电流强度的平方呈正比。当电场强度或电极缓冲液及样品中离子强度增高时，电流强度会随着增大。这不仅降低分辨率，影响泳动度，而且在严重时还会烧断滤纸或融化琼脂糖凝胶等介质。有时为防止因离子强度增加产生的热效应，必须适当控制电流，降低电场强度，这样使带电颗粒的泳动速度也会随之降低。

6. 筛孔　琼脂糖凝胶和聚丙烯酰胺凝胶介质都有大小不等的筛孔，在筛孔大的凝胶中溶质颗粒泳动速度快，反之则泳动速度慢。另外，介质的纯度及带电性质也能影响泳动度。

除上述影响泳动度的因子外，温度和仪器装置等实验条件也应考虑。

第二节　基本结构

通常所说的电泳设备可分为主要设备和辅助设备。主要设备指电泳仪电源、电泳槽。辅助设备则指恒温冷却装置、凝胶烘干器等。

一、电泳仪电源

电泳仪电源是建立电泳电场的装置，作用是提供一个连续调节的、稳定的电压或电流，驱动带电分子的迁移。通常为稳定（输出电压、输出电流或输出功率）的直流电。

根据电泳仪的电压设计范围可将其分为三类。

（1）常压电泳仪（600 V）：用于净电荷和SDS聚丙烯酰胺凝胶电泳。

（2）高压电泳仪（3000 V）：用于载体两性电解质等电聚焦电泳（isoeletric focus eletrophoresis，IFE）和DNA测序。

（3）超高压电泳仪（30 000～50 000 V）：用于毛细管电泳。

二、电泳槽

电泳槽是样品分离的场所，是电泳仪的一个主要部件。电泳槽内主要装有正负两个电极、缓冲液槽、电泳介质支架等。

1. 电泳槽类型　根据电泳种类不同，对电泳槽的设计也不一样。电泳槽大致可以分为三类：圆盘电泳槽、垂直电泳槽和水平电泳槽。

（1）圆盘电泳槽：有上下两个电泳槽和带有铂金电极的盖。上槽中具有若干孔，孔不用时，用硅橡胶塞塞住。要用的孔配以可插电泳管（玻璃管）的硅橡胶塞。电泳管的内径早期为5～7 mm，为保证冷却和微量化，现在则越来越细。将丙烯酰胺胶贮液装在玻璃管内，凝胶在电泳管中聚合成柱状胶条，样品经过电泳分离，蛋白区带染色后呈圆盘状，因而称圆盘电泳槽。

（2）垂直电泳槽：电泳槽中间是夹在一起的两块玻璃板，在玻璃平板中间制备电泳凝胶。垂直板式电泳常用于聚丙烯酰胺凝胶电泳中蛋白质的分离。

（3）水平电泳槽：凝胶铺在水平的玻璃或塑料板上，将凝胶直接浸入缓冲液中。常用于琼脂糖电泳分离核酸。

2. 缓冲液类型　电泳时正极与负极都会发生电解反应，正极发生的是氧化反应，负极发生的是还原反应，长时间的电泳将使正极变酸、负极变碱，由于pH值的改变会引起带电分子电荷的改变，进而影响其电泳迁移速度，所以电泳设备工作时应在适当的缓冲液中进行，缓冲液可以保持待分离物质带电性质的稳定。常见的核酸电泳缓冲液有TAE、TBE、TPE等。

（1）tris－乙酸（TAE）缓冲液：使用最广泛的缓冲系统。其特点是超螺旋在其中电泳时更符合实际相对分子质量（TBE中电泳时测出的相对分子质量会大于实际分子质量），且双链线状DNA在其中的迁移率较其他两种缓冲液快约10%，电泳大于13 kb的片段时用TAE缓冲液将取得更好的分离效果，此外，回收DNA片段时也宜用TAE缓冲系统进行电泳。TAE的缺点是缓冲容量小，长时间电泳（如过夜）不可选用，除非有循环装置使两极的缓冲液得到交换。

（2）tris－硼酸（TBE）缓冲液：TBE的特点是缓冲能力强，长时间电泳时可选用TBE，并且当用于电泳小于1 kb的片段时分离效果更好。TBE用于琼脂糖凝胶时易造成高电渗作用，并且因与琼脂糖相互作用生成非共价结合的四羟基硼酸盐复合物而使DNA片段的回收率降低，所以不宜在回收电泳中使用。

（3）tris－磷酸（TPE）缓冲液：TPE的缓冲能力也较强，但由于磷酸盐易在乙醇沉淀过程中析出，所以也不宜在回收 DNA 片段的电泳中使用。

三、辅助设备

随着电泳技术的发展，电泳技术的种类逐渐增加，凝胶电泳在制胶，电泳系统的冷却、凝胶染色及结果分析方面的方法日趋完善，研制出各种电泳辅助设备，如梯度混合仪、伏时积分器、凝胶烘干器、外循环恒温系统、脱色仪、凝胶扫描仪、凝胶成像仪等设备。

第三节 临床应用

电泳技术在科学研究和临床检测中有着广泛的运行，本节介绍常见的几种临床应用。

一、制备和分析特异成分

一般生命大分子物质如蛋白质等的粗制品，经凝胶电泳后常常产生许多谱带。但它再经印迹转移程序后，就可从中找出所需要的某一特殊成分。而这种特殊成分又可从相应的凝胶区段回收。用此法得到的物质纯度较高，纯化步骤也较简便。

二、检测大分子之间的相互作用

众所周知，由于不同生命大分子物质之间的相互作用是经常发生的，特别是在有机体内。因此，建立一种检测大分子之间相互作用的有效方法，一直是人们研究的重要课题之一。而用印迹法就可以检测出如 DNA-RNA、DNA – 蛋白质、RNA – 蛋白质、酶 – 底物、糖蛋白 – 凝集素、激素 – 受体等物质之间的相互作用。同时也可用此法正确地寻找各种大分子物质的相应配体。

三、诊断某些疾病

患红斑狼疮的人都存在自身抗体；患类风湿病的人会产生 IgA 聚合体；癌症患者体液内存在特殊的糖蛋白组分（甲胎蛋白、卵巢癌患者体内存在的黏多糖蛋白、癌胚抗原）等。弄清这些患者与正常人之间在上述成分方面的差异，由此可对所患疾病的类型做出判断。

1. 血清蛋白电泳 新鲜血清经醋酸纤维薄膜或琼脂糖电泳、染色后，通常可见 5 条带，即白蛋白及 α_1、α_2、β 和 γ 球蛋白。许多疾病总血清蛋白浓度和各蛋白组分的比例有所改变，通过血清蛋白电泳图谱能帮助我们对某些疾病进行诊断及鉴别诊断。

血清蛋白电泳是分离蛋白质最简单有效的方法，具有图谱、区带清晰，分辨率高，重复性好的特点，目前已成为诊断多发性骨髓瘤首选试验。血清蛋白电泳操作方便，整个操作包括点样、电泳、染色及脱色、扫描，在 90 分钟内即可完成，获得全部蛋白质的图谱后便可对不同的图谱进行分析。

临床上出现多发性骨髓瘤常见不典型临床症状，应及时进行血清蛋白电泳检查，如发现 M 条带，应加用尿蛋白检测，继续予免疫固定电泳、骨髓穿刺、X 线、MRI 等检查，如检查结果是阴性，也要定期随诊引起重视并注意追踪观察，对多发性骨髓瘤患者诊断早期、降低漏诊和误诊率、延长患者的生存期有重要作用。

2. 尿蛋白电泳　尿蛋白电泳是将尿蛋白按其分子量大小、顺序分为不同组分，应用十二烷基硫酸钠－聚丙烯酰胺凝胶电泳的一种试验。

临床进行尿蛋白电泳的主要目的：①确定尿蛋白的来源；②了解肾脏病变的严重程度（选择性蛋白尿与非选择性蛋白尿），从而有助于诊断和预后的判断。当不能进行肾活检时，尿蛋白电泳结果能很好地协助临床判断肾脏的主要损害。

传统的肌酐（Cr）、血尿素氮（BUN）升高或是出现明显蛋白尿时，患者的肾损伤往往已经比较严重了。十二烷基硫酸钠－琼脂糖凝胶（sodium dodecylsulphate-agarose gel electrophoresis，SDS-PAGE）非浓缩尿蛋白电泳技术，能够检测尿中分子量不同的蛋白质成分及水平，间接地反映肾脏损伤的部位和程度，中分子以上的蛋白尿，多见于肾小球病变；中分子以下的蛋白尿，常见于肾小管病变；而混合性蛋白尿则多见于肾小球与肾小管同时有病变。

3. 血红蛋白（Hb）及糖化血红蛋白电泳　应用电泳法鉴别患者血液中 Hb 的类型及含量，对于贫血类型的临床诊断及治疗具有重大意义。Hb 电泳结果应根据不同年龄人群进行分析。例如，血红蛋白电泳对地中海贫血筛查就有一定的应用价值（图 8-1）。

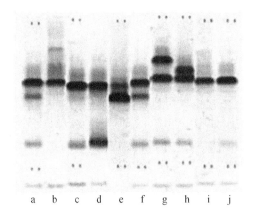

图 8-1　异常条带和正常成人 Hb 电泳条带

采用全自动 Hb 电泳仪、扫描仪、分析系统及相关配套试剂进行 Hb 电泳检测，点样电泳（22.50±2.50）分钟后，由仪器自动完成分离区带、染色、脱色、透明及烘干等操作。

在地中海贫血的筛查中，Hb 电泳具有良好的应用价值，可以作为常规筛查手段之一，但鉴于其还存在一定的假阳性及假阴性，因此需通过基因检测做进一步确诊。

4. 免疫固定电泳　免疫固定电泳是一种包括琼脂凝胶蛋白电泳和免疫沉淀两个过程的操作。血清 IFE 可检测 IgG、IgM、IgA 等及 κ 轻链、λ 轻链。原理是将样本在琼脂平板上做区带电泳，分离后其上覆盖抗血清滤纸，滤纸分别含抗 κ 轻链、抗 λ 轻链，或抗各类重链抗血清，当抗体与某区带中的单克隆免疫球蛋白（Ig）结合，可形成免疫复合物沉淀，即固定，再通过漂洗与染色，呈现浓而窄的着色区带，即可判别单克隆 Ig 的轻链和重链的类别。

免疫固定电泳可对各类 Ig 及其轻链进行分型，最常用于临床常规 M 蛋白的分型与鉴定。一般用于单克隆 Ig 增殖病、单克隆 Ig 病、本周氏蛋白和游离轻链病、多组分单克隆 Ig 病、重链病、脑脊液寡克隆蛋白、多克隆 Ig 病的诊断和鉴别诊断。

免疫固定电泳技术是现阶段临床中对多发性骨髓瘤诊断应用较为广泛的检验方法之一，通过这一技术检验，临床可以进一步明确患者单克隆免疫球蛋白的类型；免疫固定电泳在单克隆免疫球蛋白方面的敏感度相对较高，特别是在 IgA 方面，免疫固定电泳的检查方式结果准确度会明显高于血清蛋白电泳，这也可以更好的作为骨髓瘤的 M 蛋白常规性检查方式。

5. 同工酶电泳 同工酶电泳用于临床上常见的有同工酶或同工酶亚型分析。

同工酶主要有乳酸脱氢酶（LD/LDH）同工酶、肌酸激酶（CK）同工酶和 CK 同工酶亚型。

肌酸激酶（CK）主要存在于骨骼肌、心肌、平滑肌中，其次是脑组织。肌酸激酶分子是由脑型亚单位（B）和肌型亚单位（M）组成的二聚体，正常人体组织中常含 3 种同工酶，按照磷酸肌酸激酶同工酶（CK Iso）电泳快慢顺序分别为 CK-BB（CK1）、CK-MB（CK2）和 CK-MM（CK3）。其中 CK-MB 主要存在于心肌组织中。除细胞质含有肌酸激酶外，在心肌、骨骼肌和脑等组织的线粒体中还存在另一种结构不同的肌酸激酶，它也是二聚体，但不是由 M 和 B 亚基组成的，常简写为 CK-MM，电泳最慢，故命名为 CK3。

6. 脂蛋白电泳 脂蛋白电泳是对蛋白质进行电泳分类，检测各种脂蛋白（包括胆固醇和甘油三酯），主要用于高脂血症的分型、冠心病危险性估计，以及动脉粥样硬化及相关疾病的发生、发展、诊断和治疗（包括治疗性生活方式改变、饮食及调脂药物治疗）效果观察的研究等。应用超速离心法可将脂蛋白分成 4 种：高密度脂蛋白（HDL）、低密度脂蛋白（LDL）、极低密度脂蛋白（VLDL）、乳糜微粒（CM）。

电泳异常结果如下。

（1）VLDL、LDL 增高，常见于Ⅲ型高脂血症。

（2）HDL 增高，见于高密度脂蛋白血症；HDL 降低，见于肝炎、动脉粥样硬化症等。

（3）LDL 增高，见于Ⅱ型高脂血症；减低见于低密度脂蛋白血症。

（4）VLDL 增高，见于Ⅱb、Ⅳ、Ⅴ型高脂血症；减低见于门脉性肝硬化和早期急性肝炎等。

（5）CM 阳性，见于Ⅰ、Ⅴ型高脂血症。

（湛孝东）

第九章
流式细胞分析技术

从 1930 年，Caspersson 和 Thorell 以细胞的计数试图寻找研究细胞的新工具开始，到 1973 年，BD 公司与美国斯坦福大学合作，研制开发并生产了世界第一台商用流式细胞仪 FACS Ⅰ，流式细胞术进入了一个空前的飞速发展时代。进入 20 世纪 90 年代，流式细胞术作为一门生物检测技术已经日臻完善，仪器的硬件平台也已达到稳定的技术状态，科学家们、仪器制造商们又纷纷将研究焦点转向荧光染料的开发、单克隆抗体技术、细胞的制备方法和提高电子信号的处理能力上来，以拓展日趋广泛的应用领域。北京师范大学生物系引进中国第一台流式细胞仪（FACS Ⅲ，BDIS），早期的流式细胞仪大都应用在纯科研领域。随着流式技术的发展、方法学的成熟，流式细胞仪现已成为国内各级医院和医学中心重要的诊断工具，被广泛地应用于新的临床诊断上。

流式细胞仪分为两大类：一类为台式机，其特点是仪器的光路调节系统固定，自动化程度高，操作简便，易学易掌握；另一类为大型机，其特点是可快速将所感兴趣的细胞分选出来，并且可将单个或指定个数的细胞分选到特定的培养孔或板上，同时可选配多种波长和类型的激光器，适用于更广泛、更灵活的科学研究。

第一节　流式细胞仪的基本原理

一、流式细胞仪的概念

流式细胞术（flow cytometry，FCM）是一种对处在液流中的细胞或其他生物微粒（如细菌）逐个进行多参数的快速定量分析和分选的技术。简而言之，流式细胞仪是测量染色细胞标记物荧光强度的细胞分析仪，是在单个细胞分析和分选基础上发展起来的对细胞的物理或化学性质，如大小、内部结构、DNA、RNA、蛋白质、抗原等进行快速测量并可分类收集的技术，FCM 以其快速、灵活、大量、灵敏和定量的特色，被广泛应用于细胞生物学、肿瘤学、血液学、免疫学、药理学、遗传学及临床检验等，在各学科领域发挥着重要的作用。

二、流式细胞仪的原理

待测样本的细胞悬液，在鞘液的包围和约束下，细胞排成单列高速并由流动室喷嘴喷出，形成细胞液柱。当液柱通过检测区，在入射的激光束照射下产生前向散射（forward scatter，FSC）和侧向散射（side scatter，SSC），它们分别反映细胞大小和颗粒度，根据这些特性可以将细胞分类。经一种或几种特殊荧光标记的样本，在激光束的激发下所产生的特定荧光，可被光学系统检测并输送到计算机进行分析，得到细胞相应的各种特性（图9-1）。

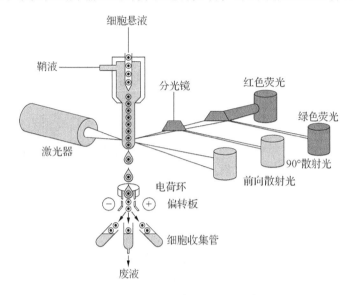

图9-1 流式细胞仪的原理示意

三、流式细胞仪的分类

1. 分析型流式细胞仪　细胞样本分析后最终进入废液桶，不能回收利用。

2. 分选型流式细胞仪　既能流式分析，还能对分析的目的细胞进行分选。进样管道较长，还需要保持无菌状态，所以分选型流式细胞仪一般只用于分选。

四、流式细胞仪的技术指标

为使细胞得到均匀照射，并提高分辨率，照射到细胞上的激光光斑直径应和细胞直径相近。流式细胞仪性能的技术指标主要有荧光分辨率、荧光灵敏度、适用样品浓度、分选纯度等。

1. 荧光灵敏度　反映了仪器探测最小荧光光强的能力，一般用荧光微球上可测出的荧光（如异硫氰酸荧光素）最小分子数来表示。目前仪器可以达到1000左右；仪器工作时样品浓度一般在 $10^5 \sim 10^7$ 细胞/mL。

2. 荧光分辨率　指分辨两个相邻峰的最小距离，通常用变异系数（CV 值）来表示。现在市场上主流型号的荧光分辨率小于2.0%，有的甚至在1.0%之内。

分析速度/分选速度：是指流式细胞仪每秒钟可分析或分选的颗粒数目，一般分析速度为5000 ~ 10 000 个/秒。

五、流式细胞仪的检测信号分析

流式细胞仪性能的检测信号包括散射光信号的检测和荧光信号的检测两种。

1. 散射光信号的检测　在流式细胞术测量中，常用的是两种散射方向的散射光测量：①前向（即0°）散射（FSC）；②侧向散射（SSC），又称90°散射光。这时所说的角度指的是激光束照射方向与收集散射光信号的光电倍增管轴向方向之间大致所成的角度。一般说来，前向散射光的强度与细胞的大小有关，对同种细胞群体随着细胞截面积的增大而增大；对球形活细胞经实验表明在小立体角范围内基本上和截面积大小呈线性关系；对于形状复杂、具有取向性的细胞则可能差异很大，尤其需要注意。侧向散射光的测量主要用来获取有关细胞内部精细结构颗粒性质的有关信息。侧向散射光虽然也与细胞的形状和大小有关，但它对细胞膜、细胞质、核膜的折射率更为敏感，也能对细胞质内较大颗粒给出灵敏反馈。

在实际使用中，仪器首先要对光散射信号进行测量。当光散射分析与荧光探针联合使用时，可鉴别出样品中被染色和未被染色细胞。光散射测量最有效的用途是从非均一的群体中鉴别出某些亚群。

2. 荧光信号的检测　荧光信号由被检细胞上标记的特异性荧光染料受激发后产生，发射的荧光波长与激发光波长不同。每种荧光染料会产生特定波长的荧光和颜色，通过波长选择通透性滤片，可将不同波长的散射光和荧光信号区分开，送入不同的光电倍增管。选择不同的单抗及染料就可同时测定一个细胞上的多个不同特征。荧光素与特异抗体结合，荧光抗体与细胞抗原结合越多，产生的荧光信号越强。当细胞携带荧光素标记物通过激光照射时，产生代表细胞内不同物质、不同波长的荧光信号，这些信号以细胞为中心，向空间360°立体角发射，产生非特异的散射光和特异的荧光信号。荧光信号由光电倍增管（photomultiplier tube，PMT）检测，前向散射光信号由光电二极管检测。

荧光信号主要包括两部分：①自发荧光，即不经荧光染色的细胞内部荧光分子经光照射后所发出的荧光；②特征荧光，即由细胞经染色结合上的荧光染料受光照而发出的荧光，其荧光强度较弱，波长也与照射激光不同。自发荧光信号为噪声信号，在多数情况下会干扰对特异荧光信号的分辨和测量。在免疫细胞化学等测量中，对于结合水平不高的荧光抗体来说，如何提高信噪比是个关键。一般说来，细胞成分中能够产生自发荧光的分子（如核黄素、细胞色素等）含量越高，自发荧光越强；培养细胞中死细胞/活细胞比例越高，自发荧光越强；细胞样品中所含亮细胞的比例越高，自发荧光越强。

减少自发荧光干扰、提高信噪比的主要措施：①尽量选用较亮的荧光染料；②选用适宜的激光和滤片光学系统；③采用电子补偿电路，将自发荧光的本底贡献予以补偿。

第二节　流式细胞仪的基本结构

流式细胞仪主要由四部分组成：激光源和光学系统；流动室和液流系统；光电管和检测系统；计算机和分析系统。其中流动室和液流系统是仪器的核心部件。这四大部件共同完成了信号的产生、转换、传输与分析任务。除上述四个主要部件外，还有电源及压缩气体等附加装置。

一、激光源和光学系统

经特异荧光染色的细胞需要合适的光源照射激发才能发出荧光供收集检测。

常用的激光管是氩离子气体激光管，它的发射光波长为 488 nm，此外可配备氦氖离子气体激光管（波长 633 nm）和/或紫外激光管。氩离子激光器的发射光谱中，绿光 514 nm 和蓝光 488 nm 的谱线最强，约占总光强的 80%；氦离子激光器光谱多集中在可见光部分，以 647 nm 较强。免疫学上使用的一些荧光染料激发光波长在 550 nm 以上，可使用染料激光器。将有机染料作为激光器泵浦的一种成分，可使原激光器的光谱发生改变以适应需要，即构成染料激光器。如用氩离子激光器的绿光泵浦改变为含有 Rhodanline 6G 水溶液的染料激光器，则可得到 550～650 nm 连续可调的激光，尤在 590 nm 处转换效率最高，约可占到一半。

光源的选择主要根据被激发物质的激发光谱而定。为使细胞得到均匀照射，并提高分辨率，照射到细胞上的激光光斑直径应和细胞直径相近。因此需将激光光束经透镜会聚。

流式细胞仪的光学系统由若干组透镜、小孔、滤光片组成，大致可分为流动室前和流动室后两组。流动室前的光学系统由透镜和小孔组成，透镜和小孔将激光光源发出的横截面为圆形的激光光束聚焦成横截面较小的椭圆形激光光束，使通过激光检测区的细胞受照强度一致，最大限度地减少杂散光的干扰。

为了进一步使检测的发射荧光更强，并提高荧光讯号的信噪比，在光路中还使用了多种滤片。带阻或带通滤片是有选择性地使某一滤片区段的光线滤除或通过。如使用 525 nm 带通滤片只允许异硫氰酸荧光素发射的 525 nm 绿光通过。长波通过二向色性反射镜时只允许某一波长以上的光线通过而将此波长以下的另一特定波长的光线反射。在免疫分析中常要同时探测两种以上波长的荧光信号，采用二向色性反射镜或二向色性分光器，可以有效地将各种荧光分开。在激光光源和流动室之间有两个圆柱形透镜，将激光光源发出的横截面为圆形的激光光束聚焦成横截面较小的椭圆形激光光束（22 μm×66 μm），使通过激光检测区的细胞受照强度一致。

滤光片的组成：长通滤片（LP），只允许特定波长以上的光束通过；短通滤片（SP），只允许特定波长以下的光束通过；带通滤片（BP），只允许一定波长范围内的光束通过。

二、流动室和液流系统

流动室和液流系统是流式细胞仪的核心部件。

流动室由样品管、鞘液管和喷嘴等组成，常用光学玻璃、石英等透明、稳定的材料制作。台式机中流动室称为样品槽，大型机称之为喷嘴。样品管储放样品，单个细胞悬液在液流压力作用下从样品管射出；鞘液由鞘液管从四周流向喷孔，单细胞悬液在细胞流动室里被鞘液包绕通过流动室内一定孔径的孔。由于鞘液的作用，被检测细胞被限制在液流的轴线上。检测区在该孔的中心，细胞在此与激光垂直相交，在鞘液约束下细胞单行排列依次通过激光检测区。为了保证液流速度稳定，一般限制液流速度小于 10 m/s。流动室孔径有

60 μm、100 μm、150 μm、250 μm 等多种。

液流系统的作用是依次传送待测样本中的细胞到激光照射区，其理想状态是把细胞传送到激光束的中心，而且在特定时间内，应该只有一个细胞或粒子通过激光束。因此，必须在流动室内把细胞注入鞘液。鞘液是辅助样本流被正常检测的基质液。主要作用是包裹在样本流的周围，保持样本流中细胞处于喷嘴中心位置，防止其靠近孔壁而阻塞喷孔。

鞘流技术：根据层流原理发展起来的技术，可以实现两种液体的同轴流动，样本细胞流位于轴心稳定流动，外面包裹有鞘液。

流体动力学聚焦：稳定的液流从截面积较大的部分流入截面积较小的部分后，有一个聚焦收缩作用，细胞流直径被约束在 10~20 μm，避免了多个细胞重叠进入检测区。

三、光电管和检测系统

经荧光染色的细胞受合适的光激发后所产生的荧光是通过光电转换器转变成电信号而进行测量的。

光电倍增管（photomultiplier tube，PMT）最为常用。PMT 的响应时间短，仅为数秒；光谱响应特性好，在 200~900 nm 的光谱区，光量子产额都比较高。PMT 的增益从 10^3 到 10^8 可连续调节，因此对弱光测量十分有利。光电管运行时特别要注意稳定性问题，工作电压要十分稳定，工作电流及功率不能太大。一般功耗低于 0.5 W；最大阳极电流在几个毫安。此外要注意对光电管进行暗适应处理，并注意良好的磁屏蔽。在使用中还要注意安装位置不同的 PMT，因为光谱响应特性不同，不宜互换。也有用硅光电二极管的，它在强光下稳定性比 PMT 好。

从 PMT 输出的电信号仍然较弱，需要经过放大后才能输入分析仪器。流式细胞仪中一般备有两类放大器。一类是输出信号幅度与输入信号呈线性关系，称为线性放大器。线性放大器适用于在较小范围内变化的信号及代表生物学线性过程的信号，如 DNA 测量等。另一类是对数放大器，输出信号和输入信号之间成常用对数关系，在免疫学测量中常使用对数放大器。因为在免疫分析时常要同时显示阴性、阳性和强阳性三个亚群，它们的荧光强度相差 1~2 个数量级；而且在多色免疫荧光测量中，用对数放大器采集数据易于解释。

散射光信号和荧光信号经 PMT 转变为电子信号时是以电子脉冲或者说电子波的形式被计算机系统接收和分析的。电子波之间比较大小主要有 3 种方式，即电子波的长度 H（height）、宽度 W（width）和面积 A（area）。一般来说，电子波的这 3 个参数中的任何一个都足以间接地反映该电子波的大小，从而反映其所代表的光信号大小。也就是说，越强的光信号以相同的倍数转成电子信号时，其 H、W 和 A 都越大。但是相比较而言，用参数 A 代表电子波的大小要比参数 W 和 H 更加准确。在实际流式检测过程中，操作者能够发现在通道名称后面还有一个字母，比如"FSC-A"，这就表示流式细胞仪是用电子脉冲的面积来代表电子脉冲的大小，目前多数流式细胞仪在默认情况下都是用面积来表示大小的，当然也有可能出现"FSC-H"或者"FSC-W"这种情况。有些型号的流式细胞仪能够让操作者选择是用电子脉冲的面积、长度或宽度来表示大小，一般情况下，推荐使用面积 A 来表示。

四、计算机和分析系统

经光电倍增管放大后的电信号被送往分析器。计算机多道分析器的道数是和电信号的脉冲高度相对应的，也是和光信号的强弱相关的。对应纵坐标通常代表发出该信号的细胞相对数目。多道分析器出来的信号再经模－数转换器输往微机处理器编成数据文件，或存贮于计算机的硬盘和软盘上，或存于仪器内以备调用。计算机的存储容量较大，可存贮同一细胞的 6~8 个参数。存贮于计算机内的数据可以在实测后脱机重现，进行数据处理和分析，最后给出结果。

FCM 数据显示方式包括常用分析软件 CellQuest、Diva、FlowJo、WinMDI、FCS Express；单参数直方图（histogram）；双参数数据显示散点图（dot plot）、伪彩图（pseudo-color plot）、等高线图（contour plot）、密度图（density plot）、假三维图（pseudo 3D plot）；三维图（3D plot）等。

设门与数据分析：门（gate，G）是 FCM 中的一个重要术语，FCM 数据分析过程实际上就是选门和设门的过程。

第三节　流式细胞仪的临床应用

流式细胞仪目前在国内最常见的临床应用有两大类：一类为肿瘤细胞的 DNA 含量分析；另一类为细胞表面的表型测定，包括淋巴细胞亚型分析、免疫功能监测、白血病和淋巴瘤免疫分型、残余白血病检测及 HLA-B27 检测等。

1. 淋巴细胞亚群分析　淋巴细胞亚群分析可以通过相对计数、绝对计数与率的变化监控疾病状态下的免疫状况（如肿瘤、感染性疾病、免疫性疾病等），以此辅助诊断、追踪病情发展及决定用药时机。

检测原理：利用各种单克隆抗体与淋巴细胞表面的抗原结合，再配合多色荧光染料，即可把各种不同功能的淋巴亚群区分开，进而得到各亚群的相对比例。最常检测的亚群包括 T 细胞（CD3）、B 细胞（CD19）、NK 细胞（CD16$^+$、CD56）、辅助性 T 细胞（CD3$^+$、CD4$^+$）和抑制性 T 细胞（CD3$^+$、CD8$^+$）等。应用实例：MultiSET 系统利用 CD14/CD45 设门技术精确检测淋巴细胞亚群比例。

2. DNA 分析　肿瘤细胞的 DNA 倍体分析是流式技术的另一重要应用，临床上可对一些恶性肿瘤进行早期诊断，跟踪随访和早期治疗，大大提高一些肿瘤的治愈率和生存率。检测原理：正常人体细胞的 DNA 是二倍体，细胞群体具有特定的增殖比例，通过检测细胞的 DNA 含量和增殖比例，可以了解细胞群体的倍体性和增殖能力。具体操作时，先将实体组织制备成单细胞悬液，用固定或去污剂在细胞膜上打孔，使 DNA 特异的荧光染料如 PI（碘化丙啶）导入细胞核，PI 和 DNA 碱基对特异结合后上机检测 PI 的荧光强度，并进行数据分析。

3. 白血病和淋巴瘤免疫分型　正常白细胞在其分化过程中，随着系列的不同、成熟阶段的差异，会在细胞膜表面表达不同的分化抗原。白血病细胞则在癌变的过程中，表失了正常细胞系列专一性和分化阶段规律性，在本质上有别于正常骨髓细胞。应用此特点可进行免疫表型分析，以鉴别各种白血病和淋巴瘤，辅助临床诊断、评估疗效和预后。常用的抗原包括：CD3、CD5、CD7、CD19、CD20、CD22、CD10、HLA-DR、CD13、CD14、CD33、CD34、GLY-A、MPO 等。

4. 残余白血病检测　残余白血病是指经过适当的治疗，疾病缓解后仍残留在患者血中的极少量白血病细胞。通常白血病患者经过化疗后的疾病复发率为 60%~80%，经过自体或异体骨髓移植后的复发率仍偏高（20%~50%）。所以如果能早期检测到复发的迹象，即白血病细胞的再增生，则可以提前给予患者及时、恰当的治疗。依照不同的白血病，选用不同的抗体组合（表9-1）来检测残余白血病。流式细胞术可在一万个骨髓细胞中检测到一个白血病细胞，尤其是末端脱氧核苷酸转移酶（terminal deoxynucleotidyl transferase，TdT）的应用大大提高了检测灵敏度。

表9-1　检测残余白血病的不同的抗体组合

白血病种类	可选择的抗体组合
T-ALL	cyto CD3/TdT
B-ALL	CD13/TdT，CD33/TdT
pre-B-ALL	cyto μ/TdT
AML	CD13/TdT，CD33/TdT，CD7/TdT

注：T-ALL：急性下淋巴母细胞白血病；B-ALL：急性 B 淋巴母细胞白血病；pre-B-ALL：前 B 细胞型急性淋巴细胞白血病；AML：急性髓系白血病。

5. 网织红细胞分析　网织红细胞计数是骨髓红细胞造血功能的重要指标。传统手工计数耗时耗力，缺乏准确性。流式细胞仪网织红细胞计数系统由于采用系统试剂与全自动软件，可在短时内分析大量细胞，低水平网织红细胞也可达到统计分析精度，省时省力，结果正确可靠。

6. 造血祖细胞检测　在治疗恶性血液病时，大剂量化疗或放疗摧毁有病的骨髓后，干细胞移植保证了健康的祖细胞重建骨髓，产生正常的血细胞，实体肿瘤患者亦可通过干细胞移植抗衡大剂量化疗导致的致死性血液毒性。与大剂量化疗相配合的干细胞移植已在临床大大提高了某些肿瘤患者的长期存活率，如乳腺癌、儿童神经母细胞瘤、卵巢癌等。另外，干细胞移植与再生障碍性贫血、免疫缺陷病、血红蛋白病等非恶性造血系统疾病治疗的相关性也正在研究中。

7. 血小板疾病及活化血小板检测　通过血小板糖蛋白的检测可以诊断先天性或获得性血小板疾病，如 Bernard-Soulier 综合征（CD42b-42a）、血小板无力症（CD41-CD61）、免疫性血小板减少等。评价血小板活化程度的应用领域：缺血性冠状动脉疾病，如心绞痛、心肌梗死、血管成形术、心肺旁路术等；缺血性脑血管病，如脑梗死、脑动脉硬化症等；恶性肿瘤；糖尿病；高血压；高脂蛋白血症；高黏滞血症；抗血小板药物机制研究与疗效监测；吸烟；情绪性应急等。

8. HLA-B27 检测　流行病学统计结果显示，*HLA-B27* 基因型阳性的人患数个遗传性免疫疾病的概率，比一般人要高很多，以强直性脊柱炎为例，约为 87 倍。因此 HLA-B27 检测可以有效帮助临床鉴别诊断强直性脊柱炎等骨关节疾病。其他相关性疾病：遗传性关节炎如 Reiter's 综合征、反应性关节炎等。检测时选用 CD3/HLA-B27 双标记抗体，圈定 T 淋巴细胞亚群，再分析其细胞表面是否表现 HLA-B27 组织抗原。因为 T 细胞表面只表达 Class I 型 HLA 抗原，可避免 Class II 型 HLA 抗原引起的误差。应用此法无须分离细胞，比传统的微量细胞毒实验节约时间，且检测结果更敏感、客观、容易判读。

9. 器官移植的配型及免疫状态监控　以流式细胞仪进行器官移植前配对（flow cytometry cross match，FCCM）的优势在于抗体检测的特异性、敏感度及检测结果和手术成功率的相关性。利用多参数测定，可了解受者血中是否有抗供者抗体，此抗体与供者的哪种白细胞反应，以及该抗体是否会造成细胞毒性。移植前的评估包括 HLA 配型及混合淋巴细胞反应，移植后的评估包括外周血淋巴细胞亚群测定、抗供者抗体检测等。移植后定期检查外周血淋巴细胞亚群，可以预估排斥反应，以及病毒感染等问题。

10. 艾滋病诊断及治疗监控　由于特定细胞群体的绝对计数在临床诊断与治疗上具有极大意义，如 CD4$^+$ 细胞绝对计数可辅助 HIV 监控治疗，也可通过定量标准微球得到亚群的绝对数值。应用实例：检测艾滋患者血中辅助 T 细胞和抑制 T 细胞的比例及绝对数。

（路　勇）

第十章
质谱分析技术

质谱（mass spectrum，MS）分析是通过对被测样品离子质荷比的测定来进行分析的一种分析方法。被分析的样品首先要离子化，然后利用不同离子在电场或磁场运动行为的不同，把离子按质荷比（m/z）分开而得到质谱，通过样品的质谱和相关信息，可以得到样品的定性或定量结果。

1910年，英国剑桥卡文迪许实验室的汤姆逊研制出第一台现代意义上的质谱仪器。这台质谱仪的诞生，标志着科学研究的一个新领域——质谱学的开创。1943年，第一台商用质谱仪进入了工业生产领域，如汽油分析、人工橡胶、真空检漏等，质谱仪作为分析、检测工具，被证明为一种准确、快速的手段。20世纪50年代质谱技术飞速发展，在质量分析器方面，高分辨双聚焦仪器性能进一步提高，并出现了四极滤质器、脉冲飞行时间分析器等。离子化手段增加，火花离子源和二次离子源进入实际应用，后来还进行了串联质谱仪研制。特别值得一提的是气相、液相色谱和质谱联用的成功，使得质谱在复杂有机混合物分析方面占有独特的地位。

20世纪80年代，随着基质辅助激光解吸电离（matri-assisted laser desorption ionization，MALDI）、电喷雾电离（electrospray ionization，ESI）等软电离技术的出现，使生物大分子转变成气相离子成为可能，并极大地提高了质谱测定范围，改善了测量的灵敏度，在一定程度上解决了溶剂分子干扰等问题，使质谱更适合用于分析生物大分子聚合物（如蛋白质、酶、核酸和糖类），被认为是质谱学中革命性的突破，也开拓了质谱技术在生物医学领域的应用。

质谱技术已成为化学分析领域和生命科学领域非常有效的分析工具，尤其在医学检验中的应用越来越广泛和深入。在我国，质谱技术已被广泛应用于医学检验，基于该技术开发出的临床检测项目已有70余项；应用覆盖面非常广泛，涵盖了罕见和高难度分析，包括微生物鉴定、生化检验（激素检测、药物浓度监测、遗传性疾病检测、营养素检测等）和分子生物诊断（蛋白组学、核苷酸多态性、代谢组学等）；应用范围也在逐步扩展，从生化检验、微生物鉴定，到代谢组学、脂质组学、蛋白组学，再到参考测量程序的建立和校准物赋值，乃至床旁检测等。

第一节　质谱分析技术的基本原理

一、质谱分析技术的概念

质谱分析是一种物理分析方法，它是通过将样品转化为运动的气态离子，按质荷比（m/z）大小进行分离并记录其信息的分析方法。所得结果以图谱表达，即所谓的质谱图。根据质谱图提供的信息可以进行多种有机物及无机物的定性和定量分析、复杂化合物的结构分析、样品中各种同位素比的测定及固体表面的结构和组成分析等。质谱法具有分析速度快、灵敏度高、提供的信息直接与其结构相关的特点，与气相色谱法联用，已成为一种最有力的快速鉴定复杂混合物组成的可靠分析工具，得到了广泛应用。

试验样本经离子化后形成质谱的分析方法：当气体（或能转化为气体的物质）分子在低压下受电子的轰击，产生各种带正电荷的离子，再通过稳定磁场使阳离子按照质量大小的顺序分离开来，形成有规则的质谱，然后用检测器进行检测，即可作定性分析和定量分析。

随着质谱分析技术的发展，质谱分析技术的应用领域也越来越广泛。由于质谱分析具有灵敏度高、样品用量少、分析速度快、分离和鉴定同时进行等优点，质谱技术被广泛地应用于化学、化工、环境、能源、医药和材料科学（material science）等多个领域。

二、质谱分析技术的基本原理

质谱仪是利用电磁学原理，使气体分子产生带正电的运动离子，并按质荷比将它们在电磁场中分离的装置（图 10-1）。试样从进样器进入离子源，在离子源中产生正离子；正离子加速进入质量分析器，质量分析器将其按质荷比大小不同进行分离；分离后的离子先后进入检测器，检测器得到离子信号，放大器将信号放大并记录在读出装置上。从本质上讲，质谱不是波谱，而是物质带电粒子的质量谱。

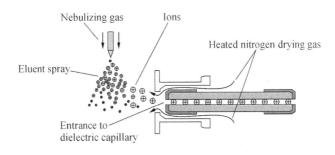

图 10-1　质谱原理图

三、质谱仪的分类

质谱仪种类非常多，工作原理和应用范围也有很大的不同。从应用角度，质谱仪可以分为以下两类。

1. 有机质谱仪　①气相色谱－质谱联用仪（gas chromatograph-mass spectrometer，GC-MS）在这类仪器中，由于质谱仪工作原理不同，又有气相色谱－四极质谱仪、气相色谱－飞行时间质谱仪、气相色谱－离子阱质谱仪等；②液相色谱－质谱联用仪（liquid chromatograph-mass spectrometer，LC-MS）同样，有液相色谱－四极质谱仪、液相色谱－离子阱质谱仪、液相色谱－飞行时间质谱仪，以及各种各样的液相色谱－质谱－质谱联用仪；③其他有机质谱仪，主要有基质辅助激光解吸飞行时间质谱仪（MALDI-TOF MS）、傅里叶变换质谱仪（Fourier transform-mass spectrometer，FT-MS）。

2. 无机质谱仪　①火花源双聚焦质谱仪；②电感耦合等离子体质谱仪（inductively coupled plosma-mass spectrometer，ICP-MS）；③二次离子质谱仪（secondary ion mass spectrometer，SIMS）。

四、质谱分析的技术指标

1. 质量测定范围　表示质谱仪所能测定离子质荷比（m/z，质量单位：amu 或 u）的离子质量范围。通常采用原子质量单位进行度量。不同用途质谱仪的质量范围相差很大，稳定同位素气体质谱仪的质量范围通常在 1 ~ 200；固体质谱仪的质量范围大都在 3 ~ 380；有机质谱仪的质量范围从几千到几万不等，甚至更高。现在质谱分析中质量范围最大的质谱仪是基质辅助激光解吸飞行时间质谱仪，该种仪器测定的分子质量可高达 10 000 以上。

（1）分辨本领：质谱仪可分辨相邻两个质谱峰的能力，又称分辨率，通常以 $R = M/\Delta M$ 来度量。M 为可分辨两个质谱峰的质量平均值，ΔM 为可分辨两个质谱峰的质量差。实际上，可分辨的两个质谱峰允许有一定重叠，使用时应注明重叠程度。通常用两峰间的峰谷高度为峰高的 5% 或 10% 时测量分辨率，即分辨率记为 R5% 或 R10%，用下式计算：R10% = M/ΔM × a/b。式中，a 为相邻两峰的中心距；b 为峰高 10% 处的峰宽；M =（M1 + M2）/2，为两个质谱峰的质量平均值；ΔM = M2 - M1，为两个峰质量的差值。

（2）灵敏度：同位素质谱仪的灵敏度通常用原子/离子的转换效率来定义，即接收器接收到的离子数与进入离子源的样品原子总数之比的百分数。灵敏度取决于离子源的电离效率，离子在离子源、分析器的传输效率和接收器的接收效率。

（3）丰度灵敏度：质量为 M 的离子峰 AM 与它在质量数（M + 1）位置，或质量数（M - 1）位置的离子拖尾峰 AM + 1、AM - 1 之比的倒数，即 AM + 1/AM 和 AM - 1/AM。丰度灵敏度反映仪器聚焦性能、分辨率，也与测量时的真空度状态相关。拖尾峰主要由强峰离子与管道缝隙或管道内残存的气体发生非弹性或弹性碰撞，导致离子散射或电荷转移形成的带电离子和非带电粒子组成。提高丰度灵敏度的主要原则是降低离子在传输过程中弹性、非弹性碰撞的概率，阻滞散射离子进入接收器。通过改善测量时的真空环境，减少离子与管道内残存气体碰撞概率；使用具有质量、能量双聚焦功能的分析器，以及采用不同类型阻滞透镜优化离子传输，可提高同位素质谱仪的丰度灵敏度。

2. 准确度和精密度　准确度指质谱分析的测定值（质量、同位素比值或化学组成）与真实值的偏差。精密度（或称精度）指所得各测定值之间的偏差，单次进样测量结果的标准偏差称为内精度，重复进样测量结果的标准偏差称为外精度；内精度主要反映仪器性能，外精度由仪器性能和施加的测量条件决定；外精度通常大于内精度。

第二节 质谱分析仪的基本结构

质谱仪器是利用电磁学原理使离子按照质荷比进行分离，从而测定物质的质量与含量的科学实验仪器。质谱仪主要由四部分组成：进样系统、离子源、质量分析器、离子检测器和记录系统（图 10-2），还包括真空系统和计算机自动控制及数据处理的辅助设备。进样系统把被分析的物质即样品送进离子源，离子源把样品中的原子、分子电离成离子；质量分析器使离子按照质荷比的大小分离开来；检测器用以测量、记录离子流强度而得出质谱图。其中质量分析器是质谱仪器的主体。离子源的结构与性能对分析效果影响巨大，因而可称之为质谱仪器的心脏。为使仪器正常工作，要求一定的真空条件与供电条件。为了安全操作，多数仪器设置了报警与断电保护系统。为了准确、迅速地得出实验结果，某些仪器中还包括质谱数据自动处理装置。

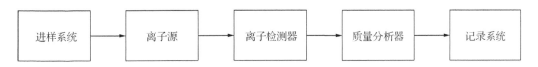

图 10-2 质谱仪器工作流程简图

一、高真空系统

质谱分析中，为了降低背景及减少离子间或离子与分子间的碰撞，离子源、质量分析器及离子检测器必须处于高真空状态。离子源的真空度为 $10^{-4} \sim 10^{-5}$ Pa，质量分析器应保持 10^{-6} Pa，要求真空度十分稳定。一般先用机械泵或分子泵预抽真空，然后用高效扩散泵抽至高真空。

二、进样系统

质谱进样系统多种多样，一般有如下三种方式。

1. 间接进样 一般气体或易挥发液体试样采用此种进样方式。试样进入贮样器，调节温度使试样蒸发，依靠压差使试样蒸气经漏孔扩散进入离子源。

2. 直接进样 高沸点试液、固体试样可采用探针或直接进样器送入离子源，调节温度使试样气化。

3. 色谱进样 色谱－质谱联用仪器中，经色谱分离后的流出组分，通过接口元件直接导入离子源。

三、离子源

离子源的作用是使试样分子或原子离子化，同时具有聚焦和准直的作用，使离子汇聚成具有一定几何形状和能量的离子束。离子源的结构和性能对质谱仪的灵敏度、分辨率影响很大。常用的离子源有电子轰击离子源、化学电离源、高频火花离子源、ICP 离子源等。前两者主要用于有机物分析，后两者用于无机物分析。

四、质量分析器

质量分析器的作用是将离子源产生的离子按质荷比（m/z）的大小分离聚焦。质量分析器的种类很多，常见的有单聚焦质量分析器、双聚焦质量分析器和四极滤质器等。

1. 单聚焦质量分析器　单聚焦质量分析器（图 10-3）。其主要部件为一个一定半径的圆形管道，在其垂直方向上装有扇形磁铁，产生均匀、稳定磁场，从离子源射入的离子束在磁场作用下，由直线运动变成弧形运动。不同 m/z 的离子，运动曲线半径 R 不同，被质量分析器分开。由于出射狭缝和离子检测器的位置固定，即离子弧形运动的曲线半径 R 是固定的，故一般采用连续改变加速电压或磁场强度，使不同 m/z 的离子依次通过出射狭缝，以半径为 R 的弧形运动方式到达离子检测器。

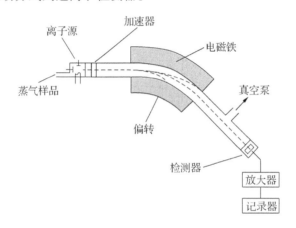

图 10-3　单聚焦质谱仪结构示意

2. 双聚焦质量分析器　在单聚焦质量分析器中，离子源产生的离子由于被加速初始能量不同，即速度不同，即使 m/z 相同的离子，最后不能全部聚焦在检测器上，致使仪器分辨率不高。为了提高分辨率，通常采用双聚焦质量分析器，即在磁分析器之前加一个静电分析器。离子受到静电分析器的作用，改做圆周运动，当离子所受到的电场力与离子运动的离心力相平衡时，离子运动发生偏转的半径与其 m/z、运动速度和静电场的电场强度有关，即当电场强度一定时，离子运动发生偏转的半径取决于离子的速度或能量。因此，静电分析器是将质量相同而速度不同的离子分离聚焦，即具有速度分离聚焦的作用。然后，经过狭缝进入磁分析器，再进行聚焦。这种同时实现速度和方向双聚焦的分析器，称为双聚焦分析器。具有双聚焦质量分析器的质谱仪称为双聚焦质谱仪（图 10-4）。

3. 四极滤质器　四极滤质器是由四根平行的圆柱形金属极杆组成，相对的极杆被对角地连接起来，构成两组电极（图 10-5），在两电极间加有数值相等、方向相反的直流电压 U_{de} 和射频交流电压 U_{rf}。四根极杆内所包围的空间便产生双曲线形电场。从离子源入射的加速离子穿过四极杆双曲型电场中，会受到电场作用，只有选定的 m/z 离子以限定的频率稳定地通过四极滤质器，其他离子则碰到极杆上被吸滤掉，不能通过四极杆滤质器，即达到"滤质"的作用。实际上在一定条件下，被检测离子（m/z）与电压呈线性关系。因此，改变直流和射频交流电压可达到质量扫描的目的，这就是四极滤质器的工作原理。由于四极滤质器结构紧凑，扫描速度快，适用于色谱 – 质谱联用的仪器。

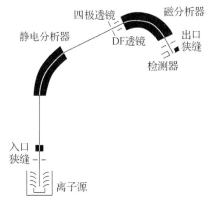

图 10-4　双聚焦质量分析器示意

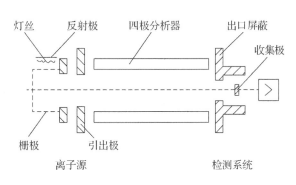

图 10-5　四极滤质器

五、离子检测器和记录系统

常用的离子检测器是静电式电子倍增器。电子倍增器一般由 1 个转换极、10 ~ 20 个倍增极和 1 个收集极组成。一定能量的离子轰击阴极导致电子发射，电子在电场的作用下，依次轰击下一级电极而被放大，电子倍增器的放大倍数一般在 $10^5 ~ 10^8$。电子倍增器中电子通过的时间很短，利用电子倍增器可以实现高灵敏、快速测定。但电子倍增器存在质量歧视效应，且随使用时间增加，增益会逐步减小。

近代质谱仪中常采用隧道电子倍增器，其工作原理与电子倍增器相似，因为体积小、多个隧道电子倍增器可以串列起来，用于同时检测多个 m/z 不同的离子，从而大大提高分析效率。经离子检测器检测后的电流，经放大器放大后，用记录仪快速记录到光敏记录纸上，或者用计算机处理结果。

六、数据处理

检测器通常为光电倍增器或电子倍增器，所采集的信号经放大并转化为数字信号，计算机进行处理后得到质谱图。质谱离子的多少用丰度表示，即具有某质荷比离子的数量。由于某个具体离子的数量无法测定，故一般用相对丰度表示其强度，即最强的峰叫基峰，其他离子的丰度用相对于基峰的百分数表示。在质谱仪测定的质量范围内，由离子的质荷比和其相对丰度构成质谱图。在液相色谱 – 质谱法和气相色谱 – 质谱法中，常用各分析物质的色谱保留时间和由质谱得到其离子的相对强度组成总离子流色谱图。也可通过确定某固定的质荷比，对整个色谱流出物进行选择离子监测（selected ion monitoring，SIM），得到选择离子流图。质谱仪分离离子的能力称为分辨率，通常定义为高度相同的相邻两峰，当两峰的峰谷高度为峰高的 10% 时，两峰质量的平均值与它们质量差的比值。对于低、中、高分辨率的质谱，分别是指其分辨率在 100 ~ 2000、2000 ~ 10 000 和 10 000 以上。使用高分辨率质谱可得到离子的精确质量数，然后计算出该化合物的分子式，或者用参照物作峰匹配可以确证分子量和分子式。分子离子的各种化学键发生断裂后形成碎片离子，由此可推断其裂解方式，得到相应的结构信息。解析未知样的质谱图，大致按以下程序进行。

1. 解析分子离子区

（1）标出各峰的质荷比数，尤其注意高质荷比区的峰。

（2）识别分子离子峰。首先在高质荷比区假定分子离子峰，判断该假定分子离子峰与相邻碎片离子峰关系是否合理，然后判断其是否符合氮律。若二者均相符，可认为是分子离子峰。

（3）分析同位素峰簇的相对强度比及峰与峰间的 ΔM 值，判断化合物是否含有 Cl、Br、S、Si 等元素及 F、P、I 等无同位素的元素。

（4）推导分子式，计算不饱和度。由高分辨质谱仪测得的精确分子量或由同位素峰簇的相对强度计算分子式。若二者均难以实现时，则由分子离子峰丢失的碎片及主要碎片离子推导，或与其他方法配合。

（5）由分子离子峰的相对强度了解分子结构的信息。分子离子峰的相对强度由分子的结构所决定，结构稳定性大，相对强度就大。对于分子量约 200 的化合物，若分子离子峰为基峰或强峰，谱图中碎片离子较少，表明该化合物是高稳定性分子，可能为芳烃或并环化合物。

例如：萘分子离子峰 m/z 128 为基峰，蒽醌分子离子峰 m/z 208 也是基峰。

分子离子峰弱或不出现，化合物可能为多支链烃类、醇类、酸类等。

2. 解析碎片离子

（1）由特征离子峰及丢失的中性碎片了解可能的结构信息，若质谱图中出现系列 CnH_{2n+1} 峰，则化合物可能含长链烷基。若出现或部分出现 m/z 77、66、65、51、40、39 等弱的碎片离子峰，表明化合物含有苯基。若 m/z 91 或 105 为基峰或强峰，表明化合物含有苄基或苯甲酰基。若质谱图中基峰或强峰出现在质荷比的中部，而其他碎片离子峰少，则化合物可能两部分结构较稳定，其间由容易断裂的弱键相连。

（2）综合分析以上得到的全部信息，结合分子式及不饱和度，提出化合物的可能结构。

（3）分析所推导可能结构的裂解机理，看其是否与质谱图相符，确定其结构，并进一步解释质谱，或与标准谱图比较，或与其他谱（1H-NMR、13C-NMR、IR）配合，确证结构。

第三节　质谱分析技术的临床应用

现代科学技术的发展，对分析测试技术提出了新的挑战。与经典的化学分析方法和传统的仪器分析方法不同，现代分析科学中，原位、实时、在线、非破坏、高通量、高灵敏度、高选择性、低耗损一直是分析工作者追求的目标。在众多的分析测试方法中，质谱学方法被认为是一种同时具备高特异性和高灵敏度且得到了广泛应用的方法。电喷雾解吸电离技术、电晕放电实时直接分析电离技术和电喷雾萃取电离技术的提出，满足了时代的需要，满足了科学技术发展的要求，为复杂样品的快速质谱分析打开了一个窗口。

生物质谱可提供快速、易解的多组分分析方法，且具有灵敏度高、选择性强、准确性好等特点，其适用范围远远超过放射性免疫检测和化学检测范围，生物质谱在检验医学中主要可用于生物体内的组分序列分析、结构分析、分子量测定和各组分含量测定。目前临床诊断领域常用的质谱技术包括：液相色谱 – 串联质谱法（liquid chromatography tandem mass spectrometry，LC-MS/MS）、GC-MS、电感耦合等离子体质谱法（inductively coupled plasma mass spectrometry，ICP-MS）和基质辅助激光解吸 – 飞行时间质谱（matrix-assisted laser desorption ionization-time of flight，MALDI-TOF）等，其中 LC-MS/MS、GC-MS、ICP-MS 主要用于生化检验和小分子化合物的检测，MALDI-TOF 主要用于微生物鉴定、核酸检测及生物大分子化合物的检测。

一、核酸检测的应用

核酸质谱检测技术是在 MALDI-TOF 原理的基础上，结合引物延伸分析法和碱基特异裂解分析法，针对双链 DNA 的特性进行了特殊优化，使样品在电离过程中不产生或产生较少的碎片离子，可用于检测核酸的分子量和研究基因组单核苷酸多态性（single nucleotide polymorphism，SNP），是近年来应用于临床核酸检测的新型软电离生物质谱。相比于以凝胶电泳为基础的测序法，质谱技术具有分辨率高、分离速度快、杂质干扰少的优点，被广泛应用于核酸测序、核酸指纹图谱、核酸 SNP 分析等。

SNP 是指基因组 DNA 序列上某个位置单个核苷酸碱基的差异，即基因位点的突变，在人群中的发生频率大于 1%，是决定个体疾病易感性和药物反应性差异的重要因素，通过分析突变的位点，可预测疾病发生概率，并提供诊断意见和指导用药。MALDI-TOF 分析检测 SNP 是根据不同的分子量将等位基因排序，区分和鉴别相对分子量达 7000 左右（含 20 多个碱基）、仅存在 1 个碱基差别的不同 DNA，可以精准地分辨到碱基种类。

药物代谢酶遗传多态性是产生药物毒副作用、降低或丧失药物疗效的主要原因，通过检测药物代谢酶的基因型可对临床用药方案进行指导和调整，为临床个体化用药提供依据。MALDI-TOF 是药物代谢酶基因多态性的新型检测方法，其根据核苷酸分子被电离后在真空管中的飞行时间来确定其分子量大小，最终确定核苷酸序列，检测结果仅仅依赖于核酸分子量。经过验证比较，MALDI-TOF 检测结果与 Sanger 测序的结果符合率为 100%。传统的 Sanger 测序方法虽然是序列测定的金标准，但其操作步骤烦琐费时和试剂成本高等限制了其临床应用。MALDI-TOF 可通过一次实验检测多个标本的多个突变，实现基因型的高通量、快速检测，为个体化用药提供更加多样化的检测手段。

二、小分子生物标志物检测的应用

质谱在检验医学中应用较早、较广泛的是用核素稀释 GC-MS 分析小分子生物标志物，该方法是很多生物小分子检测的参考方法，主要分析项目有氨基酸、脂肪酸、有机酸及其衍生物、单糖类、前列腺素、甲状腺素、胆汁酸、胆固醇和类固醇、生物胺、脂类、碳水化合物、维生素、微量元素等，其中很多项目的方法比较完善，如激素的检测和利用串联质谱法进行新生儿氨基酸、游离肉毒碱和酰基肉碱的筛查系统，2004年12月24日美国食品药品监督管理局（FDA）还专门制定了"用串联质谱法分析新生儿氨基酸、游离肉毒碱和酰基肉碱筛选检测系统"的指导性文件。

生物质谱作为参考方法，在临床检验的量值溯源工作中也发挥着重要作用。由于质谱方法在测量的准确性和可靠性上所具有的巨大优势，很多国际组织或校准物制造商都用质谱法作为参考方法，对一些测定项目的校准物进行定值，如葡萄糖、尿酸、甲状腺素、肌酐等。

三、大分子生物标志物检测的应用

大分子生物标志物按结构可分为蛋白质、糖蛋白和低聚核苷酸。蛋白质是疾病的重要生物标志物，当异常基因产生异常蛋白质后，临床实验室可通过测量代谢物浓度、代谢物组变化和检测疾病相关异常功能蛋白、结构蛋白或蛋白指纹图谱等来提供用于诊断疾病的数据。代谢物组、蛋白质组、基因组间分析的相互作用将是今后我们面临的主要挑战与发展机遇。临床检验将通过连续地进行这些分析，先鉴别与疾病有关系的代谢物组，然后通过对蛋白质和/或DNA的分析验证鉴别结论，再连同其他临床信息和实验室数据，最后确定疾病的严重程度，并制定治疗策略。肿瘤标志物的测定是生物质谱技术在临床检验应用中最为突出和有价值的领域，生物质谱技术最有希望成为肿瘤的早期检测方法。根据生物质谱技术对乳腺癌等12种肿瘤的血清及尿液检测结果已证实，其检测灵敏度达到82%~99%；诊断特异性为85%~99%。

质谱多样化的前端连接方式极大地促进了研究者对基础蛋白科学领域的认识，但将这些认识转变为对临床实践的有效信息则有相当大的难度。到目前为止，基于质谱技术将蛋白组学多样性的蛋白和多肽标志物，成功应用于临床检测的案例并不多见。相反，对于已知的、确定的多肽和蛋白标志物即目标蛋白组学，质谱技术得到了较好的应用。目前，已经有一些关于LC-MS/MS用于临床目标多肽和蛋白分析的文章发表，如甲状腺球蛋白（Tg）和淀粉样蛋白的鉴定与定量分析等。质谱技术在这一领域的应用，在很多情况下均可为临床提供有价值的信息，如对某一分析物的免疫学方法不存在时；已经存在的免疫学方法不能给出某些临床关键问题的答案时；已经存在的免疫学方法存在干扰时；某一分析物存在多个异构体时；对同一分析物的检测，不同的检测方法间存在较大的结果变异性时；已经存在的分析方法流程较为复杂时，质谱技术均可发挥相应作用，弥补免疫学方法的不足。质谱技术在医学检验领域中应用的下个目标和挑战，是如何弥补免疫学方法在蛋白和多肽检测方面的局限性。相信随着技术的发展，这方面的突破会越来越多，为临床提供更多有价值的质谱检测数据。

四、微生物鉴定中的应用

近年来，基质辅助激光解吸飞行时间质谱仪（MALDI-TOF MS）在微生物学领域的应用越来越重要，已成功应用于微生物的鉴定及分型，并逐渐成为微生物鉴定的主流技术，可快速检测和鉴定革兰氏阳性菌、革兰氏阴性菌、厌氧菌、分枝杆菌、酵母菌和丝状真菌等。相比于传统的革兰氏染色、菌落形态、表型鉴定及分子生物学技术，MALDI-TOF 技术具有快速、准确、经济、高通量等优点。

MALDI-TOF 是基于细菌表面蛋白分子检测的技术，通过测定未知微生物自身独特的蛋白质指纹图谱及特征性的图谱峰，并与数据库中参考菌株的蛋白指纹图谱进行比对，从而实现菌株的鉴定。该技术是将完整的微生物细胞直接进行检测，样品制备简单，检测周转时间短，在数分钟内就可以得到一个菌种的测试结果，且分析用菌量极少，而传统方法完成常规细菌鉴定至少需要 8 ~ 18 小时或更长时间。MALDI-TOF 通过检测细菌胞膜成分或表达的特异蛋白对细菌进行种群的鉴别，敏感性和准确性高，可以区分表型相似或相同的菌株，提供属、种、型水平的鉴定，对临床常见分离菌鉴定到菌种的准确率很高。以 *16S rRNA* 基因测序结果为标准，质谱检测结果准确率为 90.0% ~ 95.0%，不仅可以识别病原菌，而且有助于发现新的病原菌。此外，质谱技术还用于病原体的药物敏感性检测，常规的药物敏感性实验方法比较费时，局限于少数细菌，MALDI-TOF 通过比对耐药菌株和药物敏感菌株间的特征性蛋白和图谱峰及检测耐药菌株与抗生素共培养后的分解产物，可以分析几乎所有的耐药机制。

但是，MALDI-TOF 作为一项新兴技术，在微生物鉴定方面也存在着一定的局限性。如对于具有特殊结构的菌种和图谱极为相似菌种的鉴定区分存在一定的难度，对于一些罕见菌种或新型细菌鉴定困难，对血培养样本中的混合菌种难以准确鉴别等。原因是质谱数据库中标准菌株的图谱有限，质谱峰的数据不充分，以及细菌库中无这些菌株。随着仪器技术参数、质谱数据库及分析软件的不断更新完善，绝大多数的分离株将被逐步地明确鉴定出来。因此，随着质谱技术在临床微生物鉴定中应用数据库的不断完善，MALDI-TOF 技术必将在微生物鉴定、菌种分型、同源分析、耐药监测等多方面发挥出更大作用，有望成为新一代病原微生物诊断的常规技术。

（浦　春　张英杰）

第十一章
PCR 技术

聚合酶链反应（polymerase chain reaction，PCR）是目前生命科学研究中不可缺少的基础技术。极微量的 DNA 模板，通过 PCR 在体外能够以指数扩增的形式大量复制，极大提高了对 DNA 分子的分析和检测能力。PCR 技术具有敏感度高、特异性强、快速简便、自动化等突出优点，目前已成为最常用的临床分子生物学技术之一，在感染性疾病的病原诊断、分子遗传病、基因异常表达、基因突变检测等多个医学检验领域中具有巨大的应用价值和广阔的发展前景。

第一节　原理

PCR 技术的基本原理类似于细胞内 DNA 的天然复制过程，主要在 DNA 聚合酶的作用下，以脱氧核苷三磷酸（deoxyribonucleoside triphosphate，dNTP）为合成原料，根据 DNA 的碱基互补配对原则，以半保留复制方式，从引物的 5′→3′ 方向延伸，合成一条新的 DNA 互补链。

第二节　基本结构

一、PCR 反应体系

（一）模板

模板（template）是需要复制的，来源于组织、血液、体液、细胞、微生物等不同样本，经提取、纯化后的 DNA 片段。模板 DNA 的纯度、结构和数量是影响 PCR 的重要因素。

（二）引物

引物（primer）是人工设计合成的两条单链核苷酸（上游引物和下游引物），分别位于被扩增目的片段的两端，并与模板正负链碱基序列互补。引物的长度一般为 20 ~ 30 个 bp，长度过长可导致引物链内互补，影响引物和模板之间的结合；长度过短则会降低扩增的特异性。

（三）dNTP

合成扩增产物的原料，包括脱氧腺苷三磷酸（deoxy adenosine triphosphate，dATP）、脱氧胸苷三磷酸（deoxy thymidine triphosphate，dTTP）、脱氧鸟苷三磷酸（deoxy guanosine triphosphate，dGTP）、脱氧胞苷三磷酸（deoxy cytidine triphosphate，dCTP）。反应体系中 dNTP 的浓度与 PCR 扩增效率密切相关。

（四）DNA 聚合酶

依据模板序列，以 dNTPs 为原料，在引物的 3′-OH 末端与脱氧单核苷酸形成 3′，5′-磷酸二酯键，使 DNA 链沿 5′→3′方向延伸。目前应用最多的是耐 90 ~ 95 ℃高温的 Taq DNA 聚合酶，是 PCR 实现自动化的关键。由于 Taq DNA 聚合酶不具有 3′→5′核酸外切酶活性，无校正功能，因此在新链复制过程中存在一定比例的碱基错配，并且扩增的 DNA 片段越长，碱基错配率越高。

（五）缓冲体系

提供 PCR 反应适宜的酸碱环境与某些必需的金属离子。Mg^{2+} 是 Taq DNA 聚合酶不可或缺的辅助因子，浓度过低时酶活力降低，浓度过高时酶催化非特异性扩增增高，因此 Mg^{2+} 浓度是 PCR 扩增中一个重要的因素。

二、PCR 反应过程

（一）变性

变性（denaturation）是在 90 ~ 95 ℃的高温环境下，待扩增的 DNA 片段双螺旋结构中的氢键断裂，DNA 双链解离为单链的过程。

（二）退火

退火（annealing）是在 55 ~ 70 ℃的环境下，引物与互补的单链 DNA 模板结合，形成杂交链的过程。

（三）延伸

延伸（extension）是在 DNA 聚合酶的作用下，以 dNTP 为反应原料，按照半保留复制原则，合成一条与 DNA 单链互补新链的过程。

变性、退火和延伸构成 PCR 的一个循环。每一个循环完成后，一个分子的模板双链 DNA 被复制为两个分子。每个循环所产生的 DNA 片段又将成为下一个循环的模板，因此反应体系中 DNA 片段数量将以 2^n 的指数形式增长。

三、PCR 的衍生技术

（一）逆转录 PCR

逆转录 PCR（reverse transcription PCR，RT-PCR）是以细胞内总 RNA 或 mRNA 为模板进行核酸扩增的技术。DNA 聚合酶不能以 RNA 作为模板，因此，首先要采用逆转录酶（依赖 RNA 的 DNA 聚合酶）催化 dNTP 合成与 RNA 模板互补的单链 DNA（cDNA），再以合成的 cDNA 为模板扩增得到所需的目的基因片段。

（二）巢式 PCR

巢式 PCR（nested PCR）是一种优化模式的常规 PCR，使用两对 PCR 引物进行扩增。第一对引物扩增片段与普通 PCR 相似；第二对引物称为巢式引物（根据第一次 PCR 扩增产物序列设计），以第一轮 PCR 扩增产物作为模板，进行第二轮 PCR 扩增。由于巢式 PCR 反应有两次 PCR 扩增，提高了检测的敏感性；第二对引物位于第一轮 PCR 产物内部，增加了检测的可靠性。

（三）实时荧光 PCR

实时荧光 PCR（real time fluorescence PCR）是在常规 PCR 的反应体系中加入荧光物质，同时监测每个 PCR 循环后体系中荧光信号的强度。由于荧光信号强度与 PCR 反应产物数量成正比关系，因此根据荧光强度的改变可以推断最初的模板含量。根据所采用荧光物质的不同，实时荧光 PCR 技术主要可分为荧光染料技术和荧光探针技术两大类型。

1. 荧光染料技术

PCR 反应体系中加入的荧光染料分子不结合单链 DNA，但可以非特异地与双链 DNA 小沟部位结合，并发出很强的荧光信号。因此，在 PCR 扩增过程中，随着新合成的双链 DNA 不断增加，荧光染料分子结合的越多，荧光信号就越强。荧光染料技术不需要预先对引物或探针进行特殊的荧光标记，成本较低，适用于任何反应体系；但是荧光染料分子与双链 DNA 的结合是非特异性的，因此 PCR 反应体系中可能存在的非特异性扩增双链 DNA 产物及引物二聚体会造成一定程度的假阳性荧光信号，影响定量检测结果的准确性。目前实时荧光 PCR 常用的荧光染料，主要为 SYBR Green I 和 LC Green TM I。

2. 荧光探针技术（水解探针技术）

TaqMan 探针是目前最为广泛应用的水解探针，长度 20 ~ 24 bp，能够与待扩增 DNA 模板序列中的一段完全互补结合。TaqMan 探针的 5′端标记荧光报告基团 R（report group），3′端标记荧光淬灭基团 Q（quencher group）。当探针保持完整时，根据荧光共振能量传递（fluorescence resonance energy transfer，FRET）原理，分别位于探针两侧的两个基团距离很近，R 基团发射的荧光被 Q 基团淬灭，无法释放荧光信号。在 PCR 扩增过程中，Taq DNA 聚合酶沿着模板移动合成新链，当移动到与模板互补的探针处时，Taq DNA 聚合酶同时还发挥其 5′→3′核酸外切酶活性，从探针的 5′端逐个水解脱氧核苷三磷酸，此时 TaqMan 探针上的荧光报告基团和荧光淬灭基团会彼此分离，荧光淬灭基团对荧光报告基团的淬灭作用解除，荧光报告基团在激发光的激发下产生荧光，随着 PCR 循环次数的增加，会出现荧光量的积累。常用的荧光报告基团有 6 - 羧基荧光素（FAM）、四氯 - 6 - 羧基荧光素（TET）、六氯 - 6 - 羧基荧光素（HEX）；用于荧光淬灭基团的有 6 - 羧基四甲基罗丹明（TAMRA）。

3. 实时荧光 PCR 扩增曲线

扩增曲线（amplification curve）是指以整个 PCR 反应扩增过程中连续监测获得的荧光信号为纵坐标，以循环数为横坐标，绘制而成的荧光强度 - 循环数曲线（图 11-1）。

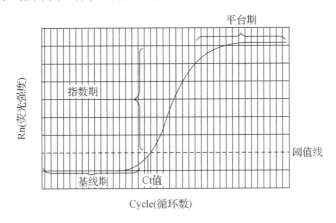

图 11-1　实时荧光 PCR 扩增曲线

阈值线（threshold）：通常设定 3~15 个循环的荧光信号标准差的 10 倍作为荧光本底信号。

Ct 值（cycle threshold value）：扩增产物的荧光强度到达设定的阈值线时所经历的扩增循环数（图中扩增曲线和阈值线的交汇处的横坐标值），每个模板的 Ct 值与该模板的起始拷贝数的对数存在线性关系，起始模板数越多，Ct 值越小，因此 Ct 值可以用来相对地判断起始模板量。

扩增效率（amplification efficiency）：PCR 反映一个循环后的产物增加量与这个循环模板量的比值（0~1），通常在 PCR 反应的前 20~30 个循环（指数期），扩增效率比较稳定。随着 PCR 反应体系中各组分的耗尽、DNA 聚合酶失活等原因，扩增效率逐渐下降至 0，产物增加出现"停滞效应"，进入"平台期"。

4. 实时荧光 PCR 定量方法

（1）绝对定量：根据已知的标准曲线来推算待测样本中模板起始拷贝数的定量方法。制备外部标准品，并稀释成不同浓度的样品作为模板进行 PCR 反应。以标准品拷贝数的对数值为横坐标，检测得到的 Ct 值为纵坐标，绘制标准曲线。根据待测样本中模板的 Ct 值，即可依据标准曲线确定其起始拷贝数。实时荧光 PCR 绝对定量方法的优点是比较准确、稳定，但外部标准品的制备和稳定保存存在一定难度。

（2）相对定量（ΔΔCt 法）：ΔΔCt 法采用数学公式来计算相对量，该方法假设每个 PCR 循环增加一倍的产物数量。在 PCR 反应的指数期，采用 Ct 值来反映起始模板的量，即一个循环数的差异（ΔCt = 1）等同于起始模板数两倍的差异。在两个或多个样本中，对目的基因和某一内源性管家基因同时进行实时荧光 PCR 检测，由于内源性管家基因在各种组织中的表达较为恒定，所以可用管家基因作为参考，以比较不同样本中目的基因起始浓度的相对差异，称为相对定量。

ΔΔCt 法计算公式：

$$\Delta Ct_{(待测样本)} = Ct_{(目的基因)} - Ct_{(管家基因)}$$

$$\Delta Ct_{(对照样本)} = Ct_{(目的基因)} - Ct_{(管家基因)}$$

$$\Delta\Delta Ct = \Delta Ct_{(待测样本)} - \Delta Ct_{(对照样本)}$$

$$起始模板差异倍数_{(待测样本/对照样本)} = 2^{-\Delta\Delta Ct}$$

实时荧光 PCR 相对定量方法不需要绘制标准曲线，但是目的基因与管家基因扩增效率的差异，会影响相对定量结果的准确性。

（四）甲基化特异性 PCR

甲基化特异性 PCR（methylation specific PCR，MSP）是一种简便、特异、敏感的检测单基因甲基化的方式。其基本原理是用重亚硫酸盐（亚硫酸氢钠）处理基因组 DNA，未甲基化的胞嘧啶（C）转化为尿嘧啶（U），而甲基化的胞嘧啶（mC）无改变，然后设计针对甲基化和非甲基化序列的引物并进行扩增。扩增产物用 DNA 琼脂糖凝胶电泳，凝胶扫描观察分析结果（图 11-2）。

（五）数字 PCR

数字 PCR 是一种核酸分子绝对定量技术，目前主要有两种形式（芯片式和液滴式），其基本原理都是将标准 PCR 反应体系分散至大量独立的反应单元中，实现每个反应单元包含的模板数少于或等于 1 个。经过单分子模板 PCR 扩增后，含有模板的反应单元会给出荧光信号，最终根据泊松分布原理可计算出原始样本中模板的起始拷贝数或浓度。相较于传统荧光定量 PCR 来说，数字 PCR 对结果的判定不依赖于扩增曲线循环 Ct 值，不受扩增效率的影响，能够直接读出 DNA 的分子个数，能够对起始样本核酸分子绝对定量。数字 PCR 技术将传统 PCR 反应体系分割成数万个独立 PCR 反应，可以精确地检测微小的目的片段差异、单拷贝甚至低浓度的混杂样本，并且能避免非同源异质双链的形成。由于目的序列被分配到多个独立反应体系中，显著降低了背景信号和抑制物对反应的干扰，能够极大降低扩增的基质效应。因此，数字 PCR 技术在极微量核酸样本检测、复杂背景下稀有突变检测和表达量微小差异检测等方面具有显著的优势。

四、核酸提取

（一）核酸提取常见产物

1. 基因组 DNA　通常要求得到的基因组 DNA 片段长度不小于 100 kb，在提取过程中应尽量避免引起 DNA 断裂和降解的各种因素，保证 DNA 的完整性，以用于基因结构、功能研究和基因诊断等。

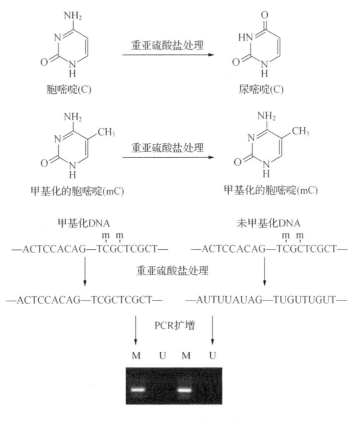

图 11-2　MSP 原理示意

2. 总 RNA　提取获得的总 RNA，大部分为 rRNA（约 80%），其余的有 mRNA 和各类小分子 RNA（miRNA、snRNA、tRNA）等。以用于基因表达水平及细胞增殖、分化和周期等研究。

3. 质粒　将质粒与细菌基因组 DNA、RNA 分开，并且去除蛋白质及其他杂质，得到的相对纯净的质粒产物。

（二）核酸提取纯化的原则

1. 确保核酸产物一级结构的完整性。

2. 排除其他生物大分子的污染（如蛋白质、多糖和脂类分子）。

3. 去除核酸产物中对酶有抑制作用的有机溶剂和过高浓度的金属离子。

（三）常见核酸提取纯化方法

1. 离心柱法

采用裂解液破碎细胞，释放细胞中的核酸，然后离心柱中的特殊硅基质材料在滤过时能够特异地吸附溶液中的核酸，待洗涤去除离心柱中蛋白质、多糖、脂类等杂质后，再用洗脱液把吸附在硅基质材料上的核酸洗脱下来，即可分离得到纯化的核酸产物。离心柱法提取纯化核酸的成本较低，提取质量较好，但实现自动化的要求较高。

2. 纳米磁珠法

超顺磁性纳米颗粒经过纳米技术表面改良和修饰后，可特异性地识别核酸分子并与之高效结合，并且还兼具液体流动性和固体磁性等特点。当外加磁场存在时，纳米磁珠可以定向移动和集中；当外加磁场撤除后，通过震荡纳米磁珠又可均匀分散于液体，从而快捷方便地完成固液相的分离。因此，采用超顺磁性纳米磁珠吸附核酸，洗涤去除蛋白质、多糖、脂类等杂质后，再用洗脱液解离吸附于磁珠上的核酸，最终能够得到纯度和浓度均很高的核酸产物。纳米磁珠法提取纯化核酸的价格相对昂贵，比较适合实现自动化。

五、临床常用 PCR 仪

临床常用的 PCR 仪（基因扩增仪）为普通 PCR 仪、梯度 PCR 仪和实时荧光定量 PCR 仪。

（一）普通 PCR 仪

通常由热循环模块、温控模块、电源模块、显示模块等部分组成，能够完成高温变性、低温退火和适温延伸三个温度的交替变化，主要用于反应程序参数固定的核酸扩增。

（二）梯度 PCR 仪

在普通 PCR 仪的基础上，添加有特殊的梯度模块，可以对 PCR 反应中的高温变性、低温退火和适温延伸三个温度循环中的任何一个温度进行梯度实验。梯度 PCR 仪每一个孔的温度可以在指定范围内按照梯度设置，根据扩增结果，一次 PCR 实验就可以得到最合适的反应条件，节省实验时间、节约实验成本、提高实验效率。

（三）实时荧光定量 PCR 仪

在普通 PCR 仪的基础上增加荧光检测系统和计算机分析处理系统。荧光检测系统主要包括激发光源和微量荧光检测器。卤钨灯、发光二极管是常见的激发光源，电荷耦合器件（CCD）成像系统、光电倍增管检测器常用于微量荧光的检测。计算机分析处理系统对循环过程的荧光信号进行收集、处理与分析后，以不同类型图表的形式显示。

六、实时荧光定量 PCR 仪性能指标

（一）温度控制

1. 温度控制的准确性　是指 PCR 仪运行过程中，放置 PCR 反应管的样品孔实际温度与设定温度之间的符合性，通常要求样品实际温度与设定温度的差异不高于 0.1 ℃。

2. 温度控制的均一性　是指每个样品孔之间的温度差异。一般情况下，样品基座的边缘孔与中间孔可能存在一定的温差（边缘效应），在 PCR 仪温度均一性控制不佳时，将出现同一个样本在不同位置的扩增结果差异明显。因此通常要求样品孔基座温差小于 0.5 ℃。

3. 升降温的速度　是指在高温变性、低温退火和适温延伸三个温度之间温度变化的速

度（单位：℃/s）。较快的升降温速度，能缩短反应完成的总时间，提高检测效率；同时可减少模板与引物间非特异性互补结合反应的时间，提高 PCR 反应的特异性。

（二）荧光检测

1. 荧光检测范围　由于扩增反应是一个 $2n$ 的指数形式增长过程，在 PCR 反应进入指数增长期后，每次循环后检测到的荧光数值增高程度都较为显著。因此，荧光检测范围是实时荧光定量 PCR 仪重要性能指标之一，通常要求荧光检测范围能够覆盖不同核酸浓度样品（$10 \sim 10^{10}$ 拷贝/毫升）产生的荧光信号。

2. 检测通道数量　指的是针对每一种不同波长荧光信号的检测器，通道越多，适用荧光素的种类就越多。目前多数荧光定量 PCR 仪具有 4 个通道，部分仪器具有 6 个检测通道。

3. 检测通量　指的是每一次 PCR 反应能够检测的样品数量。检测通量一般设计为 96 孔和 384 孔两种规格。

4. Ct 值精密度　Ct 值重复性误差对核酸定量的准确性和可靠性十分重要，通常要求 Ct 值的变异系数（CV）不超过 2.5%。

第三节　临床应用

由于 PCR 技术具有快速、灵敏、特异、简便、重复性好、自动化程度高等优点，不仅能早期对相关疾病做出准确的诊断，还能确定个体对疾病的易感性，并可对疾病进行分期、分型、疗效监测和预后判断，已广泛应用于医学检验各领域。

（一）在感染性疾病中的临床应用

PCR 技术可以特异性检测病原体核酸片段，能对感染性疾病的诊断，特别是早期诊断提供准确的实验室依据，目前临床已经开展病毒、细菌、真菌、原虫及部分特殊病原体的 PCR 扩增诊断项目（表 11-1）。采用绝对定量方式，实时荧光 PCR 技术能够实现多种病原体核酸的定量检测。目前临床应用最广泛的是乙型肝炎病毒 DNA 和丙型肝炎病毒 RNA 定量检测（TaqMan 探针法）。病原体定量检测结果对于病情判断、治疗效果监测及治疗方案的制定具有重要价值。

表 11-1　临床常用病原体核酸 PCR 扩增检测项目

	病原体
	乙型肝炎病毒（hepatitis B virus，HBV）
	丙型肝炎病毒（hepatitis C virus，HCV）
	人类免疫缺陷病毒（human immunodeficiency virus，HIV）
病毒	人乳头状瘤病毒（human papilloma virus，HPV）
	单纯疱疹病毒（herpes simplex virus，HSV）
	人巨细胞病毒（human cytomegalovirus，HCMV）

病原体	
细菌	结核分枝杆菌（mycobacterium tuberculosis，MTB）
	淋病奈瑟球菌（neisseria gonorrhoeae，NG）
	金黄色葡萄球菌（staphylococcus aureus）
真菌	白假丝酵母菌（candida albicans）
	新型隐球菌（cryptococcus neoformans）
原虫	疟原虫（plasmodium）
	刚地弓形虫（toxoplasma gondii，Tox）
其他	梅毒螺旋体（treponema pallidum，TP）
	沙眼衣原体（chlamydia trachomatis，CT）
	肺炎衣原体（chlamydia pneumonia，Cpn）
	肺炎支原体（mycoplasma pneumoniae，MP）
	解脲支原体（ureaplasma urealyticum，UU）

在感染性疾病治疗过程中，因患者自身免疫或药物的选择压力，病原体的基因往往发生变异，采用实时荧光 PCR 技术对病原体的基因变异进行监测，可为临床合理治疗提供重要的指导依据。乙型肝炎病毒耐药基因、结核分枝杆菌耐药基因、金黄色葡萄球菌耐药基因检测目前已被常规应用于临床。

（二）在遗传性疾病中的应用

遗传基因序列、数量、位置等的异常导致其表达产物（蛋白质、调控 RNA 等）的分子结构、数量发生改变是遗传性疾病的发病机制。因此，采用 PCR 技术直接检测遗传基因的异常，其敏感性和特异性均显著优于传统的基于患者表型的诊断方法。PCR 技术尤其适合于单基因遗传病的快速诊断，如 β-珠蛋白生成障碍性贫血、镰刀形红细胞贫血、脆性 X 染色体综合征、家族性高胆固醇血症、遗传性耳聋、Huntington 舞蹈症、苯丙酮尿症、血友病等。

（三）在恶性肿瘤中的应用

1. 肿瘤相关基因 主要包括原癌基因、抑癌基因、细胞周期调节基因、细胞凋亡相关基因等，实时荧光定量 PCR 不仅能有效地检测到肿瘤相关基因的突变，而且可以检测基因的表达水平，目前已用于肺癌中 EGFR 基因、K-ras 基因，乳腺癌中 BRCA 基因、HER2 基因，结直肠癌中 MCC 基因、DCC 基因，前列腺癌中 RNASEL 基因、AR 基因等突变或表达异常的临床检测。

2. DNA 甲基化 是基因表达调控的一种重要机制，DNA 甲基化程度与肿瘤的发生、发展及转移等密切相关，因此 DNA 甲基化检测对肿瘤的诊疗具有重要意义。甲基化特异性PCR（MSP）作为一种简便、特异、敏感的检测单基因甲基化的方式，目前已被用于结直肠癌患者 Septin9 基因、SDC2 基因甲基化水平，肺癌患者 SHOX2 基因、RASSF1A 基因甲基化水平检测。

3. 循环肿瘤 DNA（circulating tumor DNA，ctDNA）　是指肿瘤细胞脱落或凋亡后释放进入循环系统的 DNA。检测 ctDNA 不仅有利于癌症的早期发现，还能监测复发情况。与肿瘤组织病理活检相比，ctDNA 检测具有微创性，较易纳入定期随访监测。但是外周血中存在的 ctDNA 数量较少，且被源自非肿瘤细胞的 DNA 稀释，极大地限制了 ctDNA 检测敏感性。由于数字 PCR 技术每个反应单元中靶基因是以单分子状态存在，较好地解决了检测 ctDNA 过程中其他 DNA 等干扰因素，具有极大的临床应用前景。

（四）在个体化用药中的应用

临床上常规使用的抗凝药、抗血小板药、降脂药、血管扩张药等普遍存在个体差异。随着药物基因组学研究的深入，开展与药物疗效相关的基因多态性检测，可以为临床选择合适的药物种类及药物剂量提供遗传证据，极大地保证了药物使用的安全有效性。目前采用 PCR 技术检测的药物基因包括 *CYP2C19 * 2*（氯吡格雷、伏立康唑、奥美拉唑）、*CYP2C19 * 3*（华法林、氯吡格雷、伏立康唑、奥美拉唑）、*CYP2C9 * 3*（苯溴马隆）、*ALDH2*（硝酸甘油、酒精）、*MTHFR677*（叶酸）、*MTHFR1298*（叶酸）、*UGT1A1 * 6*（伊立替康）、*HLA-B * 1502*（卡马西平、奥卡西平、苯妥英）、*HLA-B * 5801*（别嘌醇）、*OPRM1*（吗啡）、*PON1*（氯吡格雷）、*VKORC1*（华法林）、*SLCO1B1*（他汀类降脂药）等。

（五）在移植配型中的应用

人类白细胞抗原（human leucocyte antigen，HLA）是人类主要组织相容性复合体的表达产物，是诱导移植排斥反应的主要抗原。HLA 能够反映接受器官移植的受者和提供移植器官的供者之间的组织相容性程度，受者和供者之间 HLA 相容程度越高，排斥反应的发生率就越低，因此，HLA 分型对于减少移植排斥反应、延长移植物有功能存活时间等具有非常重要的临床意义。经典的 HLA 分型方法（血清学及细胞学分型）主要侧重于分析 HLA 产物特异性，已经无法满足造血干细胞移植（hematopoietic stem cell transplantation，HSCT）配型等临床需求。采用 PCR 及其各种衍生技术检测 HLA 基因中特异性片段，使 HLA 型别分析更为精细，并且能够发现更多的 HLA 多态性。

（六）在其他领域中的应用

1. 食品微生物快速检测　快速、敏感、准确地检测微生物，目前已经用于食品中肉毒梭菌、大肠埃希菌、乳酸杆菌等检测。

2. 转基因食品检测　采用 PCR 技术能够检测出食品中存在的已知序列的转基因片段。

3. 动物、植物口岸检疫　PCR 技术能够满足我国口岸灵敏、特异、快速检疫的需求，可用于检查出入国的人员、动物、植物、货物等是否携带烈性传染病病原体。

4. 法医学检测　在微量样本中（血迹、头发、唾液等），采用 PCR 技术检测基因特异性片段，可用于个体识别、亲子鉴定、性别鉴定等。

（冯　钢　韩文正）

第十二章
DNA 测序技术

DNA 测序技术（DNA sequencing technology）是分子生物学三大基本技术之一。DNA 测序技术能够快速而准确地获取生物体基因组 DNA 的遗传信息，进而全面地揭示基因组的复杂性和多样性，大大促进了核酸结构、功能及其相关关系的研究，为临床疾病的分子诊断提供最精准的判定依据。

1977 年，美国科学家 Alan Maxam 及 Walter Gilbert 建立了化学降解法。同年，英国科学家 Frederick Sanger 等发明了双脱氧链末端终止法。这两种技术均为传统的 DNA 测序技术，现代 DNA 测序技术的基本原理仍源于这两种方法。20 世纪 80 年代中期出现的荧光自动测序技术，使得 DNA 测序步入自动化测序的时代，这些技术统称为第 1 代 DNA 测序技术。在第 1 代 DNA 测序技术的基础上，陆续产生了焦磷酸测序、合成测序及循环芯片测序的第 2 代 DNA 测序技术。目前，基于单分子测序技术的第 3 代测序技术被广泛应用，从而使测序技术朝着高速、高通量、低成本、长读取长度的方向不断发展。

第一节　原理

近些年来，DNA 测序技术飞速发展，手段多样化，限于篇幅，本节主要介绍双脱氧链末端终止法和化学降解法这两种方法的基本原理，其他的 DNA 测序技术大多是基于这两种方法而开发的。

一、双脱氧链末端终止法

双脱氧链末端终止法是利用 DNA 在体外合成过程中，当双脱氧核苷酸参与后，DNA 链合成会被终止，由此生成了一系列长度不等的单链 DNA 片段，经过电冰分离后，即可从胶片上读出相关的序列（图 12-1）。当 DNA 合成系统中加入一定比例的双脱氧核苷三磷酸（dideoxy-ribonucleoside triphosphate，ddNTP）时，在 DNA 合成新链中，掺入 dNTP 的位置就有可能被 ddNTP 取代，从而导致新链的合成将在不同的位置上被终止。因 ddNTP 掺入是在与 dNTP 竞争环境中进行的，故反应产物是一系列长度不等的多核苷酸片段。这些片段有共同的起点（引物的 5′端），但无一致的终点（ddNTP 掺入的位置），它们的长度取决于

ddNTP 掺入的位置与引物 5′端之间的距离。一般在一个模板 DNA 的测序反应中，设置一套 4 种反应体系，每一种反应体系除加不同种类的 ddNTP 外，其余成分相同。如在 A 管中除加入 dATP（^{32}P 或 ^{35}S 标记作为示踪物）、dGTP、dCTP、dTTP 外，还须加入一定浓度的 ddATP。这种反应混合液称 A 混合液。其他依此类推。在 A、C、G、T 这 4 种反应混合液中，通过控制 ddNTP/dNTP 的浓度，就可获得各种长度不等、与模板互补的 DNA 新链，每一新链的终止都是由反应混合物中的 ddNTP 所致。而后经聚丙烯酰胺凝胶电泳分离，放射自显影，按照 DNA 链长度不同，在凝胶中移动的距离也不一样的原理，用直读法即可从电泳图谱读出与模板互补的 DNA 新链序列。

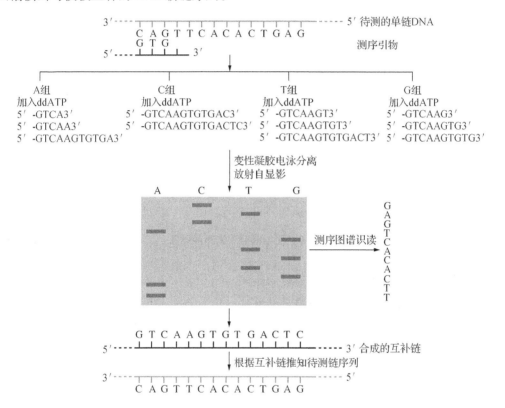

图 12-1　双脱氧链末端终止法测序原理图

二、化学降解法

化学降解法的测序方法是对待测 DNA 进行化学降解。其基本原理（图 12-2）是，首先对待测双链或单链 DNA 作末端（5′端或 3′端）放射性标记，标记后的 DNA 分成 4 组，分别用不同的化学试剂对不同的碱基进行特异性的化学切割，通过控制化学反应条件，使碱基的断裂只随机发生在某一个特定的位点，由此各组均产生不同长度的 DNA 片段，通过高分辨率的变性聚丙烯酰胺凝胶电泳分离、放射自显影检测后直接识读待测 DNA 的核苷酸序列（图 12-2）。

肼、硫酸二甲酯或甲酸先专一性地修饰 DNA 分子中的特定碱基，再加入吡啶催化 DNA

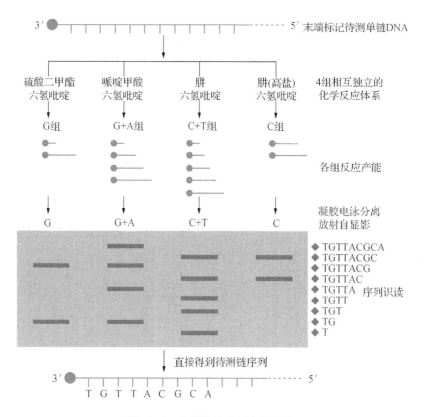

图12-2 化学降解法测序原理图

链在这些被修饰核苷酸处断裂，构成了化学测序法的基础。化学断裂反应分两步进行：①各组反应体系分别以不同的化学试剂对特定碱基进行化学修饰；②以六氢吡啶取代被修饰的碱基，使之从糖环上脱落，修饰碱基5'和3'的磷酸二酯键发生断裂反应，使DNA链发生特异性断裂。用于碱基修饰的化学试剂主要有硫酸二甲酯、甲酸和肼，分别作用于不同的反应体系，其化学机制如下。

G反应：硫酸二甲酯使鸟嘌呤的7位氮原子甲基化，其后断开第8位碳原子和第9位原子间的化学键，吡啶置换了被修饰的鸟嘌呤。

G＋A反应：甲酸使嘌呤环上的氮原子质子化，削弱了腺嘌呤脱氧核苷酸和鸟嘌呤脱氧核苷酸中的糖苷键，然后吡啶置换了嘌呤。

T＋C反应：肼断开了嘧啶环，产生的碱基片段能被吡啶所置换。

C反应：在NaCl存在时，只有C才能与肼发生反应，随后被修饰的胞嘧啶被吡啶置换。

三、新一代测序技术

传统的Sanger测序法（也称为第1代DNA测序法）应用广泛、结果可靠，但缺点是费用高昂，因此人们希望能研制一种价格低廉、测序通量高、速度快捷的测序法。在此背景下，新一代DNA测序技术面世了。

1. 第2代测序技术 第2代测序技术即循环芯片测序（cyclic-array sequencing）。该方法采用了大规模矩阵结构的芯片分析技术，阵列上的 DNA 样本可以同时进行分析。其基本原理是对 DNA 样品芯片进行重复反应，通过显微设备观察并记录连续测序循环中碱基连接到 DNA 链上过程中释放出的光学信号，从而确定核苷酸序列。第 2 代测序技术的优势：①可实现大规模并行化分析；一次实验可读取 40 万～400 万条序列，总长可达 1～14 G 不等的碱基数。②不需电泳，设备易于微型化。③样本和试剂的消耗量明显降低，大大降低了测序成本。第 2 代测序技术最大的缺点是测序结果较短，读长通常在 30～450 bp，比较适合重测序，而不太适用于没有基因组序列的全新测序。目前常用的第 2 代测序技术平台有 454 测序、Solexa 测序（又称 Illumina 测序）、SOLiD 测序（sequencing by oligonucleotide ligation and detection）等。

2. 第 3 代测序技术　第 3 代测序技术都是针对单分子进行序列分析，无须扩增。目前，第 3 代测序技术主要有 3 种策略：①通过掺入并检测荧光标记的核苷酸，来实现单分子测序，包括单分子实时技术（single molecule real-time technology，SMRT），基于荧光供体和受体之间荧光共振能量转移（fluorescence resonance energy transfer，FRET）的测序技术；②利用 DNA 聚合酶在 DNA 合成时的天然化学方式来实现单分子测序；③直接读取单分子 DNA 序列信息，如非光学显微镜成像测序技术（sequencing by no-light microscope imaging technology）、纳米孔测序技术（nanopore sequencing technology）等。在第 3 代 DNA 测序技术中，目前 SMRT 较为成熟。SMRT 有高速测序、长序列产出和低成本的优点，其测序速度可达第 2 代测序速度的 1 万～2 万倍，测序长度可达 10^4 bp。

（湛孝东　洪　亮）

第二节　基本结构

DNA 测序分手工测序和自动测序，手工测序包括 Sanger 双脱氧链终止法和 Maxam-Gilbert 化学降解法。自动化测序实际上已成为当今 DNA 序列分析的主流。

目前使用的全自动 DNA 测序仪都是通过凝胶电泳技术进行 DNA 片段的分离。根据电泳方式的不同又分为平板型电泳和毛细管型电泳两种仪器类型。平板型电泳的凝胶灌制在两块玻璃板中间，聚合后厚度一般为 0.4 mm 或更薄，因此又称为超薄层凝胶电泳。毛细管电泳技术是将凝胶高分子聚合物灌制于毛细管中（内径 50～100 μm），在高压及较低浓度胶的条件下实现 DNA 片段的快速分离。不同类型全自动 DNA 测序仪的外观有所差异，但基本结构大致相同。

以美国 ABI 3730XL DNA Analyzer（以下简称"ABI 3730"）为例，介绍全自动测序仪的基本结构和功能。ABI 3730 测序仪主要由主机、计算机和各种应用软件等组成。

1. 主机　主要包括电泳系统、激光器和荧光检测系统等。大致可分为以下几个结构功能区。

（1）自动进样器区：装载有样品盘、缓冲液槽（装有阴极电解质）、阳极缓冲液杯、水槽和废液槽。自动进样器受计算机程序控制进行移动，阳极缓冲液杯和毛细管固定不动，其他操作如毛细管从样品盘中取样，毛细管在阴极缓冲液槽、水槽、废液槽中的相对移动均靠自动进样器的移动来完成。电极能够为电泳提供稳定的高电压差，测序过程中正、负极之间的电势差可达 15 000 V，如此高的电势差可促进 DNA 分子在毛细管中快速泳动，达到快速分离不同长度 DNA 片段的目的。样品盘有 96 孔和 384 孔两种，可一次性连续测试 96 个或 384 个样本。

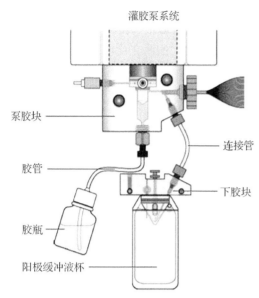

图 12-3　凝胶灌装区结构示意

（2）凝胶灌装区：包括注射器驱动杆、进样器按钮、泵胶块、缓冲液阀、玻璃注射器、毛细管固定螺母、废液阀等部件。注射器驱动杆的作用是提供正压力，将注射器内的凝胶注入毛细管中，在分析每一个样品前，泵自动冲掉上一次分析用过的胶，灌入新胶；进样器按钮的作用是控制自动进样器进出；泵胶块的作用是泵入胶并将其灌入毛细管；缓冲液阀的作用是当注射器驱动杆下移时，将泵内的凝胶压入毛细管，缓冲液阀关闭，防止胶进入缓冲液中，电泳时此阀打开，提供电流通道；玻璃注射器的作用是储存凝胶高分子聚合物及在填充毛细管时提供必要压力；毛细管固定螺母用于固定毛细管；废液阀的作用是在清洗泵块时控制废液流。凝胶灌装区结构示意见图 12-3。

（3）检测区：检测区内有激光检测器窗口及窗盖、加热板、毛细管、热敏胶带。激光检测器窗口及窗盖的主要作用：激光检测器窗口正对毛细管检测窗口，从仪器内部的氩离子激光器发出的激光可通过激光检测器窗口照到毛细管检测窗口上，电泳过程中，当荧光标记 DNA 链上的荧光基团通过毛细管窗口时，受到激光的激发而产生特征性的荧光光谱，荧光经分光光栅分光后投射到 CCD 摄像机上同步成像；窗盖起固定毛细管的作用，同时可防止激光外泄。加热板在电泳过程中起加热毛细管的作用，一般维持在 50 ℃。毛细管是填充有凝胶高分子聚合物的细管，直径为 50 μm，电泳时样品在毛细管内从负极向正极泳动。热敏胶带可将毛细管固定在加热板上。

2. 微型计算机和应用软件　包括数据收集软件、DNA 序列分析软件及 DNA 片段大小扫描和定量分析软件。可以控制主机的运行，并对来自主机的数据进行收集和分析；设置测序条件（样品的进样量，电泳的温度、时间、电压等）；同步监测电泳情况并进行数据分析；实验结果的打印、输出。

第三节　临床应用

全自动 DNA 测序仪的应用包括 DNA 测序和 DNA 片段分析两个方面。DNA 测序方面的应用主要是全基因组测序、PCR 克隆测序验证、突变体检测、新基因测序、系统发育及物种鉴定；DNA 片段分析即基因分型（genotyping），主要用于个体识别、亲缘鉴定、SNP 关联分析、T 细胞和 B 细胞克隆化研究、疾病诊断等方面。临床应用方面主要包括遗传性疾病诊断、基因多态性或基因突变检测、HLA 型别鉴定、病毒基因分型等。

一、肿瘤精准诊断

2015 年 1 月 20 日，时任美国总统的奥巴马在国情咨文演讲中提出了"精准医学计划"，其中基于高通量测序技术的肿瘤测序是整个计划的核心部分，依据个人基因信息为癌症及其他疾病制定个体医疗方案。精准医学（precision medicine）是依据患者内在生物学信息及临床症状和体征，对患者实施关于健康医疗和临床决策的量身定制。其目的在于利用人类基因组及相关系列技术对疾病分子生物学基础的研究数据，整合个体或全部患者临床电子医疗病例。通过基因测序技术可以预测未来可能会患有哪些疾病，从而更好地预防；一旦患上了某种疾病，可以进行早期诊断；诊断后用药的靶向性也更强，患者将得到最合适的治疗和药物，并在最佳剂量和最小副作用，以及最精准用药时间的前提下用药；疾病的护理和愈后效果也将得到准确的评估和指导。

关于肿瘤的高通量基因检测，目前有两个主要的应用方向，一类是基于实体瘤的突变基因 *Panel* 测序，另一类是基于外周血或其他体液（如尿液、唾液等）的液体活检。

1. 肿瘤基因 *Panel* 测序 基因 *Panel* 测序中文可称为基因组合检测，它同时靶向检测多个基因上的多个位点，这些位点和基因需要按照临床疾病类型进行选择和组合，从而构成一个 Panel。例如非小细胞肺癌患者，检测 EGFR、KRAS、BRAF、PIK3CA、HER2、NRAS、ALK、ROS1、MET、RET 等多个跟非小细胞肺癌相关的基因突变位点，为指导临床诊断和治疗提供了更多更全面的信息。

2. 液体活检 对于肿瘤患者来讲，肿瘤组织活检过程痛苦，且不是所有的患者都具备手术活检的条件，同时，肿瘤细胞的基因突变是个动态过程，不同时期所检测出来的基因组都有可能发生变化。因此，我们需要一种实时监测肿瘤细胞状态，而又不造成患者创伤的办法，于是液体活检技术顺势而生。液体活检（liquid biopsy），也可称为无创肿瘤 DNA 检测，是一种非侵入式的取样，能监测肿瘤或转移灶释放到血液的循环肿瘤细胞（circulating tumor cell，CTC）和循环肿瘤 DNA（circulating tumor DNA，ctDNA），是目前肿瘤精准医疗领域炙手可热的明星技术。其中，ctDNA 在肿瘤的早期诊断、动态监测、发生发展及疗效、复发风险评估等方面具有广阔的应用前景，受到越来越多的关注。ctDNA 样本获取虽然相对简便，但在外周血中含量极低，只占血浆循环 DNA 的 0.01%～1.00%，直到第 2 代测序技术，数字化 PCR 技术和扩增受阻突变系统（ARMS）技术的出现才解决了从极低丰度样本中检出 ctDNA 的难题。液体活检的临床应用有以下几个方向：①肿瘤分期：肿瘤患者每一时期的 CTC 含量和 ctDNA 突变情况与患者的肿瘤进展密切相关，液体活检的实时监测可以辅助医生对患者病情的掌握。②预后评估：已在多种肿瘤中发现 CTC 数目与预后密切相关，如果治疗效果好，CTC 数量将会明显减少；效果不好，CTC 数量变化很小。③精准用药：研究表明 ctDNA 中的突变与肿瘤组织突变具有高度相似性，对血液中 ctDNA 的突变分析可以帮助医生判断患者肿瘤的突变类型，制定用药方案。因此，基于第 2 代测序的液体活检技术为肿瘤筛查、诊断和临床决策提供了一种新的途径和机遇，具有巨大的应用潜力。

二、产前诊断

2012 年中国出生缺陷防治报告指出，我国出生缺陷发生率在 5.6% 左右，且每年新增出生缺陷数约 90 万例，缺陷不仅影响患儿本身的生活质量及身体健康，还给家庭经济和父母心理带来沉重的负担。出生缺陷可分为染色体疾病、单基因和多基因疾病，其中，第 2 代测序技术在染色体疾病检测上的应用效果最为显著。以唐氏综合征检测为例，唐氏综合征即 21 - 三体综合征，是由于多了一条 21 号染色体而导致的疾病，唐氏患儿每新发一例，给家庭造成的经济损失大约在 100 万元（2006 年数据）。传统唐氏筛查的办法主要依靠血清学检测母亲外周血中的 AFP、uE3 和 HCG 水平，其准确率仅在 70% 左右，而诊断唐氏综合征的金标准——羊水穿刺属于有创诊断，会有 0.3% 的流产风险，一般唐氏综合征筛查高风险才会选择进行羊水穿刺。通过第 2 代测序技术对胎儿游离 DNA 的检测可以准确分析出宝宝是否患有唐氏综合征，其综合检出率 >99%。第 2 代测序技术在产前检测的全称是无创产前基因筛查（non invasive prenatal DNA test，NIPT），其最大优点是仅需要抽取 5 ~ 10 mL 孕妇外周血就可以准确判断出宝宝是否患有唐氏综合征，提高了原有唐氏综合征筛查的准确性，同时也避免了因羊水穿刺带来的风险。除此之外，NIPT 还可以检测胎儿其他染色体非整倍体的变异，如 18 - 三体、13 - 三体、X - 三体、X - 单体、精曲小管发育不全等染色体的异常，为全球出生缺陷的防治提供了有力保障。目前，NIPT 技术仍在不断发展，最新推出的 NIPT Plus 技术在原有常染色体和性染色体非整倍体变异基础之上，增加了近百种临床意义明确、临床表现严重的染色体微缺失/微重复综合征的检测，进一步扩宽了 NIPT 在产前诊断中的应用，与此同时也降低了检测的假阴性/假阳性率，提高了检出的准确性。可以说，第 2 代测序技术在胎儿染色体检测上的应用是产前诊断发展史上的里程碑事件。

三、司法鉴定

人与人之间大约 99% 的 DNA 序列是一样的，要鉴定两个人之间的亲缘关系，就需要在这 1% 不同的 DNA 序列里找到相同性。目前，亲缘鉴定使用的技术主要是基于第 1 代测序平台上的短串联重复序列（short tandem repeat，STR），STR 也称微卫星 DNA（microsatellite DNA），通常是基因组中由 1 ~ 6 个碱基单元组成的一段 DNA 重复序列，由于核心单位重复数目在个体间呈高度变异性并且数量丰富，构成了 STR 基因座的遗传多态性。一般认为人类基因组平均每 15 kb 就存在一个 STR 基因座。这种重复序列具有遗传性，也就是说具有亲缘关系的两个人 STR 序列才能比对得上，而不具有亲缘关系的两个人 STR 序列是不可能完全一致的。根据这种原理，STR 检测技术在指证罪犯和亲子鉴定上得到了广泛应用。例如，被称为"世纪悬案"的白银"8·05"系列强奸杀人案便是借助了 Y 染色体 STR 技术才得以告破，该案件侦破跨度达 28 年，采集指纹 23 万枚，排查 DNA 超 10 万人，最终通过犯罪嫌疑人男性家族成员才间接找到真凶。此外，央视公益节目《等着我》报道了许多儿童失踪的案例，这些失踪儿童因为被拐卖时年龄太小、记不清父母和家乡而无法回到父母身边，即便是警方和家属通过努力找到了疑似自己的孩子，也有可能随着年龄的增长而发生样貌的改变，这个时候就需要用亲子鉴定技术分析疑似被拐卖孩子的 DNA 与父母的 DNA，以验证找到的孩子是不是自己亲生的，帮助人们找回失散已久的亲人。

四、病原微生物即时检测

传统的微生物检测（培养 + 鉴定）仅在医院或疾控中心进行，而第 2 代测序读长短、测序周期长对微生物检测存在短板，第 3 代核酸测序技术的出现为传染源的监测提供了一种全新的解决方案。第 3 代核酸测序技术中的 MinION 测序仪可以随身携带，其可适应各种野外环境，从样品准备到发现致病菌最快只需几个小时。2014 年，非洲西部暴发了严重的埃博拉病毒疫情，埃博拉病毒传播快速，但比埃博拉传播更快的是人们对感染埃博拉的恐慌，医生在不发达的地区每天都需要面对大量确诊或疑似的患者，在这种情况下，检测速度和准确性就显得非常重要，这时候，MinION 测序仪就派上了大用场，它不仅能够迅速区分患者是否感染了埃博拉病毒，还能够快速鉴定出病毒的来源，为减轻医生诊断压力和防止埃博拉病毒蔓延立下了汗马功劳。2019 年底开始的新型冠状病毒感染，我国最快获取新型冠状病毒序列并第一时间向世界公布，为后续的新型冠状病毒检测试剂盒的研发及临床应用提供了宝贵的基础。

（武文娟）

第 三 篇

医学检验常见疾病案例分析

医学检验的飞速发展使其在临床医学中的重要性不断提升。临床医学需要医学检验人员不断地与医护人员进行学术交流和信息沟通，把有限的实验数据变为高效的临床诊断信息；医学检验迫切需要既懂临床医学，又熟悉实验检测技术的复合型人才。检验人员根据患者检验结果，利用所采集的病史、系统周密的体格检查，结合其他检查所提供的结果，进行科学思维及逻辑性分析，为预防、保健、疾病诊断、治疗、预后判断等提供客观依据。临床案例分析有助于医学检验人员临床思维能力的发展，可以从本质上了解和分析疾病发生与发展原因，是加强医学检验与临床沟通的重要途径。本篇以器官系统为线索，通过分析临床常见病案例，期望检验人员从中得到启发和帮助，提高对疾病的分析能力和诊断水平。

第十三章
消化系统疾病

消化系统包括消化管和消化腺。消化管是由口腔、食管、胃、肠及肛门组成的连续管道系统。消化腺包括唾液腺、肝、胰及消化管的黏膜腺体等。主要发挥消化、吸收、排泄、解毒及内分泌等功能。消化系统疾病包括消化性溃疡、胰腺炎、病毒性肝炎、肝硬化、消化系统肿瘤（食管癌、胃癌和大肠癌）。消化系统疾病诊疗技术有实验室诊疗技术和腹腔穿刺术、肝脏穿刺术、胰腺肿块针吸细胞学检查及组织学活检等物理诊疗和影像诊疗等。

第一节　急性肝炎

急性肝炎指的是多种致病因素侵害肝脏细胞，使肝细胞发生急性损伤，引起一系列肝脏功能受损的疾病，通常损害病程较短。常见的致病因素有病毒、细菌、寄生虫、化学毒物、药物、酒精等。在我国，最常见的急性肝炎是急性病毒性肝炎，尤其是急性乙型肝炎病毒。

急性病毒性肝炎，目前已确定主要由甲、乙、丙、丁、戊共 5 种病毒引起；酒精性肝炎，是短期内大量饮酒，引起急性肝炎的表现；药物性肝炎，是使用药物导致肝细胞发生急性损伤，常见有曲格列酮、异烟肼、苯妥英锌和丙戊酸、酮康唑、布洛芬等，有些中草药和食物添加剂也可导致，如 2000 年美国因为曲格列酮（治疗糖尿病药）会导致肝炎而撤销了它的许可；感染中毒性肝炎，继发于细菌感染后的肝脏中毒性病变。

急性肝炎临床特征如下。

1. 肝功能检测，ALT 与 AST 均显著升高，可达正常上限的 20 ~ 50 倍，甚至 100 倍，但

ALT 升高更明显，通常 ALT > 300 U/L，AST > 200 U/L，可伴有黄疸出现。

2. 肝组织均有不同程度的坏死，无纤维结缔组织增生。

3. 病情进展快，大多数患者可顺利康复。

4. 急性期均需要休息并积极进行保肝治疗。

一、案例

患者男，26 岁，汉族，已婚。

主诉：纳差、呕吐伴巩膜黄染 4 天。

现病史：4 天前患者无明显诱因出现纳差、呕吐，呕吐物为胃内容物，有巩膜黄染，无发热，无腹痛腹泻，无咳嗽咳痰，无胸闷气促，无恶心，无盗汗，无消瘦。腹部 B 超：胆囊壁增厚水肿伴胆囊腔缩小，脾脏增大（肝功能受损?）；肝内小胆管钙化灶。予以口服雷贝拉唑和铝碳酸镁、输液等对症处理后患者纳差、呕吐较前好转，仍有巩膜黄染。今就诊，以黄疸待查收入院。病程中，患者神志清楚，精神一般，睡眠可，有纳差，大小便无异常，近来体重无进行性下降。

既往史：既往无传染病、肝炎病史。

家族史：近亲无传染病、遗传病病史。

体格检查：T：36.9 ℃，P：92 次/分，R：20 次/分，BP：137/79 mmHg。发育正常，营养中等，神志清楚，精神一般，全身皮肤轻度黄染，巩膜黄染；双肺呼吸音清，未闻及干湿性啰音；律齐，各瓣膜听诊区未闻及病理性杂音，未闻及额外心音及心包摩擦音；腹部平坦，触软，未见胃肠型及蠕动波，未触及腹部肿块，腹部无触痛、反跳痛，肝脏肋下未触及，脾脏肋下未触及，肾区无叩痛，移动性浊音（－），肠鸣音不亢，脊柱正常生理弯曲，活动无障碍，无压痛及叩击痛，双下肢无明显水肿。

二、检查结果

1. 实验室检查

血常规：WBC：3.5 × 10⁹/L，N：57.7%，L：29.9%，M：10.8%，E：1%，B：0.6%；RBC：4.62 × 10¹²/L，Hb：142 g/L；PLT：173 × 10⁹/L。

生化：TP：60.8 g/L，ALB：34 g/L，TBIL：163.22 μmol/L，DBIL：107.18 μmol/L，TBA：248.43 μmol/L，ALT：1698 U/L，AST：383 U/L，AST/ALT：0.23，ASTm：92 U/L，GGT：110 U/L，TG：2.09 mmol/L，HDL：0.45 mmol/L，LDL：1.66 mmol/L，LDH：133 U/L，LIP：79.4 U/L，其他指标未见异常。

尿沉渣：尿蛋白（＋），尿胆红素（＋＋＋）。

AFP：4.46 ng/mL；CA19-9：61.17 KU/L。

肝炎病原学：HAV-Ab（＋），HBsAg（－），HBsAb（＋），HBeAg（－），HBeAb（－），HBcAb（－），HCV-Ag（－），HCV-Ab（－），HEV-IgM（－），HEV-IgG（－）。

其他肝损害病原学：EBV-IgA（－），巨细胞 IgG（－），巨细胞 IgM（－）。

凝血功能：正常。

细胞学：Coombs（－），Ham（－），ZT（－）。

予以护肝、退黄、补液等对症支持治疗后复查生化指标。

3 天后：TP：62.3 g/L，ALB：33.7 g/L，TBIL：204.47 μmol/L，DBIL：136.04 μmol/L，ALT：699 U/L，AST：60 U/L，GGT：80 U/L。

7 天后：TP：61 g/L，ALB：34 g/L，TBIL：216.84 μmol/L，DBIL：144.63 μmol/L，ALT：231 U/L，AST：24 U/L，GGT：54 U/L。

14 天后：TP：59.6 g/L，ALB：31.8 g/L，TBIL：119.85 μmol/L，DBIL：88.31 μmol/L，ALT：43 U/L，AST：29 U/L，GGT：43 U/L。

2. 影像学检查结果分析

腹部 B 超：肝内胆管壁局灶性钙化，胆囊炎，胆囊胆汁淤积；脾大，上腹部实质性团块（考虑肿大淋巴结可能，其他不排除）；胰腺、肾脏未见明显异常。

全腹 CT（平扫＋增强）：肝脏少许小囊肿；肝右后叶下段钙化灶或肝内胆管结石；肝内胆管轻度扩张；胆囊体积小、形态显示欠清，萎缩性胆囊炎可能；脾大；肝门部及腹膜后淋巴结增大。

腹部 MRCP：胆囊炎；肝内胆管轻度扩张；脾大；肝门区及腹膜后多发增大淋巴结。

三、临床诊断与鉴别诊断

1. 临床诊断

根据病例资料可以看到患者起病急，临床表现为纳差、呕吐、巩膜黄染；肝功能呈现明显急性损伤，ALT 与 AST 均显著升高，TBIL、DBIL 均升高；血清免疫检测甲型肝炎抗体阳性。

根据临床检查结果综合判断，该患者临床诊断为急性甲型肝炎。

2. 诊断依据

（1）症状与体征：患者无明显诱因出现纳差、呕吐、巩膜黄染、肝功能异常。查体见精神一般，全身皮肤轻度黄染。

（2）实验室诊断：具备下列任何一项，即可确诊为甲型病毒性肝炎：①抗－HAV IgM 阳性；②抗－HAV IgG 急性期阴性，恢复期阳性；③粪便中检出 HAV 颗粒或抗原，或 HAV-RNA 阳性。

3. 鉴别诊断

（1）其他病毒所致肝炎：如乙型肝炎病毒、巨细胞病毒、EB 病毒等。应根据原发病的临床特点和病原学、血清学检查结果进行鉴别。

（2）自身免疫性肝炎：常伴有肝外系统表现，血沉加快，血清球蛋白明显升高，自身抗体检查为阳性，有 30% 的患者可检出狼疮细胞，肝炎病毒学检查常为阴性，肾上腺皮质激素和免疫抑制剂治疗有效。

（3）酒精性肝病：患者有长期大量饮酒史，多伴有酒精中毒性周围神经病性损害，血清 GGT 明显升高，AST/ALT 升高，酒精戒断反应明显，戒酒后肝病好转。

（4）脂肪肝：脂肪肝也可引起肝功能异常，血脂和 B 超均可协助诊断。如为同时并存肝炎病毒的感染，在肝功能持续异常时也要注意到脂肪肝存在的可能。

（5）药物性肝损害：有使用肝毒性药物的病史，停药后肝功能可逐渐恢复，肝炎病毒标志物阴性。

（6）感染中毒性肝炎：如肾综合征出血热、钩端螺旋体病、恙虫病、伤寒、阿米巴肝病、急性血吸虫病等，主要根据原发病的临床特点和实验室检查加以鉴别。

4. 临床意义　甲型病毒性肝炎，急性起病，病程呈自限性，无慢性化，引起重型肝炎者较为少见；任何年龄均可患本病，但主要为儿童和青少年。冬春季节为高峰期。典型临床表现有寒战、发热、食欲减退、恶心、疲乏、肝大及肝功能异常。在临床上分为急性黄疸型、急性无黄疸型、淤胆型与重症型 4 个类型，病程为 2 ~ 4 个月。

四、治疗基本原则

急性肝炎的治疗以支持治疗为主。急性期卧床休息，给予饮食营养支持、戒除烟酒、使用保肝利胆药物等综合疗法。在病程早期急性症状明显，肝功能损害严重时，应以卧床休息为主，给予清淡及易消化的食物，辅以适当的药物治疗，达到控制症状，促进肝脏病变恢复，防止病情发展和转变为慢性肝炎；病情稳定或进入恢复期后，则卧床休息应该变为动静结合，调节饮食以适应营养需要，同时根据病情合理选择药物辅助治疗。避免酗酒、劳累、其他病原体感染及肝毒性药物的使用等对肝脏的不利因素。同时注意保持心情愉快，树立信心，配合治疗，绝大多数患者病情可迅速恢复。其中丙型肝炎与其他型的病毒性肝炎不同之处是必须尽早进行抗病毒治疗，这样可防止慢性化或减缓慢性化进程。

五、医学检验路径

目前多用生物化学、免疫学及分子生物学检验方法。肝功能常用的生物化学检测指标：血清谷丙转氨酶（ALT）、谷草转氨酶（AST）、胆红素代谢、胆汁酸代谢、蛋白质代谢和酶学指标等，需要时加入肝脏纤维化指标。免疫学及分子诊断指标：血清抗 – HAV IgM、抗 – HAV 总抗体滴度，粪便免疫电镜查 HAV 颗粒，血清或粪便中检出 HAV-RNA；HBsAg、HBeAg、抗 – HBs、抗 – HBe、抗 – HBc 及抗 – HBc IgM，HBV-DNA；血清抗 – HCV，HCV-RNA；血清抗 – HDV IgM 或 HDVAg，HDV-RNA；血清抗 – HEV IgM、粪便免疫电镜查 HEV 颗粒。肝组织免疫组化和免疫电镜有助于病原分型，见图 13–1。

六、思考练习题

1. 病毒性肝炎的实验室检测指标有哪些？
2. 简述急性肝炎种类。
3. 简述急性病毒性肝炎检测流程。

第二节　慢性肝炎

慢性肝炎是指由不同病因引起的，病程至少持续 6 个月以上的肝脏细胞损伤，如感染肝

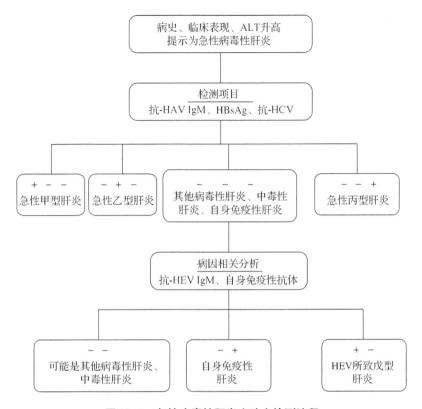

图 13-1　急性病毒性肝炎实验室检测流程

炎病毒（乙肝病毒、丙肝病毒）、长期饮酒、服用肝毒性药物等。临床上可有相应的症状、体征和肝生化检查异常；也可以无明显临床症状，仅有肝组织的坏死和炎症。病程呈波动性或持续进行性，如不进行适当的治疗，部分患者可进展为肝硬化。

慢性肝炎，分为慢性病毒性肝炎、酒精性肝炎和药物性肝炎等。慢性病毒性肝炎，主要由乙型、丙型肝炎引起；酒精性肝炎，是长期过量饮酒引起的肝脏慢性损伤；药物性肝炎，是指药物及其代谢产物引起的肝炎。

慢性肝炎临床特征如下。

1. 肝功能检测，ALT 和 AST 常呈轻度增高。

2. 不同程度的肝组织坏死，伴有纤维结缔组织增生。

3. 病情发展慢，部分患者可发生肝纤维化，最终可发展为肝硬化。

4. 需进行积极保肝治疗。

一、案例

患者男，45 岁，汉族，已婚。

主诉：纳差、乏力。

现病史：半个月前出现纳差、乏力。无发热，无腹痛腹泻，无咳嗽咳痰，无胸闷气促，无恶心呕吐，无盗汗，无消瘦。腹部 B 超：肝脏轻度脂肪浸润，左肾小结石。患者乏力、纳差未见明显好转，遂来我院，门诊以慢性病毒性肝炎收入院，病程中患者生命体征尚平稳，大小便基本正常，近期体重无明显下降。

既往史：1年前因外伤致脾破裂行脾摘除手术，术中输全血400 mL。

家族史：近亲无传染病、遗传病病史。

体格检查：T：36.5 ℃，P：84 次/分，R：20 次/分，BP：113/77 mmHg。神志清楚，精神一般。左肺呼吸音稍粗，双肺未闻及干湿性啰音。心率：84 次/分，律齐，各瓣膜听诊区未闻及病理性杂音，未闻及额外心音及心包摩擦音。腹部平坦，触软，未见胃肠型及蠕动波，未触及腹部肿块，全腹无压痛，无反跳痛，肝脏肋下未触及，脾脏肋下未触及，肾区无叩痛，移动性浊音（－），肠鸣音不亢。脊柱正常弯曲，活动无障碍，无压痛及叩击痛，双下肢无水肿。

二、检查结果

1. 实验室检查

血常规：WBC：6.1×10^9/L，N：42.8%，L：43.7%，M：10.8%，E：1%，B：0.6%；RBC：5.27×10^{12}/L，Hb：167 g/L；PLT：124×10^9/L。

生化：TP：49.1 g/L，ALB：22.8 g/L，TBIL：121.48 μmol/L，DBIL：66.65 μmol/L，TBA：52.03 μmol/L，ALT：72 U/L，AST：151 U/L，AST/ALT：2.10，ASTm：29 U/L，GGT：524 U/L，TG：3.34 mmol/L，HDL：0.64 mmol/L，LDL：4.68 mmol/L，LDH：407 U/L，其他指标未见异常。

尿沉渣：尿蛋白（－），尿胆红素（＋）。

AFP：10.86 ng/mL；CA19-9：79.73 ng/mL。

肝炎病原学：HCV-RNA（＋），HCV-Ag（－），HCV-Ab（＋），HAV-Ab（－），HEV-IgM（－），HEV-IgG（－）。

其他肝损害病原学：EBV-IgA（－），巨细胞 IgG（－），巨细胞 IgM（－）。

凝血功能：正常。

细胞学：Coombs（－），Ham（－），ZT（－）。

予以护肝、补液，抗病毒药物等对症支持治疗后复查生化指标。

4天后：TP：48.1 g/L，ALB：24.1 g/L，TBIL：41.33 μmol/L，DBIL：22.96 μmol/L，ALT：36 U/L，AST：45 U/L，GGT：58 U/L。

2. 影像学检查结果分析

全腹CT（平扫＋增强）：肝实质弥漫性密度减低，结合临床考虑肝损害可能；胆囊泥沙样结石，胆囊炎；左肾结石；腹水；所及两肺下叶少许炎症，左侧胸腔少量积液。

三、临床诊断与鉴别诊断

1. 临床诊断

根据病例资料可以看到患者起病缓慢，临床表现为乏力，纳差，巩膜黄染。肝功能呈现轻度异常；TBIL、DBIL均升高；血清免疫学检测丙型肝炎抗体阳性。

根据临床检验结果综合判断，该患者临床诊断为慢性丙型肝炎、胆囊炎、左肾结石。

2. 诊断依据

（1）症状与体征：患者无明显诱因出现纳差、乏力、巩膜黄染、肝功能异常。查体：精神一般，全身皮肤轻度黄染。

（2）实验室诊断：具备下列任何一项，即可确诊为丙型病毒性肝炎：①HCV 抗体阳性；②HCV 核糖核酸（HCV-RNA）载量水平持续升高。

3. 鉴别诊断

（1）其他病毒所致的肝炎：如巨细胞病毒、EB 病毒感染等，应根据原发病的临床特点和病原学、血清学检查结果进行鉴别。

（2）感染中毒性肝炎：如肾病综合征出血热，恙虫病，伤寒，钩端螺旋体，阿米巴肝病，急性血吸虫病等，主要依据原发病的临床特点和实验室检查加以鉴别。

（3）药物性肝损害：有使用肝毒性药物的病史，停药后肝功能可逐渐恢复，肝炎病毒标志物阴性。

（4）酒精性肝病：有长期大量饮酒史，肝炎病毒标志物阴性。

（5）自身免疫性肝炎：主要依靠自身抗体的检测和病理组织检查。

（6）脂肪肝：多见于身体肥胖者，血中甘油三酯多增高，B 超检查有助于鉴别。

（7）肝豆状核变性：血清铜及铜蓝蛋白降低，眼角膜边缘可发现凯 - 弗环（Kayser-Fleischer ring）。

4. 临床意义　丙型肝炎病毒（HCV）为嗜肝性慢性病毒。HCV 感染后，患者的起病和临床症状极不典型，以亚临床感染为多见，容易造成漏诊。HCV 感染的慢性化发生率明显高于乙型肝炎，较乙型肝炎易出现肝硬化、肝癌。临床上常表现为乏力、纳差、关节疼痛、厌食、恶心和发热，后期可出现黄疸、腹胀或食管静脉曲张破裂出血等。由于慢性丙型肝炎患者症状多轻微，并有较大比例的患者无明确的传播途径，故基于上述临床表现很难做明确诊断，而需依赖实验室检查。在临床上将慢性 HCV 感染分为：①慢性丙型肝炎；②丙型肝炎肝硬化，进一步分为代偿期肝硬化和失代偿期肝硬化。

四、治疗基本原则

慢性肝炎的治疗以药物治疗为主。如果慢性肝炎来自乙肝、丙肝病毒感染，首先应该进行积极的抗病毒治疗，可以选择细胞因子、干扰素等，也可以选择口服抗病毒药物；如果慢性肝炎来自长期的饮酒，应积极戒酒；药物性肝损伤、脂肪性肝炎时，应该及时停用相应的药物，同时改善生活饮食结构。对于慢性肝炎患者，可以使用保肝护肝的药物，比如甘草酸制剂、还原型谷胱甘肽等，以及退黄、消炎、利胆方面的药物，如腺苷蛋氨酸、熊去氧胆酸胶囊等，更好地控制疾病进展，防止出现终末期肝病。

五、医学检验路径

实验室检测目前多用生物化学、免疫学及分子生物学检验方法。肝功能生物化学检测指标：血清谷丙转氨酶（ALT）、谷草转氨酶（AST）、γ - 谷氨酰转移酶（GGT）、碱性磷酸酶

（ALP）、胆红素代谢、蛋白质代谢和酶学指标等，肝脏纤维化指标也是重要检测手段之一。免疫学及分子诊断指标：HBsAg、HBeAg、抗－HBs、抗－HBe、抗－HBc 及抗－HBc-IgM，HBV-DNA；血清抗－HCV，HCV-RNA；病理学检查可用于病理组织评分，免疫组化染色法可检测肝细胞内 HBsAg 和 HBcAg 的表达情况，见图 13-2。

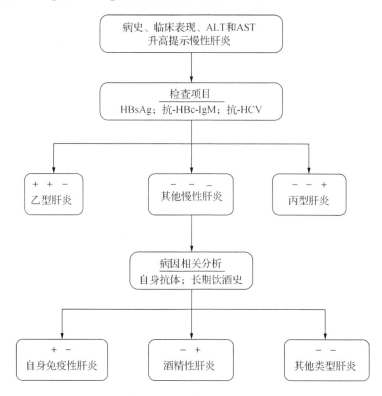

图 13-2　慢性肝炎实验室检测流程

六、思考练习题

1. 慢性肝炎的实验室检测指标有哪些？
2. 慢性肝炎的分类是什么？
3. 慢性肝炎检测流程是什么？

第三节　肝硬化

　　肝硬化是临床常见的慢性进行性肝病，由一种或多种病因长期或反复作用形成的弥漫性肝损害。在我国大多数为肝炎后肝硬化，少部分为酒精性肝硬化和血吸虫肝硬化。病理组织学上有广泛的肝细胞坏死，残存肝细胞结节性再生，结缔组织增生和纤维隔形成，导致肝小叶结构破坏和假小叶形成，肝脏逐渐变形、变硬而发展为肝硬化。早期由于肝脏代偿功能较强可无明显症状，后期则以肝功能损害和门静脉高压为主要表现，并有多系统受累，晚期常出现上消化道出血、肝性脑病、继发感染、脾功能亢进、腹水、癌变等并发症。

病毒性肝炎肝硬化，主要由 HBV、HCV 长期感染引起；脂肪性肝硬化、酒精性肝硬化，主要是由于大量饮酒，引起肝硬化的表现；自身免疫性肝硬化，主要由于自身抗体攻击肝细胞，导致肝细胞受损，肝脏功能异常，进而发展为肝硬化；药物性肝硬化，是指化学药物、中草药、生物制剂及其代谢产物对肝脏造成损伤，导致肝硬化。

肝硬化临床特征如下。

1. 肝功能检测，ALT 和 AST 升高（终末期可以不升高）。

2. 肝脏病理性改变，以肝纤维化、肝细胞萎缩为主。

3. 较长的慢性肝病史（特别是慢性活动性肝炎），病情发展到中后期常会伴发肝性脑病及各种并发症，并引起多器官衰竭。

肝硬化治疗原则为综合性治疗，即首先应该针对病因治疗，疾病的晚期主要是针对并发症的治疗。

一、案例

患者女，56 岁，汉族，已婚。

主诉：近日无明显诱因下出现乏力、纳差。

现病史：1 周前乏力、纳差加重并伴眼黄、尿黄，有巩膜黄染，无发热，无腹痛腹泻，无咳嗽咳痰，无胸闷气促，无恶心呕吐，无盗汗，无消瘦，腹部 B 超：门静脉高压，脾大，胆囊壁水肿。予以口服拉夫米定抗病毒治疗后患者乏力、纳差症状有所缓解，今就诊，以肝硬化失代偿期收入我科，病程中患者神志清楚，精神可，饮食、睡眠差，小便发黄，大便正常，近期体重变化不明显。

既往史：数年前有乙型肝炎病毒感染史。

家族史：近亲无传染病、遗传病病史。

体格检查：T：36.8 ℃，P：82 次/分，R：20 次/分，BP：127/68 mmHg，神志清楚，精神一般，巩膜黄染，全身黄染，双肺呼吸音稍粗，两肺未闻及湿性啰音。心率：82 次/分，律齐，各瓣膜听诊区未触及病理性杂音，未闻及额外心音及心包摩擦音。腹部平坦，触软，未见胃肠型及蠕动波，未闻及腹部包块，腹部正中压痛（−），无反跳痛，肝脏肋下未触及，脾脏肋下未触及，肾区无叩痛，移动性浊音（−），肠鸣音不亢，脊柱正常生理弯曲，活动无障碍，无压痛及反跳痛，双下肢无水肿。

二、检查结果

1. 实验室检查

血常规：WBC：3.9 × 10^9/L，N：77.1%，L：14.0%，M：7.3%，E：1.5%，B：0.1%；RBC：3.04 × 10^12/L，Hb：104 g/L；PLT：6 × 10^9/L。

生化：TP：56.1 g/L，ALB：25.8 g/L，TBIL：368.69 μmol/L，DBIL：227.53 μmol/L，TBA：255.04 μmol/L，ALT：324 U/L，AST：389 U/L，AST/ALT：1.20，ASTm：78 U/L，GGT：58 U/L，TG：0.49 mmol/L，HDL：0.22 mmol/L，LDL：0.79 mmol/L，LDH：301 U/L，其他指标未见异常。

尿沉渣：尿蛋白（＋），尿胆红素（＋＋＋）。

肿瘤标志物：AFP：28.05；CA19-9：17.72。

肝炎病原学：HBsAg（＋），HBsAb（－），HBeAg（－），HBeAb（＋），HBcAb（＋），HCVcAg（－），HCV-Ab（－），HAV-Ab（－），HEV-IgM（－），HEV-IgG（－）。

其他肝损害病原学：HBV-IgA（－），巨细胞IgG（－），巨细胞IgM（－）。

凝血功能：正常。

细胞学：Coombs（－），Ham（－），ZT（－）。

经保肝、退黄、抗感染和抗病毒治疗后复查生化指标。

3天后：TP：61.4 g/L，ALB：32.3 g/L，TBIL：83.21 μmol/L，DBIL：44.21 μmol/L，ALT：90 U/L，AST：158 U/L，GGT：181 U/L。

7天后：TP：60.5 g/L，ALB：33.7 g/L，TBIL：38.24 μmol/L，DBIL：15.11 μmol/L，ALT：26 U/L，AST：36 U/L，GGT：121 U/L。

14天后：TP：52.5 g/L，ALB：23.8 g/L，TBIL：24.31 μmol/L，DBIL：14.21 μmol/L，ALT：90 U/L，AST：15 U/L，GGT：18 U/L。

2. 影像学检查结果分析

腹部B超：肝内胆管壁水肿，胆囊炎；脾大；胰腺、肾脏未见明显异常。

全腹CT（平扫＋增强）：肝硬化，脾大，门静脉高压，腹水；肝右后叶下段小囊肿可能；胆囊肿大，壁增厚，水肿；肝内外胆管扩张；胰腺形态可，粗细均匀，胰管未见扩张；脾静脉及门静脉主干增宽；肝胃间隙少许增大淋巴结；右侧肾上腺小结节。

腹部MRCP：胆囊炎；肝内胆管扩张；肝胃间隙少许增大淋巴结；右侧肾上腺小结节。

三、临床诊断和鉴别诊断

1. 临床诊断

根据病例资料可以看到患者临床表现为纳差、乏力、巩膜黄染；肝功能呈现明显损伤，ALT与AST均显著升高；TBIL、DBIL均升高；血清免疫检测乙型肝炎血清学指标：小三阳。影像学检查结果：肝硬化，脾大，门静脉高压，腹水。

根据临床检查结果综合判断，该患者临床诊断为乙肝肝硬化失代偿期。

2. 诊断依据

（1）症状与体征：患者无明显诱因出现纳差、乏力、巩膜黄染、肝功能异常。查体：精神一般，全身皮肤黄染。

（2）实验室诊断：包括生化诊断和病原学诊断。乙肝肝硬化患者血清生化指标ALT和AST显著升高。病原学诊断包括HBV感染相关的血清标志物HBsAg、HBeAg、抗－HBc及抗－HBc-IgM为阳性。丙肝肝硬化的诊断条件为血清中抗－HCV阳性，即提示已有HCV的感染；应进一步检测HCV-RNA，以确定是否为现症感染。血清抗－HCV滴度越高，HCV-RNA检出的可能性越大。

3. 鉴别诊断

（1）引起腹水和腹部膨隆的疾病：需与结核性腹膜炎、腹腔内肿瘤、肾病综合征、缩窄性心包炎和巨大卵巢囊肿等鉴别。

（2）肝大及肝脏结节性病变：应除外慢性肝炎、血液病、原发性肝癌和血吸虫病等。

（3）肝硬化并发症：①上消化道出血应与消化性溃疡、糜烂出血性胃炎、胃癌等鉴别；②肝性脑病应与低血糖、糖尿病酮症酸中毒、尿毒症、脑血管意外、脑部感染和镇静药过量等鉴别；③肝肾综合征应与慢性肾小球肾炎、急性肾小管坏死等鉴别；④肝肺综合征注意与肺部感染、哮喘等鉴别。见表13-1。

表 13-1　肝硬化的常见原因

肝炎病毒感染	遗传、代谢性疾病
慢性乙型肝炎、丙型肝炎	血色病、肝豆状核变性、肝淀粉样变性、α-抗胰蛋白酶缺乏症、糖原贮积症、半乳糖血症、高酪氨酸血症、急性间歇性卟啉病
酒精性肝病	循环障碍
非酒精性脂肪性肝病	巴德-基亚里综合征，右心衰竭
药物或化学毒物：对乙酰甘氨酸、抗结核药物（异烟肼、利福平、吡嗪酰胺等）、抗肿瘤化疗药物、部分中草药（雷公藤、何首乌、土三七等）、抗风湿药物等	自身免疫性肝病
毒蕈、四氯化碳等	原发性胆汁性肝硬化（原发性胆汁性胆管炎）、原发性硬化性胆管炎、自身免疫性肝炎
寄生虫感染：血吸虫病、华支睾吸虫病	隐源性肝硬化

4. 临床意义　肝硬化是各种慢性肝病进展至以肝脏慢性炎症、弥漫性纤维化、假小叶、再生结节和肝内外血管增殖为特征的病理阶段，代偿期无明显症状，失代偿期以门静脉高压和肝功能减退为临床特征，患者常因并发食管-胃底静脉曲张出血、肝性脑病、感染、肝肾综合征、门静脉血栓形成等多器官功能慢性衰竭而死亡。导致肝硬化的病因有10余种，肝炎病毒、脂肪性肝病、免疫疾病及药物或化学毒物为肝硬化的常见病因，在我国目前仍以乙型肝炎病毒为主。

四、治疗基本原则

对于代偿期患者，治疗旨在延缓肝功能失代偿，预防肝细胞肝癌，争取逆转病变；对于失代偿期患者，则以改善肝功能，治疗并发症，延缓或减少对肝移植需求为目标。保护和改善肝功能以抗病毒治疗来去除或减轻病因，避免不必要的药物损伤肝脏，维持肠内营养为主。并发症如腹水以限制钠、水摄入，利尿为主。上消化道出血的出血量不多时应以收缩内脏血管药物如生长抑素、奥曲肽为主，可减少门静脉血流量，降低门静脉压，从而止血；出血量多时给予经颈静脉肝内门腔内支架分流术（TIPS）治疗。肝性脑病（hepatic encephalopathy, HE）应以去除引发 HE 的诱因，维护肝脏功能，促进氨代谢清除及调节神经递质为主。患者还应注意休息，不宜进行重体力活动及高强度体育锻炼，代偿期患者可从事轻体力劳动，失代偿期患者多卧床休息，保持情绪稳定，减轻心理压力。

五、医学检验路径

肝硬化目前多采用生物化学、免疫学及分子生物学检验方法。肝功能生物化学检测指标：血清谷丙转氨酶（ALT）、谷草转氨酶（AST）、胆红素代谢、胆汁酸代谢、肝脏纤维化指标、蛋白质代谢和酶学指标等。免疫学及分子诊断指标：HBsAg、HBeAg、抗 – HBs、抗 – HBe、抗 – HBc 及抗 – HBc-IgM、HBV-DNA；抗 – HCV、HCV-RNA；纤维化检测：Ⅲ型前胶原肽（PⅢP）、脯氨酰羟化酶（PHD）、单胺氧化酶（MAO）；肝组织病理学检测有助于对肝硬化的诊断，见图 13-3。

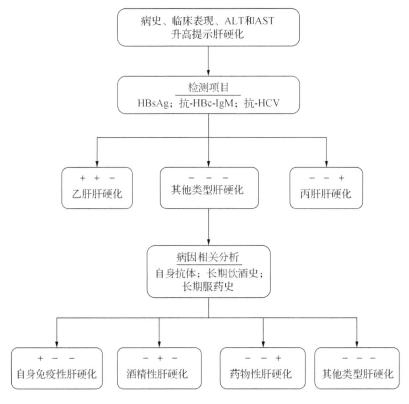

图 13-3 肝硬化检测流程

六、思考练习题

1. 肝硬化的实验室检测指标有哪些?
2. 简述肝硬化种类。
3. 简述肝硬化检测流程。

（浦　春）

第四节　原发性肝癌

原发性肝癌（primary carcinoma of liver）指起源于肝细胞或肝内胆管上皮细胞的恶性肿瘤，包括肝细胞癌（hepatocellular carcinoma，HCC）、肝内胆管癌（intrahepatic cholangiocarcinoma，ICC）和 HCC-ICC 混合型三种不同的病理类型，其中 HCC 约占 90%，日常所称的肝癌指 HCC。肝癌是我国常见恶性肿瘤之一，每年新发病例占全球的 42%～50%。

原发性肝癌临床特征如下。

1. 肝区疼痛　半数以上患者肝区疼痛为首发症状，多为持续性钝痛、刺痛或胀痛。主要是由于肿瘤迅速生长，使肝包膜张力增加所致。位于肝右叶顶部的癌肿累及横膈，则疼痛可牵涉至右肩背部。当肝癌结节发生坏死、破裂，可引起腹腔内出血，出现腹膜刺激征等急腹症表现。

2. 全身和消化道症状　主要表现为乏力、消瘦、食欲减退、腹胀等。部分患者可伴有恶心、呕吐、发热、腹泻等症状。晚期则出现贫血、黄疸、腹水、下肢水肿、皮下出血及恶病质等。

3. 肝大　肝大呈进行性，质地坚硬，边缘不规则，表面凹凸不平呈大小结节或巨块状。

4. 肝癌转移症状　肝癌如发生肺、骨、脑等处转移，可产生相应症状。少数患者可有低血糖症、红细胞增多症、高钙血症和高胆固醇血症等特殊表现。原发性肝癌的并发症主要有肝性昏迷、上消化道出血、癌肿破裂出血及继发感染。

一、案例

患者男，43 岁。

主诉：腹胀 10 天，腹痛 3 天。

现病史：10 天前患者无明显诱因出现腹胀，反复发作，症状未缓解，遂就诊于当地医院，行腹部超声检查提示肝占位性病变待排，并于当地医院行甲胎蛋白检查后提示明显升高；3 天前患者突然出现上腹部疼痛，呈间断性隐痛，疼痛集中在剑突下，伴恶心、呕吐，呕吐物为胃内容物，再次于当地医院行腹部 CT，提示肝占位性变化。患者无畏寒、发热，无心悸、胸闷，无黑便、腹泻，无呃逆，无放射痛及牵涉痛，无黏液脓血便及里急后重感等不适。患者为进一步治疗，就诊于我院，门诊以肝占位性病变收入我科。患者患病以来精神、饮食、睡眠可，大小便如常，体重较发病前无明显变化。

既往史：17 年前发现慢性乙型病毒性肝炎，给予口服药物治疗，具体治疗不详；否认高血压、冠心病、糖尿病等慢性病病史，否认结核、伤寒、疟疾等传染病病史，

家族史：否认家族遗传性疾病史及相似病史；否认手术、外伤史、输血史，否认药物及食物过敏史。预防接种不详。出生并生长于原籍，否认疫水、疫源接触史及疫区生活史；否认粉尘及化学性、放射性物质接触史。吸烟 5 余年，每日 7～8 支，偶有饮酒 20 年。

体格检查：左下肺呼吸音稍低，双肺未闻及明显干湿性啰音。心律齐，各瓣膜听诊区未闻及病理性杂音。腹稍膨隆，未见肠型、蠕动波及腹壁静脉曲张；腹软，上腹部轻压痛，无

反跳痛、肌紧张，肝、脾肋下未扪及肿大，Murphy 征阴性，肝、肾区无明显叩击痛，移动性浊音（＋），肠鸣音 4～5 次/分，未闻及气过水声及血管杂音。双下肢无水肿，双侧足背动脉搏动良好。四肢肌力、肌张力正常，生理反射正常存在，病理征未引出。

二、检查结果

1. 实验室检查结果，见表 13-2。

表 13-2　实验室检查结果

项目	结果	参考范围	单位
AFP	>1210	0～5.8	μg/L
CA125	559.55	0～35	kU/L
CA19-9	101.50	0～27	kU/L
CEA	3.97	0～3.4	μg/L
ALT	118.00	9～50	U/L
AST	117.00	15～40	U/L
ALP	361.00	45～125	U/L
GGT	478.00	10～60	U/L
TBIL	108.00	3.4～20.5	μmol/L
DBIL	52.50	0～7	μmol/L
TP	76.00	65～85	g/L
ALB	34.40	44～55	g/L
TC	5.80	<5.17	mmol/L
TG	0.65	<2.3	mmol/L
HDL-C	1.34	1.04～1.66	mmol/L
LDL-C	3.99	<3.36	mmol/L
HBsAg	5968.69（阳性）	<1	S/CO
HBsAb	4.27	0～10	U/L
HBeAg	0.09	<1	S/CO
HBeAb	0（阳性）	>1	S/CO
HBcAb	0（阳性）	>2	S/CO

2. 影像学检查结果分析　腹部 CT 检查显示肝占位性变化。腹部超声检查提示肝占位性病变。

三、临床诊断与鉴别诊断

1. 临床诊断　初步考虑原发性肝癌。

2. 诊断依据

（1）症状与体征：患者主诉右上腹疼痛，既往有乙型肝炎病史多年。查体：右上腹饱满、有压痛。

（2）实验室诊断：实验室检查 TBIL、GGT 均上升，超声显示肝占位性病变，肝癌相关的肿瘤标志物检查发现，AFP＞400 μg/L，CEA、糖类抗原均升高，符合肝癌的血清学标志物改变。AFP 是目前诊断原发性肝癌的最佳标志物。

3. 鉴别诊断

需要与转移性肝癌、肝硬化、病毒性肝炎、肝脓肿等其他肝脏良恶性肿瘤或病变相鉴别。

（1）转移性肝癌：一般原发于呼吸道、胃肠道、泌尿生殖道、乳腺等处的癌灶转移至肝脏，转移性肝癌的血清 AFP 检测一般为阴性。

（2）原发性肝癌：常发生在肝硬化的基础上，二者的鉴别常有困难，反复检测血清 AFP，密切随访病情最终可以鉴别。

（3）病毒性肝炎：活动时血清 AFP 往往呈短期低度升高，应定期多次随访测定血清 AFP 和 ALT，若 AFP 和 ALT 动态曲线平行或同步升高，或 ALT 持续增高至正常的倍数，则肝炎的可能性大；若二者曲线分离，AFP 持续升高往往超过 400 μg/L，而 ALT 正常或下降，则多考虑原发性肝癌。

（4）肝脓肿：临床表现为发热，肝区疼痛、压痛明显、肿大，肝脏表面平滑无结节，白细胞计数升高，多次超声检查可发现脓肿的液性暗区。

（5）可定期行超声、CT、MRI 等检查帮助鉴别诊断原发性肝癌与他肝脏良恶性肿瘤或病变。

4. 临床意义

原发性肝癌的病因和发病机制尚未确定。目前认为与肝硬化、病毒性肝炎及黄曲霉素等化学致癌物质和环境因素有关。主要临床表现包括以下内容。

（1）肝区疼痛：半数以上患者肝区疼痛为首发症状，多为持续性钝痛、刺痛或胀痛。主要是由于肿瘤迅速生长，使肝包膜张力增加所致。位于肝右叶顶部的癌肿累及横膈，则疼痛可牵涉至右肩背部。当肝癌结节发生坏死、破裂，可引起腹腔内出血，出现腹膜刺激征等急腹症表现。

（2）全身和消化道症状：主要表现为乏力、消瘦、食欲减退、腹胀等。部分患者可伴有恶心、呕吐、发热、腹泻等症状。晚期则出现贫血、黄疸、腹水、下肢水肿、皮下出血及恶病质等。

（3）肝大：肝大呈进行性，质地坚硬，边缘不规则，表面凹凸不平呈大小结节或巨块状。

（4）肝癌转移症状：肝癌如发生肺、骨、脑等处转移，可产生相应症状。少数患者可有低血糖症、红细胞增多症、高钙血症和高胆固醇血症等特殊表现。原发性肝癌的并发症主要有肝性昏迷、上消化道出血、癌肿破裂出血及继发感染。

四、治疗基本原则

根据肝癌的不同阶段酌情进行个体化综合治疗，是提高疗效的关键。治疗方法包括手术、肝动脉结扎、肝动脉化疗栓塞、射频、冷冻、激光、微波及化疗和放射治疗等方法。生物治疗、中医中药治疗肝癌也多有应用。

五、诊断与讨论

AFP 是目前诊断原发性肝癌的最佳标志物，其诊断阳性率可达 67.8%~74.4%。

a－L－岩藻糖苷酶（AFU）诊断原发性肝癌的敏感性可达 80.9%，特异性可达 88.3%，AFU 与 AFP 联合检查，阳性率在 93.1% 以上。对于 AFP 阴性的原发性肝癌，AFU 阳性率可达 76.0%。

异常凝血酶原（DCP）可用于肝硬化和肝细胞癌的鉴别诊断，其敏感性和特异性均高于 AFP。DCP 联合 AFP 能显著提高肝癌尤其是小细胞肝癌患者诊断的敏感性。因此，可以考虑 AFP、AFU、DCP 等血清学肝癌相关肿瘤标志物检查。

CT 检查是肝癌诊断的重要手段，是临床对疑诊肝癌患者的常规检查。结合超声检查能进一步对肝癌进行确诊。因此，考虑进一步进行 CT 检查、超声或 CT 引导下的细针穿刺行组织学检查是确诊肝癌的最可靠方法。

随着原发性肝癌早期诊断、早期治疗和肝外科手术技术的进步，总体疗效有所提高。但肝癌即使获得根治性切除，5 年内仍有 60%~70% 的患者出现转移复发，术后应用 AFP 检测及超声检查定期观察，以尽早发现肝癌的复发和转移。

六、医学检验路径

原发性肝癌实验室检查流程，见图 13-4。

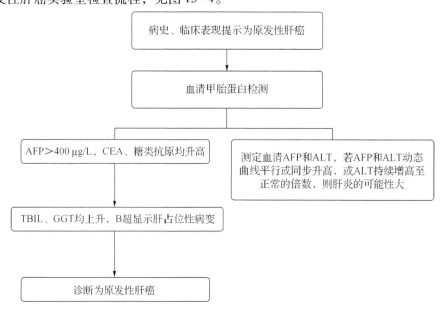

图 13-4　原发性肝癌实验室检查流程

七、思考练习题

1. 原发性肝癌诊断的实验室检测指标有哪些？
2. 该患者治疗过程中，如何进行疗效监测和预后判断？

第五节　结直肠癌

结直肠癌（colorectal cancer）是胃肠道中常见的恶性肿瘤，早期症状不明显，随着癌肿的增大而出现排便习惯改变、便血、腹泻、腹泻与便秘交替、局部腹痛等症状，晚期则出现贫血、体重减轻等全身症状。其发病率和病死率在消化系统恶性肿瘤中仅次于胃癌、食管癌和原发性肝癌。

结直肠癌主要临床特征如下。

1. 血便为结肠癌的主要症状，也是直肠癌最先出现和最常见的症状。由于癌肿所在部位的不同，出血量和性状各不相同。

2. 息肉病性大肠癌患者可出现右下腹部局限性腹痛和腹泻，粪便呈稀水样、脓血样或果酱样，粪便隐血试验多为阳性。随着癌肿的增大，在腹部的相应部位可以摸到肿块。

3. 狭窄型大肠癌容易引起肠梗阻，出现腹痛、腹胀、腹泻或腹泻与便秘交替。粪便呈脓血便或血便。

4. 溃疡型大肠癌的患者，可出现腹痛、腹泻、便血或脓血便，并易引起肠腔狭窄和梗阻，一旦发生完全性肠梗阻，则腹痛加剧，并可出现腹胀、恶心、呕吐，全身情况急剧变化。

5. 在肿瘤的晚期，由于持续性小量便血可引起贫血；由于长期进行性贫血、营养不良和局部溃烂、感染毒素吸收所引起的中毒症状，可导致患者消瘦、精神萎靡、全身无力和恶病质；由于急性穿孔可引起急性腹膜炎；肝脏肿大、腹水、颈部及锁骨上窝淋巴结肿大，常提示为肿瘤晚期并发生转移。

一、案例

患者男，77岁。

主诉：腹痛、腹胀4个月，粪便性状改变1周。

现病史：4个月前患者无明显诱因出现腹痛、腹胀，进食后明显，伴排便困难，无便血、黏液脓血便，无肛门坠胀感、排便不尽、里急后重；无恶心、呕吐，无畏寒、发热，无胸闷、心悸、呼吸困难，无尿急、尿频、尿痛等不适。

既往史：曾就诊于当地医院，行肠镜检查：距肛门齿状线约3 cm处见一约2.0 cm×2.0 cm大小的息肉，表面黏膜充血、水肿，易出血，考虑占位性病变、结肠息肉。考虑患者年龄大，建议保守治疗，家中口服中药后病情稍改善。1周前患者现粪便性状改变，表现为排便不规律、次数增多，呈纤细样稀便，伴腹痛，出现消瘦，无腹胀、便血，无肛门坠胀感、里急后重，无发热，无尿频、尿急等不适。患者近期精神、睡眠、饮食尚可，小便如常，粪便如上诉所示，近期体重较前明显下降。否认高血压、糖尿病、冠心病、肾脏疾病等慢性病病史，否认肝炎、结核、伤寒等传染病病史。

家族史：否认家族性、遗传性疾病病史；否认外伤、输血、手术史，无药物、食物过敏史。预防接种史不详。出生并生长于原籍，无疫水、疫源接触史及疫区生活史，无化学性、放射性物质接触史；否认吸烟史，偶有饮酒史。

体格检查：T：36.3 ℃，P：79 次/分，R：19 次/分，BP：125/86 mmHg。神志清楚，浅表淋巴结未扪及肿大；双肺呼吸音稍粗，未闻及明显干湿性啰音及胸膜摩擦音；心前区无隆起，心界无扩大，律齐，各瓣膜听诊区未闻及病理性杂音；腹部平坦，未见肠型、蠕动波及腹壁静脉曲张，下腹部压痛，无反跳痛及肌紧张，移动性浊音阴性，肠鸣音 3 ~ 5 次/分；直肠指检：肛门约 5 cm 处触及一隆起型肿块。双下肢无水肿，双侧足背动脉搏动良好；生理反射存在，病理征未引出。

二、检查结果

1. 实验室检查结果（表 13-3）。

表 13-3　实验室检查结果

	项目		
	结果	参考范围	单位
AFP	3.41	0 ~ 5.8	μg/L
CA125	531.00	0 ~ 35	kU/L
CA242	532.00	< 20	kU/L
CA19-9	> 1000	0 ~ 27	kU/L
CEA	32.52	0 ~ 3.4	μg/L
ALT	110.00	9 ~ 50	U/L
AST	133.00	15 ~ 40	U/L
ALP	738.00	45 ~ 125	U/L
GGT	755.00	10 ~ 60	U/L
TBIL	75.90	3.4 ~ 20.5	μmol/L
DBIL	33.00	0 ~ 7	μmol/L
TP	60.80	65 ~ 85	g/L
ALB	28.90	44 ~ 55	g/L

2. 影像学检查结果分析

全腹 CT：直肠占位性病变。

内镜检查：距肛门齿状线约 3 cm 处见一约 2.0 cm × 2.0 cm 大小的息肉，表面黏膜充血、水肿，易出血，考虑占位性病变，对可疑病变行病理学活组织检查。

三、临床诊断与鉴别诊断

1. 临床诊断　根据患者的主诉、年龄、症状和病史特点，高度怀疑结直肠肿瘤。应进一步行内镜检查取直肠肿块对可疑病变行病理学活组织检查。

2. 诊断依据

（1）症状与体征：早期结直肠癌可无明显症状，病情发展到一定程度可出现下列症状：①排便习惯改变；②大便性状改变（变细、血便、黏液便等）；③腹痛或腹部不适；④腹部肿块；⑤肠梗阻相关症状；⑥贫血及全身症状，如消瘦、乏力、低热等。患者有腹痛、腹胀，腹泻与便秘交替，食欲缺乏、乏力、体重减轻，左下腹明显压痛症状，全腹 CT、肠指检发现占位性病变。根据患者症状，结合患者典型的实验室检查特点进一步诊断。

（2）实验室诊断：血清肿瘤标志物 CEA 是一种广谱肿瘤标志物，其升高主要见于胃肠道恶性肿瘤，CEA 升高常见于结直肠癌中、晚期，但其他恶性肿瘤也可见升高。CA19-9 存在于胎儿胃、肠道和胰腺上皮细胞中，在成人肝、肺和胰腺组织中含量很低，健康成人血清 CA19-9 浓度 <37 kU/L，它是一种与胰腺癌、胆囊癌、结肠癌和胃癌相关的肿瘤标志物，又称胃肠癌相关抗原。CA242 在临床上主要用于消化道肿瘤的辅助诊断，55%~85% 的直肠癌患者可出现 CA242 水平的升高。此外，CA242 可联合 CEA 用于结直肠癌患者的治疗监测。该案例中患者 CA19-9、CA242 均不同程度升高，结直肠恶性肿瘤可能性极大。

3. 鉴别诊断　右侧结直肠癌应注意和肠阿米巴病、肠结核、血吸虫病、阑尾病变、克罗恩病等鉴别。左侧结直肠癌则需与痔、功能性便秘、慢性细菌性痢疾、血吸虫病、溃疡性结肠炎、克罗恩病、直肠结肠息肉、憩室炎等鉴别。对年龄较大者近期出现下消化道症状或症状发生改变，切勿未经肠镜检就轻易做出功能性疾病的诊断，以免漏诊结直肠癌。

4. 临床意义　CEA 可用于肿瘤的疗效判断、预后及复发与转移监测等。肿瘤治疗有效，CEA 应在 6 周内或 1~4 个月内恢复正常，仍持高不下者可能有残留。若 CEA 水平较为缓慢地升高，常提示局限性复发；若 CEA 水平快速升高则往往提示远处转移。Ⅰ期或Ⅱ期的结直肠癌患者接受手术治疗或转移灶的全身治疗后，应术后每 3 个或 6 个月进行 CEA 检测，持续 2 年，如果出现 CEA 水平异常，则考虑远端转移的可能。CA242 可联合 CEA 用于结直肠癌患者的治疗监测。CA19-9 可用于患者转移复发监测，若术后 2~4 周仍未降至正常，则提示手术失败；若术后降低后又升高，则提示复发。

四、治疗基本原则

肠癌的根治性治疗方法迄今仍首推外科治疗。浸润性肠癌根治切除的定义是手术时将肉眼所见及扪及的肿瘤，包括原发灶及引流区淋巴结全部清除者为根治性切除，手术时虽能切除病灶，但肉眼或扪及的肿瘤有残留者属于姑息性手术。因此，对病变局限于原发或区域淋巴结者应作根治性手术；局部病变广泛，估计不易彻底切除，但尚无远处转移者可作姑息性切除；局部病变较广泛，尚能切除，但已有远处转移，为解除梗阻、改善症状亦可作姑息性切除；局部病灶广泛、粘连、固定，已无法切除，可以做捷径手术或造口术以解除症状；已有远处转移，如肝转移或其他内脏转移，而原发灶尚能切除者可根据患者具体情况考虑是否同时切除，当然此亦属于姑息性手术。手术后综合征：直、结肠癌手术切除后常有肠运动功能的紊乱，大便次数增多；乙状结肠切除后常由于结肠协调固体运送功能的破坏而造成便秘；肛管、结肠吻合术后常有排便功能的改变，如大便次数增多、失禁等；直肠癌手术后常有排尿功能的障碍、性功能障碍。对肛门非保留的患者，正研究及设计安置在会阴部的人工肛门，并能有控制大便便意的装置，以解决患者的排便问题。目前在研究的应用肌肉代替括约肌的肌肉兴奋技术看来是有希望的方法。

近50年来，尽管外科技术迅猛发展，但大肠癌的手术治愈率、5年生存率始终徘徊在50%左右，治疗失败的原因主要为局部复发率较高，故提高大肠癌的治疗效果必须考虑综合治疗。目前研究较多、效果较好的是外科和放射的综合治疗，包括术前放射治疗、术中放射治疗、术后放射治疗、"三明治"放射治疗等，各种不同的综合治疗有其不同的特点。对晚期直肠癌，尤其是局部肿瘤浸润到附近组织（直肠旁、直肠前组织、腹腔淋巴结、膀胱、尿道、耻骨支）及有外科禁忌证的患者，应用姑息性放射治疗亦常有较满意的疗效。

五、诊断与讨论

结直肠癌的诊断和疗效监测可通过检测血清 CEA、CA19-9 和 CA242 浓度水平。结直肠癌治疗后一律推荐规律随访：①体检，每 3～6 个月 1 次，共 2 年，然后每 6 个月 1 次，总共 5 年，5 年后每年 1 次；②监测 CEA、CA19-9 和 CA242，每 3～6 个月 1 次，共 2 年，然后每 6 个月 1 次，总共 5 年，5 年后每年 1 次；③腹部/盆腔超声、胸部 X 线片，每 3～6 个月 1 次，共 2 年，然后每 6 个月 1 次，总共 5 年，5 年后每年 1 次；④胸、腹部/盆腔 CT 或 MRI 每年 1 次；⑤术后 1 年内行肠镜检查，如有异常，1 年内复查；如未见息肉，3 年内复查，然后 5 年 1 次。随诊检查出现的大肠腺瘤均推荐切除。如术前肠镜未完成全结肠检查，建议术后 3～6 个月行肠镜检查。

六、医学检验路径

结直肠癌实验室检测流程见图 13-5。

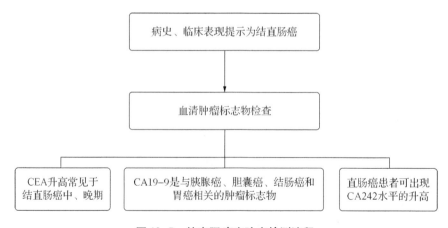

图 13-5　结直肠癌实验室检测流程

七、思考练习题

1. 结直肠癌诊断常用的实验室指标有哪些？
2. 结直肠癌疗效判断、预后、复发与转移的检测指标是什么？

第六节　急性胰腺炎

急性胰腺炎（acute pancreatitis，AP）是多种病因导致胰酶在胰腺内被激活后引起胰腺组织自身消化、水肿、出血甚至坏死的炎症反应。临床以急性上腹痛、恶心、呕吐、发热和血胰淀粉酶增高等为特点。病变程度轻重不等，轻者以胰腺水肿为主，临床多见，病情常呈自限性，预后良好，又称为轻症急性胰腺炎；少数重者的胰腺出血坏死，常继发感染、腹膜炎和休克等，病死率高，称为重症急性胰腺炎。临床病理常把急性胰腺炎分为水肿型和出血坏死型两种。

急性胰腺炎临床特征如下。

1. 一般症状

（1）腹痛：为最早出现的症状，往往在暴饮暴食或极度疲劳之后发生，多为突然发作，位于上腹正中或偏左。疼痛为持续性、进行性加重，似刀割样。疼痛向背部、胁肋部放射。若为出血坏死性胰腺炎，发病后短暂时间内即为全腹痛、急剧腹胀，同时很快即出现轻重不等的休克。

（2）恶心、呕吐：发作频繁，起初呕吐物为进入的食物和胆汁样物，病情进行性加重，很快即进入肠麻痹，则吐出物为粪样。

（3）黄疸：急性水肿型胰腺炎出现得较少，约占1/4。而急性出血坏死型胰腺炎则出现得较多。

（4）脱水：急性胰腺炎的脱水主要为肠麻痹、呕吐所致，而重型胰腺炎在短短的时间内即可出现严重的脱水及电解质紊乱。出血坏死型胰腺炎，发病后数小时至十几小时即可呈现严重的脱水现象，无尿或少尿。

（5）由于胰腺大量炎性渗出，以致胰腺的坏死和局限性脓肿等，可出现不同程度的体温升高。若为轻型胰腺炎，一般体温在39℃以内，3~5天即可下降。而重型胰腺炎，则体温常在39~40℃，常出现谵妄，持续数周不退，并出现毒血症的表现。

（6）少数出血坏死型胰腺炎，胰液以坏死溶解的组织沿组织间隙到达皮下，并溶解皮下脂肪，而使毛细血管破裂出血，使局部皮肤呈青紫色，有的可融成大片状，在腰部前下腹壁，亦可在脐周出现。

（7）胰腺的位置深在，一般的轻型水肿型胰腺炎在上腹部深处有压痛，少数前腹壁有明显压痛。而急性重型胰腺炎，由于其大量的胰腺溶解、坏死、出血，使前、后腹膜均被累及，全腹肌紧、压痛，全腹胀气，并可有大量炎性腹水，可出现移动性浊音。肠鸣音消失，出现麻痹性肠梗阻。

（8）由于渗出液的炎性刺激，可出现胸腔反应性积液，以左侧为多见，可引起同侧的肺不张，出现呼吸困难。

（9）大量的坏死组织积聚于小网膜囊内，在上腹可以看到一隆起性包块，触之有压痛，往往包块的边界不清。少数患者腹部的压痛等体征已不明显，但仍然有高热、白细胞计数增高以至经常性出现似部分性肠梗阻的表现。

2. 局部并发症

（1）胰腺脓肿：常于起病 2~3 周后出现。此时患者高热伴中毒症状，腹痛加重，可扪及上腹部包块，白细胞计数明显升高。穿刺液为脓性，培养有细菌生长。

（2）胰腺假性囊肿：多在起病 3~4 周后形成。体检常可扪及上腹部包块，大的囊肿可压迫邻近组织产生相应症状。

3. 全身并发症

常有急性呼吸衰竭、急性肾衰竭、心力衰竭、消化道出血、胰性脑病、败血症及真菌感染、高血糖等并发症。

一、案例

患者男，38 岁，汉族。

主诉：腹痛 5 天，加重 1 天。

现病史：5 天前患者饮酒后出现上腹痛，为持续性绞痛，阵发性加重，向后背部放射，伴恶心、呕吐，呕吐物为胃内容物和胆汁，在村卫生室给予补液、抗感染、抑酸等对症支持治疗后病情略有好转，1 天前进油腻饮食后病情再次加重，腹痛不能缓解，逐渐蔓延至全腹，腹胀明显，恶心、呕吐加重，肛门停止排气排便，尿量少、色黄，伴烦躁不安，皮肤湿冷，为求进一步诊治，急来就诊。自发病以来，饮食、睡眠差，无大便，小便量少、色黄，体重减轻约 2 kg。

既往史：无肺炎、结核病病史，无手术史，无外伤史，无血制品输注史，无过敏史，预防接种史按计划进行。

个人史：出生于原籍，无外地久居史，无血吸虫病疫水接触史，无地方病或传染病流行区居住史，无毒物、粉尘及放射性物质接触史，生活起居规律，无缺乏体力活动等不健康生活习惯，无吸烟史，有饮酒史 8 余年（度数 20），半斤/天，相当于酒精 50 g/d 左右，无性病史。

家族史：家庭成员健康，育有一子，爱人及儿子健康。无家族性遗传病，无传染病病史，无高血压，无冠心病早发家族史，无糖尿病家族史。

体格检查：T：38.7 ℃，P：110 次/分，R：21 次/分，BP：80/50 mmHg，一般情况差，心率 110 次/分，患者全腹膨隆，腹肌紧张，明显压痛、反跳痛。肠鸣音消失，移动性浊音阳性。

二、检查结果

1. 实验室检查：血 WBC：22.3 × 10^9/L，中性粒细胞：92%，血糖：14.3 mmol/L，血钙：1.50 mmol/L，C 反应蛋白：173 mg/L，血淀粉酶：470 U/L，尿淀粉酶：380 U/L，甘

油三酯：530 mg/dL。

2. 影像学检查结果分析

腹部 CT：胰腺体积明显增大，边界不清，胰腺内低密度区，胰周液体积聚。

三、临床诊断与鉴别诊断

1. 临床诊断　中年男性，急性病程。患者 5 天前饮酒后出现上腹持续性绞痛，阵发性加重，伴频繁恶心、呕吐，经补液治疗后有所好转。1 天前进食油腻后再次加重，腹痛逐渐蔓延至全腹，腹胀明显，恶心、呕吐加重，肛门停止排气排便，尿量少、色黄，伴烦躁不安，皮肤湿冷。既往否认胆石症病史。查体：T：38.7 ℃，P：110 次/分，BP：80/50 mmHg，患者全腹膨隆，腹肌紧张，明显压痛、反跳痛。肠鸣音减弱或消失，移动性浊音阳性。辅助检查血 WBC：22.3×10^9/L，中性粒细胞：92%，血糖：14.3 mmol/L，血钙：1.50 mmol/L。高度怀疑患者为急性胰腺炎。

2. 诊断依据

具备下列 3 条中任意 2 条可确诊。

（1）急性、持续中上腹痛。

（2）血淀粉酶或脂肪酶 > 正常值上限 3 倍。

（3）AP 的典型影像学改变。

此诊断一般应在患者就诊后 48 小时内明确。

3. 鉴别诊断

（1）机械性肠梗阻：患者腹痛，腹胀，呕吐，停止排气、排便，应考虑本病，但机械性肠梗阻常可见肠型，肠鸣音亢进，可闻及气过水声，腹部 X 线片可见液 – 气平面。本患者考虑可能性较小，可查腹部 X 线片进一步除外。

（2）消化性溃疡、穿孔：多有溃疡病史，突发剧烈腹痛，迅速蔓延至全腹，明显腹肌紧张，呈板样腹，肝浊音界消失，立位腹部 X 线片见膈下游离气体。本患者不支持，考虑可基本除外。

（3）急性胆囊炎和胆石症：常有胆绞痛病史，疼痛位于右上腹，常放射至右肩部，Murphy 征阳性，血、尿淀粉酶轻度升高。腹部 B 超可明确诊断。该患者无典型胆石症表现，建议结合 B 超进一步除外。

4. 临床意义

（1）淀粉酶：血淀粉酶于起病后 2 ~ 12 小时开始升高，48 小时开始下降，持续 3 ~ 5 天。由于唾液腺也可产生淀粉酶，当患者无急腹症而有血淀粉酶升高时，应考虑其来源于唾液腺。循环中淀粉酶可通过肾脏排泄，AP 时尿淀粉酶因此升高；但轻度的肾功能改变将影响尿淀粉酶检测的准确性和特异性。当患者尿淀粉酶升高而血淀粉酶不高时，应考虑其来源于唾液腺。

（2）脂肪酶：血液中的脂肪酶主要用于急、慢性胰腺炎的诊断，其灵敏度高达 80% ~ 100%，在急性胰腺炎时，血液中的脂肪酶 4 ~ 8 小时开始升高，24 小时出现峰值，可达 10 U，甚至 50 ~ 60 参考值上限（upper limit of normal value，ULN），至 48 ~ 72 小时可恢复正常，但随后又可以持续升高 7～14 天。血液脂肪酶在急性胰腺炎时活性升高时间早，上升幅度大，持续时间长。血淀粉酶、脂肪酶的高低与病情程度无确切关联，部分患者两个胰酶可不升高。胰源性胸腔积液、腹水，胰腺假性囊肿囊液时，上述两个胰酶水平常明显升高。

四、治疗基本原则

急性胰腺炎治疗的两大任务：寻找并去除病因；控制炎症。

应尽可能采用内科及微创治疗。防治休克，改善微循环，解痉，止痛，抑制胰腺分泌，抗感染，营养支持，预防并发症的发生，加强重症监护的一些措施等。

（1）防治休克、改善微循环：应积极补充液体、电解质和热量，以维持循环的稳定和水电解质平衡。

（2）抑制胰腺分泌：①H_2 受体阻断剂；②胰蛋白酶抑制剂；③5-氟尿嘧啶；④禁食和胃肠减压。

（3）解痉、止痛：应定时给以止痛剂，传统方法是静脉内滴注 0.1% 的普鲁卡因用以静脉封闭。并可定时将盐酸哌替啶与阿托品配合使用，既止痛又可解除 Oddi 括约肌痉挛，禁用吗啡，以免引起 Oddi 括约肌痉挛。另外，亚硝酸异戊酯、硝酸甘油等在剧痛时使用，特别是年龄大的患者使用，既可一定程度地解除 Oddi 括约肌的痉挛，同时对冠状动脉供血也大有好处。

（4）营养支持：急性重型胰腺炎时，机体的分解代谢高、炎性渗出、长期禁食、高热等，患者处于负氮平衡及低蛋白血症，故需营养支持，而在给予营养支持的同时，又要使胰腺不分泌或少分泌。

（5）抗生素的应用：AP 患者不推荐静脉使用抗生素以预防感染。针对部分易感人群（如胆道梗阻、高龄、免疫力低下等）可能发生的肠源性细菌易位，可选择喹诺酮类、头孢菌素、碳青霉烯类及甲硝唑等预防感染。

（6）腹腔灌洗：对腹腔内有大量渗出者，可做腹腔灌洗，使腹腔内含有大量胰酶和毒素物质的液体稀释并排出体外。

（7）加强监护。

（8）间接降温疗法。

五、诊断与讨论

急性胰腺炎常与过多饮酒、胆管内结石有关，当在各种病因作用下，胰腺自身消化防卫机制被削弱，胰消化酶原被异常激活，并启动其他消化酶原的级联活化，引发胰自身消化。在激活的胰消化酶中起主要破坏作用的有磷脂酶 A2、弹力蛋白酶和胰血管舒缓素，由于这些酶的破坏作用，最终造成胰腺组织的出血坏死。主要症状为腹痛、恶心、呕吐、发热，而出血坏死型胰腺炎可出现休克、高热、黄疸、腹胀以至肠麻痹、腹膜刺激征及皮下出现瘀血斑等。患者饮酒后出现上腹持续绞痛，阵发性加重，伴频繁恶心、呕吐、发热，患者全腹膨隆，腹肌紧张，明显压痛、反跳痛。肠鸣音减弱或消失，移动性浊音阳性。高度怀疑急性胰腺炎。

患者白细胞、C反应蛋白升高。血糖（无糖尿病病史）＞11.2 mmol/L，可能与胰腺坏死、胰岛素释放减少、胰高血糖素释放增加有关。甘油三酯升高既是急性胰腺炎的病因，也可能是其后果。当血钙＜2 mmol/L时，说明胰腺已坏死，Ca^{2+}流入了腺泡细胞中。

　　血淀粉酶470 U/L（酶偶联法），大于正常值上限3倍；尿淀粉酶380 U/L。血淀粉酶正常值是40~100 U（Somogyi法），超过500 U提示急性胰腺炎，但急性胰腺炎1/3~2/3病例血淀粉酶可在500 U以下，特别是重型胰腺炎，血淀粉酶可在正常范围，血淀粉酶常在发病后2~12小时内升高，48~72小时后恢复正常。此时应测定尿淀粉酶，最好是测定两小时尿的淀粉酶总量，每小时尿淀粉酶超过300 U时，诊断的正确率可加一倍。

　　胰腺炎CT可表现为胰腺局部或弥漫性增大，边缘局部欠清晰，平扫时密度均匀或不均匀，胰腺周围脂肪层模糊，胰周少量积液，肾前筋膜增厚（其增厚的部位与病变部位有关），增强后胰腺实质均匀强化，无液化坏死区，通常无并发症，10%~20%病例CT可无阳性。患者腹部CT见胰腺体积明显增大，边界不清，胰腺内低密度区，胰周液体积聚。参考患者症状及实验室检查结果基本可以确定为急性胰腺炎。

六、医学检验路径

　　急性胰腺炎实验室检测流程见图13-6。

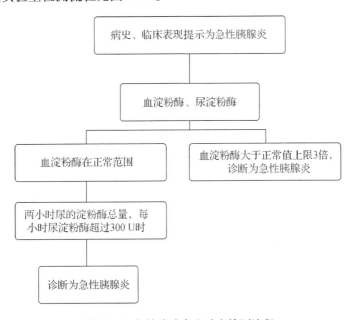

图13-6　急性胰腺炎实验室检测流程

七、思考练习题

1. 血淀粉酶和脂肪酶在诊断急性胰腺炎方面的临床意义？
2. 临床急性胰腺炎治疗的基本原则有哪些？

第七节　消化性溃疡

消化性溃疡主要指发生于胃和十二指肠的慢性溃疡，是多发病和常见病。溃疡的形成有各种因素，其中酸性胃液对黏膜的消化作用是溃疡形成的基本因素。酸性胃液接触的任何部位，如食管下段、胃肠吻合术后吻合口、空肠及具有异位胃黏膜的 Meckel 憩室，绝大多数的溃疡发生于十二指肠和胃，故又称胃、十二指肠溃疡。

消化性溃疡的临床特征如下。

典型症状为上腹痛，性质可有钝痛、灼痛、胀痛、剧痛、饥饿样不适。特点：①慢性过程，可达数年或 10 余年；②反复或周期性发作，发作期可为数周或数个月，发作有季节性，典型者多在季节变化时发生，如秋冬和冬春之交发病；③部分患者有与进餐相关的节律性上腹痛，餐后痛多见于胃溃疡，饥饿痛或夜间痛、进餐缓解多见于十二指肠溃疡；④腹痛可被抑酸或抗酸剂缓解。

部分病例仅表现上腹胀、上腹部不适、厌食、嗳气、反酸等消化不良症状。还有一类无症状性溃疡，这些患者无腹痛或消化不良症状，而以消化道出血、穿孔等并发症为首发症状，可见于任何年龄，以长期服用非甾体抗炎药的患者及老年人多见。

一、案例

患者男，70 岁，汉族。

主诉：间断上腹部疼痛 8 年，加重伴恶心、呕吐、呕血、黑便 6 小时。

现病史：患者间断上腹部疼痛 8 年，疼痛部位位于剑突下，有时在上腹部中线周围，呈烧灼性，饱餐后钝痛、隐痛，每次持续半小时至 3 小时。经过历时数周的间歇性疼痛后，有时出现一段短暂的无痛期。经常于饱餐后或服药、饮食酸性食物或饮料而诱发。患者发作 1 周后疼痛加剧并伴腹胀、恶心、呕吐、呕血，6 小时后排出黑便，前来急诊科就诊。

既往史：既往有慢性胃炎病史，否认慢性病及传染病病史。无手术及输血史，无药物过敏史。

个人史：吸烟 20 年，每天 10 支；嗜酒。

家族史：家庭成员健康，无肿瘤家族史和传染病病史。

体格检查：T: 36.8 ℃，P: 82 次/分，R: 17 次/分，BP: 130/85 mmHg。患者意识清楚，急性病容，双肺呼吸音清，心前区无隆起，腹部平软，皮肤、巩膜无黄染，浅表淋巴结未触及肿大，无压痛、反跳痛，肝、脾肋下未触及，无移动性浊音。

二、检查结果

1. 实验室检查

血细胞计数：白细胞 7.5×10^9/L，中性粒细胞 68%，血红蛋白 90 g/L，肝肾功、电解质等正常，胃蛋白酶原 Ⅰ 159.6 ng/mL，胃蛋白酶原 Ⅱ 19.45 ng/mL，胃蛋白酶原 Ⅰ/Ⅱ 8.21，粪便隐血试验阳性，胃泌素及肿瘤标志物无异常，尿素呼气试验、血清幽门螺杆菌抗体检测阳性。

2. 影像学检查

X 线钡餐造影检查：切线位，龛影凸出于胃内壁轮廓之处，呈半圆形。

3. 胃镜检查

胃内壁溃疡呈圆形，溃疡边缘充血、水肿。

三、临床诊断与鉴别诊断

1. 临床诊断　根据患者的非典型临床表现，如恶心、呕吐、呕血、黑便等，高度怀疑为消化系统疾病。结合较为特异的上腹部烧灼性、饱餐痛及疼痛与饮食有关，常于餐后、服药和饮食酸性食物或饮料而诱发及实验室检查，高度怀疑胃溃疡伴出血。

2. 诊断依据

（1）症状与体征：患者，老年男性，有吸烟、酗酒史，慢性病程，规律性、周期性上腹痛，多发生于饱餐时，此次发病症状加重伴呕血、黑便。

（2）实验室诊断：患者实验室检查粒细胞稍偏高，血红蛋白 90 g/L 偏低，粪便隐血试验阳性，表明消化道发生炎症且有消化道出血。胃蛋白酶原测定结果：胃蛋白酶原 Ⅰ 159.6 ng/mL，胃蛋白酶原 Ⅱ 19.45 ng/mL，胃蛋白酶原 Ⅰ / Ⅱ 8.21，均升高；提示患者有胃黏膜损伤。幽门螺杆菌检测：尿素呼气试验、血清幽门螺杆菌抗体检测阳性，提示该患者有幽门螺杆菌慢性感染。结合影像学检查，X 线钡餐造影检查：切线位，龛影凸出于胃内壁轮廓之处，呈半圆形，可排除十二指肠溃疡出血，表明病变部位在胃内部，发生溃疡伴有炎症出血。胃镜检查：胃内壁溃疡呈圆形，溃疡边缘充血、水肿。

3. 鉴别诊断

（1）胃癌：胃良性溃疡与恶性溃疡的鉴别十分重要。两者的鉴别有时比较困难。以下情况应当特别重视：①中老年人近期出现中上腹痛、出血或贫血；②胃溃疡患者的临床表现发生明显变化或抗溃疡药物治疗无效；③胃溃疡活检病理有肠化生或不典型增生者。临床上，对胃溃疡患者应在内科积极治疗下，定期进行内镜检查随访，密切观察直到溃疡愈合。

（2）慢性胃炎：本病亦有慢性上腹部不适或疼痛，其症状可类似消化性溃疡，但发作的周期性与节律性一般不典型。胃镜检查是主要的鉴别方法。

（3）胃神经官能症：本病可有上腹部不适、恶心呕吐，或者酷似消化性溃疡，但常伴有明显的全身神经官能症状，情绪波动与发病有密切关系。内镜检查与 X 线检查未发现明显异常。

（4）胆囊炎、胆石症：多见于中年女性，常呈间歇性、发作性右上腹痛，常放射到右肩胛区，可有胆绞痛、发热、黄疸、Murphy 征。进食油腻食物常可诱发。B 超检查可以做出诊断。

（5）胃泌素瘤：本病又称 Zollinger-Ellison 综合征，有顽固性、多发性溃疡，或有异位性溃疡，胃全切除术后容易复发，多伴有腹泻和明显消瘦。患者胰腺有非 β 细胞瘤或胃窦 G 细胞增生，血清胃泌素水平增高，胃液和胃酸分泌显著增多。

四、治疗基本原则

1. 生活习惯　生活精神因素对消化性溃疡的发生、发展均有重要影响，因此乐观的情绪、规律的生活、劳逸的结合及避免过度的精神紧张，无论在本病的发作期或缓解期均很重要。当溃疡活动期，症状较重时，卧床休息几天乃至 1~2 周，尤其对胃溃疡患者，常可使疼痛等症状缓解。较长时期不能缓解者，应怀疑并发症（如穿透性溃疡）的存在，或者病因仍在起作用（如精神因素），甚至可能并非本病。

2. 饮食

（1）细嚼慢咽，避免急食，咀嚼可增加唾液分泌，后者能稀释和中和胃酸，并可能具有提高黏膜屏障作用。

（2）有规律的定时进食，以维持正常消化活动的节律。

（3）当急性活动期，以少吃多餐为宜，每天进食 4~5 次即可，一旦症状得到控制，应鼓励较快恢复到平时的一日三餐。

（4）饮食宜注意营养，但无须规定特殊食谱。

（5）餐间避免零食，睡前不宜零食。

（6）在急性活动期，应戒烟酒，并避免咖啡、浓茶、浓肉汤和辣椒、醋等刺激性调味品或辛辣的饮料，以及损伤胃黏膜的药物。

（7）饮食不过饱，以防止胃窦部的过度扩张而增加胃泌素的分泌。

五、诊断与讨论

1. 胃溃疡的形成因素　着重于胃黏膜屏障的削弱和胃泌素分泌的增加，而十二指肠溃疡的形成因素则较多着重于壁细胞总体的增大。此外，消化性溃疡和遗传、血型也有一定关系：患者家族中发病率高于一般人；O 型血者，特别是血型物质非分泌者的十二指肠溃疡发病率高于正常人。经过 10 年来研究，已确认幽门螺杆菌感染是引起溃疡病的重要因素。胃溃疡多发生在胃小弯和幽门部，以后壁为多；十二指肠溃疡多发生在十二指肠球部，以前壁为多。溃疡多为单发，但也有多发性溃疡。形态多呈圆形或椭圆形，其直径在胃部一般为 5~25 mm，十二指肠部一般为 2~15 mm。

在致溃疡因素中，胃酸、胃蛋白酶，特别是胃酸的作用占显著地位。胃酸是由胃壁细胞分泌，正常人壁细胞总体有一个正常数值（男性约 10 亿，女性约 8 亿）。若此数值增加，则功能旺盛，胃酸分泌增加，故壁细胞总体的增大是致溃疡的一个重要因素。刺激壁细胞分泌胃酸的因素是副交感神经兴奋时其末梢神经所产生的乙酰胆碱、胃泌素细胞（G 细胞）所分泌的胃泌素和壁细胞邻近的肥大细胞所产生的组胺，这三种递质各自与壁细胞膜上相应的乙酰胆碱受体、胃泌素受体和组胺 H^+ 受体结合，使壁细胞分泌胃酸，因此这些刺激因素增加时亦构成致溃疡因素。此外，精神刺激、咽下的食物和药物（如解热镇痛药）对黏膜的理化性创伤，长期吸烟，胆汁反流，胃幽门括约肌功能障碍而延长食物在胃的潴留时间和局部血循环障碍等均与溃疡形成有关。

2. 实验室检测

（1）胃酸测定：BAO > 5 mmol/h 考虑可能为十二指肠溃疡，BAO > 7.5 mmol/h 建议手术治疗。BAO > 20 mmol/h，MAO > 60 mmol/h；或 BAO/MAO > 0.6 者怀疑为胃泌素瘤，建议进一步测定促胃液素。

（2）血清促胃液素及血清钙测定：血清促胃液素 > 200 pg/mL 则考虑有胃泌素瘤可能；促胃液素 > 1000 pg/mL 并伴有相应的临床症状者，则确定为胃泌素瘤。甲状旁腺功能亢进患者易并发消化性溃疡，因此血清钙的测定亦有一定的帮助。

（3）粪便隐血试验：胃溃疡活动期，粪便隐血试验可为阳性，治疗背景下 1 ~ 2 周内转阴，如持续阳性，应怀疑有胃恶性病变。

（4）与胃溃疡合并出血的相关检查：血红蛋白、血细胞比容、网织红细胞计数、出血和凝血时间。

（5）幽门螺杆菌检查：血清抗幽门螺杆菌 IgG 抗体检测结合 ^{13}C 或 ^{14}C 尿素呼气试验，结果阳性者，进行抗幽门螺杆菌感染治疗。

六、医学检验路径

胃溃疡实验室检测流程见图 13-7。

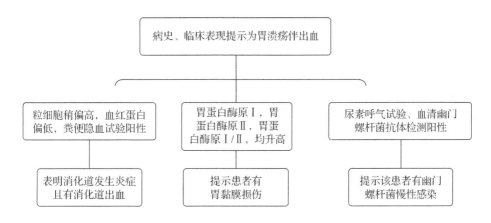

图 13-7 胃溃疡实验室检测流程

七、思考练习题

1. 消化性溃疡常用的实验室标志物有哪些？
2. 消化性溃疡临床特征有哪些？

（耿 建）

第八节　胃　癌

胃癌是全球第五大常见的癌症，也是第三大常见的癌症死亡原因。胃癌的危险因素主要包括幽门螺杆菌感染、年龄、高盐摄入及长期低含量的水果和蔬菜饮食。胃癌在内镜活检后进行组织学诊断，并使用 CT、内镜超声、PET 和腹腔镜进行分期。它是一种分子和表型高度异质性的疾病。早期胃癌的治疗方案主要是内镜下切除。非早期可采用手术治疗，包括胃癌 D2 淋巴结切除术（包括胃周肠系膜和腹腔动脉分支的淋巴结）。围手术期或辅助化疗可提高 1B 期或以上癌症患者的生存率。晚期胃癌采用序贯化疗，临床上采取一线化疗的主要方案包括奥沙利铂联合氟尿嘧啶类的药物，中位生存期小于 1 年。获准治疗胃癌的靶向疗法包括曲妥珠单抗（HER2 阳性胃癌一线免疫治疗）、雷莫芦单抗（抗血管生成二线免疫治疗）、纳武单抗和派姆单抗（PD-1 抗体三线免疫治疗）。

一、案例

患者男，69 岁。

现病史：2 个月前无明显诱因出现腹部疼痛，为阵发性疼痛，进食后加剧，向腰背部放射，遂就诊于县人民医院，完善肠镜检查，未见明显异常。予以消炎治疗后，患者腹痛较前好转，但肿瘤指标仍高，建议上级医院就诊。1 个月后患者无明显诱因再次出现腹部疼痛，疼痛性质与之前一致，伴恶心呕吐，为胃内容物，后逐渐加重，进食水后即呕。

既往史：患者平素健康状况良好，否认肝炎、结核、疟疾病史，否认高血压、心脏病病史，否认糖尿病、脑血管疾病、精神疾病病史，否认手术史，否认外伤史，否认输血史，无食物、药物过敏史，无预防接种史。

个人史：生于安徽省安庆市，久居本地，否认疫区、疫情、疫水接触史，否认牧区、矿山、高氟区、低碘区居住史，否认化学性物质、放射性物质、有毒物质接触史，无吸毒史，无吸烟史，无饮酒史。

家族史：否认家族性遗传病病史，否认家族性肿瘤史。

体格检查：T：36.3 ℃，P：117 次/分，R：20 次/分，BP：89/68 mmHg，体重 40 kg。一般情况：发育正常，营养良好，正常面容，表情自如，体型适中，步入病房，步态正常，自主体位，神志清楚，查体合作。皮肤黏膜：全身皮肤黏膜正常，无皮疹、瘢痕、脱屑、皮下出血、皮下水肿、皮下结节，毛发分布正常，无肝掌、蜘蛛痣。浅表淋巴结：全身浅表淋巴结无肿大。

二、检查结果

1. 实验室检查

生化：总蛋白（total protein，TP）：58.8 g/L，白蛋白（albumin，ALB）：32.6 g/L，C 反应蛋白（C-reactive protein，CRP）：47.34 mg/L。

血常规：白细胞（white blood cell，WBC）：11.76 × 10⁹/L，红细胞（red blood cell，

RBC)：2.82×10^{12}/L，血红蛋白（hemoglobin，Hb）：88.0 g/L。

粪便常规＋隐血：阴性。

甲功五项：促甲状腺激素（thyroid stimulating hormone，TSH）：4.584 mIU/L，三碘甲状腺原氨酸（triiodothyronine，T$_3$）：0.76 nmol/L。

消化道肿瘤五项：癌胚抗原 CEA：317.10 ng/mL，糖类抗原 125（CA125）：133.70 U/mL，糖类抗原 72-4（CA72-4）：32.87 U/mL，糖类抗原 19-9（CA19-9）：789.80 U/mL。

2. 影像学检查结果分析

胃镜：①胃癌可能，待病理；②胃潴留；③食管炎性改变。

病理检查：提示印戒细胞癌，HER-2 阴性。

CT：胃体下部、胃窦部壁增厚，考虑胃癌，请结合内镜检查；腹腔及腹膜后淋巴结稍增大。

三、临床诊断与鉴别诊断

1. 临床诊断　该患者，2个月前无明显诱因出现腹部疼痛，为阵发性疼痛，进食后加剧，向腰背部放射。予以消炎治疗后，患者腹痛较前好转，但肿瘤指标仍高。1个月后患者无明显诱因再次出现腹部疼痛，疼痛性质与之前一致，伴恶心呕吐，为胃内容物，后逐渐加重，进食水后即呕。根据肿瘤标志物、胃镜和CT结果诊断为胃癌。

2. 诊断依据　胃癌一般发生于胃黏膜上皮，早期症状是上腹疼痛，可伴有早饱、纳差和体重减轻等，腹痛可急可缓，开始仅为上腹饱胀不适，餐后更甚，继之有隐痛不适，偶呈节律性溃疡样疼痛，但这种疼痛不能被进食或服用制酸剂缓解。胃癌患者胃镜和CT的影像学指标可以辅助诊断。

3. 鉴别诊断

（1）消化性溃疡：常发生于食管、胃及十二指肠，症状以上腹部疼痛为主，十二指肠溃疡常具有明显的节律性、周期性、夜间痛及饥饿痛；胃溃疡常发生在进餐以后1小时左右，可伴有反酸、嗳气、胃灼热、上腹饱胀、恶心、呕吐、食欲减退等消化不良症状。

（2）胃息肉：是指胃黏膜局部向胃腔内隆起的良性病变，可单独存在，也可以是遗传的胃肠道综合征，胃内各部位均可发生，好发于胃窦部。

四、治疗原则

早期胃癌的治疗方案主要是内镜下切除。非早期可手术胃癌采用手术治疗，包括胃癌D2 淋巴结切除术（包括胃周肠系膜和腹腔动脉分支的淋巴结）。围手术期或辅助化疗可提高1B 期或以上癌症患者的生存率。晚期胃癌采用序贯化疗，临床上采取一线化疗的主要方案包括奥沙利铂联合氟尿嘧啶类的药物，中位生存期小于1年。获准治疗胃癌的靶向疗法包括曲妥珠单抗（HER2 阳性胃癌一线免疫治疗）、雷莫芦单抗（抗血管生成二线免疫治疗）、纳武单抗和派姆单抗（PD-1 抗体三线免疫治疗）。

五、医学检验路径

胃癌的实验室检测流程见图 13-8。

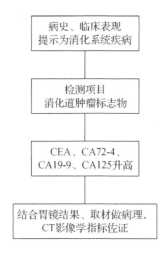

图 13-8　胃癌的实验室检测流程

六、思考练习题

胃癌患者的肿瘤标志物检查一定会出现异常吗？为什么？

第九节　胰腺癌

胰腺癌是侵袭性最强的疾病之一。胰腺癌的治疗手段和方案经过近几十年的发展，其 5 年生存率仍然低于 9%，预后很差。根据最近的数据，胰腺癌在美国和中国分别是癌症相关死亡的第四大和第六大原因。目前手术切除被认为是唯一可能的治疗方法，然而，确诊为胰腺癌的患者中只有 20% 的人有可能接受初次切除手术。由于胰腺癌在早期往往没有明显的症状，通常在诊断时已经发展到晚期。即使是手术成功的患者，仍有超过 80% 的患者最终出现局部复发或转移。因此，除手术治疗外，应重视多学科综合管理后的综合治疗。化疗被推荐作为不可切除的胰腺癌患者和接受手术切除患者的主要治疗方法。然而，化疗耐药的快速发展往往导致预后不良。虽然放疗是另一种相对成熟的治疗方法，但目前它被认为是缓解晚期胰腺癌引起疼痛的姑息性方法。化疗和放疗、免疫治疗和靶向治疗正在成为显著的抗癌策略。然而，许多针对其他类型癌症的免疫疗法在胰腺癌治疗中并没有那么有效，而且大多数聚焦于靶向治疗的临床试验没有令人满意的结果。因此，当前的胰腺癌状况是严峻的，迫切需要新的药物策略。

一、案例

患者女，60 岁。

现病史：半个月前无明显诱因出现腹胀腹痛，进食后平躺症状明显，伴后背部疼痛，胃镜检查诊断：胆汁反流性胃炎。B 超：①胰腺体尾部低回声占位伴脾静脉栓子形成；②肝内多发低回声占位；③脂肪肝。病程中患者无恶心呕吐，无发热寒战，无咳嗽咳痰等不适，饮食睡眠可，二便正常，体重近期无明显变化。

既往史：患者平素健康状况良好，否认肝炎、结核、疟疾病史，否认高血压、心脏病病史，否认糖尿病、脑血管疾病、精神疾病病史，10 余年前在武警医院行胆囊结石手术，否认外伤史，否认输血史，无食物、药物过敏史，无预防接种史。

个人史：生于安徽省合肥市，久居本地，否认疫区、疫情、疫水接触史，否认牧区、矿山、高氟区、低碘区居住史，否认化学性物质、放射性物质、有毒物质接触史，无吸毒史，无吸烟史，无饮酒史。

家族史：否认家族性遗传病病史，否认家族性肿瘤史。

体格检查：T：36.4 ℃，P：91 次/分，R：18 次/分，BP：115/77 mmHg，体重 55 kg。一般情况：发育正常，营养良好，正常面容，表情自如，体型适中，步入病房，步态正常，自主体位，神志清楚，查体合作。皮肤黏膜：全身皮肤黏膜正常，无皮疹、瘢痕、脱屑、皮下出血、皮下水肿、皮下结节，毛发分布正常，无肝掌、蜘蛛痣。浅表淋巴结：全身浅表淋巴结无肿大。头部及五官：头颅无畸形、压痛、包块、瘢痕，毛发分布正常；眉毛正常，睫毛正常，眼睑正常，结膜正常，眼球无震颤，巩膜无黄染，角膜正常，瞳孔等大同圆，对光调节反射正常；外耳道无畸形，无异常分泌物，乳突无压痛，听力正常；鼻无畸形、鼻翼扇动、分泌物、出血、阻塞，无鼻中隔偏曲及穿孔，鼻窦无压痛；口唇无发绀，口腔黏膜无溃疡；伸舌无偏斜、震颤，齿龈无肿胀、出血；咽部黏膜无充血，扁桃体无肿大；喉咙发音清晰。颈部：颈部对称，颈软，颈动脉搏动正常，颈静脉无怒张，气管居中，肝颈静脉回流征阴性，甲状腺无肿大，无压痛、包块、血管杂音。

二、检查结果

1. 实验室检查

异常糖链糖蛋白：正常。

热休克蛋白 90a（紫色抗凝管）：84.85 ng/mL。

消化道肿瘤五项：癌胚抗原 CEA：16.20 ng/mL，糖类抗原 19-9（CA 19-9）：2819.00 U/mL。

免疫十一项、粪便常规+隐血、尿常规、止凝血全套Ⅱ（六项）：均正常。

肝肾功能：白蛋白（albumin，ALB）：38.1 g/L。

2. 影像学检查结果分析

无痛超声胃镜检查：胰体尾部可见一巨大低回声占位，内部回声不均匀，边界欠清晰，病变包绕腹腔干及脾静脉，近端胰管扩张，胆总管及肝内胆管无扩张。于实时内镜超声引导下，以 22G 穿刺针经胃后壁穿刺至胰腺体部病变中，在 5 mL 负压下反复提插 6~8 次后，拔出穿刺针，穿刺进针点无渗血，反复穿刺 4 次。将所抽吸暗红色组织碎片及少量液体，送检病理及细胞学检查。术中及术后患者无特殊不适。诊断意见：胰腺占位超声内镜引导细针穿刺抽吸术。

胸部 CT 平扫诊断意见：两肺未见明显实质性病变；胰体部稍低密度灶，建议进一步检查。

上腹部 CT+增强：①胰腺体尾部占位，考虑胰腺癌可能；②脾静脉近端显示不清，考虑癌栓可能；③肝脏多发低密度灶，考虑转移瘤可能；④脂肪肝。

B超：①胰腺体尾部低回声占位伴脾静脉栓子形成；②肝内多发低回声占位；③脂肪肝。

三、临床诊断与鉴别诊断

1. 临床诊断

患者，半个月前无明显诱因出现腹胀腹痛，进食后平躺症状明显，伴后背部疼痛，胃镜检查诊断：胆汁反流性胃炎。B超：①胰腺体尾部低回声占位伴脾静脉栓子形成；②肝内多发低回声占位。肿瘤标志物检测 CA19-9：2819.00 U/mL。诊断为胰腺癌。

2. 诊断依据

消化道肿瘤标志物 CA19-9 增高，结合影像学指标可确诊。

3. 鉴别诊断

（1）慢性胰腺炎

一般多有急性胰腺炎发病的经过，可长期迁延不愈，CA19-9 大多正常。

（2）胰腺囊肿

在影像学上表现多为边界清楚的单房囊性低密度病变，而胰腺囊腺癌的多房性是其特点。

（3）胰腺囊性肿瘤

多见于女性，好发年龄为 40～50 岁，女性以良性居多，男性则多为恶性病变，肿瘤大多位于胰腺体尾部，胰头部少见。胰腺囊腺瘤或囊腺癌的临床症状很少，一般表现为上腹部胀、轻度腹痛和餐后痛加重等。多在出现腹块时就诊。B超与CT均具可靠的诊断价值。

（4）胰岛素瘤

典型的症状是空腹或劳累时的发作性低血糖表现，主要为乏力、精神恍惚、嗜睡或运动失调等。胰岛素瘤的 Whipple 三联症对诊断颇有价值，即空腹或体力活动时低血糖发作；发病时血糖低于 2.8 mmol/L；提高血糖水平可缓解症状。

四、治疗基本原则

目前手术切除被认为是唯一可能的治疗方法，然而，确诊为胰腺癌的患者中只有 20% 的人有可能接受初次切除手术。由于胰腺癌在早期往往没有明显的症状，通常在诊断时已经发展到晚期。即使是手术成功的患者，仍有超过 80% 的患者最终出现局部复发或转移。因此，除手术治疗外，应重视多学科综合管理后的综合治疗。

化疗被推荐作为不可切除的胰腺癌患者和接受手术切除患者的主要治疗方法。然而，化疗耐药的快速发展往往导致预后不良。虽然放疗是另一种相对成熟的治疗方法，但目前它被认为是缓解晚期胰腺癌引起疼痛的姑息性方法。化疗和放疗、免疫治疗和靶向治疗正在成为显著的抗癌策略。

然而，许多针对其他类型癌症的免疫疗法在胰腺癌治疗中并没有那么有效，而且大多数聚焦于靶向治疗的临床试验没有令人满意的结果。因此，当前的胰腺癌状况是严峻的，迫切需要新的药物策略。

五、医学检验路径

胰腺癌的实验室检测流程见图 13-9。

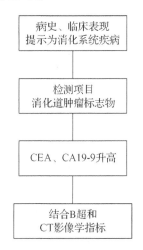

图 13-9　胰腺癌的实验室检测流程

六、思考练习题

1. 胰腺癌患者除肿瘤标志物可能出现升高外，还有其他哪些常见的检验指标会发生变化？

2. 常用的消化道肿瘤标志物有哪些？相应检测指标的临床意义。

第十节　急性胆囊炎

急性胆囊炎是胆结石常见的严重并发症。据报道，急性胆囊炎的死亡率约为 3%，发病率随患者年龄或合并症的增加而增加。如果治疗延迟，并发症可能会发展成严重的后果。目前急性胆囊炎早期治疗方案是腹腔镜胆囊切除术，并适当给予补充液体、电解质和抗生素治疗。对于那些高手术风险的患者，胆囊引流可以作为一种替代方法。目前，经皮和内镜引流也是临床常用的治疗方案。急性胆囊炎恢复后，应考虑对接受引流的患者进行胆囊切除术。如果手术风险很高，如老年患者或有明显合并症的患者，不适宜行胆囊切除术，可以考虑使用经皮胆道镜或内镜取石。内科治疗：一般治疗，卧床休息，暂禁食，补液及营养支持治疗，解痉镇痛、消炎利胆治疗；应用头孢类抗生素及硝唑类联合抗感染治疗，依据药物敏感试验选用抗生素。治疗中密切观察患者病情变化，及时调整治疗方案。

一、案例

患者女，18 岁。

现病史：3 天前无明显诱因出现发热，最高体温 37.7 ℃，无明显畏寒寒战，无咳嗽咳痰，无腹泻，于当地诊所进行血常规示 WBC 8.38×10⁹/L，N 77.5%，CRP 59.83 mg/L；腹部 CT 提示胰腺形态饱满，给予头孢类抗感染治疗后体温正常。昨晚患者无明显诱因出现右上腹疼痛，为持续性隐痛、阵发性绞痛，每次绞痛持续 1 小时左右可自行缓解，每天发作数次，无呕吐、腹胀，无血便。病程中患者食欲一般，大小便正常，体重无变化。

既往史：患者平素健康状况良好，数年前发现胆囊结石，具体不详。否认肝炎、结核、疟疾病史，否认高血压、心脏病病史，否认糖尿病、脑血管疾病、精神疾病病史，否认手术史，否认外伤史，否认输血史，无食物、药物过敏史，无预防接种史。

个人史：生于安徽某市，久居本地，否认疫区、疫情、疫水接触史，否认牧区、矿山、高氟区、低碘区居住史，否认化学性物质、放射性物质、有毒物质接触史，无吸毒史，无吸烟史，无饮酒史。

家族史：否认家族性遗传病病史，否认家族性肿瘤史。

体格检查：T：36.3 ℃，P：95 次/分，R：20 次/分，BP：98/75 mmHg，体重 58.5 kg。

一般情况：发育正常，营养良好，急性面容，表情痛苦，体型适中，步入病房，步态正常，自主体位，神志清楚，查体合作。专科检查：神清，精神可，全身皮肤黏膜及巩膜无黄染，浅表淋巴结未触及肿大，颈软，双肺呼吸音清，无明显干湿性啰音，心律齐，各瓣膜未闻及明显病理性杂音，腹软，肝、脾肋下未触及，右上腹压痛阳性，无反跳痛，肝区叩击痛阳性，无肾区叩击痛，Murphy 征（+），移动性浊音（-），肠鸣音正常，双下肢无浮肿。

二、检查结果

1. 实验室检查

血常规：WBC：7.40×10⁹/L，Hb：118 g/L，PLT：404×10⁹/L。

淀粉酶（amylase，AMY）：53 U/L，脂肪酶（lipase，LPS）：35 U/L，CRP：51.17 mg/L。

肝功能：谷丙转氨酶（alanine aminotransferase，ALT）：6 U/L，尿酸（uric acid，UA）：388 μmol/L，葡萄糖（glucose，GLU）：6.46 mmol/L，TP：73.4 g/L，ALB：43.4 g/L，谷草转氨酶（aspartate aminotransferase，AST）：13 U/L，碱性磷酸酶（alkaline phosphatase，ALP）：66 U/L，γ-谷氨酰转移酶（gamma-glutamyl transpeptidase，GGT）：12 U/L。

免疫十一项：乙型肝炎表面抗原阴性，乙型肝炎表面抗体阳性，乙型肝炎 e 抗原阴性，乙型肝炎 e 抗体阴性，乙型肝炎核心抗体阴性，前 S1 抗原阴性，甲肝抗体阴性，丙型肝炎抗体阴性。

2. 影像学检查结果分析

胸、腹、盆腔 CT 平扫：盆腔前方腹膜脂肪间隙混浊，建议 CT 增强进一步检查；子宫前壁低密度灶，建议进一步检查；两肺未见明显实质性病变；腹部 CT 平扫未见明显异常密度。

小肠 CTE：小肠 CTE 未见明显器质性病变；盆腔前方脂肪间隙显示模糊，考虑炎性病变，请结合临床；左肾小囊肿。

子宫、附件、盆腔超声检查：宫腔少量积液，盆腔积液。

三、临床诊断与鉴别诊断

1. 临床诊断　患者3天前无明显诱因出现发热，最高体温37.7℃，无明显畏寒寒战，无咳嗽咳痰，无腹泻，血常规示 WBC 8.38×10^9/L，N 77.5%，CRP 59.83 mg/L；腹部 CT 提示胰腺形态饱满，建议结合实验室检查，右上腹局部炎症。于当地诊所予头孢类抗感染治疗后体温正常。昨晚患者无明显诱因出现右上腹疼痛，为持续性隐痛、阵发性绞痛，每次绞痛持续1小时左右可自行缓解，每天发作数次，无呕吐、腹胀，无血便。病程中患者食欲一般，大小便正常，体重无变化。故诊断为急性胆囊炎。

2. 诊断依据　实验室检测结果显示患者有炎症，结合患者的影像学指标和病史可以诊断为急性胆囊炎。

3. 鉴别诊断

（1）胆囊炎及胆道感染：患者常有腹痛、发热等症状，Murphy 征（＋），可伴有黄疸，常伴有血象升高，腹部彩超等影像学检查可明确诊断。该患者有腹痛、发热，CRP 升高，CT 提示右上腹炎症性改变，该病因需考虑。

（2）胆囊癌：多见于50岁以上女性患者，早期多无症状，之后可有右上腹钝痛或胀痛，也可有绞痛，伴恶心呕吐。肿瘤侵及肝外胆管引起胆道梗阻时可出现黄疸，肿瘤指标如 CA19-9 常显著升高，腹部影像学检查可明确诊断。该患者年轻，该病因暂不考虑，需进一步检查排查。

（3）胰腺炎：以腹痛为最突出的症状，疼痛性质多样，早期为间歇性，最后转为持续性。常有进食、饮酒、高脂肪餐诱发腹痛，往往因惧食而限制食量导致体重下降，前倾坐位、侧卧屈膝位可减轻。

（4）盆腔炎症：常见症状为下腹痛、阴道分泌物增多；腹痛为持续性，活动后加重；月经期发病可出现经量增多、经期延长。

四、治疗基本原则

急性胆囊炎目前早期治疗方案是腹腔镜胆囊切除术，并适当给予液体、电解质和抗生素。对于那些高手术风险的患者，胆囊引流可以作为一种替代方法。目前，经皮和内镜引流是也是临床常用的治疗方案。急性胆囊炎恢复后，应考虑对接受引流的患者做最终治疗进行胆囊切除术。然而，对于老年患者或有明显合并症的患者，手术风险很高，不适宜行胆囊切除术，可以考虑使用经皮胆道镜或内镜取石。内科治疗：一般治疗，卧床休息，暂禁食，补液及营养支持治疗，解痉镇痛、消炎利胆治疗；应用头孢类抗生素及硝唑类联合抗感染治疗，依据药物敏感试验选用抗生素。治疗中密切观察患者病情变化，及时调整治疗方案。

五、医学检验路径

胆囊炎的实验室检测流程见图13-10。

六、思考练习题

1. 急性胆囊炎常见的并发症有哪些？

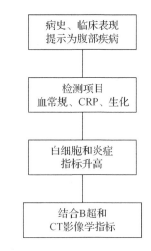

图 13-10　胆囊炎的实验室检测流程

2. 急性胆囊炎与急性胰腺炎实验室鉴别的要点。

（张　　敏）

第十四章
呼吸系统疾病

随着环境污染、粉尘、有害气体及其他的化学或生物因素对呼吸系统的影响，会引起呼吸系统发生病变。呼吸系统疾病的病因有很多，最常见的是感染，多见于细菌、结核分枝杆菌、真菌、衣原体、支原体、病毒等病原体，可引起急性上呼吸道感染、支气管炎、肺炎等呼吸道反应。其次是过敏因素，会引起气道出现高反应状态，表现有喘息、气促等症状，最常见的是支气管哮喘、过敏性肺炎等。还见于吸烟、长期熬夜、疲劳等不良生活习惯，出现支气管肺癌、肺泡细胞癌等疾病。

第一节　肺结核

肺结核（pulmonary tuberculosis）在 21 世纪仍然是严重危害人类健康的传染病。自 20 世纪 80 年代以来，在结核病疫情很低的发达国家或原结核病疫情较严重的发展中国家，结核病疫情均出现明显回升并呈现全球性恶化的趋势。世界卫生组织（WHO）积极推行全程督导短程化学治疗策略（directly observed treatment short course，DOTS）作为结核病规划的核心内容。当前结核病疫情虽出现缓慢的下降，但由于耐多药结核病（multidrug-resistant tuberculosis，MDR-TB）的增多，以及人类免疫缺陷病毒与结核分枝杆菌的双重感染（HIV/TB）和移民及流动，因此结核病仍然是危害人类健康的公共卫生问题。我国原结核病疫情比较严重，各地区差异大，西部地区肺结核患病率明显高于全国平均水平。结核病防控工作任重而道远。

一、案例

患者男，40 岁，汉族。

主诉：咳嗽、胸闷 3 月余。

现病史：因咳嗽、胸痛、低热（午后为主）、盗汗、乏力、食欲缺乏、消瘦 3 个月，偶有咳痰、不同程度胸闷或呼吸困难，痰中带血 2 周而来就诊。

既往史：无肺炎、结核病病史，无手术史，无外伤史，无血制品输注史，无过敏史，预防接种史按计划进行。

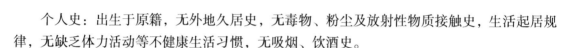

个人史：出生于原籍，无外地久居史，无毒物、粉尘及放射性物质接触史，生活起居规律，无缺乏体力活动等不健康生活习惯，无吸烟、饮酒史。

家族史：家庭成员健康。无家族性遗传病，无传染病病史，无高血压，无糖尿病家族史。

体格检查：T：37.7 ℃；双侧颈后可触及多个活动、质软的淋巴结；右上肺可闻及湿啰音，叩诊呈浊音，语颤增强，肺泡呼吸音弱伴湿啰音。余未见明显异常。

二、检查结果

1. 实验室检查

（1）血常规：RBC：3.8×10^{12}/L，Hb：128 g/L，WBC：6.5×10^{9}/L，PLT：205×10^{9}/L。

（2）生化检查：Na^+：141 mmol/L，K^+：4.6 mmol/L，Cl^-：109 mol/L。

（3）病原学检查：痰涂片抗酸染色，显微镜镜检找到红色的抗酸杆菌。

（4）结核菌素试验：强阳性。

痰结核菌检查是确诊肺结核的主要方法，也是制定化疗方案和考核治疗效果的主要依据。每个有肺结核可疑症状或肺部有异常阴影的患者都必须查痰标本。

1）痰标本的收集：肺结核患者的排菌具有间断性的特点，所以要多次查痰。通常初诊患者至少要送 3 份痰标本，包括清晨痰、夜间痰和即时痰；复诊患者每次送 2 份痰标本。无痰患者，可采用痰诱导技术获取痰标本。

2）痰涂片检查：是简单、快速、易行和可靠的方法，但欠敏感。每毫升痰中至少含5000 ~ 10 000 个细菌时可呈阳性结果。常采用的齐 - 内（Ziehl-Neelsen）染色法显微镜检测抗酸杆菌，具有省时、方便的优点。痰涂片检查阳性只能说明痰中含有抗酸杆菌，不能区分是结核分枝杆菌还是非结核性分枝杆菌。

3）培养法：结核分枝杆菌培养为痰结核分枝杆菌检查提供准确、可靠的结果，灵敏度高于涂片法，常作为结核病诊断的金标准。同时也为药物敏感性测定和菌种鉴定提供菌株。传统的改良罗氏法（Lowenstein-Jensen）结核分枝杆菌培养费时较长，一般为 2 ~ 8 周。近期采用液体培养基和测定细菌代谢产物的 BACTEC-TB 960 法，10 日可获得结果并提高 10% 分离率。

4）药物敏感性测定：主要是初治失败、复发及其他复治患者应进行药物敏感性测定，为临床耐药病例的诊断、制定合理的化疗方案及流行病学监测提供依据。WHO 把比例法作为药物敏感性测定的金标准。

5）其他检测技术：如 PCR、核酸探针检测特异性 DNA 片段、色谱技术检测结核硬脂酸和分枝菌酸等菌体特异成分，以及采用免疫学方法检测特异性抗原和抗体、基因芯片法等，使结核病快速诊断取得一些进展，但这些方法尚在研究阶段。

2. 影像学检查

胸部 X 线检查是诊断肺结核的常规首选方法。胸部 X 线检查可以发现早期轻微的结核病变，确定病变范围、部位、形态、密度、与周围组织的关系、病变阴影的伴随影像；判断病变性质、有无活动性、有无空洞、空洞大小和洞壁特点等。肺结核影像特点是病变多发生在上叶的尖后段、下叶的背段和后基底段，呈多态性，即浸润、增殖、干酪、纤维钙化病变可同时存在，密度不均匀、边缘较清楚和病变变化较慢，易形成空洞和播散病灶。

CT能提高分辨率，对病变细微特征进行评价，减少重叠影像，易发现隐匿的胸部和气管、支气管内病变，早期发现肺内粟粒阴影和减少微小病变的漏诊；能清晰显示各型肺结核病变特点和性质，与支气管关系，有无空洞及进展恶化和吸收好转的变化；能准确显示纵隔淋巴结有无肿大，常用于对肺结核的诊断及与其他胸部疾病的鉴别诊断，也可用于引导穿刺、引流和介入性治疗。

3. 纤维支气管镜检查 纤维支气管镜检查常应用于支气管结核和淋巴结型支气管结核的诊断。支气管结核表现为黏膜充血、溃疡、糜烂、组织增生、形成瘢痕和支气管狭窄，可以在病灶部位钳取活体组织进行病理学检查和结核分枝杆菌培养。

4. 结核菌素试验 结核菌素试验广泛应用于检出结核分枝杆菌的感染，而非检出结核病。结核菌素试验对儿童、少年和青年的结核病诊断有参考意义。由于许多国家和地区广泛推行卡介苗接种，结核菌素试验阳性不能区分是结核分枝杆菌的自然感染还是卡介苗接种的免疫反应。

5. γ干扰素释放试验（interferon-gamma release assay，IGRA） 通过特异性抗原ESAT-6和GFP-10与全血细胞共同孵育，然后检测γ干扰素水平或采用酶联免疫斑点试验计数分泌γ干扰素的特异性淋巴细胞，可以区分结核分枝杆菌自然感染与卡介苗接种和大部分非结核分枝杆菌感染，因此诊断结核感染的特异性明显高于结核菌素试验，但成本较高。

三、临床诊断与鉴别诊断

1. 症状与体征

症状：①呼吸系统症状。咳嗽、咳痰两周以上或痰中带血是肺结核的常见可疑症状。咳嗽较轻，干咳或少量黏液痰；有空洞形成时，痰量增多；若合并其他细菌感染，痰可呈脓性；若合并支气管结核，表现为刺激性咳嗽。约1/3的患者有咯血，多数患者为少量咯血，少数为大咯血。结核病灶累及胸膜时，可表现胸痛，为胸膜性胸痛，随呼吸运动和咳嗽加重。呼吸困难多见于干酪样肺炎和大量胸腔积液患者。②全身症状。发热为最常见症状，多为长期午后潮热，即下午或傍晚开始升高，翌晨降至正常。部分患者有倦怠乏力、盗汗、食欲减退和体重减轻。育龄期女性患者可以有月经不调。

体征：取决于病变性质和范围。病变范围较小时，可以没有任何体征；渗出性病变范围较大或干酪样坏死时，则可以有肺实变体征，如叩诊浊音，听诊闻及支气管呼吸音和细湿啰音。较大的空洞性病变听诊也可以闻及支气管呼吸音。

2. 临床特征

（1）结核病的病原菌，包括结核分枝杆菌、牛分枝杆菌、非洲分枝杆菌和田鼠分枝杆菌。

（2）结核分枝杆菌抗酸染色呈阳性。结核分枝杆菌对干燥、冷、酸、碱等抵抗力强，在干燥的环境中可存活数月或数年。

（3）结核分枝杆菌培养时间一般为2~8周。结核分枝杆菌菌体主要是类脂质、蛋白质和多糖类。菌体蛋白质以结合形式存在，是结核菌素的主要成分，诱发皮肤变态反应。

（4）结核病在人群中传播。传染源主要是结核病患者，通过咳嗽、喷嚏等方式传播。飞沫传播是肺结核最重要的传播途径，通风换气、减少空间微滴核的密度是减少肺结核传播的有效措施。

（5）影响机体对结核分枝杆菌自然抵抗力的因素除遗传因素外，还包括生活贫困、居住拥挤、营养不良等社会因素。婴幼儿、老年人、HIV 感染者、免疫抑制剂使用者、慢性疾病患者等均为结核病的易感人群。

3. 鉴别诊断

（1）肺炎：主要与继发性肺结核鉴别。各种肺炎因病原体不同而临床特点各异，但大都起病急，伴有发热，咳嗽、咳痰明显，血白细胞和中性粒细胞增高。胸部 X 线表现密度较淡且较均匀的片状或斑片状阴影，抗菌治疗后体温迅速下降，1~2 周阴影有明显吸收。

（2）慢性阻塞性肺疾病：多表现为慢性咳嗽、咳痰，少有咯血。冬季多发，急性加重期可以有发热。肺功能检查为阻塞性通气功能障碍，胸部影像学检查有助于鉴别诊断。

（3）支气管扩张：慢性反复咳嗽、咳痰，多有大量脓痰，常反复咯血。轻者胸部 X 线无异常或仅见肺纹理增粗，典型者可见卷发样改变；CT，特别是高分辨 CT，能发现支气管腔扩大，可确诊。

（4）肺癌：肺癌多有长期吸烟史，表现为刺激性咳嗽、痰中带血、胸痛和消瘦等症状。胸部 X 线或 CT 表现肺癌肿块常呈分叶状，有毛刺、切迹。癌组织坏死液化后，可以形成偏心厚壁空洞。多次痰脱落细胞和结核分枝杆菌检查及病灶活体组织检查是鉴别的重要方法。

（5）肺脓肿：多有高热，咳大量脓臭痰。胸部 X 线表现为带有液平面的空洞伴周围浓密的炎性阴影。血白细胞和中性粒细胞增高。

（6）纵隔和肺门疾病：原发性肺结核应与纵隔和肺门疾病相鉴别。小儿胸腺在婴幼儿时期多见；胸内甲状腺多发生于右上纵隔；淋巴系统肿瘤多位于中纵隔，多见于青年人，症状多，结核菌素试验可呈阴性或弱阳性；皮样囊肿和畸胎瘤多呈边缘清晰的囊状阴影，多发生于前纵隔。

（7）其他疾病：肺结核常有不同类型的发热，需与伤寒、败血症、白血病等发热性疾病鉴别。伤寒有高热、白细胞计数减少及肝脾大等临床表现，易与急性血行播散型肺结核混淆；但伤寒常呈稽留热，有相对缓脉，皮肤玫瑰疹，血、尿、便的培养检查和肥达试验可以确诊。败血症起病急，寒战及弛张热型，白细胞及中性粒细胞增多，常有近期感染史，血培养可发现致病菌。急性血行播散型肺结核有发热、肝脾大，偶见类白血病反应或单核细胞异常增多，需与白血病鉴别；后者多有明显出血倾向，骨髓涂片及动态胸部 X 线随访有助于诊断。

四、治疗基本原则

（一）化学治疗的原则

肺结核化学治疗的原则是早期、规律、全程、适量、联合。整个治疗方案分强化和巩固两个阶段。

（二）化学治疗的主要作用

1. 杀菌作用 迅速地杀死病灶中大量繁殖的结核分枝杆菌，使患者由传染性转为非传染性，减轻组织破坏，缩短治疗时间。

2. 防止耐药菌产生 防止获得性耐药变异菌的出现。

3. 灭菌 彻底杀灭结核病变中半静止或代谢缓慢的结核分枝杆菌是化学治疗的最终目的，使完成规定疗程治疗后无复发或复发率很低。

五、医学检验路径

结核分枝杆菌实验室检测流程见图 14-1。

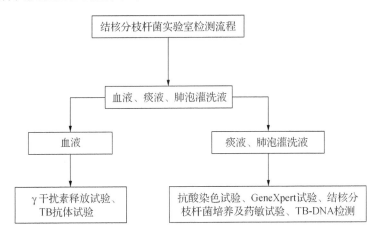

图 14-1 结核分枝杆菌实验室检测流程

六、思考练习题

1. 肺结核患者的实验室检查指标有哪些？
2. 肺结核的临床特征有哪些？

第二节 细菌性肺炎

一、肺炎链球菌肺炎

肺炎链球菌肺炎（streptococcal pneumoniae pneumonia）是由肺炎链球菌（streptococcus pneumoniae，SP）或称肺炎球菌（pneumococcus）所引起的肺炎，约占社区获得性肺炎（community acquired pneumonia，CAP）的半数。通常急骤起病，以高热、寒战、咳嗽、血痰及胸痛为特征。胸部影像学检查呈肺段或肺叶急性炎症实变。因抗菌药物的广泛使用，使本病的起病方式、症状及 X 线影像改变均不典型。

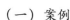

（一）案例

患者女，1岁2个月，汉族。

主诉：反复发热7天，咳嗽2天。

现病史（患儿妈妈代述）：7天前患儿无明显诱因出现发热，体温39.5 ℃（腋温），于当地医院就诊查体可见口腔疱疹，手臂、肛门见皮疹，诊断手足口病，予以灌肠降温、中药调理后，次日体温降为正常，随后皮疹消退。2天后夜间患儿再次出现高热，测体温39.3 ℃（腋温），伴有咳嗽，为阵发性喘咳，可闻及喉间痰响，但不能咳出。予以物理降温后体温可缓慢下降至正常，次日白天又出现低热，体温为38 ℃左右，夜间再次出现高热，体温为39.9 ℃。为求进一步诊治入院。发病以来，精神较差，食欲下降，大便较稀，小便量少，体重下降1 kg。

既往史：无肺炎、结核病史，无外伤史，无过敏史，预防接种史按计划进行。

个人史：无外地久居史，无地方病或传染病流行区居住史。

家族史：家庭成员健康，父母健康。无家族性遗传病，无传染病病史，无高血压和糖尿病家族史。

体格检查：T：39.5 ℃，P：150 次/分，R：60 次/分，BP：100/70 mmHg，体重8.9 kg。神志清楚，发育良好，营养一般，精神稍差，容易激怒，全身皮肤无黄染，浅表淋巴结未触及肿大。未见鼻翼扇动，口唇无发绀，咽稍充血，双扁桃体无肿大。左肺呼吸音粗，右肺呼吸音减弱，双肺可闻及湿啰音，右侧明显。触诊肝脏肋下3 cm。

（二）检查结果

1. 实验室检查

（1）血常规：RBC：3.8×10^{12}/L，Hb：128 g/L，Hct：0.37，WBC：10.5×10^9/L，N：85.6%，L：14.2%，E：0.2%，PLT：177×10^9/L；ESR：84 mm/h，PCT：3.6 ng/mL，CRP＞300 mg/L。血常规：血白细胞计数升高，中性粒细胞多在80%以上。年老体弱、酗酒、免疫功能低下者的白细胞计数可不增高，但中性粒细胞百分比仍增高。ESR、CRP、PCT均升高，提示有细菌感染可能。

（2）细菌学检查：痰直接涂片做革兰氏染色发现大量阳性球菌及白细胞内吞噬现象，血培养报阳涂片见革兰氏阳性球菌即可初步做出病原学诊断。48小时后痰和血培养鉴定为肺炎链球菌。痰标本要及时送检，在抗菌药物应用之前漱口后采集，取深部咳出的脓性或铁锈色痰。

2. 影像学检查 胸部CT检查结果显示双肺异常密度，考虑炎症。早期仅见肺纹理增粗，或受累的肺段、肺叶稍模糊。随着病情进展，表现为大片炎症浸润阴影或实变影，在实变阴影中可见支气管充气征，肋膈角可有少量胸腔积液。在消散期，炎症浸润逐渐吸收，可有片状区域吸收较快而呈现假空洞征，多数病例在起病3～4周后才完全消散。老年肺炎病灶消散较慢，容易吸收不完全而成为机化性肺炎。

（三）临床诊断与鉴别诊断

根据典型症状与体征，结合胸部 X 线检查，容易做出初步诊断。年老体衰、继发于其他疾病或灶性肺炎表现者，临床常不典型，需认真加以鉴别。病原菌检测是确诊本病的主要依据。

1. 临床诊断

冬季与初春多见，常与呼吸道病毒感染相伴行。患者多为原来健康的青年或老年与婴幼儿，男性较多见。吸烟、痴呆、慢性支气管炎、支气管扩张、充血性心力衰竭、慢性病患者及免疫抑制者均易受 SP 感染。

自然病程大致 1~2 周，发病 5~10 天，体温可自行骤降或逐渐消退；使用有效的抗菌药物后可使体温在 1~3 天恢复正常。患者的其他症状与体征亦随之逐渐消失。肺炎链球菌肺炎临床特征如下。

（1）SP 为革兰氏阳性球菌，多成双或短链排列。有荚膜，其毒力大小与荚膜中的多糖结构及含量有关。根据荚膜多糖的抗原特性，SP 可分为 86 个血清型。成人致病菌多属 1~9 型及 12 型，以第 3 型毒力最强，儿童则多为 6 型、14 型、19 型及 23 型。

（2）SP 能在干燥痰中存活数个月，但在阳光直射 1 小时或加热至 52 ℃ 10 分钟即可被杀灭，对苯酚等消毒剂亦甚敏感。

（3）SP 是寄居在口腔及鼻咽部的一种正常菌群，带菌率随年龄、季节及免疫状态的变化而有差异。机体免疫功能受损时，有毒力的 SP 入侵人体而致病。SP 除引起肺炎外，少数发生菌血症或感染性休克，老年人及婴幼儿的病情尤为严重。

（4）SP 不产生毒素。其致病力是由于高分子多糖体的荚膜对组织的侵袭作用，首先引起肺泡壁水肿，出现白细胞与红细胞渗出，之后含菌的渗出液经 Cohn 孔向肺的中央部分扩展，甚至累及几个肺段或整个肺叶。因病变开始于肺的外周，故肺叶间分界清楚，易累及胸膜，引起渗出性胸膜炎。

2. 诊断依据

（1）症状与体征

1）症状：发病前常有受凉、疲劳、病毒感染史，多有上呼吸道感染症状。起病急骤，高热、寒战，全身肌肉酸痛，体温在数小时内升至 39~40 ℃，高峰在下午或傍晚，或呈稽留热，脉率随之增速。有患侧胸部疼痛，放射到肩部或腹部，咳嗽或深呼吸时加剧。痰少，可带血或呈铁锈色，偶有恶心、呕吐、腹痛或腹泻，易被误诊为急腹症。

2）体征：患者呈急性热病容，面颊绯红、皮肤灼热、干燥，口角及鼻周有单纯疱疹；病变广泛时可出现发绀。有脓毒症者，可出现皮肤、黏膜出血点，巩膜黄染。早期肺部体征无明显异常，仅有胸廓呼吸运动幅度减小，叩诊稍浊，听诊可有呼吸音减低及胸膜摩擦音。肺实变时叩诊浊音，触觉语颤增强并可闻及支气管呼吸音。消散期可闻及湿啰音。心率增快，有时心律不齐。重症患者有肠胀气，上腹部压痛多与炎症累及膈胸膜有关。重症感染时可伴休克、急性呼吸窘迫综合征及神经精神症状。

（2）实验室诊断：具备下列实验室检查结果，即可确诊为肺炎链球菌肺炎。

1）血常规：血白细胞计数升高，中性粒细胞多在80%以上，并有核左移。

2）细菌学检查：痰直接涂片做革兰氏染色及荚膜染色镜检，如发现典型的革兰氏染色阳性、带荚膜的双球菌或链球菌，即可初步做出病原学诊断。痰培养24～48小时鉴定为肺炎链球菌。

3）免疫学检查：尿SP抗原可阳性。

3. 鉴别诊断

（1）肺炎支原体肺炎：起病缓慢，起初有数天至一周的无症状期，继而乏力、头痛、咽痛、肌肉酸痛，咳嗽明显，多为发作性干咳，夜间加重，也可产生脓痰，持久的阵发性剧咳为肺炎支原体肺炎较为典型的表现。一般呈中等度发热，也可不出现发热。可伴有鼻咽痛和耳部的疼痛，也可伴有气促或呼吸困难。可见咽部和鼓膜充血、颈部淋巴结肿大。胸部体征不明显，与肺部病变程度不相符。可闻及鼾音、笛音及湿啰音。

（2）病毒性肺炎：好发于病毒性疾病流行季节，症状通常较轻。但起病较急，发热、头痛、全身酸痛、倦怠等全身症状较突出，常在急性流感症状尚未消退时即出现咳嗽、少痰或白色黏液痰、咽痛等呼吸道症状。小儿或老年人易发生重症肺炎，表现为呼吸困难、发绀、嗜睡、精神萎靡，甚至出现休克、心力衰竭和呼吸衰竭等并发症。

（四）治疗基本原则

1. 抗菌药物治疗　首选青霉素，用药途径及剂量视病情及并发症而定。鉴于目前SP对青霉素的耐药性，最近欧洲下呼吸道感染处理指南建议大剂量青霉素治疗，并可预防由于广谱抗菌药物应用引起的耐药SP、耐甲氧西林金黄色葡萄球菌（methicillin resistant staphylococcus aureus，MRSA）和艰难梭菌的传播。对青霉素过敏者，或感染耐青霉素菌株者，用呼吸氟喹诺酮类、头孢噻肟或头孢曲松等药物，感染多药耐药性菌株者可用万古霉素、替考拉宁或利奈唑胺。

2. 支持疗法　患者卧床休息，补充足够的蛋白质、热量及维生素。密切监测病情变化，防止休克。剧烈胸痛者可酌用少量镇痛药。鼓励饮水每日1～2 L，失水者可输液。中等或重症患者（$PaO_2 < 60$ mmHg或有发绀）应给氧。若有明显麻痹性肠梗阻或胃扩张，应暂时禁食、禁饮和胃肠减压，直至肠蠕动恢复。烦躁不安、谵妄、失眠酌用镇静药。

3. 并发症的处理　经抗菌药物治疗后，高热常在24时内消退，或数日内逐渐下降。若体温降而复升或3天后仍不降者，应考虑SP的肺外感染，如脓胸、心包炎或关节炎等；10%～20% SP肺炎伴发胸腔积液，应取胸腔积液检查及培养来确定性质。若治疗不当，约5%并发脓胸，应积极引流排脓。

（五）医学检验路径

肺炎链球菌肺炎实验室检测流程见图14-2。

（六）思考练习题

1. 肺炎链球菌肺炎实验室检测指标有哪些？

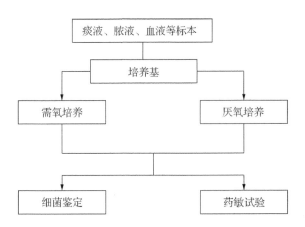

图14-2 肺炎链球菌肺炎实验室检测流程

2. 简述肺炎链球菌肺炎临床特征。

二、葡萄球菌肺炎

葡萄球菌肺炎（staphylococcal pneumonia）是由葡萄球菌引起的急性肺化脓性炎症。常发生于有如糖尿病、血液病、艾滋病、肝病、营养不良、酒精中毒、静脉吸毒或原有支气管肺疾病等基础疾病的患者，流感后、病毒性肺炎后或儿童患麻疹时易罹患。多急骤起病，高热、寒战、胸痛，脓性痰，可早期出现循环衰竭。胸部影像学表现为坏死性肺炎，如肺脓肿、肺气囊肿和脓胸。若治疗不及时或不当，病死率甚高。

（一）案例

患者男，76岁，已婚，汉族。

主诉：关节疼痛3天，今日高热、寒战。

现病史：两周前背部皮肤多处出现红、肿、痛、硬结，患者自觉局部发痒、烧灼感及跳痛。不慎于3天前抓破硬结，形成迅速扩大的紫红色炎性浸润块伴剧烈疼痛。今日突然出现寒战、高热、关节疼痛。

既往史：既往有糖尿病病史29余年，时好时坏，血糖控制不佳。

个人史：无地方病或传染病流行区居住史，无毒物、粉尘及放射性物质接触史，生活起居规律，无缺乏体力活动等不健康生活习惯，有吸烟史20余年，1包/天，无饮酒史。

家族史：家庭成员健康，育有两子，爱人及儿子健康。无家族性遗传病，无传染病病史，无高血压，无冠心病早发家族史，无糖尿病家族史。

体格检查：T：39.5 ℃，P：104 次/分，R：30 次/分，BP：90/60 mmHg。神志清楚，急性热病容；呼吸急促，全身出现荨麻疹，睑结膜出现瘀点，肝脏肋下可触及，脾未触及；心、肺、四肢及神经系统未见异常。

血常规：RBC：4.8×10^{12}/L，Hb：98 g/L，Hct：0.37，WBC：18.5×10^{9}/L，N：87.7%，L：22.3%，PLT：173×10^{9}/L。

临床化学检查：TP:78 g/L, ALB:43 g/L, ALT:32 U/L, AST:25 U/L, GLU:25.2 mmol/L, 其他指标未见异常。

病原学检查：皮肤脓肿部位取材直接涂片革兰氏染色镜检发现革兰氏阳性球菌。对皮肤脓肿标本进行细菌培养。半小时内采集两套静脉血培养。三天后脓液、血培养结果均为耐甲氧西林金黄色葡萄球菌生长。

（二）检查结果

1. 实验室检查

（1）血常规：血白细胞计数升高，中性粒细胞多在80%以上，提示可能有细菌感染。

（2）细菌学检查：脓液直接涂片革兰氏染色镜检发现革兰氏阳性球菌。皮肤脓液、血培养结果均为耐甲氧西林金黄色葡萄球菌生长，明确病原学诊断。

2. 影像学检查

胸部X线检查显示肺段或肺叶实变，可早期形成空洞，或呈小叶状浸润，其中有单个或多发的液气囊腔。另一特征是X线影像阴影的易变性，表现为一处的炎性浸润消失而在另一处出现新的病灶，或很小的单一病灶发展为大片阴影。治疗有效时，病变消散，阴影密度逐渐减低，2~4周后病变完全消失，偶可遗留少许条索状阴影或肺纹理增多等。

（三）临床诊断与鉴别诊断

根据全身毒血症症状，咳嗽、脓血痰，白细胞计数增高、中性粒细胞比例增加、核左移并有中毒颗粒和X线影像表现，可做出初步诊断。细菌学检查是确诊的依据，可行痰、胸腔积液、血和肺穿刺物培养。

1. 临床诊断

呼吸道吸入的肺炎常呈大叶性分布或广泛的融合性支气管肺炎。支气管及肺泡破溃可使气体进入肺间质，并与支气管相通。当坏死组织或脓液阻塞细支气管，可形成气胸、脓气胸或支气管胸膜瘘。偶可伴化脓性心包炎、脑膜炎等。

皮肤感染灶（疖、痈、毛囊炎、蜂窝织炎、伤口感染）中的葡萄球菌可经血液循环抵达肺部，引起多处肺实变、化脓及组织破坏，形成单个或多发性肺脓肿。

2. 诊断依据

（1）症状与体征

症状：起病多急骤、寒战、高热，体温多高达到39~40℃，胸痛，痰脓性、量多、带血丝或呈脓血。毒血症症状明显，全身肌肉、关节酸痛，体质衰弱，精神萎靡，病情严重者可早期出现周围循环衰竭。院内感染者通常起病较隐匿，体温逐渐上升。老年人症状可不典型。血源性葡萄球菌肺炎常有皮肤伤口、疖、痈或中心静脉导管置入等，或有静脉吸毒史，较少咳脓性痰。

体征：早期可无体征，常与严重的中毒症状和呼吸道症状不平行，然后可出现两肺散在性湿啰音。病变较大或融合时可有肺实变体征，气胸或脓气胸则有相应体征。血源性葡萄球菌肺炎应注意肺外病灶，静脉吸毒者有皮肤针口和三尖瓣赘生物，可闻及心脏杂音。

（2）实验室诊断：具备下列实验室检查结果，即可确诊为葡萄球菌肺炎：①外周血白细胞计数明显升高，中性粒细胞比例增加，核左移；②细菌学检查：脓液涂片做革兰氏染色镜检发现典型的阳性球菌，呈葡萄状，即可做初步的病原学诊断；③脓液培养 24 ~ 48 小时或血培养报警阳性鉴定为葡萄球菌。

葡萄球菌肺炎临床特征：①葡萄球菌为革兰氏阳性球菌，致病物质主要是毒素与酶，如溶血毒素、杀白细胞素、肠毒素等，具有溶血、坏死、杀白细胞及血管痉挛等作用。②金黄色葡萄球菌血浆凝固酶为阳性，致病力强，是化脓性感染主要原因。③随着医院内感染的增多，由凝固酶阴性葡萄球菌引起的肺炎不断增多。医院获得性葡萄球菌感染占 11% ~ 25%。④耐甲氧西林金黄色葡萄球菌（MRSA）近年在医院内暴发流行。社区获得性 MRSA（community-acquired MRSA，CA-MRSA）肺炎需要高度重视。

3. 鉴别诊断

（1）肺脓肿：起病可急可慢，早期肺脓肿和细菌性肺炎在症状及 X 线表现很相似。即发热、盗汗、乏力、厌食、咳嗽、咳黏液痰或脓液痰。可有严重的衰竭症状，体温可达 39 ~ 40 ℃。炎症波及局部胸膜引起胸痛。病变范围较大，可出现气急。有时痰中带血或中等量咯血。病原菌多为厌氧菌，故痰多呈腐臭味。

（2）肺大疱或肺囊肿继发感染：肺大疱或肺囊肿呈圆形、腔壁薄而光滑，常伴有液平面，周围无炎症反应。患者常无明显的毒性症状或咳嗽。

（3）支气管肺癌：肿瘤阻塞支气管引起远端肺部阻塞性炎症，呈肺叶、肺段分布。癌灶坏死液化形成癌性空洞。发病较慢，常无或仅有低毒性症状。胸部 X 线示空洞呈偏心、壁较厚、内壁凹凸不平，一般无液平面，空洞周围无炎症反应。由于癌肿经常发生转移，常见到肺门淋巴结肿大。

（四）治疗基本原则

强调早期清除和引流原发病灶，选用敏感的抗菌药物。近年来，金黄色葡萄球菌对青霉素的耐药率高达 90% 左右，因此可选用耐青霉素酶的半合成青霉素或头孢菌素，如苯唑西林钠、氯唑西林、头孢呋辛钠等，联合氨基糖苷类如阿米卡星等，亦有较好疗效。阿莫西林、氨苄西林与酶抑制剂组成的复方制剂对产酶金黄色葡萄球菌有效。对于 MRSA，则应选用万古霉素、替考拉宁和利奈唑胺等，如万古霉素 1.5 ~ 2.0 g/d 静脉滴注，偶有药物热、皮疹、静脉炎等不良反应。临床选择抗菌药物时可参考细菌培养的药物敏感试验。

（五）医学检验路径

葡萄球菌肺炎实验室检测流程见图 14-3。

（六）思考练习题

1. 葡萄球菌肺炎实验室检测指标有哪些？
2. 简述葡萄球菌肺炎实验室检测流程。

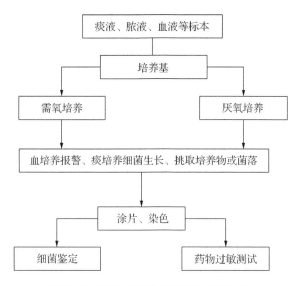

图 14-3　葡萄球菌肺炎实验室检测流程

第三节　肺炎支原体肺炎

肺炎支原体肺炎（mycoplasmal pneumoniae pneumonia）是由肺炎支原体（mycoplasma pneumoniae，MP）引起的呼吸道和肺部的急性炎症改变，常同时有咽炎、支气管炎和肺炎。肺炎支原体是引起人类社区获得性肺炎（community-acquired pneumonia，CAP）的重要病原体，占所有 CAP 病原体的 5%~30%，它由口、鼻分泌物经空气传播，终年散发并可引起小流行的呼吸道感染。主要见于儿童和青少年，在成人中也较常见。肺炎支原体肺炎大多症状轻，预后较好，但肺炎支原体感染也可引起严重的双侧肺炎和其他系统的肺外并发症而导致死亡，如脑膜炎、脊髓炎、心肌炎、心包炎、免疫性溶血性贫血和肾炎等。

一、案例

患者女，4 岁，汉族。

主诉：咽痛 3 天，咳嗽 1 天。

现病史：患者 3 天前咽痛，伴有乏力、食欲减退、恶心，无呕吐，无发热，1 天前突发阵发性刺激性咳嗽，夜间加重，咳嗽时不能入睡，咳白痰，无呼吸困难、胸痛，无腹泻。

既往史：无肺炎、结核病史，无手术外伤史，无过敏史，预防接种史按计划进行。

个人史：出生于原籍，无地方病或传染病流行区居住史。

家族史：家庭成员健康，父母健康。无家族性遗传病，无传染病病史。

体格检查：T：38.2 ℃，P：98 次/分，R：18 次/分，BP：110/84 mm/Hg。患儿神志清楚，急性病容，双锁骨上淋巴结未触及肿大，气管居中。双侧胸廓对称，胸部听诊未见明显异常。

实验室检测结果：血常规、CRP 均未见异常。肺炎支原体抗体阳性。

X 线检查未见明显异常。

二、检查结果

1. 实验室检查

血常规：白细胞总数正常或略增高，以中性粒细胞为主。

免疫学检查：起病 2 周后，约 2/3 的患者冷凝集试验阳性，滴度≥1∶32，如果滴度逐步升高，更有诊断价值。如血清支原体 IgM 抗体≥1∶64，或恢复期抗体滴度有 4 倍增高，可进一步确诊。直接检测呼吸道标本中肺炎支原体抗原，可用于临床早期快速诊断。

分子生物学检查：核酸杂交技术及 PCR 技术，具有高效、特异而敏感等优点。

2. 影像学检查 X 线检查显示肺部多种形态的浸润影，呈节段性分布，以肺下野为多见，有的从肺门附近向外伸，病变常经 3～4 周后自行消散。部分患者出现少量胸腔积液。

三、临床诊断与鉴别诊断

1. 临床诊断 肺部病变为支气管肺炎、间质性肺炎和细支气管炎。肺泡内可含少量渗出液，并可发生灶性肺不张。肺泡壁与间隔有中性粒细胞、单核细胞、淋巴细胞及浆细胞浸润。支气管黏膜充血，上皮细胞肿胀，细胞质空泡形成，有坏死和脱落。胸腔可有纤维蛋白渗出和少量渗出液。开胸肺活检的资料表明肺炎支原体感染还可引起闭塞性细支气管炎伴机化性肺炎。

（1）诊断依据：症状与体征。

症状：肺炎支原体感染起病缓慢，起初有数天至一周的无症状期，继而乏力、头痛、咽痛、肌肉酸痛，咳嗽明显，多为发作性干咳，夜间为重，也可产生脓痰，持久的阵发性剧咳为支原体肺炎较为典型的表现。一般为中等度发热，也可以不出现发热。可伴有鼻咽部和耳部的疼痛，也可伴有气促或呼吸困难。咽部和鼓膜可以见到充血，颈部淋巴结可肿大。

体征：有 10%～20% 患者出现斑丘疹或多形性红斑。胸部体征不明显，与肺部病变程度不相符。可闻及鼾音、笛音及湿啰音。很少肺实变体征，亦有在整个病程中无任何阳性体征者。

综合临床症状、X 线影像表现及血清学检查结果做出诊断。培养分离出肺炎支原体虽对诊断有决定性意义，但其检出率较低，技术条件要求高，所需时间长。血清学试验有一定参考价值，尤其血清抗体有 4 倍增高者，但多为回顾性诊断。本病应与病毒性肺炎、军团菌肺炎等鉴别。外周血嗜酸性粒细胞数正常，可与嗜酸性粒细胞肺浸润症相鉴别。

（2）临床特征

1）MP 是介于细菌和病毒之间、兼性厌氧、能独立生活的最小微生物。

2）肺炎支原体肺炎以儿童及青年人居多，婴儿间质性肺炎亦应考虑本病的可能。发病前 2～3 天直至病愈数周，均可在呼吸道分泌物中发现 MP。

3）MP 感染后血清中产生特异性 IgM、IgG 及 IgA，呼吸道局部也产生相应的分泌性抗体，后者具有较强的保护作用。

4）MP 感染后，IgE 反应亦见增强，可出现 IgE 介导的超敏反应，促使哮喘患者的急性发作。

2. 鉴别诊断

（1）细菌性肺炎：对于应用 β - 内酰胺类抗生素治疗无效的肺炎患者，持续干咳时应警惕肺炎支原体的感染。细菌性肺炎中肺炎球菌性肺炎最常见，常有口唇疱疹、铁锈色痰而无大量黄脓痰。胸部 X 线示肺叶或肺段实变，或呈片状淡薄炎性病变，边缘模糊不清，但无脓腔形成。痰或血中细菌分离有助于鉴别诊断。

（2）病毒性肺炎：好发于病毒性疾病流行季节，症状通常较轻。但起病较急，发热、头痛、全身酸痛、倦怠等全身症状较突出，常在急性流感症状尚未消退时即出现咳嗽、少痰或白色黏液痰、咽痛等呼吸道症状。小儿或老年人易发生重症肺炎，表现为呼吸困难、发绀、嗜睡、精神萎靡，甚至出现休克、心力衰竭和呼吸衰竭等并发症。

四、治疗原则

早期使用抗生素可减轻症状及缩短病程。本病有自限性，多数病例不经治疗可自愈。大环内酯类抗生素为首选，如红霉素、罗红霉素和阿奇霉素。对大环内酯不敏感者则可选用呼吸氟喹诺酮类，如左氧氟沙星、莫西沙星等，四环素类也用于肺炎支原体肺炎的治疗。疗程一般为 2～3 周。因肺炎支原体无细胞壁，青霉素或头孢菌素类等抗生素无效。对剧烈呛咳者，应适当给予镇咳药。若合并细菌感染，可根据病原学检查，选用针对性的抗生素治疗。

五、医学检验路径

肺炎支原体肺炎实验室检测流程见图 14-4。

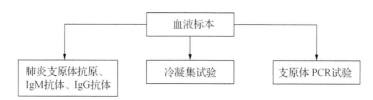

图 14-4　肺炎支原体肺炎实验室检测流程

六、思考练习题

1. 肺炎支原体肺炎实验室检测指标有哪些？
2. 简述肺炎支原体肺炎的临床特征。

（李小宁）

第四节　结核性胸膜炎

结核性胸膜炎（tuberculous pleurisy，TBP）是结核分枝杆菌、结核菌毒素或结核菌蛋白侵入处于高度致敏状态的胸膜，引起的胸膜高度炎症反应，也是原发或继发结核感染累及胸膜的结果。其病原体是结核分枝杆菌（mycobacterium tuberculosis，MTB），它到达胸膜的途径：①肺部淋巴结核的细菌沿淋巴管逆流至胸膜；②肺外周结核病灶破溃波及胸膜；③结核菌血行播散至胸膜。结核性胸膜炎多发于儿童、青少年，但近年来老年人发病也不少。根据胸腔积液情况，可分为纤维蛋白性胸膜炎（干性胸膜炎）和渗出性胸膜炎。少数病情较轻者可自愈，多数需抗结核治疗才能治愈，未经治疗的患者，5年内约有2/3出现肺结核，如治疗不当，可形成结核性脓胸。

临床表现

1. 发热　可有急性高热，但亦有缓慢中度发热或午后低热，发热温度高低与胸腔积液量无平行关系。

2. 胸痛　于腋前线或腋后线下方，深呼吸或咳嗽时更著，此时称干性胸膜炎；当病情继续发展，积液逐渐增多，称为渗出性胸膜炎，此时胸痛反而消减。

3. 气急　常与积液量及积液速度成正比。

4. 咳嗽　多干咳或伴少量黏液痰。

5. 其他　乏力，食欲减退，盗汗等。

一、案例

患者男，17岁。

主诉：右胸痛1月余，加重伴咳嗽、发热3天。

现病史：近1个多月来，患者感右侧胸廓前下牵扯样疼痛不适，与呼吸有关，深吸气时疼痛明显，未重视。就诊前3天，患者自觉受凉后出现阵阵咳嗽，同时感右侧不适程度较前加重，在社区医院输液治疗效果差。3天来感咳嗽、胸痛症状逐渐加重，并感胸闷、头昏不适。

既往史：否认外伤史，否认输血史。

家族史：否认遗传病家族史。

体格检查：T：37.8℃，P：85次/分，R：18次/分，BP：110/76 mmHg。肺呼吸音粗，双肺未闻及明显干湿啰音，右下肺呼吸音减低；心音稍低钝，律齐。全身皮肤黏膜未见黄染及皮疹，全身浅表淋巴结未触及肿大。四肢及神经系统检查无明显异常。

二、检查结果

实验室检查见表14-1、表14-2。

表 14-1　血液检查指标

检测项目	英文缩写	检测结果（单位）	参考范围（单位）
红细胞计数	RBC	$5.1 \times 10^{12}/L$	$(4.0 \sim 5.5) \times 10^{12}/L$
白细胞计数	WBC	$6.85 \times 10^{9}/L$	$(4.0 \sim 10.0) \times 10^{12}/L$
中性粒细胞比例	N%	74.50	50%~70%
血红蛋白	Hb	112 g/L	110~150 g/L
C反应蛋白	CRP	127.5 mg/L	0~8 mg/L,
降钙素原	PCT	1.77 μg/L	<0.15 μg/L
谷丙转氨酶	ALT	40 U/L	5~40 U/L

表 14-2　胸腔积液生化检查结果

检测项目	英文缩写	检测结果（单位）	参考范围（单位）
腺苷脱氨酶	ADA	46.1 U/L	结核胸膜炎 >40 U/L，肝炎、肝硬化、肝癌 <40 U/L
总蛋白	TP	46.8 g/L	请结合临床判断，炎性 >40 g/L，肿瘤 20~40 g/L，肝静脉血栓 40~60 g/L，心功能不全 1~10 g/L，肾病综合征 1~10 g/L，肝硬化腹水 5~20 g/L
乳酸脱氢酶	LDH	743 U/L	与血清 LDH 比较

胸腔积液常规：黄色，微浊；有核细胞 $2440 \times 10^{6}/L$，单个核细胞 74%，多个核细胞 26%，李凡他试验阳性。

胸腔积液涂片：阴性。

胸腔积液培养：结核分枝杆菌（＋）。

胸部 CT：右侧胸腔积液。

三、临床诊断与鉴别诊断

1. 临床诊断　结核性胸膜炎。

2. 诊断依据

（1）症状与体征：右胸痛 1 月余，加重伴咳嗽、发热 3 天，体温 37.8 ℃，胸闷、头昏不适。肺呼吸音粗，双肺未闻及明显干湿啰音，右下肺呼吸音减低。

（2）实验室诊断：血液 CRP、PCT 升高，胸腔积液细胞数 $>500 \times 10^{6}/L$，李凡他试验阳性，胸腔积液定白定量 >30 g/L，乳酸脱氢酶 >200 U/L，腺苷脱氨酶升高；胸腔积液培养结核分枝杆菌阳性，胸部 CT 见右侧胸腔积液。因为结核分枝杆菌为导致结核性胸膜炎的原因，故获得直接的细菌学证据为诊断结核性胸膜炎的金标准。

3. 鉴别诊断　本病需与细菌性肺炎、类肺炎性胸腔积液、恶性胸腔积液及由其他疾病（如系统性红斑狼疮）引起的胸腔积液鉴别。

（1）结核性胸膜炎：根据病史和临床表现，结核性胸膜炎一般可确诊。临床表现主要为中度发热、初起胸痛以后减轻、呼吸困难。体格检查、X线检查及超声检查可做出胸腔积液的诊断。诊断性胸腔穿刺、胸腔积液的常规检查、生化检查和细菌培养等为诊断的必要措施，这些措施可对 75% 的胸腔积液病因做出诊断。

（2）细菌性肺炎：结核性胸膜炎的急性期常有发热、胸痛、咳嗽、气促，血白细胞计数增多，胸部 X 线表现高密度均匀阴影，易误诊为肺炎。但肺炎时咳嗽多有痰，常呈铁锈色痰；肺部为实变体征，痰涂片或培养常可发现致病菌。结核性胸膜炎则以干咳为主，胸部为积液体征，结核菌素试验可阳性。

（3）类肺炎性胸腔积液：发生于细菌性肺炎、肺脓肿和支气管扩张伴有胸腔积液者，患者多有肺部病变的病史，积液量不多，见于病变的同侧。胸腔积液白细胞计数明显增多，以中性粒细胞为主，胸腔积液培养可有致病菌生长。

（4）恶性胸腔积液：肺部恶性肿瘤、乳腺癌、淋巴瘤的胸膜直接侵犯或转移、胸膜间皮瘤等均可产生胸腔积液，而以肺部肿瘤伴发胸腔积液最为常见。

（5）结核性胸膜炎有时须与系统性红斑狼疮性胸膜炎、类风湿胸膜炎等伴有胸腔积液者鉴别，这些疾病均有各自的临床特点，鉴别不难。

四、疾病特征与讨论

TBP 发病早期症状常不典型，影像学检查特异性低，因而其诊断主要依赖于实验室检查，而进入胸腔的 MTB 数量较少，在胸腔积液中较难发现，故简便、快捷、特异的诊断指标仍需进一步研究，为提高 TBP 诊断效能，常采用两项及以上实验室指标进行诊断。TBP 的实验室常用诊断技术如下。

1. 细菌学诊断技术　TBP 的细菌学诊断主要通过涂片法或培养法从胸腔积液中找到 MTB，这是诊断 TBP 的金标准。

2. 病理学诊断　病理学诊断在较多疾病诊断中被视为金标准，在 TBP 诊断中也被视为除传统细菌学外最重要的诊断依据，主要有超声引导下穿刺和胸腔镜直视下活检两种途径，其中内科胸腔镜技术除活检外，还具有吸引胸腔积液、松解胸腔内粘连的治疗意义，已成为 TBP 的常规诊断手段。

3. 分子生物学诊断技术　目前国内最常用的 TB 分子生物学检测技术是基于对靶序列的扩增方法，主要包括定量 PCR、链替代扩增技术、核酸分子杂交、DNA 测序、基因芯片技术等，其中 GeneXpert MTB/RIF 检测技术是 WHO 推荐的以半巢式实时荧光定量 PCR 法对 MTB 进行检测的体外分子诊断技术，不仅能检测 MTB 的含量，同时也可检出阳样本是否存在利福平耐药。

4. 细胞免疫学诊断技术　细胞免疫学诊断技术有结核菌素皮内试验、γ 干扰素释放试验、T-SPOT. TB 等检测技术，其中结核菌素皮内试验易受卡介苗影响而出现假阳性，γ 干扰素释放试验、T-SPOT. TB 试验是较新的实验技术。

5. 生化指标与细胞因子等检查　TBP 患者感染 MTB 后 T 淋巴细胞可分泌 γ 干扰素、白细胞介素 – 2、肿瘤坏死因子等多种细胞因子，因而检测这些因子对 TBP 在一定程度上有诊断价值；此外 T 淋巴细胞产生的腺苷脱氨酶（adenosine deaminase，ADA）在胸腔积液中含量明显增多，可作为早期结核性与非结核性胸腔积液鉴别诊断、病情观察及疗效评估的常规检测项目，但较难与感染性、肿瘤性或其他所致的胸腔积液相鉴别，易导致误诊。胸腔积液中乳酸脱氢酶（LDH）常用以鉴别漏出液及渗出液，当 LDH > 200 U/L 或胸腔积液与血清中 LDH 水平比值 > 0.6 则为渗出液。LDH 于化脓性感染积液中含量最高，为正常血清 30 倍，其次为恶性积液，结核性积液略高于血清，血清及胸腔积液中 LDH 及 ADA 联合检测可提高 TBP 诊断准确度。

五、结核分枝杆菌的检测路径

结核分枝杆菌的检测流程见图 14-5。

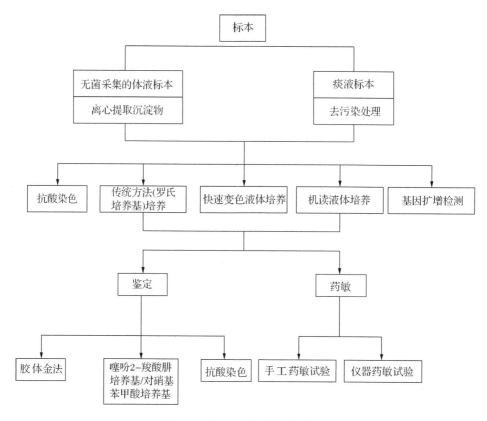

图 14-5　结核分枝杆菌的检测流程

六、治疗基本原则

1. 抗结核化疗　一般不推荐胸腔内注入抗结核药物。抗结核化疗时根据病情选用以下四个方案中的一个：①前 2 个月采用异烟肼（H）、利福平（R）、链霉素（S）或乙胺丁醇（E）、吡嗪酰胺（Z），每日 1 次，加强治疗；继而用异烟肼、利福平，每日 1 次，连用 4 个月，即 2HRS（E）Z/4HR。②2HRS（E）Z/4H_3R_3（后 4 个月每周 3 次）。③2HRS（E）Z/4HR（全程隔日给药）④2HRP（E）/4HP（P 为对氨基水杨酸钠）。

2. 胸腔抽液　小量积液可自行吸收，但中等量以上的积液，需视情况每周抽液 2～3 次，每次 1000 mL 左右，直至胸腔积液基本消失为止。

3. 关于肾上腺皮质激素应用问题　一般不用皮质激素治疗，但如中毒症状严重，也可在充分抗结核药物治疗基础上，小量、短程应用糖皮质激素（以口服为主）。

第五节　肺癌

肺癌是起源于肺部气管、支气管黏膜或腺体的恶性肿瘤，是最常见的肺部原发性恶性肿瘤。根据组织病理学特点不同，可分为非小细胞肺癌和小细胞肺癌；根据肿瘤发生的解剖学部位分类，可分为中央型肺癌和周围型肺癌；根据 2021 年版世界卫生组织（World Health Organization，WHO）肺肿瘤组织学分型标准，肺癌类型包括鳞状细胞癌、腺癌、腺鳞癌、神经内分泌肿瘤、大细胞癌、肉瘤样癌、其他上皮源性肿瘤、转移性肿瘤。肺癌无传染性，但具有一定的家族聚集性和遗传易感性。

一、案例

患者男，68 岁。

现病史：半年前无明显诱因出现咳嗽咳痰，无明显规律，无畏寒发热，无恶心呕吐，无盗汗咯血等不适。半个月前，患者咳嗽咳痰加重，痰中有血丝，遂至当地医院就诊，给予抗生素静滴，效果欠佳。病程中患者无午后低热、盗汗，无胸闷、呼吸困难，饮食减少，睡眠一般，大小便正常自解，近期体重约减轻 10 kg。

既往史：否认肝炎、结核等传染病病史，否认糖尿病、高血压、冠心病、心肌梗死、关节炎等病史，否认药物食物过敏史，无手术史及外伤史，无输血史，预防接种史不详。

体格检查：T：36.5 ℃，P：78 次/分，R：20 次/分，BP：130/80 mmHg。神志清楚，呼吸平稳，平静面容，发育正常，营养中等，自主体位，查体合作。皮肤黏膜无黄染及瘀点瘀斑，无肝掌及蜘蛛痣，浅表淋巴结未触及肿大。头颅无畸形，毛发分布正常；双瞳等大等圆，直径 2.5 mm，对光反射灵敏，巩膜无黄染，耳聪，鼻畅，无脓性、血性分泌物；唇无发绀，咽不红，伸舌居中，扁桃体不大。颈软，气管居中，甲状腺不大，颈静脉无怒张。胸廓正常，呼吸运动度正常，双肺呼吸音清，叩诊呈清音，双肺未闻及干湿性啰音，心脏视诊心前区无隆起及凹陷、无异常搏动，触诊心前区无震颤及心包摩擦感，叩诊心界大小正常，听诊心率 78 次/分，心律齐，各瓣膜区未闻及明显杂音，未闻及心包摩擦音；周围血管征（－），无水冲脉及枪击音。腹平软，肝、脾肋下未触及，无压痛及反跳痛，肠鸣音不亢，3～5 次/分，双肾无叩痛；脊柱四肢无畸形，四肢活动正常。

实验室检查：血液检验结果见表 14-3。

支气管刷片脱落细胞学检查：找到癌细胞，倾向腺癌细胞。

支气管刷片涂片找抗酸杆菌：抗酸杆菌（－）。

表 14-3 实验室检查结果

检测项目	英文缩写	检测结果（单位）	参考范围（单位）
红细胞	RBC	$4.48 \times 10^{12}/L$	$(4.0 \sim 5.5) \times 10^{12}/L$
白细胞	WBC	$7.32 \times 10^{9}/L$	$(4.0 \sim 10.0) \times 10^{12}/L$
血红蛋白	Hb	128 g/L	110 ~ 150 g/L
血小板	PLT	$191 \times 10^{9}/L$	$(100 \sim 300) \times 10^{9}/L$
癌胚抗原	CEA	4.05 μg/L	≤5 μg/L
细胞角质蛋白 19 片段抗原 21-1	CYFRA21-1	9.20 μg/L	3.3 μg/L
糖类抗原 19-9	CA19-9	129.56 U/mL	<37 U/mL
糖类抗原 50	CA50	158.17 U/mL	<20 U/mL

二、临床诊断与鉴别诊断

（一）临床诊断

肺癌。

（二）诊断依据

1. 咳嗽、咳痰半年余。

2. 查体：胸廓正常，呼吸运动度正常，双肺呼吸音清，叩诊呈清音，双肺未闻及干湿性啰音；心脏视诊心前区无隆起及凹陷、无异常搏动，触诊心前区无震颤及心包摩擦感，叩诊心界大小正常，听诊心率 78 次/分，心律齐，各瓣膜区未闻及明显杂音，未闻及心包摩擦音。

3. 实验室查肿瘤标志物：细胞角质蛋白 19 片段抗原 21-1、糖类抗原 19-9、糖类抗原 50 均升高；支气管刷片脱落细胞学检查找到癌细胞，倾向腺癌细胞；支气管刷片涂片未找到抗酸杆菌。

4. 影像学检查：胸部 CT 显示右下肺占位性病变，考虑肺癌可能，纵隔及右肺门淋巴结转移，建议进一步检查。ECT 全身骨扫描显像未见明显异常，提示没有骨转移。

5. 确诊：该患者住院后在全麻下行右肺下叶袖式切除，病理证实为右肺下叶浸润性腺癌（腺管型 70%，乳头型 30%）；免疫组化：TTF-1（+），P40（-），CK5/6（-），PAX8（-），CDX（-），PD-L1（22C3）（30% +，1%~49%），SPT24（+）。基因检测：EML4-ALK（-），ROS1（-）；EGFR：L858R 点突变。

（三）鉴别诊断

1. 肺癌：根据临床症状、体征、影像学检查和组织病理学检查做出诊断。肺癌的早期诊断具有重要意义，只有在病变早期得到诊断和治疗，才能获得较好的疗效。肺癌早期缺乏典型症状，对40岁以上人群，应定期进行胸部X线普查。出现肺癌原发症状或转移症状者及时做胸部X线检查或胸部CT检查，发现肺部有肿块阴影时，应首先考虑到肺癌的诊断，应作进一步检查，经过组织病理学检查明确诊断。

2. 肺结核：多见年轻患者，可伴有纳差、午后低热、盗汗等结核中毒症状，X线可见上肺有条索样阴影，病灶周围见卫星灶，抗结核治疗有效。

3. 肺部感染：可有畏寒、高热，X线可见大片肺纹理浸润，抗感染治疗有效。

4. 肺良性肿瘤：发病年龄低，发展缓慢，肿块边缘光滑，术后病理可明确诊断。

（四）肺癌的血清学实验室检查

血清学检查有助于肺癌的辅助诊断、疗效判断和随访监测。目前推荐常用的原发性肺癌标志物有癌胚抗原（carcino embryonic antigen，CEA）、神经元特异性烯醇化酶（neuron specific enolase，NSE）、细胞角质蛋白19片段抗原21-1（cyto keratin 19 fragment antigen 21-1，CYFRA21-1）、胃泌素释放肽前体（pro-gastrin releasing peptide，ProGRP）、鳞状细胞癌抗原（squamous cell carcinoma antigen，SCCA）等。肿瘤标志物联合检测可提高其在临床应用中的灵敏度和特异度。

肺癌的诊断通常需要结合影像学和病理学检查。虽然肺癌血清肿瘤标志物的灵敏度和特异度不高，但其升高有时可早于临床症状的出现。因此，检测肺癌相关的肿瘤标志物，有助于辅助诊断和早期鉴别诊断及预测肺癌病理类型。肿瘤标志物水平与肿瘤负荷和分期有一定关联，推荐在首次诊断及开始治疗前行肿瘤标志物检测了解其基线水平，监测治疗后的标志物水平动态变化可在肿瘤的疗效监测和预后判断中发挥一定作用。在对肿瘤患者长期监测过程中，改变肿瘤标志物检测方法可导致结果差异，因此，不同检测方法的肿瘤标志物结果不宜直接比较。注意排除饮食、药物、合并疾病等其他因素对检测结果的影响。对于影像学检查无明确新发或进展病灶而仅仅肿瘤标志物持续升高的患者，建议寻找原因，警惕有疾病复发或进展的可能，需密切随访。

1. 小细胞肺癌（small cell lung cancer，SCLC） NSE和ProGRP是诊断SCLC的首选指标。NSE由中枢或外周神经元及神经外胚层性肿瘤分泌，当组织学结果无法确诊时，NSE可以辅助支持SCLC的诊断；溶血会显著影响NSE检测结果，应在60分钟内与红细胞分离检测，防止假性升高。

ProGRP作为单个标志物对SCLC诊断的特异度优于其他标志物，且与SCLC分期呈正相关，有助于鉴别SCLC和良性肺部疾病。ProGRP浓度升高也会出现在肾功能不全的患者中，其水平与血肌酐有关，因此，当ProGRP水平升高而与患者临床症状不相符时，应首先评估患者的血肌酐水平。

2. 非小细胞肺癌（non-small cell lung cancer，NSCLC） 在患者的血清中，CEA、SCCA和CYFRA21-1水平的升高有助于诊断NSCLC。CEA在肺腺癌和大细胞肺癌中升高最为明显，且灵敏度较高。但需注意CEA增高还可见于消化道肿瘤和肺间质纤维化等。联合检测CYFRA21-1和CEA可以提高对肺腺癌诊断的灵敏度和特异度。长期吸烟人群CEA水平可能略高于健康人群。CYFRA21-1也是NSCLC的敏感指标之一，应注意皮肤和唾液污染及在肾衰竭的患者中 CYFRA21-1 可能会出现假性升高。SCCA 对鳞状上皮肿瘤如肺鳞状细胞癌有较高的特异度，可以辅助组织学诊断。然而，单一的标志物并不能鉴别 SCLC 和 NSCLC。约10% 的 NSCLC 对神经内分泌标志物中至少 1 种存在免疫反应。若联合检测 NSE、ProGRP、CYFRA21-1、CEA 和 SCCA 等指标，可提高鉴别准确率。

（五）分子病理学检测

1. 标本类型

除酸处理的标本外，甲醛固定、石蜡包埋标本、细胞块和细胞涂片均适用于分子检测。所有待检测组织学和细胞学标本需经过病理医师质控，评估肿瘤类型、细胞含量、坏死率，筛选适合分子检测的组织学类型，并确保有足量肿瘤细胞提取 DNA 或 RNA（1 类推荐证据）。如具备条件可进行肿瘤富集操作（2A 类推荐证据）。

2. 基本原则

（1）标本常规组织学诊断后尽量保留足够组织进行分子生物学检测，根据分子分型指导治疗（1 类推荐证据）；晚期 NSCLC 组织学诊断后需保留足够组织进行分子生物学检测，根据分子分型指导治疗（2A 类推荐证据）。

（2）含腺癌成分的 NSCLC，无论其临床特征（如吸烟史、性别、种族或其他等），应常规行表皮生长因子受体（epidermal growth factor receptor，EGFR）、间变性淋巴瘤激酶（anaplastic lymphoma kinase，ALK）、ROS1（2A 类推荐证据）和 RET 分子生物学检测（2B 类推荐证据），ⅠB～Ⅲ期术后患者建议手术病理标本行 EGFR 检测（2A 类推荐证据）。检测方法应选择经国家官方批准的试剂和平台设备，也可使用获官方批准的二代测序（next-generation sequencing，NGS）检测试剂平台。组织有限和/或不足以进行分子生物学检测时，可利用血浆游离 DNA 检测 EGFR 突变（2A 类推荐证据）。

（3）NSCLC 检测推荐必检基因为 *EGFR*、*ALK*、*ROS1*（1 类推荐证据），扩展基因为 *BRAFV600E* 突变、*MET* 扩增和 *MET14* 外显子跳跃突变、人表皮生长因子受体2、*KRAS*、*RET* 等（2A 类推荐证据）。采用 NGS 可同时检测全部必检基因和扩展基因，也可在常规检测 *EGFR*、*ALK*、*ROS1* 基因阴性之后，再应用 NGS 检测扩展基因；若组织标本不可及，可考虑利用血浆循环肿瘤 DNA（circulating tumor DNA，ctDNA）进行检测（2B 类推荐证据）。

（4）对于 EGFR - 酪氨酸激酶抑制剂（tyrosine kinase inhibitor，TKI）耐药患者，建议二次活组织检查进行继发耐药 EGFR T790M 检测；对于无法获取组织的患者，可用 ctDNA 行 EGFR T790M 检测（2A 类推荐证据）。当 ctDNA 阴性时，仍应建议患者行组织检测以明确 EGFR T790M 突变状态。

三、肺癌的诊断

肺癌的临床表现比较复杂，症状和体征的有无、轻重及出现的早晚，取决于肿瘤发生部位、病理类型、有无转移及有无并发症，以及患者的反应程度和耐受性的差异。肺癌早期症状常较轻微，甚至可无任何不适。中央型肺癌症状出现早且重，周围型肺癌症状出现晚且较轻，甚至无症状，常在体检时被发现。肺癌的症状大致分为局部症状、全身症状、肺外症状、外侵和转移症状。

1. 局部症状　咳嗽是最常见的症状，以咳嗽为首发症状者占35%以上。痰中带血或咯血亦是肺癌的常见症状，以此为首发症状者约占30%。以胸痛为首发症状者约占25%，常表现为胸部不规则的隐痛或钝痛。约有10%的患者以胸闷、气急为首发症状，多见于中央型肺癌，特别是肺功能较差的患者。有5%~18%的肺癌患者以声嘶为第一主诉，通常伴随有咳嗽。

2. 全身症状　以发热为首发症状者占20%~30%。肺癌晚期可引起严重的消瘦和恶病质。

3. 肺外症状　由于肺癌所产生的某些特殊活性物质（包括激素、抗原、酶等），患者可出现一种或多种肺外症状，常可出现在其他症状之前，并且可随肿瘤的消长而消退或出现，临床上以肺源性骨关节增生症较多见，其次是与肿瘤有关的异位激素综合征。

4. 外侵和转移症状　肺癌最常转移到中枢神经系统和骨组织，症状与转移部位的功能密切相关。

对于高度怀疑Ⅰ期或Ⅱ期肺癌患者，应权衡活组织检查风险和对治疗方案制定的帮助，决定是否在手术前进行活组织检查。除术中诊断困难或风险较高的情况外，临床高度怀疑Ⅰ期或Ⅱ期的肺癌手术前不需要活组织检查。若在术前未获得组织诊断，在肺叶切除、双肺叶切除、全肺切除之前要有必要的术中诊断。根据患者个体情况，应选择创伤最小且最高效率的活组织检查方法。对于可手术患者，推荐支气管镜检查和纵隔分期（纵隔镜）于手术前及（或）手术中（在同一麻醉程序中）进行，不作为单独步骤。

四、医学检验路径

肺癌诊断流程见图14-6。

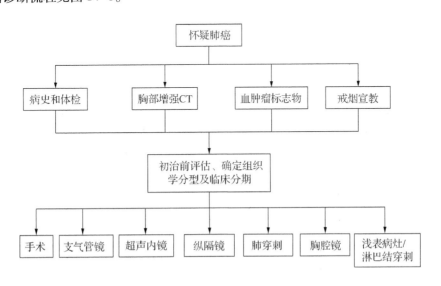

图14-6　肺癌诊断流程

五、思考练习题

1. 肺癌血清学实验室检查的项目有哪些？有何临床意义？
2. 肺癌分子病理学检测的基本原则有哪些？

第六节　败血症

败血症（septicemia）是各种病原微生物侵入人体血流导致的感染，表现为骤然寒战、发热、心动过速、呼吸急促、皮疹、肝脾大和精神、神志障碍等一系列严重症状，严重者可引起休克、弥散性血管内凝血（disseminated intravascular coagulation，DIC）、多器官功能障碍综合征甚至死亡。引起败血症的病原体有细菌、真菌、病毒等。常见引起败血症的病原菌：①草绿色链球菌群、肠球菌属、表皮葡萄球菌、其他凝固酶阴性葡萄球菌、金黄色葡萄球菌、肠杆菌科细菌与铜绿假单胞菌（多见于血管内感染引起心内膜炎、化脓性血栓性静脉炎）；②流感嗜血杆菌、肺炎链球菌、脑膜炎奈瑟菌、布鲁氏菌属、沙门菌属与李斯特菌属（多见于血管外感染引起血流感染）；③内源性感染常见的厌氧菌是脆弱拟杆菌、消化链球菌；④真菌血症，通常是医源性，以白念珠菌为最常见。

败血症患者血液或组织中存在大量微生物及其毒素等产物，其中革兰氏阴性杆菌的脂多糖（lipopolysaccharide，LPS）是激发机体免疫反应的主要物质，它是革兰氏阴性杆菌外膜上的脂多糖成分，由 O-特异性侧链、核心多糖、类脂 A 三部分组成，类脂 A 是其主要毒性成分。内毒素可释放入血或直接作用于多种效应细胞（单核巨噬细胞、中性粒细胞、内皮细胞等）。它是机体免疫反应的主要启动因子。近年来革兰氏阳性球菌败血症的患病率呈上升趋势。革兰氏阳性球菌的细胞壁成分及其产生的毒素是其炎症反应的重要启动因子，革兰氏阳性球菌释放的肠毒素和外毒素如葡萄球菌肠毒素、中毒休克综合征毒素-1 和链球菌外毒素是最强的淋巴细胞刺激剂，亦称之为超抗原。虽然超抗原外毒素起重要作用，但许多革兰氏阳性球菌并不产生超抗原，而其细胞壁成分肽聚糖和磷壁酸等均能诱导炎性介质的产生，激活补体系统，并最终导致休克及多器官衰竭的发生。机体的免疫反应同时也是一种双向调节的免疫反应，炎症反应一旦启动，代偿性抗炎反应也被激活来调节炎症反应。致炎介质与抗炎介质之间的相互作用在机体抗感染的免疫活性能力上起着极为关键的作用。若两者不能保持平衡，致炎介质大量释放时，就会造成过度的炎症反应，引起休克、多器官衰竭的发生，或持续性免疫抑制，细胞炎症反应刺激性下降。持续低反应性又会增加继发感染的发生，最终仍可导致感染性休克的发生。尽管人体免疫细胞能识别 LPS 并激活全身免疫系统来清除细菌，但是，LPS 及由其诱导产生的细胞因子等炎症介质的过度表达，则引起原发性细胞损伤及感染性休克和多器官衰竭的发生。其中一氧化氮的毒性作用、中性粒细胞诱导的组织损伤和凝血系统的激活是感染性休克、多器官衰竭发生发展的主要原因。

临床表现

1. 原发炎症：各种病原菌所引起的原发炎症与其在人体的分布部位有关。原发炎症的特点是局部的红肿、发热、疼痛和功能障碍。

2. 毒血症症状：起病多急骤，常有寒战、高热，发热多为弛张热和（或）间歇热，亦可呈稽留热、不规则热及双峰热，后者多系革兰氏阴性杆菌败血症所致。发热同时伴有不同程度的毒血症症状，如头痛、恶心、呕吐、腹胀、腹痛、周身不适、肌肉痛及关节痛等。

3. 皮疹：见于部分患者，以瘀点最为多见，多分布于躯干、四肢、睑结膜、口腔黏膜等处，为数不多。

4. 关节症状：可出现大关节红、肿、热、痛和活动受限，甚至并发关节腔积液、积脓，多见于革兰氏阳性球菌、脑膜炎球菌、产碱杆菌等败血症的病程中。

5. 感染性休克：见于 1/5 ~ 1/3 败血症患者，表现为烦躁不安、脉搏细速、四肢厥冷、皮肤花斑、尿量减少及血压下降等，且可发生 DIC，系严重毒血症所致。

6. 肝脾大：一般仅轻度肿大。

一、案例

患者男，23 岁。

现病史：1 个月前无明显诱因出现头昏、乏力、恶心、心慌，并出现尿量减少，劳累后上述症状加重，未予以重视。半个月前患者开始间断性鼻衄，每次流血 20 mL 左右，每天流血 4 ~ 5 次，可自行停止。4 天前鼻衄加重遂至当地医院就诊，查血常规 RBC $2.14 \times 10^{12}/L$，Hb 65 g/L，PLT $45 \times 10^{9}/L$；Crea 2670 μmol/L，Ccr 24 mL/（min · 1.73 m²）。诊断：①贫血，血小板减少待查；②慢性肾衰竭。予以利尿及对症等治疗 3 天后无明显改善，遂来某三甲医院求诊。

急诊血液透析治疗后收住肾内科。患者入院后完善相关检查，给予血液透析、护肾、降压、纠正贫血及营养持治疗。入院 5 天时患者出现发热、咳嗽、咳黄色黏稠痰，最高体温达 39.8 ℃。无菌静脉穿刺取患者血液送检验科，5 后血培养回报：金黄色葡萄球菌。复查 CT 示双肺多发斑片状、结节状高密度影。先后给予氨曲南、美罗培南、哌拉西林、头孢米诺抗感染治疗，但效果欠佳。再次详细追问病史，患者入院时无发热，胸部 X 线亦未见异常，入院后曾行颈静脉置管术，术后 5 天即出现持续发热，后血培养回报为金黄色葡萄球菌，考虑金黄色葡萄球菌败血症，给予替考拉宁联合利福平抗感染，拔出导管后 24 小时患者体温下降，1 周后患者一般情况好转，无发热、咳嗽、咳痰，病情稳定，出院嘱其回当地医院继续同方案抗感染治疗至少 5 周。

既往史：血压升高病史 2 年，否认家族性遗传病病史，否认外伤史。

入院时体格检查：T：37.0 ℃，P：100 次/分，R：19 次/分，BP：150/101 mmHg，慢性病容，贫血面容，全身皮肤黏膜未见黄染及皮疹，全身浅表淋巴结未触及肿大。双侧呼吸运动度对称，双肺叩诊清音，双肺呼吸音清晰，未闻及干湿性啰音。心脏、腹部、四肢及神经系统检查无明显异常。

入院时实验室检查：血常规：WBC $4.6 \times 10^{9}/L$，RBC $1.99 \times 10^{12}/L$，Hb 60 g/L，PLT $75 \times 10^{9}/L$。尿常规：24 小时尿量 120 mL，尿比重 1.001，蛋白质定性（+ + + +）。肾功能：尿素 64.10 mmol/L，肌酐 2340 μmol/L。其他：血沉 105 mm/h；血管炎三项、抗核抗体（ANA）、可提取性核抗原（ENA）14 项、免疫球蛋白、补体、C 反应蛋白均（－）。微

生物学检查：血培养金黄色葡萄球菌（＋）、导管培养（－）。

影像学检查：心脏、腹部彩超：高血压所致心脏改变、左室壁增厚、左房增大、升主动脉内径增宽、二三尖瓣反流、左心功能测值正常范围，双肾实质弥漫性病变、肾脏缩小。胸部 X 线显示双肺无明显器质性病变，心影稍增大。8 天后 CT 所见两侧胸廓尚对称，两肺见多发斑片状、结节状高密度影，形态欠规则，边缘欠清晰；两肺门影不大，心影稍增大，考虑感染性病变。心电图：窦性心律，QT 间期延长。

二、临床诊断

（一）临床诊断

根据病例资料该患者诊断为：①金黄色葡萄球菌败血症；②慢性肾功能不全（慢性肾脏病 5 期），肾性贫血，肾性高血压。

（二）诊断依据

1. 慢性肾功能不全（慢性肾脏病 5 期）、肾性贫血、肾性高血压的诊断依据

（1）症状与体征：头昏、乏力、少尿、恶心、心慌 1 个月，鼻衄半个月；慢性病容，贫血面容；BP 150/101 mmHg。

（2）实验室诊断：WBC 4.6×10^9/L，RBC 1.99×10^{12}/L，Hb 60 g/L，PLT 75×10^9/L；24 小时尿量 120 mL，尿比重 1.001，蛋白质定性（＋＋＋＋）；肾功能：尿素 64.10 mmol/L，肌酐 2340 μmol/L；彩超显示双肾实质弥漫性病变、肾脏缩小。

2. 金黄色葡萄球菌败血症的诊断依据

（1）症状与体征：有慢性肾功能不全的基础病，自身抵抗力差，有颈静脉置管术，术后出现发热、咳嗽、咳黄色黏稠痰，最高体温达 39.8 ℃。

（2）实验室诊断：血培养示金黄色葡萄糖球菌阳性，拔出导管后患者症状好转，虽导管培养未见阳性结果，但综合考虑导管相关感染引起的金黄色葡萄球菌败血症。CT 示双肺多发斑片状、结节状高密度影，结合病程发生、发展，该患者为医院获得性金黄色葡萄球菌败血症引起的肺炎症状。

三、败血症的防治

1. 一般治疗　适当营养及补充维生素 B、维生素 C 等。维持水、电解质和酸碱平衡。高热时，物理降温或使用小剂量退热剂。

2. 抗病原治疗　当临床诊断已确立而细菌培养结果尚未获知时，宜按患者年龄、原发病性质、流行病学资料，以及可能入侵的途径，推断可能的致病菌等，先选用适当的抗生素治疗。用于治疗败血症的药物最好为杀菌剂，一般两种抗菌药物联合应用即可，开始时剂量宜大些，每日量等分数次，疗程一般为 3 周以上或在体温下降至正常、临床症状消失后继续用药 1～2 周。可联合应用抗生素，如一种 β - 内酰胺类或氟喹诺酮类，加氨基糖苷类抗生素。如已获得阳性血培养，可按药敏试验调整合适的抗菌药物。如有迁徙病灶或脓肿。则除

穿刺切开引流外，抗菌药物疗程更需适当延长。

3. 对症治疗　若出现感染性休克应积极抗休克治疗，包括抗内毒素和抗炎介质治疗。

4. 预防　包括避免皮肤、软组织感染和上呼吸道感染，避免医院内感染，及早发现感染灶并选用适当的抗菌药等综合措施。

四、医学检验路径

检测项目选择做与发热等感染有关的检验项目检测，如血常规检查、C反应蛋白检测等；通过血液培养鉴定存在于血液中的病原生物，可为临床诊断提供败血症确切的病原学依据。

1. 标本采集和运送

（1）血液标本：由肘静脉穿刺疑为菌血症、败血症患者血液标本，尽量在抗菌药物使用前采集，若已用抗菌药物治疗者则在下次用药前采集。对间歇性寒战或发热者应在寒战或体温高峰到来之前 0.5~1 小时采集，或在寒战或发热后 1 小时采集。血液标本量成人每次至少 10 mL，婴儿和儿童为 1~2 mL，血液置于盛有抗凝剂聚茴香脑磺酸钠无菌瓶中送检。由于大多数菌血症呈周期性，故血标本也需在 24 小时内周期性收集，一般 24 小时内收集 2~3 次血标本分别培养。

用于检测特异性抗体采用的血清标本，应将采集血液置无菌试管中，自然凝固、血块收缩后吸取血清，56 ℃加热 30 分钟以灭活补体成分。灭活血清保存于 –20 ℃。

（2）中心静脉导管标本：剪下 5 cm 导管尖端或近心端，并及时送到细菌室进行半定量平板滚动培养或定量培养。

2. 血液细菌学检测流程（图 14-7）。

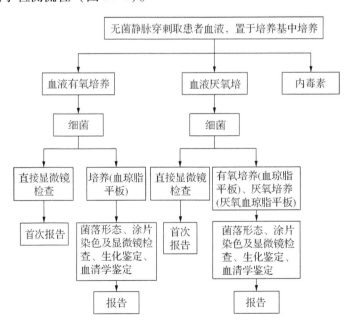

图 14-7　败血症的血液细菌学检测流程

3. 真菌检测流程（图 14-8）。

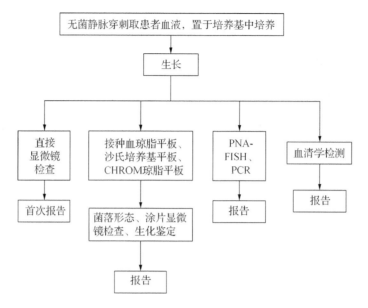

图 14-8　败血症的真菌检测流程

五、思考练习题

1. 简述败血症的血液细菌学检测流程。
2. 简述败血症的真菌检测流程。
3. 常见引起败血症的病原菌有哪些？
4. 对疑似败血症的患者血液标本怎么采集？

（武文娟）

第十五章
循环系统疾病

循环系统疾病是心脏、血管和调节血液循环的神经机构的疾病，以心脏病最多见，是一种严重威胁人类，特别是50岁以上中老年人健康的常见病，具有高患病率、高致残率和高死亡率的特点，即使应用目前最先进、最完善的治疗手段，仍可有50%以上的患者生活不能完全自理，全世界每年死于心脑血管疾病的人数高达1500万人，居各种死因首位。

循环系统疾病临床特征如下。

（1）临床表现常见呼吸困难、心悸、水肿、发绀、胸痛、咯血、晕厥和抽搐等。

（2）实验室检查方面，除常规的血液、尿液检查外，多种生物化学、微生物和免疫学检查有助于诊断；超声心动图对心血管的病理变化及定位诊断帮助很大；侵入性检查如心导管检查及选择性心血管造影（包括心室及冠状动脉造影）、临床电生理检查等可得到较直接的诊断资料。

第一节　高血压

高血压（hypertension）是指以体循环动脉血压（收缩压和/或舒张压）增高为主要特征（收缩压≥140 mmHg，舒张压≥90 mmHg），可伴有心、脑、肾等器官功能或器质性损害的临床综合征。高血压是最常见的慢性病，也是循环系统疾病最主要的危险因素。

一、案例

患者女，65岁，汉族。

主诉：头晕伴胸闷5天。

现病史：患者高血压病史20余年，服用硝苯地平、缬沙坦等控制血压，血压控制尚可（具体不详），5天前出现头晕，血压最高210/110 mmHg，无恶心、呕吐，无视物模糊，无视物旋转，无手脚乏力。给予降压（硝苯地平控释片、缬沙坦、氢氯噻嗪）、降糖（二甲双胍、阿卡波糖、门冬胰岛素）等，效果不佳，遂来我院门诊就诊，门诊以高血压收入院。患者病程中无胸痛、背痛，无气促，无咳嗽咳痰，患者睡眠可，饮食可，大小便正常，体重无明显变化。

既往史：高血压病史 20 余年，规律服用硝苯地平、缬沙坦，最高血压 210/110 mmHg。糖尿病病史 20 余年，规律口服及使用二甲双胍、阿卡波糖、胰岛素，效果尚可。脑梗死病史 9 年。服阿司匹林肠溶片、瑞舒伐他汀钙片。子宫肌瘤手术史。

家族史：母亲是高血压患者。

体格检查：T：36.6 ℃，P：63 次/分，R：18 次/分，BP：160/90 mmHg。神清，口唇红，呼吸平稳，颈软，两肺呼吸音平，未闻及明显干湿性啰音；心界正常，心率 63 次/分，窦性心律，无杂音；腹软，全腹无压痛及反跳痛，双下肢无水肿，肌张力正常，生理反射正常存在，未引出病理反射。

二、检查结果

1. 实验室检查

血常规：WBC 11.43 × 10^9/L，N 66.34%，L 22.44%，M 8.74%，E 2.24%，B 0.44%；RBC 3.46 × 10^{12}/L，Hb 98 g/L；PLT 290 × 10^9/L。

生化：TP 60.2 g/L，ALB 37 g/L，PA 258.21 mg/L，TBIL 7.00 μmol/L，DBIL 3.00 μmol/L，ALT 16 U/L，AST 11 U/L，ALP 85 U/L，GGT 17 U/L，TBA 12.99 μmmol/L，BUN 9.90 mmol/L，Crea 123.0 μmol/L，GLU 7.4 mmol/L，UA 438.00 μmol/L，CYC 1.76 mg/L，TG 2.55 mmol/L，HDL 0.66 mmol/L，LDL 1.62 mmol/L，CK 36 U/L，LDH 180 U/L，LP（a）210 mg/L，LIP 10.99 U/L，IRN 3.1 μmol/L，CRP 52 mg/L，2020 年 2 月 12 日随机血糖 10.2 mmol/L，其他指标未见异常。

尿沉渣：尿蛋白（PRO）（±），隐血（BLD）（±），其他指标未见异常。

凝血功能：PT 11.6 s，INR 0.99，APTT 29.5 s，TT 15.2 s，FDP 2.65 mg/L，D-Dimer 0.57 mg/L，FIB 4.32 g/L。

Myo ＜25.00 ng/mL，cTnI ＜0.05 ng/mL，CK-MB ＜2.50 ng/mL，NT-proBNP ＜100.00 pg/mL。

2. 影像学检查结果分析

CT 检查：颅脑（平扫）：①双侧基底节区、额叶区斑点状低密度影，考虑为腔隙性脑梗死可能；②脑白质脱髓鞘改变。

胸部（平扫）：①老年肺表现，请结合临床；②左肺下叶小斑片状，磨玻璃样密度增高影，考虑炎性病变可能，建议治疗后复查或进一步检查；③左肺下叶近胸膜下类圆形结节样影，建议随访；④主动脉硬化；⑤冠状动脉硬化性心脏病可能，请结合临床或进一步检查；⑥右侧乳房内多发类圆形钙化灶，请结合临床或进一步检查。

肾上腺（平扫）：①肾上腺未见明显异常，请结合临床及实验室检查；②右肾上级占位性病灶，考虑为小囊肿可能。

彩超：肾上腺彩超未见异常。

3. 心电图检查　窦性心律，轻度 ST 段改变。

三、临床诊断与鉴别诊断

1. 临床诊断　高血压 3 级（极高危）。

2. 诊断依据

（1）主诉：头晕5天。

（2）主要病史：患者高血压病史20余年，服用硝苯地平、缬沙坦等控制血压，血压控制尚可（具体不详），5天前出现头晕，血压最高210/110 mmHg，无恶心、呕吐，无视物模糊，无视物旋转，无手脚乏力。

（3）CT检查：颅脑（平扫）：①双侧基底节区、额叶区斑点状低密度影，考虑为腔隙性脑梗死可能，请结合临床或MRI进一步检查；②脑白质脱髓鞘改变。胸部（平扫）：主动脉硬化，冠状动脉硬化性心脏病可能，请结合临床或进一步检查。

3. 鉴别诊断

（1）慢性肺源性心脏病：多有长期吸烟史，有慢性支气管炎及肺气肿史，X线检查：右肺下动脉干扩张，肺动脉段突出，右心室增大，圆锥部突出，可以有以上一种或几种X线征象。心电图：肺型P波，$V_1 R/S \geq 1$，顺钟向转位，$R_{V1} + S_{V5} \geq 1.05$ mV，可有一种或几种心电图改变。动脉血气分析可有低氧、高碳酸血症，呼吸性酸中毒的血气改变。

（2）风湿性心瓣膜病：既往有风湿热病史，活动时常有心慌、气短、发绀、咯血、浮肿、颈静脉怒张、尿少，重者可出现心绞痛、眩晕或昏厥，查体有肝大、下肢浮肿等改变，心尖部可触到舒张期震颤，二尖瓣或主动脉瓣可听到器质性杂音，心浊音界扩大。胸部X线：可有心脏扩大，二尖瓣病变呈梨形心，主动脉病变呈靴形心，也可有肺动脉段突出或主动脉明显搏动。心电图可见二尖瓣型P波，心室肥厚或劳损。超声心动图可见城垛样改变及主动脉瓣开放度减低等改变。

（3）扩张型心肌病：本病无特异性诊断，主要以排除诊断为主。患者多有心前区钝痛，但硝酸甘油无效，头晕，重者出现晕厥及心力衰竭，血压升高，心脏扩大，心律失常以室性期前收缩为主，心音减弱。心电图提示心律失常，ST-T改变，左室肥厚。超声心动提示心室腔扩张，心肌收缩力减弱。胸部X线：心脏呈球形扩大，心搏减弱。

（4）甲减性心脏病：是由于甲状腺素合成、分泌不足或生物效应不足而引起心肌收缩力减弱、心排血量和外周血流量减少等一系列症状、体征的一种内分泌紊乱性心脏病。

原发性高血压与常见继发性高血压鉴别如下。

肾实质性高血压：患者一般年龄较轻，疾病进展快，病理改变为肾炎、蛋白尿、血尿及肾功能异常。多发生在高血压之前或同时出现，但以舒张压较高为特点，贫血较重。

原发性醛固酮增多症：特征为血压升高、高血浆醛固酮、低血浆肾素活性、低血钾。可运用醛固酮/肾素活性来诊断原发性醛固酮增多症。

嗜铬细胞瘤：嗜铬细胞瘤释放大量儿茶酚胺，引起血压升高和代谢紊乱。

Cushing综合征：患者除有高血压外，典型的患者有向心性肥胖、水牛背、宽大皮肤紫纹、多血质外貌、痤疮、骨质疏松、糖代谢异常、低血钾。血皮质醇和24小时尿游离皮质醇增多可诊断。

四、治疗基本原则

目前尚无根治办法，降压治疗的最终目的是最大限度地减少高血压患者发生率和死亡率。降压治疗应该确立血压控制目标值，通过改善生活行为（减轻并控制体重、减少钠盐摄入、补充钙和钾盐、减少脂肪摄入、增加运动、戒烟、限制饮酒、减轻精神压力等），制定个体化血压控制标准，考虑多重心血管危险因素协同控制，实现治疗最佳疗效。对高血压患者，应使用推荐的起始与维持治疗的降压药物，特别是每日给药 1 次能控制 24 小时并达标的药物，具体应遵循 4 项原则，即小剂量开始、优先选择长效制剂、联合用药及个体化。

五、医学检验路径

高血压诊断主要根据诊室测量的血压值，一般需非同日测量 3 次血压值收缩压均≥ 140 mmHg 和/或舒张压均≥90 mmHg 可诊断高血压。患者既往有高血压病史，正在使用降压药物，血压虽然正常，也诊断为高血压。某些检验项目可鉴别原发性高血压和继发性高血压，评估心血管危险因素、靶器官损害程度，对高血压进行心血管危险程度分层，指导治疗和判断预后，见图 15-1。

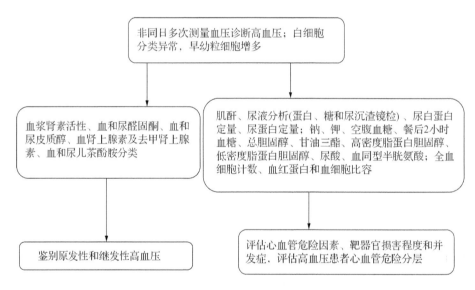

图 15-1　高血压检验路径

六、思考练习题

1. 常见的继发性高血压哪些？
2. 哪些检测项目可协助鉴别原发性高血压和继发性高血压？

第二节　冠心病

冠状动脉粥样硬化性心脏病（coronary atherosclerotic heart disease）是冠状动脉血管发生动脉粥样硬化病变而引起血管腔狭窄或阻塞，造成心肌缺血、缺氧或坏死而导致的心脏病，简称冠心病（coronary heart disease，CHD）。冠心病严重影响人类健康，经济发达地区发病率较高，近年来有年轻化趋势。

一、案例

患者女，54 岁，汉族。

主诉：发作性胸痛、胸闷 10 余天，加重 1 天。

现病史：患者 10 天前劳累后渐感阵发性胸闷，胸痛不适，胸痛位于心前区，呈压迫样，持续时间约 1 分钟，伴出汗、乏力，休息约 10 分钟可减轻，偶有头晕、恶心，无呕吐，上述症状反复于活动后发作，症状时轻时重，一直未完全缓解。在外院住院治疗，查冠状动脉 CTA：右冠脉主干近中段管壁混合斑形成，管腔中–重度狭窄；左前降支中段心肌桥形成；左前降支及第一对角支近段管壁局限钙化，管腔中–重度狭窄。诊断冠心病、不稳定型心绞痛，予扩冠、调脂、利尿、营养心肌对症治疗后，早 9 时许患者休息时再次出现胸痛症状，性质、部位及发作缓解时间基本同前，家人要求转我院进一步治疗，以冠心病、不稳定型心绞痛收住我科。病程中，患者食欲低下，睡眠差，二便如常。

既往史：既往 2 型糖尿病病史 10 余年，皮下注射诺和锐 30 u bid 控制，自诉血糖控制不佳。脑梗死病史 10 余年，无明显后遗症，未二级预防。否认乙肝、结核等传染病病史。否认重大手术外伤史。否认食物、药物过敏史。无烟酒嗜好。

家族史：无。

体格检查：T：36.5 ℃，P：90 次/分，R：20 次/分，BP：137/72 mmHg。神清，呼吸平稳，口唇无发绀，颈软、无抵抗，颈静脉不充盈怒张。两肺呼吸清，双肺未及干湿性啰音，心率 90 次/分，心律不齐，各瓣膜听诊区未闻及病理性杂音。腹软，无压痛，无反跳痛，肝肋下未触及，双下肢水肿（+）。

二、检查结果

1. 实验室检查

血常规：WBC 11.78 × 10^9/L，N 82.40%，L 10.60%，M 4.80%，E 2.00%，B 0.20%；RBC 3.10 ×10^{12}/L，Hb 88 g/L；PLT 235 ×10^9/L。

生化：TP 57.0 g/L，ALB 33 g/L，PA 266.11 mg/L，TBIL 8.00 μmol/L，DBIL 2.00 μmol/L，ALT 11 U/L，AST 9 U/L，ALP 92 U/L，GGT 27 U/L，TBA 0.95 μmmol/L，BUN 14.90 mmol/L，Crea 258.0 μmol/L，GLU 7.0 mmol/L，UA 427.00 μmol/L，CYC 3.26 mg/L，K^+ 4.90 mmol/L，Na^+ 138 mmol/L，Cl^- 108 mmol/L，Ca^{2+} 2.06 mmol/L，Mg^{2+} 0.79 mmol/L，Phos 1.30 mmol/L，TG 2.44 mmol/L，CHOL 3.19 mmol/L，HDL 0.56 mmol/L，LDL 1.79 mmol/L，载脂蛋白 A（ApoA）0.86 g/L，载脂蛋白 B（ApoB）0.67 g/L，LP（a）2083 mg/L，胆酯脂酶（ChE）9545 U/L，CK 83 U/L，LDH 162 U/L，LIP 50.90 U/L，IRN 10.3 μmol/L，CRP 3 mg/L，其他指标未见异常。

尿沉渣：葡萄糖（GLU）（+），尿蛋白（PRO）（++），隐血（BLD）（±），白细胞（LEU）（±），红细胞（RBC）11.0 个/μL，白细胞（WBC）56.0 个/uL，其他指标未见异常。

粪便常规未见异常。

凝血功能：PT 10.3 s，INR 0.87，APTT 25.3 s，TT 17.1 s，FDP 4.86 mg/L，D-Dimer 1.4 mg/L，FIB 5.60 g/L。

Myo < 25.00 ng/mL，cTnI < 0.05 ng/mL，CK-MB < 2.50 ng/mL，NT-proBNP 17984.21 pg/mL。

2. 心电图：窦性心律。

3. 冠状动脉 CTA：右冠脉主干近中段管壁混合斑形成，管腔中 – 重度狭窄；左前降支中段心肌桥形成；左前降支及第一对角支近段管壁局限钙化，管腔中 – 重度狭窄。

三、临床诊断与鉴别诊断

1. 诊断：①冠状动脉粥样硬化性心脏病，不稳定型心绞痛，心功能 Ⅱ 级；②2 型糖尿病，2 型糖尿病性视网膜病变；③脑梗死。

2. 诊断依据：患者以"发作性胸痛、胸闷 10 余天，加重 1 天"为主诉入院。既往 2 型糖尿病病史 10 余年，皮下注射诺和锐 38 U bid 控制，自诉血糖控制不佳。脑梗死病史 10 余年，无明显后遗症，未二级预防。查体：神清，呼吸平稳，口唇无发绀，颈软、无抵抗，颈静脉不充盈怒张。两肺呼吸清，双肺未及干湿性啰音，心率 90 次/分，律不齐，各瓣膜听诊区未闻及病理性杂音。腹软，无压痛，无反跳痛，肝肋下未触及，双下肢水肿（＋）。冠状动脉 CTA：右冠脉主干近中段管壁混合斑形成，管腔中 – 重度狭窄；左前降支中段心肌桥形成；左前降支及第一对角支近段管壁局限钙化，管腔中 – 重度狭窄。入科心电图：窦性心律。

3. 鉴别诊断

（1）急性心肌梗死：胸痛部位与心绞痛相仿，但胸痛更为剧烈，持续时间更长，多伴心力衰竭、心律失常，心电图可有特征性改变（如 ST 段弓背上抬、病理性 Q 波）及动态改变，血清心肌损伤标志物升高并有动态改变等。

（2）肋间神经炎：沿肋间神经分布的刺痛，局部有压痛，以脊柱旁、腋中线及胸骨旁较明显。

（3）慢性肺源性心脏病：有慢性阻塞性肺疾病病史及反复咳、痰、喘病史，有胸闷气促及双下肢水肿，有右心衰竭体征如肝脾大、颈静脉怒张，查心电图、胸片、心脏彩超提示肺型 P 波、肺动脉高压及右心增大等征象。

（4）扩张型心肌病：多中年发病，起病缓慢，最初检查发现心脏扩大，心功能代偿，症状不明显。失代偿后症状以充血性心力衰竭为主，可出现心律失常及猝死。体检可见心腔扩大，可以出现二尖瓣、三尖瓣关闭不全所致收缩期吹风样杂音。X 线检查：心影扩大，宛如球形。心脏彩超检查可见心腔扩大及室壁变薄和心肌弥漫性运动减弱等。

四、治疗基本原则

冠心病的治疗包括：①生活习惯改变：戒烟限酒，低脂低盐饮食，适当体育锻炼，控制体重等；②药物治疗：抗血栓（抗血小板、抗凝），减轻心肌氧耗（β 受体阻滞剂），缓解心绞痛（硝酸酯类），调脂稳定斑块（他汀类调脂药）；③血运重建治疗：包括介入治疗（内球囊血管成形术和支架植入术）和外科冠状动脉旁路移植术。药物治疗是所有治疗的基础。介入和外科手术治疗后也要坚持长期的标准药物治疗。对同一患者来说，处于疾病的某一阶段时可用药物理想地控制，而在另一阶段时单用药物治疗效果往往不佳，需要将药物与介入治疗或外科手术合用。

五、医学检验路径

冠心病检验路径见图 15–2。

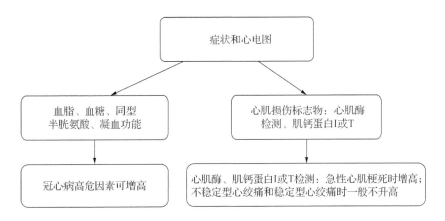

图 15–2　冠心病检验路径

六、思考练习题

1. 常用的心肌损伤标志物有哪些？
2. 心肌损伤标志物中哪种检测指标敏感度和特异性好？

第三节　急性心肌梗死

急性心肌梗死（acute myocardial infarction，AMI）是冠状动脉急性、持续性缺血缺氧所引起的心肌坏死。临床上多有剧烈而持久的胸骨后疼痛，休息及硝酸酯类药物不能完全缓解，伴有血清心肌酶活性增高及进行性心电图变化，可并发心律失常、休克或心力衰竭，常可危及生命。本病在欧美最常见，美国每年约有 150 万人发生心肌梗死。中国近年来呈明显上升趋势，每年新发至少 50 万，现患至少 200 万。

一、案例

患者男，59 岁，汉族。

主诉：突发胸闷、胸痛 18 个小时。

现病史：患者于今日凌晨 1 点左右无明显诱因出现胸闷、胸痛，胸痛呈持续性，发作无规律，与饮食、活动、体位无关，主要位于胸骨下段及剑突处，呈隐痛不适，范围约患者手掌大小，无明显出汗及放射痛，在家未给予特殊治疗，今日晨起时患者胸闷、胸痛症状逐渐有所缓解，下午患者胸痛完全缓解，自行至外就诊，查心电图示急性下壁心肌梗死。为进一步诊治，急来我院，以冠心病、急性下壁心肌梗死收住院进一步诊治。病程中患者无黑矇晕厥，无咳嗽咯血及发热，无腹痛、呕吐及腹泻，无头晕头痛，目前患者精神、饮食可，两便正常。

既往史：既往有高血压病史，最高达 160/100 mmHg；否认糖尿病病史；否认手术、外伤、输血史；否认药物过敏史；否认传染病病史。

家族史：患者自述无。

体格检查：T 36.6 ℃，P 74 次/分，R 16 次/分，BP 143/91 mmHg。神清，口唇无发绀，呼吸平稳，颈软，两肺呼吸音粗，无明显干湿性啰音；心界不大，心率 74 次/分，律齐，无杂音；腹软，全腹无压痛及反跳痛，双下肢水肿（-），四肢肌力肌张力正常，生理反射正常存在，未引出病理反射。

二、检查结果

1. 实验室检查

血常规：WBC 13.80 × 10^9/L，N 81.00%，L 13.00%，M 5.70%，E 0.20%，B 0.10%；RBC 4.71 × 10^{12}/L，Hb 142 g/L；PLT 253 × 10^9/L。

生化：TP 63.4 g/L，ALB 44 g/L，PA 264.3 mg/L，TBIL 22.00 μmol/L，DBIL 7.00 μmol/L，ALT 101 U/L，AST 402 U/L，ALP 89 U/L，GGT 32 U/L，TBA 3.24 μmmol/L，BUN 8.00 mmol/L，Cr 106.0 μmol/L，GLU 6.7 mmol/L，UA 298.00 μmol/L，CYC 1.04 mg/L，K^+ 4.00 mmol/L，Na^+ 140 mmol/L，Cl^- 105 mmol/L，Ca^{2+} 2.32 mmol/L，Mg^{2+} 0.959 mmol/L，Phos 1.20 mmol/L，TG 1.95 mmol/L，CHOL 5.61 mmol/L，HDL 0.90 mmol/L，LDL 4.15 mmol/L，载脂蛋白 A（ApoA）1.426 g/L，载脂蛋白 B（ApoB）1.09 g/L，LP（a）270 mg/L，胆碱酯酶（ChE）13429 U/L，CK 3368 U/L，LDH 1294 U/L，SAA 79.48 mg/L，α-羟丁酸脱氢酶（α-HBDH）1107.76 U/L，LIP 17.53 U/L，IRN 4.7 μmol/L，CRP 44 mg/L，其他指标未见异常。

FT_3 2.27 pg/m，FT_4 1.35 ng/dL，TSH 0.42 uIU/mL。

尿沉渣：未见异常。

凝血功能：PT 11.4 s，INR 0.979，APTT 28.1 s，TT 13.6 s，FDP 2.50 mg/L，D-Dimer 0.22 mg/L，FIB 3.49 g/L。

Myo 135.90 ng/mL，cTnI 144.93 ng/mL，CK-MB 265.80 ng/mL，NT-proBNP 1100.00 pg/mL。

2. 心电图：①窦性心律；②ST-T 改变（Ⅱ、Ⅲ、aVF 导联 ST 段抬高伴 Q 波形成）；③不完全性右束支传导阻滞；④左室高电压。复查十八导联心电图提示急性下壁、后壁心肌梗死。

3. 床边心脏彩超：EF 44%，符合急性心肌梗死声像图；二尖瓣、三尖瓣及主动脉瓣轻度反流；左室收缩及舒张功能减低。复查心脏彩超：EF48%，左房、左室增大，左室收缩及舒张功能减低，左室壁运动幅度明显减弱，主动脉瓣、二尖瓣、三尖瓣轻度反流。双下肢血管彩超：双下肢动脉粥样硬化。

4. 胸部 X 线：卧位心影增大，两肺纹理增多。因患者心脏听诊可闻及杂音，考虑乳头肌功能不全。肺部 CT：两肺感染并纤维灶，心包膜增厚，主动脉局部管壁钙化影，左侧胸腔少量积液，两侧胸膜增厚粘连。

5. 冠脉造影：左主干正常；左前降支近中段 80% 狭窄，中段肌桥；左旋支（left circumflex，LCX）中段完全闭塞；右冠状动脉（right coronary artery，RCA）中远段 90% 狭窄。建议分次经皮冠脉介入术，先处理 LCX 及 RCA 病变，LCX 中段病变处植入 2.75 mm × 18 mm 的乐普 GuReater 药物支架；RCA 中远段病变处，植入 2.75 mm × 29 mm 的 Firebird2 药物支架。

三、临床诊断与鉴别诊断

1. 诊断：①冠状动脉粥样硬化性心脏病，急性下壁心肌梗死，Killip Ⅰ 级；②高血压 2 级（极高危）。

2. 诊断依据

主诉：突发胸闷、胸痛 18 小时。既往史：既往有高血压病史，最高达 160/100 mmHg；否认糖尿病病史；否认手术、外伤、输血史；否认药物过敏史；否认传染病病史。体检：T：36.6 ℃，P：74 次/分，R：16 次/分，BP：143/91 mmHg，神清，口唇无发绀，呼吸平稳，颈软，两肺呼吸音粗，无明显干湿性啰音；心界不大，心率 74 次/分，律齐，无杂音；腹软，全腹无压痛及反跳痛，双下肢水肿（－），四肢肌力肌张力正常，生理反射正常存在，未引出病理反射。

心电图：①窦性心律；②ST-T 改变（Ⅱ、Ⅲ、aVF 导联 ST 段抬高伴 Q 波形成）；③不完全性右束支传导阻滞；④左室高电压。冠脉造影：左主干正常；左前降支近中段 80% 狭窄，中段肌桥；LCX 中段完全闭塞；RCA 中远段 90% 狭窄。建议分次经皮冠脉介入术，先处理 LCX 及 RCA 病变，LCX 中段病变处植入 2.75 mm × 18 mm 的乐普 GuReater 药物支架；RCA 中远段病变处，植入 2.75 mm × 29 mm 的 Firebird2 药物支架。

3. 鉴别诊断

（1）肋间神经炎：沿肋间神经分布的刺痛，局部有压痛，以脊柱旁、腋中线及胸骨旁较明显。

（2）心绞痛：40 岁以上多见，多有体力劳动、情绪激动等原因，发作时胸骨后或心前区有压迫感或剧烈绞痛，并向左肩及左臂前内侧直至小指、无名指放射，持续 1~3 分钟，经休息或服用硝酸甘油后缓解，发作时心电图有助于诊断。

（3）心脏神经官能症：多见于青中年女性，呈短暂刺痛或较久隐痛，疼痛发作与体力劳动无关，休息时仍存在，或做体力劳动反使疼痛减轻，常伴有其他神经衰弱症状，循环系统检查阴性。

（4）胸膜炎：疼痛可呈刺痛或撕裂痛，以腹前部最明显，于呼吸和咳嗽时加剧，胸壁局部无压痛，可发现胸膜摩擦音，或有胸腔积液体征。

四、治疗基本原则

急性心肌梗死发病突然，应及早发现，及早治疗，并加强入院前处理。治疗原则为挽救濒死的心肌，缩小梗死面积，保护心脏功能，及时处理各种并发症。急性心肌梗死患者，在医院渡过了急性期后，对病情平稳、无并发症的患者可回家进行康复治疗。

五、医学检验路径

心肌梗死检验路径见图15-3。

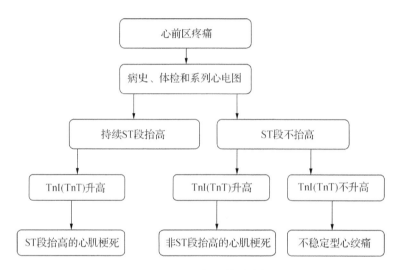

图15-3　心肌梗死检验路径

六、思考练习题

1. 急性心肌梗死与不稳定型心绞痛的区别是什么？
2. TnI（TnT）在区别 ST 段抬高的心肌梗死与非 ST 段抬高的心肌梗死中的作用？

第四节　病毒性心肌炎

病毒性心肌炎（viral myocarditis）是指由病毒感染引起的心肌局限性或弥漫性的急性或慢性炎症病变，属于感染性心肌疾病。在病毒流行感染期约有 5% 患者发生心肌炎，也可散在发病。临床表现轻重不同。根据典型的前驱感染病史，相应的临床表现，心电图、心肌损伤标志物、超声心动显示的心肌损伤证据考虑该诊断，确诊有赖于心内膜心肌活检。目前无特异性治疗方法，治疗主要针对病毒感染和心肌炎症。大多数患者经适当治疗后痊愈，极少数患者在急性期因严重心律失常、急性心力衰竭和心源性休克死亡。部分患者可演变为扩张型心肌病。

一、案例

患者男，6岁，汉族。

主诉：胸闷、叹气3~4天。

现病史：患儿于5~6天前无明显诱因出现发热3天，38℃左右，到当地诊所就诊，给予输液治疗4天（具体不详），2~3天体温正常，3~4天前出现胸闷、叹气，伴乏力、单声咳嗽，有痰，无呕吐、腹泻，无寒战、抽搐，无头痛、头晕，无盗汗，昨日在外院就诊，检查心电图：窦性心律不齐。心肌酶：谷草转氨酶102 U/L，乳酸脱氢酶262 U/L，肌酸激酶2284 U/L，肌酸激酶同工酶50 U/L，α-羟丁酸脱氢酶277 U/L。今来我院就诊，检查心电图：窦性心律不齐；心肌酶：谷草转氨酶239 U/L，乳酸脱氢酶383 U/L，肌酸激酶6674 U/L，肌酸激酶同工酶125.6 U/L，α-羟丁酸脱氢酶320.2 U/L；血常规：WBC 5.0×10⁹/L，N 30.44%，L 60.44%，Hb 131 g/L，PLT 192×10⁹/L。以病毒性心肌炎收住院。病程中，食纳、睡眠欠佳，二便正常。

既往史：否认传染病及其接触史，否认药物食物过敏史。

家族史：无。

体格检查：T：36.1℃，P：84次/分，R：1次/分。神志清楚，精神欠佳，口唇无发绀，咽充血，双肺呼吸音粗，可闻及干啰音，心律齐，各瓣膜区无杂音，腹软，四肢活动自如，膝反射正常。

二、检查结果

1. 实验室检查

昨日心肌酶：谷草转氨酶102 U/L，乳酸脱氢酶262 U/L，肌酸激酶2284 U/L，肌酸激酶同工酶50 U/L，α-羟丁酸脱氢酶277 U/L。今日心肌酶：谷草转氨酶239 U/L，乳酸脱氢酶383 U/L，肌酸激酶6674 U/L，肌酸激酶同工酶125.6 U/L，α-羟丁酸脱氢酶320.2 U/L。

血常规：WBC 5.0×10⁹/L，N 30.44%，L 60.44%，Hb 131 g/L，PLT 192×10⁹/L。

生化：TP 67.5 g/L，ALB 42 g/L，PA 188.1 mg/L，TBIL 5.00 μmol/L，DBIL 2.00 μmol/L，ALP 135 U/L，GGT 10 U/L，BUN 2.30 mmol/L，Crea 54.0 μmol/L，GLU 5.7 mmol/L，UA 146.00 μmol/L，CYC 0.53 mg/L，K^+ 4.60 mmol/L，Na^+ 143 mmol/L，Cl^- 103 mmol/L，Ca^{2+} 2.32 mmol/L，Mg^{2+} 0.959 mmol/L，Phos 1.20 mmol/L，TG 1.95 mmol/L，胆碱酯酶（ChE）10 008 U/L，α-羟丁酸脱氢酶（α-HBDH）399.74 U/L，视黄醇结合蛋白（RBP）17.49 mg/L，CRP 10 mg/L，其他指标未见异常。

免疫球蛋白G（IgG）9.98 g/L，免疫球蛋白A（IgA）2.34 g/L，免疫球蛋白M（IgM）0.863 g/L，补体C3（C3）0.866 g/L，补体C4（C4）0.262 g/L。

ESR：26 mm/h。

尿沉渣：未见异常。

Myo 271.4 ng/mL，cTnI 1.20 ng/mL，CK-MB 31.9 ng/mL，NT-proBNP <100.00 pg/mL。

腺病毒 IgM 抗体：阳性。

2. 心电图：窦性心律不齐。今来我院就诊，检查心电图：窦性心律不齐。动态心电图：窦性心律时伴不齐，未见明显心律失常。

3. 心脏彩超：前间隔中段运动幅度减弱，二、三尖瓣反流。

4. 胸片：肺动脉段稍突出。

三、临床诊断与鉴别诊断

1. 临床诊断：①病毒性心肌炎；②急性支气管炎。

2. 诊断依据：胸闷、叹气 3～4 天。体格检查：T：36.1 ℃，P：84 次/分，R：21 次/分。神志清楚，精神欠佳，口唇无发绀，咽充血，双肺呼吸音粗，可闻及干啰音，心律齐，各瓣膜区无杂音，腹软，四肢活动自如，膝反射正常。辅助检查：昨日外院心电图：窦性心律不齐；心肌酶：谷草转氨酶 102 U/L，乳酸脱氢酶 262 U/L，肌酸激酶 2284 U/L，肌酸激酶同工酶 50 U/L，α-羟丁酸脱氢酶 277 U/L。3 月 22 日我院心电图：窦性心律不齐；心肌酶：谷草转氨酶 239 U/L，乳酸脱氢酶 383 U/L，肌酸激酶 6674 U/L，肌酸激酶同工酶 125.6 U/L，α-羟丁酸脱氢酶 320.2 U/L；血常规：WBC 5.0×10^9/L，N 30.44%，L 60.44%，Hb 131 g/L，PLT 192×10^9/L；腺病毒 IgM 抗体：阳性。

3. 鉴别诊断

（1）风湿性心肌炎：本病多见于 4 岁以上患儿，存在链球菌感染病史，发热热峰较高，心率增快明显，心脏杂音显著，心电图异常不多见，好转较快，结合患儿情况，依据不足。

（2）阵发性室性心动过速：该病起病快，在原有心脏病的基础上突然烦躁、心悸、气促，严重时出现心力衰竭，心电图出现 QRS 宽大畸形，心率 150～250 次/分，可有房室分离、心室夺获，结合患儿病史、体征及心电图，不支持。

（3）心内膜弹力纤维增生症：多以反复难以纠正的心力衰竭为主要表现，心脏彩超提示左室肥厚、心内膜增厚，心脏彩超明确。

四、治疗基本原则

病毒性心肌炎无特异性治疗，治疗主要针对病毒感染和心肌炎症。治疗措施包括休息和饮食，抗病毒治疗，营养心肌，糖皮质激素和对症治疗。对病毒性心肌炎患者早期诊断和治疗，多数预后良好；极少数患者死于严重心律失常、心力衰竭或心源性休克。

五、医学检验路径

病毒性心肌炎检验路径见图 15-4。

六、思考练习题

1. 临床诊断病毒性心肌炎标准？

2. 病毒性心肌炎确诊指标是什么？

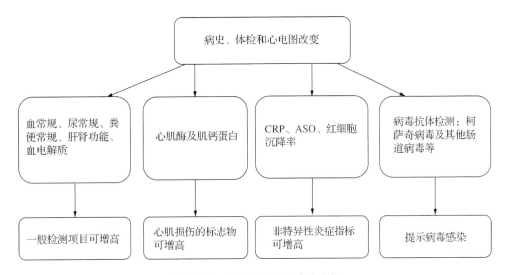

图15-4　病毒性心肌炎检验路径

（陆　军　程龙强）

第十六章
泌尿系统疾病

泌尿系统由肾脏、输尿管、膀胱及尿道组成。是人体代谢产物的重要排泄途径，还能调节水盐代谢和酸碱平衡，并产生多种具有生物活性的物质，对维持机体内环境的稳定有重要作用。泌尿系统各器官（肾脏、输尿管、膀胱、尿道）都可发生疾病，并波及整个系统。

第一节　急性肾损伤

急性肾损伤（acute kidney injury）是一组临床综合征，是指突发（1~7 天内）和持续（>24 小时）的肾功能突然下降，血肌酐（serum creatinine，SCr）至少上升 0.5 mg/dL，表现为氮质血症，水、电解质和酸碱失衡及全身各系统症状，可伴有少尿（<400 mL/24 h 或 17 mL/h）或无尿（<100 mL/24 h）。根据病变部位和病因不同，急性肾损伤可分为肾前性、肾性和肾后性三大类，各有不同的病因和发病机制。

急性肾损伤临床特征如下。

1. 排尿减少或完全不排尿。

2. 尿中带血或者尿液呈红色或棕色。

3. 浮肿，尤其是双腿或双足。

4. 呕吐或不感觉饥饿。

5. 感觉无力或容易疲劳等。

一、案例

患者女，63 岁，汉族，已婚。

主诉：反复腹痛伴呕吐 20 余天，加重伴无尿 1 天。

现病史：20 余天前无明显诱因出现下腹部胀痛，呈阵发性发作，伴恶心呕吐，呕吐物为墨绿色，非喷射性，不含咖啡样物，无血丝血块，无畏寒发热，无心慌胸闷，无咳嗽咳痰，无头昏头痛，无腹泻，在当地诊所间断输液处理，具体用药不详，但症状仍反复。患者神志清楚，精神欠佳，无腰痛，无尿频、尿急、尿痛，无肉眼血尿，无皮疹、关节痛，无黑便，无水肿等不适，纳差，睡眠一般，大便正常，小便未解，近期体重改变不详。急诊查腹部 B 超：肝脏轻度脂肪浸润，慢性胆囊炎并息肉，胰腺及脾脏未见异常。腹部立位平片未见明显异常。胸部 CT 未见异常。急诊血常规：白细胞 16.0×10^9/L；中性粒细胞百分比 89.4%；红细胞 4.49×10^{12}/L；血红蛋白 139 g/L；血小板 160×10^9/L。血生化：谷丙转氨酶（alanine aminotransferase，ALT）80 U/L；谷草转氨酶（aspartate transaminase，AST）31 U/L；尿素 25.24 mmol/L；SCr 624.6 μmol/L。门诊以急性肾衰竭收治。

既往史：患者既往体健，无其他相关疾病史。无药物过敏史和手术史。

家族史：无相关家族史。

体格检查：T 36.4 ℃，P 110 次/分，R 20 次/分，BP 91/62 mmHg。神清，精神可，全身皮肤及黏膜未见黄染，全身浅表淋巴结未触及肿大，双眼睑无浮肿，睑结膜无苍白，口唇无苍白发绀，颈静脉充盈正常，肝颈静脉回流征阴性，甲状腺未触及肿大。双肺呼吸音粗，未闻及干湿性啰音。心律齐，未闻及病理性杂音及心包摩擦音。腹平软，下腹部压痛，无反跳痛，未触及腹部肿块，肝、脾、肾未触及，移动性浊音（－），双下肢未见明显水肿，神经系统（－）。

二、检查结果

1. 实验室检查

（1）血常规＋超敏 C 反应蛋白：白细胞 11.1×10^9/L；中性粒细胞百分比 81.7%；淋巴细胞百分比 12.4%；红细胞 3.36×10^{12}/L；血红蛋白 107 g/L；血细胞比容：0.299；血小板 101×10^9/L；超敏 C 反应蛋白 11.72 mg/L。

（2）尿常规：上皮细胞计数 21.9/μL；潜血弱阳性；病理管型 2.44/μL；管型计数 8.02/μL；白细胞计数 81.5/μL；小圆上皮细胞计数 11.20/μL。

（3）肝功能：总蛋白 58.5 g/L；白蛋白 38.7 g/L；球蛋白 19.80 g/L；谷丙转氨酶 65 U/L；谷草转氨酶 45 U/L。

（4）肾功能：尿素 32.82 mmol/L；肌酐 607.6 μmol/L；血尿酸 1006.7 μmol/L；胱抑素 C 3.79 mg/L。

（5）电解质：钙 2.31 mmol/L；磷 2.01 mmol/L；二氧化碳结合力 21.4 mmol/L；钾 3.25 mmol/L；氯 95.8 mmol/L。

2. 影像学检查　急腹症彩超：脂肪肝，胆囊炎、胆囊息肉，双肾体积增大并回声异常、双肾多发囊肿、双肾结石，脾、输尿管未见明显异常，急腹症表现，腹腔未见明显积液。

三、临床诊断与鉴别诊断

1. 临床诊断

根据病例资料可以看到患者起病急，临床表现为反复腹痛，呕吐，无尿。急诊血常规：白细胞 16.0×10^9/L；中性粒细胞百分比 89.4%；红细胞 4.49×10^{12}/L；血红蛋白 139 g/L；血小板 160×10^9/L。血生化：ALT 80 U/L；AST 65 U/L；尿素 25.24 mmol/L；SCr 624.6 μmol/L。血肌酐与尿素显著上升。

根据临床检查结果综合判断，该患者临床诊断为急性肾损伤。

2. 诊断依据

（1）症状与体征：患者反复腹痛伴呕吐 20 余天，加重伴无尿 1 天，纳差。查体：精神一般，下腹部压痛。

（2）实验室诊断：具备下列任何一项，即可确诊为急性肾损伤：①患者肾功能在 48 小时之内，SCr 升高大于 0.3 mg/dL，换算成 μmol/L 则是 26.5 μmol/L；②SCr 升高值大于基础值的 1.5 倍，并且发生在 7 天之内；③患者的尿量小于 0.5 mL/（kg·h），持续大于 6 个小时。

3. 鉴别诊断

（1）继发性肾小球疾病：如过敏性紫癜肾炎、糖尿病肾病等，依据相应的系统表现及特异性实验室检查，一般不难鉴别。

（2）Alport 综合征：常起病于青少年（多在 10 岁之前），患者有眼（球形晶状体等）、耳（感觉神经性耳聋）、肾（血尿，轻、中度蛋白尿及进行性肾功能损害）异常，并有阳性家族史（多为 X 连锁显性遗传）。

（3）其他原发性肾小球病：①无症状性血尿和/或蛋白尿：临床上轻型慢性肾炎应与无症状性血尿和/或蛋白尿相鉴别，后者主要表现为无症状性血尿和（或）蛋白尿，无水肿、高血压和肾功能减退。②感染后急性肾炎：有前驱感染并以急性发作起病的慢性肾炎需与此病相鉴别。二者的潜伏期不同，血清 C3 的动态变化有助鉴别；此外，疾病的转归不同，慢性肾炎无自愈倾向，呈慢性进展，可资区别。

4. 临床意义　急性肾损伤是多种原因导致的肾功能急速下降，感染、药物、尿道阻塞等均可导致发病；急性肾损伤既可出现在既往无肾脏疾病的患者中，也可以出现在原有慢性肾脏疾病的患者中，是临床常见的危重症之一。临床表现为尿少或无尿、恶心、纳差、全身浮肿。根据病变部位和病因不同，急性肾损伤可分为肾前性、肾性和肾后性三大类，各有不用的病因和发病机制。

四、医学检验路径

目前多用生物化学及尿常规等检验方法。肾功能生物化学及尿常规检测指标：肌酐（creatinine，Cr）、尿素（urea）、尿酸（uric acid，UA）、肾小球滤过率（glomerular filtration rate，GFR）、电解质、尿量、尿蛋白等，需要时加入尿沉渣镜检指标。肾组织免疫组化和电镜有助于明确诊断，见图 16-1。

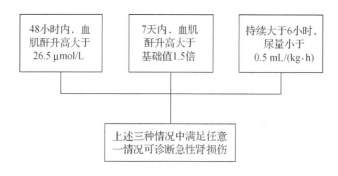

图 16-1　急性肾损伤检验路径

五、治疗基本原则

急性肾损伤的治疗原则：止血，维持水、电解质平衡，卧床休息，避免剧烈运动，严重者可通过透析进行治疗。

六、思考练习题

1. 急性肾损伤的实验室检测指标有哪些？
2. 急性肾损伤分为哪 3 种类型？

第二节　慢性肾衰竭

慢性肾衰竭（chronic renal failure，CRF）是指各种原因造成慢性进行性肾实质损害，致使肾脏明显萎缩，不能维持基本功能，临床以代谢产物潴留，水、电解质、酸碱平衡失调，全身各系统受累为主要表现的综合征。主要病因有原发性肾小球肾炎、慢性肾盂肾炎、高血压肾小动脉硬化、糖尿病肾病、继发性肾小球肾炎、肾小管间质病变、遗传性肾脏疾病，以及长期服用解热镇痛剂及接触重金属等。

慢性肾衰竭临床特征：由于肾功能损害多是一个较长的发展过程，不同阶段，有其不同的临床特征。

1. 肾功能代偿期：肾小球滤过率 ≥ 正常值 50%，血尿素氮和肌酐不升高、体内酸碱代谢平衡，不出现症状。

2. 肾功能不全期：肾小球滤过率 < 正常值 50%，SCr 水平上升至 177 μmol/L 以上，血尿素氮水平升高至 7.0 mmol/L 以上，患者有乏力、食欲不振、夜尿多、轻度贫血等症状。

3. 肾衰竭期：内生肌酐清除率下降到 20 mL/min 以下，血尿素氮水平高于 21.4 mmol/L，SCr 升至 442 μmol/L 以上，患者出现贫血，血磷水平上升，血钙下降，代谢性酸中毒，水、电解质紊乱等。

4. 尿毒症终末期：内生肌酐清除率在 10 mL/min 以下，SCr 升至 707 μmol/L 以上，酸中毒明显，出现各系统症状，甚至昏迷。

一、案例

患者女，68 岁，汉族，已婚。

主诉：发现肾功能异常 9 年余，四肢水肿加重 1 周。

现病史：患者 9 年前因血糖升高来我院就诊，予以对症治疗，完善相关检查，发现肾功能异常并诊断为慢性肾功能不全。一直口服肾康颗粒、黄葵胶囊、至灵胶囊至今，病程中患者未予以重视及规律门诊检查。现患者四肢水肿加重 1 周，感乏力，特来我院就诊，现患者无腹痛腹泻、恶心呕吐、头痛头晕，饮食睡眠可，近期体重无明显变化。空腹血糖 10.05 mmol/L；尿素 24.94 mmol/L；血肌酐 531.2 μmol/L；尿蛋白（＋＋），以慢性肾衰竭、糖尿病收入院治疗。

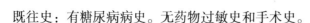

既往史：有糖尿病病史。无药物过敏史和手术史。

家族史：无相关家族史。

体格检查：神志清楚，发育正常，自主体位，表情自然，言语流利，查体欠合作。全身皮肤及黏膜未见黄染，全身浅表淋巴结未触及肿大。双眼睑无浮肿，睑结膜无苍白，巩膜无黄染。口唇无发绀，口腔黏膜光整。颈软，气管正中，颈静脉充盈正常，肝颈静脉回流征阴性，甲状腺未触及肿大。胸廓无畸形，呼吸节律正常，肋间隙未见增宽，胸壁无压痛，胸骨无叩痛。双肺呼吸音粗，未闻及干湿性啰音。心前区无隆起，心尖冲动位于第 5 肋间左锁骨中线内 0.5 cm。心律齐，心音有力，未闻及心包摩擦音。腹部平坦，未见胃肠型及蠕动波。腹部柔软，无液波震颤，无震水音，移动性浊音（－），未触及腹部肿块，肝、脾肋下未触及。脊柱正常生理弯曲，活动无障碍，无压痛及叩击痛。无杵状指，双下肢未见明显水肿。

二、检查结果

1. 实验室检查

（1）血常规：白细胞 4.0×10^9/L；中性粒细胞百分比 63.2%；红细胞 2.25×10^{12}/L；血红蛋白 72 g/L；血小板 131×10^9/L。

（2）肝功能：总蛋白 64 g/L；白蛋白 41 g/L；前白蛋白 47.4 mg/dL；谷丙转氨酶 15 U/L；谷草转氨酶 16 U/L。

（3）肾功能：尿素 27.43 mmol/L；肌酐 574 μmol/L；血尿酸 485.3 μmol/L。

（4）血脂：甘油三酯 2.46 mmol/L。

（5）电解质：钾 4.77 mmol/L；钙 1.72 mmol/L；磷 2.03 mmol/L；二氧化碳结合力 17.9 mmol/L。

2. 影像学检查　肝胆胰脾肾彩超：肝内胆管胆固醇结晶，胆囊切除术后，肝内外胆管目前通畅，双肾弥漫性回声异常，双肾多发囊肿，胰腺、脾脏未见明显异常，腹盆腔未见明显积液，腹膜后未见明显肿大淋巴结。

三、临床诊断与鉴别诊断

1. 临床诊断　根据病例资料可以看到患者肾功能异常 9 年余，临床表现为四肢水肿；门诊查空腹血糖 10.05 mmol/L，尿素 24.94 mmol/L，肌酐 531.2 μmol/L，尿蛋白（＋＋）。尿素与血肌酐显著升高，尿蛋白升高明显。

根据临床检查结果综合判断，该患者临床诊断为慢性肾衰竭。

2. 诊断依据

（1）症状与体征：患者肾功能异常 9 年余，四肢水肿加重 1 周。查体：精神一般。

（2）实验室诊断：通过以下几点可诊断患者为慢性肾衰竭：①尿比重下降或固定，尿蛋白阳性，有不同程度血尿和管型。②血红蛋白和红细胞计数减少，血细胞比容和网织红细胞计数减少，部分患者血中三系细胞减少。③GFR 50 ~ 80 mL/min，血尿素氮、肌酐正常，为肾功能不全代偿期；GFR 50 ~ 20 mL/min，血肌酐 186 ~ 442 μmol/L，尿素氮 >7.1 mmol/L，为肾功能不全失代偿期；GFR 20～10 mL/min，血肌酐 451～707 μmol/L，尿素氮 17.9～28.6 mmol/L，为肾衰竭期；GFR 小于 10 mL/min，血肌酐高于 707 μmol/L，尿素氮 28.6 mmol/L 以上，为肾衰竭终末期。肾衰竭时，常伴有低钙高磷血症、代谢性酸中毒等。

3. 鉴别诊断

（1）CRF 与肾前性氮质血症的鉴别并不困难，在有效血容量补足 48～72 小时后肾前性氮质血症患者肾功能即可恢复，而 CRF 则肾功能难以恢复。

（2）CRF 与急性肾衰竭的鉴别，多数情况下并不困难，往往根据患者的病史即可做出鉴别诊断。在患者病史欠详时，可借助于影像学检查（如 B 超、CT 等）或肾图检查结果进行分析，如双肾明显缩小，或肾图提示慢性病变，则支持 CRF 的诊断。

4. 临床意义　慢性肾衰竭是各种慢性肾脏疾病持续进展的结局，以肾功能减退、代谢产物潴留、机体内环境失衡为主要表现。研究显示，中国成人慢性肾脏病的患病率约为 10.8%，慢性肾衰竭的年发病率约为 0.3%，患病率约为 1%，且有逐年增高的趋势。病因包括原发性肾小球疾病、糖尿病肾病等，大多数情况下进展缓慢，但如果有感染、有效循环血量不足及使用了肾毒性的药物（包括中药、西药），病情会加快进展甚至明显加重。

四、医学检验路径

目前多用生物化学、尿常规、血气分析、血常规等检验方法。主要检测指标：血肌酐（creatinine，Cr）、尿素氮（urea nitrogen）、肾小球滤过率（glomerular filtration rate，GFR）、电解质、尿量、尿蛋白、动脉血 pH、红细胞、血红蛋白等，需要时加入尿沉渣镜检指标，见图 16-2。

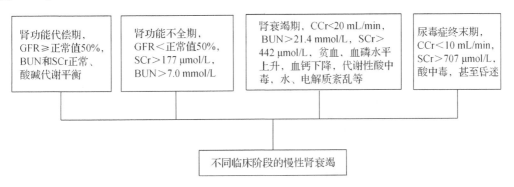

图 16-2　慢性肾衰竭的检验路径

五、治疗基本原则

慢性肾衰竭的治疗原则：注意休息、注意饮食，尤其是高优质蛋白及低蛋白饮食，减少盐的摄入；抗感染、控制血压，使用利尿剂避免水肿；对于出现严重肾功能障碍的患者，需采用透析疗法。

六、思考练习题

1. 慢性肾衰竭的实验室检测指标有哪些？
2. 慢性肾衰竭分期及临床特征？

第三节　肾病综合征

肾病综合征（nephrotic syndrome，NS）可由多种病因引起，以肾小球基膜通透性增加，表现为大量蛋白尿、低蛋白血症、高度水肿、高脂血症的一组临床综合征。分为原发性、继发性和遗传性三大类，原发性 NS 属于原发性肾小球疾病，有多种病理类型。

肾病综合征临床特征如下。

1. 大量蛋白尿：大量蛋白尿是指成人尿蛋白排出量大于 3.5 g/d。患者尿常规检查的蛋白定性通常呈 3 或 4 个 "＋"，蛋白定量常常在 7～8 g/d。

2. 水肿：由于大量漏蛋白和血浆胶体渗透压下降，患者可出现面部水肿和下肢水肿，严重者可出现大量胸腔积液或腹水，男性患者可出现阴囊肿大。

3. 低蛋白血症：肾病综合征时大量白蛋白从尿液中丢失，严重的患者白蛋白降至 20～30 g/L。

4. 高脂血症：蛋白质和脂肪的代谢功能紊乱，血清中胆固醇和甘油三酯升高。

一、案例

患者男，79 岁，汉族，已婚。

主诉：双下肢浮肿 2 月余，加重 3 周。

现病史：患者神清，精神一般，纳差，睡眠一般，两便如常，近期体重变化不详。患者无明显诱因出现双下肢浮肿，查尿常规示尿蛋白：（＋＋＋）；尿潜血：（＋＋）；生化示血肌酐：108 μmol/L；总蛋白：38.4 g/L。空腹血糖：8 mmol/L；餐后血糖：12 mmol/L；糖化血红蛋白：6.12%。予以雷公藤总苷、金水宝、呋塞米片、复方阿尔法酮酸护肾治疗，效果不佳。近 3 周患者水肿情况加重，表现为颜面部及四肢中度水肿，伴四肢乏力、腹胀。门诊以肾病综合征、腹水收入院治疗。

既往史：患者既往体健。无药物过敏史和手术史。

家族史：无相关家族史。

体格检查：神志清楚，发育正常，自主体位，表情自然，言语流利，查体合作。全身皮肤及黏膜未见黄染，全身浅表淋巴结未触及肿大。双眼睑浮肿，睑结膜无苍白，巩膜无黄染。口唇无发绀，口腔黏膜光整。颈软，气管正中，颈静脉充盈正常，肝颈静脉回流征阴性，甲状腺未触及肿大。胸廓无畸形，呼吸节律正常，肋间隙未见增宽，胸壁无压痛，胸骨无叩痛。双肺呼吸音粗，未闻及干湿性啰音。心前区无隆起，心尖冲动位于第 5 肋间左锁骨中线内 0.5 cm。心律齐，心音有力，未闻及心包摩擦音。腹部膨隆，未见胃肠型及蠕动波。腹部柔软，液波震颤及震水音（＋），移动性浊音（＋），未触及腹部肿块，肝、脾肋下未触及。脊柱正常生理弯曲，活动无障碍，无压痛及叩击痛。无杵状指，四肢中度水肿。

二、检查结果

1. 实验室检查

（1）血常规：血小板 $92 \times 10^9/L$；血小板平均体积 12.8 fL；白细胞 $2.9 \times 10^9/L$；中性粒细胞百分比 69.5%；淋巴细胞绝对数 $0.6 \times 10^9/L$；红细胞 $4.13 \times 10^{12}/L$；血红蛋白 125 g/L；血细胞比容 0.357。

（2）血脂：总胆固醇 6.28 mmol/L；甘油三酯 1.82 mmol/L；载脂蛋白 B 1.65 g/L；脂蛋白 A 781.6 mg/L。

（3）肝功能：总蛋白 33.9 g/L；白蛋白 12.2 g/L；白球比 0.56；总胆红素 7.18 μmol/L；谷丙转氨酶 9 U/L；谷草转氨酶 13 U/L；乳酸脱氢酶 226 U/L。

（4）肾功能：尿素 19.48 mmol/L；肌酐 367.1 μmol/L；血尿酸 704.4 μmol/L；胱抑素 C 3.59 mg/L；超氧化物歧化酶 38 U/mL。

（5）电解质：钾 3.48 mmol/L；钙 1.85 mmol/L；磷 1.13 mmol/L。

（6）尿常规：尿蛋白（+++）；尿糖（±）；酮体（-）；白细胞（-）；潜血（++）；白细胞计数 6.6/μL；红细胞计数 15.1/μL；管型计数 6.71/μL；病理管型 1.95/μL。

2. 影像学检查

急腹症彩超：胃肠道积气，胰腺及腹膜后显示不清，腹盆腔大量积液，双肾弥漫性回声异常，右肾结石（3~6 mm），左肾囊肿（23 mm×20 mm）。

腹部 CT 平扫：肝右叶包膜下小囊肿；胆囊结石；左肾囊肿；腹盆腔积液，腹腔内渗出改变；前列腺钙化灶；所及双侧胸腔积液。

三、临床诊断与鉴别诊断

1. 临床诊断　根据病例资料可以看到患者临床表现为颜面部及四肢中度水肿，伴四肢乏力、腹胀；尿蛋白量增高明显且大于 3.5 g/d，血浆白蛋白低于 30 g/L。

根据临床检查结果综合判断，该患者临床诊断为肾病综合征。

2. 诊断依据

（1）症状与体征：患者 2 个月前无明显诱因出现双下肢浮肿，近 3 周患者水肿情况加重，表现为颜面部及四肢中度水肿，伴四肢乏力、腹胀，纳差。查体：精神一般，双眼睑浮肿，四肢中度水肿。

（2）实验室诊断：患者必须具备以下两点：①24 小时尿蛋白定量大于 3.5 g/d；②血浆白蛋白低于 30 g/L。除此之外出现水肿或高脂血症即可诊断为肾病综合征。

3. 鉴别诊断　对于肾病综合征的鉴别诊断，主要是鉴别原发性肾病综合征还是继发性肾病综合征。

（1）原发性肾病综合征

1）微小病变型肾病：起病隐匿，多见肉眼血尿，儿童和青少年多发。

2）局灶节段性肾小球硬化：起病隐匿，镜下血尿，肾功能逐渐减退，青少年多发。

3）系膜增生性肾小球肾炎：起病隐匿，镜下血尿，多伴有轻度或中度高血压，青少年多发。

4）膜性肾病：起病隐匿，发展缓慢，可见肾静脉血栓，肉眼血尿罕见，中青年多发。

（2）继发性肾病综合征

1）糖尿病肾病：多发于10年以上的中老年糖尿病患者。早期可发生尿微量白蛋白排出增加，以后逐渐发展成大量蛋白尿，甚至肾病综合征。既往病史及特征性眼底病变常作为鉴别诊断的重要依据。

2）肾淀粉样变性：多发于中老年，肾脏是淀粉样变性器官受累的一部分。原发性淀粉样变性病因不清，主要累及心、肾、消化道（包括舌）、皮肤和神经；继发性淀粉样变性常继发于慢性化脓性感染、结核、恶性肿瘤等疾病，主要累及肾脏、肝和脾等器官。肾受累时常表现出肾病综合征。肾活检用于确诊肾淀粉样变性。

3）骨髓瘤性肾病：多发于中老年男性患者，具有多发性骨髓瘤的特征性临床表现，如血清单株球蛋白增高、蛋白电泳M带及尿本周蛋白阳性，骨髓象显示浆细胞异常增生。肾受累严重时常表现出骨髓瘤性肾病综合征。

4. 临床意义　肾病综合征是由一组具有类似临床表现、不同病因及病理改变的肾小球疾病构成的临床综合征。常表现为大量蛋白尿、高度水肿、高脂血症及低蛋白血症等典型症状，可引起肾功能损害、细菌感染、蛋白质及代谢紊乱等。近年来，老年、糖尿病、肿瘤患者及妊娠女性中肾病综合征的发病率呈增长趋势。从儿童到中老年人均可发病，好发人群包括免疫力低下者，不规范用药者，以及患有"三高"（高血压、高血脂、高血糖）和肥胖的人群。肾病综合征可分为原发性肾病综合征和继发性肾病综合征。

四、医学检验路径

目前多用生物化学、尿常规等检验方法。主要检测指标：肌酐（creatinine）、尿素氮（urea nitrogen）、肾小球滤过率（glomerular filtration rate，GFR）、血浆白蛋白、尿量、尿蛋白、胆固醇、甘油三酯等。肾组织免疫组化和电镜，结合既往病史有助于肾病综合征鉴别诊断，见图16-3。

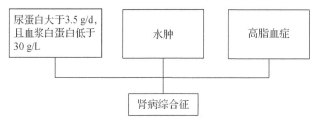

图16-3　肾病综合征检验路径

五、治疗基本原则

肾病综合征的治疗原则：注意休息，低蛋白低盐饮食，利尿消肿，降脂治疗，利用激素等抑制免疫与炎症反应，积极防治并发症。

六、思考练习题

1. 肾病综合征的实验室检测指标有哪些？
2. 肾病综合征的诊断和鉴别诊断？

第四节　急性肾小球肾炎

急性肾小球肾炎（acute glomerulonephritis）是以急性肾炎综合征为主要临床表现的一组原发性肾小球肾炎。其特点为急性起病，血尿、蛋白尿、水肿和高血压，可伴一过性氮质血症，具有自愈倾向。常见于链球菌感染后，而其他细菌、病毒及寄生虫感染亦可引起。

急性肾小球肾炎临床特征如下。

1. 尿常规异常：这是急性肾小球肾炎发生之后的最初表现，大约有 30% 的患者会有肉眼看到的血尿发生，之后还会伴有轻度或中度的蛋白尿，有少数的患者还会出现肾病综合征的大量蛋白尿，而且尿沉渣中除了有红细胞之外，在早期的时候还会有少许的白细胞和上皮细胞，甚至还可以见到颗粒管型和红细胞管型。

2. 水肿：在临床上有 80% 的患者会出现这种表现，主要指的就是在早晨的时候眼睑和下肢会有轻度的水肿，有少数的严重水肿还可以波及全身。

3. 高血压：大约有 80% 的患者在患病之后会有轻度或中度的高血压出现，这种症状的发生常常跟水－钠潴留相关，一般在利尿之后就会恢复正常。

4. 肾功能异常：在早期的时候可以出现一过性的肾小球滤过率下降和尿量减少的表现，主要是以轻度的氮质血症为主，之后肾功能会在利尿的数日之后恢复正常，还有少数的是急性肾衰竭的症状，这种症状有些类似急性肾炎。

一、案例

患者女，8 岁，汉族。

主诉：咽痛，伴双眼睑水肿 1 周。

现病史：患儿 1 周前无明显诱因出现咽痛，伴双眼睑开始水肿，晨起为重，无尿频、尿急，无肉眼血尿，家长未予重视，3～4 天前患儿开始出现咳嗽，干咳，偶咳不剧，家长给予以口服药（具体不详）治疗 3 天后，咽痛较前好转，昨夜出现发热，热峰 38.6 ℃，给予布洛芬混悬液口服后热退，伴左耳疼痛，未见流血流脓。病程中患儿神清，精神可，饮食睡眠一般，无头痛，无气急，无恶心、呕吐，无腹痛，近两日小便泡沫多，量如平日，大便未见明显异常。查尿常规：白细胞（＋）；潜血（＋＋＋）；尿蛋白（＋＋＋）。查血常规：白细胞 15.3×10^9/L；红细胞 3.67×10^{12}/L；血红蛋白 98 g/L；血小板 463×10^9/L；淋巴细胞百分比 12.6%；中性粒细胞百分比 81.7%。为求进一步诊治，拟以肾炎、急性扁桃体炎收入院。

既往史：患者既往体健。无药物过敏史和手术史。

家族史：无相关家族史。

体格检查：T：36.5 ℃，P：90 次/分，R：20 次/分，BP：146/83 mmHg，神清，精神一般，皮肤黏膜无黄染、皮疹及出血点，全身浅表淋巴结无肿大，双侧瞳孔等大等圆，对光反射灵敏，双眼睑水肿，口唇红润，咽充血，双扁桃体Ⅲ度肿大，颈软、无抵抗，气管居中，胸廓无畸形，双侧呼吸运动对称、心率90 次/分，心音有力，心律齐，未闻及杂音、双肺呼吸音粗，未闻及干湿性啰音、腹部平软，无压痛及反跳痛，肝、脾肋下未及，肠鸣音不亢，5 次/分、四肢活动自如，双下肢无水肿，生理反射存在，病理反射未引出。

二、检查结果

1. 实验室检查

（1）血常规（新生儿）：白细胞 $10.4 \times 10^9/L$；中性粒细胞百分比62.4%；淋巴细胞百分比28.0%；单核细胞百分比7.0%；嗜酸细胞百分比2.0%；嗜碱性粒细胞百分比0.6%；中性粒细胞绝对数 $6.5 \times 10^9/L$；红细胞 $3.81 \times 10^{12}/L$；血红蛋白 104 g/L；血小板 $460 \times 10^9/L$。

（2）电解质：钾 5.43 mmol/L；钠 143.4 mmol/L；氯 107.4 mmol/L；钙 2.14 mmol/L；二氧化碳结合力 19 mmol/L。

（3）肾功能：尿素 5.49 mmol/L；肌酐 58.5 μmol/L；血尿酸 430.3 μmol/L。

（4）肝功能：总蛋白62.8 g/L；白蛋白32.6 g/L；球蛋白30.20 g/L；白球比1.08；前白蛋白8 mg/dL；总胆红素7.78 μmol/L；直接胆红素2.3 μmol/L；总胆汁酸3.74 μmol/L；谷丙转氨酶11 U/L；谷草转氨酶20 U/L；碱性磷酸酶132 U/L；乳酸脱氢酶290 U/L；胆碱酯酶6739 U/L。

（5）血脂：总胆固醇4.01 mmol/L；甘油三酯0.95 mmol/L；高密度脂蛋白1.69 mmol/L；低密度脂蛋白2.14 mmol/L；载脂蛋白A1 1.09 g/L；载脂蛋白B 0.76 g/L；脂蛋白（a）59.9 mg/L。

（6）尿常规：外观黄色微浑；白细胞（镜检）（−）；红细胞（镜检）（＋＋）；酸碱度6.5；比重1.010；尿蛋白（−）；尿糖（−）；酮体（−）；胆红素（−）；白细胞（−）；潜血（＋＋＋）；维生素C（−）。

（7）ASO 1200.3 IU/mL。

（8）血沉（erythrocyte sedimentation rate，ESR）57.0 mm/h。

2. 影像学检查

肾及肾动静脉彩超：双肾形态学未见明显异常，双侧肾动静脉未见明显异常。

肝胆胰脾肾、腹盆腔、腹膜后彩超：肝脏、胆道、胰腺、脾脏及肾脏未见明显异常，腹盆腔未见明显积液，腹膜后未见明显肿大淋巴结。

三、临床诊断与鉴别诊断

1. 临床诊断　根据病例资料可以看到患者临床表现为咽痛伴双眼睑水肿、咳嗽、发热；尿蛋白定性为阳性，红细胞沉降率显著升高，抗链球菌溶血素O抗体明显升高。

临床诊断为急性肾小球肾炎。

2. 诊断依据

（1）症状与体征：患者咽痛伴双眼睑水肿 1 周。查体：精神一般，双眼睑水肿，口唇红润，咽充血，双扁桃体Ⅲ度肿大。

（2）实验室诊断：可根据以下几点诊断患者为急性肾小球肾炎。

1）尿量减少，大多可见镜下血尿，多为畸形红细胞，亦可见白细胞、肾小管上皮细胞，并可出现红细胞管型、颗粒管型、透明管型。尿蛋白定性为阳性，半数患者尿蛋白定量（＋），20% 患者尿蛋白定量 >3.5 g/d。

2）可有轻度贫血，白细胞计数正常或升高，血沉在急性期常加快。

3）可有一过性氮质血症，肾小管功能常不受影响，浓缩功能多正常。

4）疾病早期 C3 和总补体溶血活性下降，8 周内逐渐恢复至正常水平。血浆中可溶性补体终末产物 C5b-9 在急性期上升，随疾病恢复逐渐正常。

5）抗链球菌溶血素 O 抗体大多升高，升高达正常值 2 倍以上提示近期曾有链球菌感染。相关病原菌抗体检查可为阳性。

3. 鉴别诊断

（1）类风湿关节炎肾损害：临床表现多样，与肾脏病理类型有关，尿检异常最常见。患者多表现为镜下血尿伴或不伴蛋白尿，肾功能不全较少见。血清类风湿因子阳性，并有关节活动障碍、影像学改变可资鉴别。

（2）原发性肾小球疾病：可表现为血尿、蛋白尿、水肿、高血压等，狼疮肾炎单纯表现为肾脏受累时应予鉴别，原发性肾小球疾病检测免疫学可有补体降低，但抗核抗体、抗 dsDNA 抗体、抗 Sm 抗体等自身抗体阴性。

4. 临床意义 急性肾小球肾炎，一般特指急性链球菌感染后的肾小球肾炎。临床表现为肾炎综合征，也就是血尿、蛋白尿、水肿、高血压、伴或不伴肾功能异常。一般 1～3 天前有链球菌感染的病史，然后出现补体 C3 的降低，补体 C3 在 4～8 周恢复正常，是链球菌感染性肾小球肾炎的特征性变化。通常于前驱感染后 1～3 周起病，潜伏期相当于致病抗原初次免疫后诱导机体产生免疫复合物所需的时间，呼吸道感染者的潜伏期较皮肤感染者短。本病起病较急，病情轻重不一，轻者呈亚临床型（仅有尿常规异常）；典型者呈急性肾炎综合征表现，重症者可发生急性肾衰竭。本病大多预后良好，常可在数月内临床自愈。

四、医学检验路径

目前多用生物化学、尿常规、尿沉渣等检验方法。主要检测指标：血肌酐（creatinine）、尿素氮（urea nitrogen）、尿量、尿蛋白、尿红细胞、尿白细胞、管型等。免疫学和微生物学检查指标：抗链球菌溶血素 O 抗体、补体、类风湿因子、链球菌、病毒及寄生虫，见图 16-4。

五、治疗基本原则

急性肾小球肾炎的治疗原则：针对病因，进行抗感染治疗，尤其选择对链球菌敏感的抗

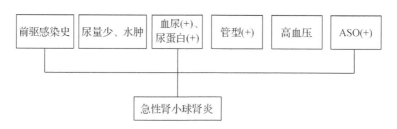

图16-4　急性肾小球肾炎检验路径

生素；减少活动量，尽量卧床，控制好血压，利用利尿剂、血管扩张剂治疗水肿；如果出现严重的肾功能损害，可以考虑短暂性的血液透析治疗。

六、思考练习题

1. 急性肾小球肾炎的实验室检测指标有哪些？
2. 急性肾小球肾炎的诊断和鉴别诊断？

第五节　急性肾盂肾炎

急性肾盂肾炎（acute pyelonephritis）是指肾盂黏膜及肾实质的急性感染性疾病，主要是大肠杆菌的感染，另外还有变形杆菌、葡萄球菌、粪链球菌及绿脓杆菌等。急性肾盂肾炎最严重的并发症是中毒性休克。感染途径有两种：①上行感染，细菌由输尿管进入肾盂，再侵入肾实质，70%的急性肾盂肾炎是源于此途径；②血行感染，细菌由血流进入肾小管，从肾小管侵入肾盂，约占30%，多为葡萄球菌感染。尿路梗阻和尿流停滞是急性肾盂肾炎最常见的原因，单纯的肾盂肾炎很少见。

急性肾盂肾炎临床特征如下。

全身表现：起病大多数急骤，常有寒战或畏寒，高热，体温可达39 ℃以上，全身不适，头痛，乏力，食欲减退，有时恶心或呕吐等。

尿路系统症状：最突出的是膀胱刺激征，即尿频、尿急、尿痛等，每次排尿量少，甚至有尿淋漓，大部分患者有腰痛或向会阴部下传的腹痛，体格检查有上输尿管或肋腰点压痛，肾区叩击痛，轻症患者可无全身表现，仅有尿频、尿急、尿痛等膀胱刺激征。

一、案例

患者女，39岁，汉族，已婚。

主诉：下腹部隐痛2月余，发热、畏寒2日。

现病史：患者2个月前无明显诱因出现下腹部隐痛，无腰背部酸胀不适，无发热，无头晕、头痛，无明显恶心呕吐，自诉见尿液混浊；无明显咳嗽、咳痰、胸闷及气喘，无腹胀腹泻等不适；近两日，患者腹痛较前加重，伴有发热，最高体温达39 ℃，伴有畏寒寒战，遂就诊于我院门诊。患者无晕厥，无明显皮肤红疹不适；睡眠饮食尚可，小便如上述，大便如常，近期体重无明显增减。昨天曾急诊查血常规：白细胞 $11.9 \times 10^9/L$；中性粒细胞百分比 89%；血红蛋白 139 g/L；血小板 $243 \times 10^9/L$；超敏 C 反应蛋白 111.52 mg/L。尿常规：外观黄色清晰；白细胞（镜检）（＋＋＋）；红细胞（镜检）（＋）；脓球（镜检）（－）；酸碱度 5.5；比重 1.020；尿蛋白（－）；尿糖（－）；酮体（－）；白细胞（＋＋＋）；潜血（＋＋）。现为进一步明确诊治，门诊以尿路感染收入院治疗。

既往史：患者既往体健。无药物过敏史和手术史。

家族史：无相关家族史。

体格检查：神清，精神一般，全身皮肤黏膜无黄染，浅表淋巴结未触及肿大；双肺呼吸音粗，未闻及明显干湿性啰音；律齐，各瓣膜听诊区未闻及病理性杂音；全腹平软，无压痛及反跳痛，肝、脾肋下未触及，双肾区叩击痛阴性，双下肢无明显水肿。

二、检查结果

1. 实验室检查

（1）尿常规：尿蛋白（－）；酮体（－）；白细胞（＋＋）。

（2）血常规＋超敏 C 反应蛋白（静脉血）：白细胞 $6.6 \times 10^9/L$；中性粒细胞百分比 57.4%；中性粒细胞绝对数 $3.8 \times 10^9/L$；红细胞 $3.24 \times 10^{12}/L$；血红蛋白 104 g/L；血小板 $246 \times 10^9/L$；超敏 C 反应蛋白 59.20 mg/L。

（3）肾功能：尿素 3.85 mmol/L；肌酐 43.3 μmol/L；血尿酸 380.5 μmol/L。

（4）电解质：钾 4.13 mmol/L；钠 142.5 mmol/L；氯 105.2 mmol/L；钙 2.23 mmol/L；磷 1.14 mmol/L；二氧化碳结合力 21 mmol/L。

（5）血脂：总胆固醇 3.83 mmol/L；甘油三酯 1.64 mmol/L；高密度脂蛋白 1.02 mmol/L；低密度脂蛋白 2.22 mmol/L。

（6）肝功能：总蛋白 64.2 g/L；白蛋白 32.9 g/L；球蛋白 31.30 g/L；前白蛋白 19.4 mg/dL；谷丙转氨酶 18 U/L；谷草转氨酶 18 U/L；乳酸脱氢酶 137 U/L。

2. 影像学检查结果分析 肝胆胰脾肾彩超：肝脏、胆道、胰腺、脾脏及肾脏未见异常。

三、临床诊断与鉴别诊断

1. 临床诊断 根据病例资料可以看到患者起病急，临床表现为下腹部隐痛、发热、畏寒寒战；出现蛋白尿，尿常规白细胞计数、血常规白细胞计数、炎症指标 C 反应蛋白明显升高。

根据临床检查结果综合判断，该患者临床诊断：急性肾盂肾炎。

2. 诊断依据

（1）症状与体征：患者下腹部隐痛 2 月余，发热、畏寒 2 日。查体：精神一般，双肾区叩击痛阴性。

（2）实验室诊断：出现以下几种情况可诊断为急性肾盂肾炎：尿常规白细胞计数明显升高，出现血尿、蛋白尿，血常规白细胞计数、中性粒细胞比例明显升高，以及炎症指标 C 反应蛋白、降钙素原明显升高。

3. 鉴别诊断

（1）尿道综合征：常见于女性，患者常有尿频、尿急、尿痛及排尿不适，多次检查无真性细菌尿。

（2）肾结核：膀胱刺激征更为明显，一般抗生素治疗无效，尿沉渣可找到抗酸杆菌，尿培养结核分枝杆菌阳性，而普通细菌培养为阴性。

（3）慢性肾盂肾炎：当肾功能减退、高血压时，应与慢性肾小球肾炎相鉴别。

4. 临床意义　急性肾盂肾炎是一种感染性疾病，病因明确，主要是各种病原微生物，病原体常为革兰氏阴性杆菌，以大肠埃希菌最常见，球菌较少见。劳累、受凉、尿路梗阻及反流、全身抵抗力下降、尿路器械检查或经尿道手术时也可引起急性肾盂肾炎。其好发于育龄妇女、老年人、免疫力低下人群。急性肾盂肾炎主要有两类症状，泌尿系统症状如腰痛、腹痛、肾区压痛和叩痛，合并下尿路感染，如膀胱炎时可出现尿频、尿急、尿痛等尿路刺激征；全身感染症状如寒战、高热、头痛、恶心、呕吐等。

四、医学检验路径

目前多用感染性指标、尿常规、尿沉渣等检验方法。主要检测指标：C 反应蛋白、尿蛋白、尿红细胞、尿白细胞等。微生物学检查指标：尿细菌学培养。急性肾盂肾炎检验路径见图 16-5。

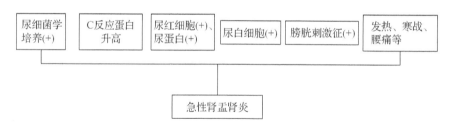

图 16-5　急性肾盂肾炎检验路径

五、治疗基本原则

急性肾盂肾炎的治疗原则：急性肾盂肾炎的致病菌绝大多数是大肠埃希菌，首选针对革兰氏阴性杆菌有效的药物；对于严重感染并伴有全身中毒症状的患者，就需要住院静脉给药抗菌治疗；对于有持续发热的患者，应该注意有没有肾盂肾炎的并发症，比如肾盂的积脓、肾周的感染、感染中毒症等，并且积极抗感染治疗。

六、思考练习题

1. 急性肾盂肾炎的实验室检测指标有哪些？
2. 急性肾盂肾炎的诊断和鉴别诊断？

（韩文正　冯　钢）

第十七章

内分泌与免疫系统疾病

第一节　糖尿病

糖尿病（diabetes mellitus，DM）是一组由多病因（遗传和环境因素的综合作用）引起的以慢性高血糖症为特征的复杂代谢紊乱疾病，是由于胰岛素分泌不足和/或胰岛素作用低下导致葡萄糖的利用减少从而使血糖水平升高。

糖尿病是常见病、多发病，是严重威胁人类健康的世界性公共卫生问题；目前在世界范围内，糖尿病患病率、发病率急剧上升；近年来，我国糖尿病患病率也呈快速增长趋势。

根据 WHO 糖尿病专家委员会提出的分型标准（1999）将糖尿病分为四大类型，即 1 型糖尿病（type 1 diabetes mellitus，T1DM）、2 型糖尿病（type 2 diabetes mellitus，T2DM）、其他特殊类型糖尿病（other specific types of diabetes）和妊娠糖尿病（gestational diabetes mellitus，GDM）。在糖尿病患者中，90%~95% 为 T2DM，5%~10% 为 T1DM，其他类型仅占较小比例。

糖尿病的病因和发病机制极为复杂，至今未完全阐明。不同类型其病因不尽相同，即使在同一类型中也存在异质性。总的来说，遗传因素及环境因素共同参与其发病。在糖尿病的自然进程中，无论其病因如何，都会经历几个阶段：患者已经存在糖尿病相关的病理生理改变（如自身免疫抗体阳性、胰岛素抵抗、胰岛 β 细胞功能缺陷）相当长时间，但糖耐量仍正常；随着病情进展首先出现糖调节受损（impaired glucose regulation，IGR），包括空腹血糖受损（impaired fasting glucose，IFG）和/或糖耐量减退（impaired glucose tolerance，IGT），IGR 代表了正常葡萄糖稳态和糖尿病高血糖之间的中间代谢状态，亦称为糖尿病前期；最后进展到糖尿病。

糖尿病临床特征如下。

1. 代谢紊乱症状群：糖尿病的典型症状为多尿、多饮、多食和体重减轻。血糖升高后因渗透性利尿引起多尿，继而口渴多饮；外周组织对葡萄糖利用障碍，脂肪分解增多，蛋白质代谢负平衡，渐见乏力、消瘦，儿童生长发育受阻；患者常有易饥、多食，可有皮肤瘙痒，尤其外阴瘙痒。血糖升高较快时可使眼房水、晶状体渗透压改变而引起屈光改变致视物模糊。许多患者无任何症状，仅于健康检查或各种疾病就诊化验时发现高血糖。

2. 并发症和/或伴发病：长期的高血糖症及脂肪、蛋白质代谢紊乱导致的慢性并发症可累及全身各重要器官，可单独出现或以不同组合同时或先后出现，如微血管病变、动脉粥样硬化性心血管疾病、神经系统并发症、糖尿病足等，其中微血管病变是糖尿病的特异性并发症，主要表现为眼、肾、神经、心脏、血管等组织器官慢性进行性病变、功能减退及衰竭，以糖尿病肾病和视网膜病变尤为重要；病情严重或应激时可发生急性严重代谢紊乱，如糖尿病酮症酸中毒昏迷、高渗高血糖综合征。

3. T1DM 的临床表现变化很大，可以是轻度非特异性症状、典型"三多一少"症状或昏迷。多数青少年患者起病较急，症状明显，如未及时诊断治疗，当胰岛素严重缺乏时，可出现糖尿病酮症酸中毒（以高血糖、酮症和酸中毒为主要表现）。

4. T2DM 为一组异质性疾病。常有糖尿病家族史，可发生在任何年龄，但多见于成人，常在 40 岁以后起病；多数起病隐匿，症状相对较轻，半数以上无任何症状；不少患者因慢性并发症、伴发病或仅于健康体检时发现。高渗高血糖综合征（以严重高血糖、高血浆渗透压、脱水为特点，无明显酮症，患者可有不同程度的意识障碍或昏迷）主要见于老年 T2DM 患者，超过 2/3 患者原来无糖尿病病史。

5. GDM 通常是在妊娠中、末期出现，一般只有轻度无症状性血糖增高，GDM 妇女分娩后血糖一般可恢复正常。

一、案例

患者男，48 岁，汉族。

主诉：1 周前体检发现血糖升高达 7.4 mmol/L，糖化血红蛋白为 7.0%，要求入院治疗。

现病史：偶尔有口干、焦渴现象，精神状态可，睡眠正常。无冠心病、高血压等慢性病病史，无肝炎、结核等传染病病史，无外伤手术史。无输血、献血史。无青霉素、头孢类药物过敏史，无近期疫区人员接触史。

既往史：胆囊结石病史。

家族史：无。

体格检查：T：36.7 ℃，P：75 次/分，R：19 次/分，BP：130/80 mmHg，身高 170 cm，体重 86 kg。神志清楚，精神可，呼吸平稳，发育正常，营养可，步入病房，自主体位，查体合作，对答切题。皮肤黏膜无黄染，未见皮疹及瘀点、瘀斑，全身浅表淋巴结未触及肿大，头颅大小正常，甲状腺无肿大，胸廓对称无畸形，双肺呼吸音稍粗，未闻及干湿性啰音，心律齐，各瓣膜听诊区未闻及明显病理性杂音。

二、检查结果

1. 实验室检查

血常规：WBC 3.8×10^9/L，N 58.8%，L 30.9%，M 9.1%，E 0.8%，B 0.4%；RBC 4.8×10^{12}/L，Hb 144 g/L；PLT 190×10^9/L。

生化：TP 68.6 g/L，ALB 39.2 g/L，TBIL 13.2 μmol/L，DBIL 4.18 μmol/L，ALT 28 U/L，AST 33 U/L，GLU 7.6 mmol/L，TG 4.39 mmol/L，TC 6.6 mmol/L，LDL 2.24 mmol/L，HDL 0.64 mmol/L，CRP 6.80 mg/L，GHb 7.8%，25-羟维生素 D（发光法）16.13 ng/mL，尿微量白蛋白/肌酐比值：0.72 mg/mmol，凝血功能、免疫球蛋白+补体、免疫过筛、心肌酶均未见异常。

　　尿常规：尿糖（++），尿蛋白（-）；尿酮体（-）。

　　治疗：予以达格列净联合阿卡波糖降糖。

　　1 天后：GLU 7.41 mmol/L，胰岛素 12.30 mIU/L，C-肽 2.48 ng/mL，GLU（餐后 0.5 小时）13.76 mmol/L，胰岛素（餐后 0.5 小时）34.30 mIU/L，C-肽（餐后 0.5 小时）3.88 ng/mL，GLU（餐后 2 小时）12.29 mmol/L，胰岛素（餐后 2 小时）110.00 mIU/L，C-肽（餐后 2 小时）10.10 ng/mL，TT$_3$ 2.71 nmol/L，FT$_3$ 7.77 pmol/L，TT$_4$ 102.30 nmol/L，FT$_4$ 17.67 pmol/L，TSH 2.24 mIU/L，甲状腺球蛋白抗体 2.00%，甲状腺微粒体抗体 2.00%。

　　2 天后：24 小时尿微量白蛋白：未见异常，抗胰岛素抗体（+），抗胰岛细胞抗体（+），谷氨酸脱羧酶自身抗体 3.30 U/L。

　　3 天后：皮质醇-1 356.00 nmol/L。

　　2. 影像学检查结果分析

　　腹部 B 超：肝胆、胰腺、肾脏未见明显异常。

　　腹部 MRCP：胆囊炎，肝内胆管轻度扩张，胰管未见异常。

三、临床诊断与鉴别诊断

　　1. 临床诊断　　根据病例资料可以看到该患者 48 岁，肥胖体型，体检血糖高于 7.0 mmol/L，糖化血红蛋白为 7.0%，血脂水平增高；入院后进行了餐后的血糖、胰岛素及 C-肽水平检测，餐后 2 小时的血糖水平大于 11.0 mmol/L、餐后的胰岛素和 C-肽均低于空腹值的 5 倍，提示体内胰岛素水平相对不足。抗胰岛素抗体：（+），抗胰岛细胞抗体：（+），谷氨酸脱羧酶抗体：3.30 U/L 等糖尿病自身抗体阳性，说明患者存在胰岛素抵抗的症状。

　　根据临床检查结果综合判断，该患者临床诊断为 T2DM 和高脂血症。

　　2. 诊断依据

　　（1）症状与体征：T2DM 多见于成人，常在 40 岁以后起病；多数起病隐匿，症状相对较轻，半数以上无任何症状；不少患者因慢性并发症、伴发病或仅于健康体检时发现，此患者是因 1 周前体检发现血糖升高达 7.4 mmol/L，糖化血红蛋白为 7.0% 入院。

　　（2）实验室诊断：我国目前采用国际上通用的 WHO 糖尿病专家委员会（1999）提出的诊断和分类标准，具备下列任何一项，即可确诊为糖尿病：①糖尿病症状（典型的"三多一少"）加随机血糖≥11.1 mmol/L；②空腹血糖≥7.0 mmol/L；③OGTT 2 小时血糖≥11.1 mmol/L；若无典型的"三多一少"的症状，需要再测一次予以证实，诊断才能成立。

3. 鉴别诊断

（1）1型糖尿病：T1DM 和 T2DM 的分型主要根据临床特点和发展过程，从发病年龄、起病急缓、症状轻重、体重、有否酮症酸中毒倾向、是否依赖外源胰岛素维持生命等方面，结合胰岛 β 细胞自身抗体和 β 细胞功能检查结果而进行临床综合判断。T1DM 起病多急剧，年龄多 <30 岁，少数缓慢发病，多数患者胰岛细胞完全破坏，胰岛素水平极低，失去对刺激物的反应，糖尿病的临床表现明显，必须使用胰岛素治疗，有自发酮症酸中毒倾向。

（2）继发性糖尿病：肢端肥大症、Cushing 综合征、嗜铬细胞瘤等可分别因生长激素、皮质醇、儿茶酚胺分泌过多，拮抗胰岛素而引起继发性糖尿病或糖耐量减低。此外，长期服用大量糖皮质激素可引起类固醇糖尿病。详细询问病史，注意起病经过的特殊性，全面、细致的体格检查，配合必要的实验室检查，不难鉴别。

（3）其他原因所致尿糖阳性：甲亢、胃空肠吻合术后，因碳水化合物在肠道吸收快，可引起进食后 0.5 小时及 1.0 小时血糖过高，出现糖尿，但空腹血糖和 2 小时血糖正常。严重肝病时肝糖原合成受阻，肝糖原贮存减少，进食后 0.5~1.0 小时血糖过高，出现糖尿，但空腹血糖偏低，餐后 2~3 小时血糖正常或低于正常。

4. 临床意义

T2DM 是遗传因素及环境因素共同作用而引起的多基因遗传性复杂病，是一组异质性疾病，T2DM 可发生在任何年龄，常在 40 岁以后起病；半数以上无任何症状；常有糖尿病家族史，目前对其病因和发病机制仍然认识不足。T2DM 早期存在胰岛素抵抗而 β 细胞可代偿性增加胰岛素分泌时，血糖可维持正常；当 β 细胞无法分泌足够的胰岛素以代偿胰岛素抵抗时，则会进展为 IGR 和糖尿病。胰岛素抵抗指胰岛素作用的靶器官（主要是肝脏、肌肉和脂肪组织）对胰岛素作用的敏感性降低。β 细胞功能缺陷在 T2DM 的发病中起关键作用，β 细胞对胰岛素抵抗的失代偿是导致 T2DM 发病的最后共同机制，从糖耐量正常到 IGR 到 T2DM 的进程中，β 细胞功能呈进行性减退。高渗高血糖综合征是糖尿病患者常见的急性并发症，主要见于老年 T2DM 患者，本症病情危重，病死率高于酮症酸中毒。慢性并发症可在诊断糖尿病前已经存在，有些患者因并发症作为线索而发现糖尿病。在我国，糖尿病是导致成人失明、非创伤性截肢、终末期肾病及心血管疾病的主要原因，其中心血管疾病是糖尿病患者致残致死的主要原因。

四、治疗基本原则

由于糖尿病的病因和发病机制尚未完全阐明，目前仍缺乏病因治疗。

糖尿病治疗的短期目标是控制高血糖和相关代谢紊乱以消除糖尿病和防止急性严重代谢紊乱，治疗过程中反复监测尿常规、血糖、血气分析、电解质、血渗透压。远期目标是预防和/或延缓糖尿病慢性并发症的发生和发展，维持良好健康和学习、劳动能力，保障儿童生长发育，提高患者的生活质量，降低病死率和延长寿命；男性糖尿病患者各代谢指标控制范围：空腹血糖 4.4~7.0 mmol/L，非空腹血糖 ≤10.0 mmol/L，糖化血红蛋白 <7%，甘油三酯 <1.7 mmol/L，总胆固醇 <4.5 mmol/L，低密度脂蛋白胆固醇 <2.6 mmol/L，血压在 140/80 mmHg 以下，体重指数不超过 24 kg/m^2，每周主动有氧运动 ≥150 分钟。

糖尿病管理强调以患者为中心的协同管理模式，重视对糖尿病患者的综合医学评估和合并症评估；糖尿病管理须遵循早期和长期、积极而理性、综合治疗和全面达标、治疗措施个体化等原则。国际糖尿病联盟提出糖尿病综合管理五个要点：糖尿病教育、医学营养治疗、运动治疗、病情监测（包括血糖监测、其他心血管疾病危险因素和并发症的监测）和药物治疗。

五、医学检验路径

　　空腹血糖、随机血糖、口服葡萄糖耐量试验、糖化血红蛋白（GHb）、胰岛素释放试验、C-肽释放试验等均可用于糖尿病诊断，但无典型症状或血糖在临界水平时需要次日用上述方法中的任意一种复查核实。

　　糖尿病治疗效果评价指标：GHb、糖化白蛋白（GA）、晚期糖基化终末产物（AGEs）等。糖尿病并发症的生物化学诊断指标：血、尿糖测定，血、尿酮体测定，糖化蛋白测定，血气分析，电解质分析，血浆渗透压测定，血乳酸测定，尿白蛋白测定；其他并发症的评估指标，如肌酐、胆固醇、甘油三酯等。糖尿病诊断的实验室检测流程见图17-1。

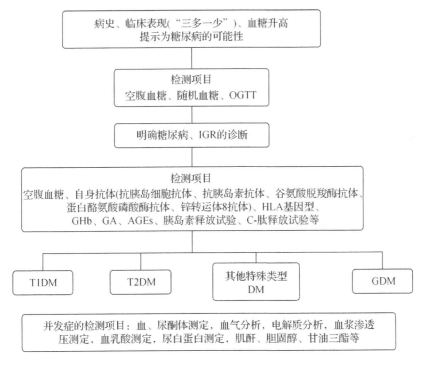

图17-1　糖尿病诊断的实验室检测流程

六、思考练习题

1. 糖尿病的临床分型有哪些？
2. 2型糖尿病的实验室检测指标有哪些？
3. 糖尿病检测流程。

第二节　甲状腺功能亢进症

甲状腺毒症（thyrotoxicosis）是指血液循环中甲状腺激素过多，引起的以神经、循环、消化等系统兴奋性增高和代谢亢进为主要表现的一组临床综合征。根据甲状腺的功能状态，甲状腺毒症可分为甲状腺功能亢进类型和非甲状腺功能亢进类型。

甲状腺功能亢进症（hyperthyroidism），简称甲亢，是指因甲状腺腺体本身产生甲状腺激素过多而引起的甲状腺毒症，其病因包括毒性弥漫性甲状腺肿、毒性结节性甲状腺肿和甲状腺自主高功能腺瘤（plummer's disease）等。甲亢患病率受调查人群的年龄、性别、种族等因素影响而存在差异。

按照发病部位和病因可分为原发性甲亢和中枢性甲亢。原发性甲亢属于甲状腺腺体本身病变，包括毒性弥漫性甲状腺肿即 Graves 病（Graves' disease，GD）、毒性结节性甲状腺肿、甲状腺自主高功能腺瘤、碘甲亢等；而中枢性甲亢又称为垂体性甲亢，是由于垂体促甲状腺激素（thyroid stimulating hormone，TSH）腺瘤分泌过多 TSH 所致甲亢。

甲亢患者以代谢亢进和神经、循环、消化等系统兴奋性增高为主要临床表现；主要由循环中甲状腺激素过多引起，其症状和体征的严重程度与病史长短、激素升高的程度和患者年龄等因素相关。

1. 高代谢症候群　是最常见的临床表现，包括乏力，怕热，多汗，皮肤温暖、潮湿，低热，体重下降等。

2. 神经系统　易激惹、失眠、紧张、焦虑、烦躁、常常注意力不集中；伸舌或双手平举可见细震颤，腱反射活跃。

3. 消化系统　常表现为食欲亢进、大便次数增多或腹泻、肠鸣音活跃，少数患者可出现恶心、呕吐等症状，或出现转氨酶升高、黄疸等肝功能异常表现。

4. 眼部表现　分为两种类型，一类为非浸润性（单纯性）突眼，病因与甲状腺毒症所致的交感神经兴奋性增高有关，眼球轻度突出，可见眼裂增宽、瞬目减少等眼征；另一类为浸润性突眼，即 Graves 眼病，病因与眶后组织的炎症反应有关，双眼球明显突出，可超过中国人群眼球突出度参考值（女性 16.0 mm，男性 18.6 mm）3 mm 以上，少数患者为单侧突眼。眼部可有异物感、胀痛、畏光、流泪、复视、视力下降等症状；查体可见眼睑肿胀、结膜充血水肿、眼球活动受限；严重者眼球固定、眼睑闭合不全、角膜外露而形成角膜溃疡、全眼炎，甚至失明。

5. 甲状腺　Graves 病患者甲状腺多呈程度不等的弥漫性肿大，质地软或坚韧，无压痛，上、下极可触及震颤，闻及血管杂音。毒性结节性甲状腺肿患者可触及甲状腺结节性肿大。甲状腺自主高功能腺瘤患者可扪及孤立结节。

6. 胫前黏液性水肿（pretibial myxedema）　是 Graves 病的特征性皮肤表现，也称为 Graves 皮肤病变，发生率大约为 5%。常见于胫骨前下 1/3 部位，皮损多为对称性，早期皮肤增厚、变粗、毛囊角化，可见广泛大小不等的红褐色或暗紫色突起不平的斑块或结节，后期皮肤如橘皮或树皮样，可伴继发性感染和色素沉着。

7. 甲状腺危象（thyroid crisis） 过去也称为甲亢危象，是甲状腺毒症急性加重的一个综合征，发生原因与甲状腺激素大量进入循环有关。多发生于较重甲亢未予治疗或治疗不充分的患者；常见诱因有感染、手术、创伤、精神刺激等。临床表现有高热或过高热，大汗，心动过速（>140次/分），烦躁，焦虑不安，谵妄，恶心，呕吐，腹泻，严重患者可有心力衰竭、休克及昏迷等。本症的诊断主要依靠临床表现综合判断。临床高度疑似本症及有危象前兆者应按甲亢危象处理。本症的死亡率在20%以上。

8. 甲状腺毒症性心脏病（thyrotoxic heart disease） 过量甲状腺激素可导致心动过速、心脏收缩功能增强、排血量增多，造成心脏负荷加大、心肌氧耗量增加、冠状动脉供血相对不足，可引起心脏异常改变，具有潜在缺血性心脏病的患者容易发生。甲亢患者有至少1项下述心脏异常症状者，可诊断为甲亢性心脏病：①心脏增大；②心律失常；③充血性心力衰竭；④心绞痛或心肌梗死。

9. 甲亢性肌病 急性肌病可表现为数周内出现言语及吞咽困难、发音不准，重者出现呼吸肌麻痹、危及生命。慢性肌病发生于80%的Graves病患者，起病缓慢，以近端肌肉群受累为主，表现为进行性肌无力，登楼、抬肩、蹲位起立困难，常有肌肉萎缩。大约1%的Graves病患者可合并重症肌无力，表现为双侧上睑下垂、眼球运动障碍和复视等。

10. 淡漠型甲亢（apathetic hyperthyroidism） 多见于老年患者。起病隐袭，高代谢症状不典型，眼征和甲状腺肿均不明显。主要表现为明显消瘦、心悸、乏力、头晕、晕厥、神经质或神志淡漠、腹泻、厌食。可伴有心房颤动、肌肉震颤和肌病等体征，70%患者无甲状腺肿大。临床上患者常因明显消瘦而被误诊为恶性肿瘤，因心房颤动被误诊为冠心病，所以老年人不明原因的突然消瘦、新发生心房颤动时应考虑本病。

一、案例

患者女，36岁，汉族。

主诉：生气后心慌、气短、多汗，睡眠差1年余。

现病史：1年前开始感到生气后出现心慌、气短、多汗，睡眠差。近3周家属发现其双眼球稍突出，且易怒、失眠；患者自感怕热、多汗加重，伴手部瘙痒、全身乏力。当地查血糖正常，发病以来无发热。

既往史：既往体健，无高血压、糖尿病病史，无冠心病病史，无手术及外伤史，无药物过敏史。无寄生虫、疫水接触史，无吸烟、不饮酒。月经量少，行经期短，月经不规律。

家族史：无。

体格检查：T：36.5 ℃，P：92 次/分，R：28 次/分，BP：112/76 mmHg，身高162 cm，体重62 kg。神志清楚，发育正常，营养中等，表情自如，体位自主，步入病房，查体合作，对答切题。患者表现焦虑、多动，皮肤温暖、潮湿，尽管天气很冷却穿得很单薄。全身无皮疹及瘀点瘀斑，毛发分布正常，全身浅表淋巴结未触及肿大。头颅大小正常，胸廓无畸形，呼吸运动正常，心律齐，无心包摩擦音，腹部外形正常。

二、检查结果

1. 实验室检查

血常规 WBC 7.6×10^9/L，N 64.6%，L 28.8%，M 5.1%，E 0.9%，B 0.6%；RBC 5.8×10^{12}/L，Hb 151 g/L；PLT 206×10^9/L。

生化：TP 64.6 g/L，ALB 36.2 g/L，TBIL 11.4 μmol/L，DBIL 3.66 μmol/L，ALT 22 U/L，AST 30 U/L，GLU 5.6 mmol/L，TG 1.39 mmol/L，TC 3.60 mmol/L。

甲状腺功能检查：血清 TT_3 8.0 nmol/L、FT_3 20.2 pmol/L、TT_4 286 nmol/L、FT_4 40.1 pmol/L、TSH 0.01 μIU/mL；甲状腺摄 ^{131}I 试验 3 小时 − 79.3%、6 小时 − 65.2%、24 小时 − 36.5%；自身抗体检测 TgAb 206.4 U/L、TPO-Ab 1208 U/mL、TRAb 70.41 U/L。

促卵泡激素（FSH）正常，雌二醇（E_2）与孕酮水平正常。

凝血功能、免疫球蛋白 + 补体、免疫过筛、心肌酶均未见异常。

尿常规：尿糖（−），尿蛋白（−）；尿酮体（−）。

2. 影像学检查结果分析

甲状腺 B 超：甲状腺弥漫性病变。

腹部 B 超：肝胆、胰腺、肾脏未见明显异常。

腹部 MRCP：胆囊炎，肝内胆管轻度扩张，胰管未见异常。

三、临床诊断与鉴别诊断

1. 临床诊断

根据病例资料可以看到，该患者为女性，36 岁，1 年前有心慌、气短、多汗症状，近 3 周家属发现其双眼球稍突出，且易怒、失眠，患者自感怕热、多汗加重，伴手部瘙痒、全身乏力，以上表现符合高代谢症状和体征；实验室检查结果显示符合甲状腺毒症的诊断（血清 TT_3 8.0 nmol/L、FT_3 20.2 pmol/L、TT_4 286 nmol/L、FT_4 40.1 pmol/L、TSH 0.01 μIU/mL）；体格检查显示双侧甲状腺 I 度肿大，甲状腺 B 超显示甲状腺弥漫性病变；以上三个层面的临床指标，可以明确甲亢的诊断。多项自身抗体检测阳性（TgAb 206.4 U/L、TPO-Ab 1208 U/mL、TRAb 70.41 U/L），特别是 TRAb 阳性和眼球突出支持 Graves 病的诊断。

根据临床检查结果综合判断，该患者临床诊断为甲状腺功能亢进症和 Graves 病。

2. 诊断依据

（1）甲亢诊断的程序包括：①甲状腺毒症的诊断：测定血清 TSH、TT_4、FT_4、TT_3、FT_3 的水平；②确定甲状腺毒症是否来源于甲状腺的功能亢进；③确定甲亢的原因，如 GD、毒性结节性甲状腺肿、甲状腺自主高功能腺瘤等。

（2）甲亢的诊断：①高代谢症状和体征；②甲状腺肿大；③血清甲状腺激素水平增高、TSH 减低。具备以上 3 项时诊断即可成立。

（3）Graves 病的诊断：①甲亢诊断确立；②甲状腺弥漫性肿大（触诊和 B 超证实），少数病例可以无甲状腺肿大；③眼球突出和其他浸润性眼征；④胫前黏液性水肿；⑤TRAb、TPOAb 阳性。以上标准中，①②项为诊断必备条件，③④⑤项为诊断辅助条件。

3. 鉴别诊断

（1）甲状腺毒症原因的鉴别：甲状腺毒症是导致血液循环中甲状腺激素过多的一组临床综合征，甲亢是其病因之一。临床上，需要与非甲亢性甲状腺毒症鉴别，两者均有高代谢表现、甲状腺肿和血清甲状腺激素水平升高；而病史、甲状腺体征、超声和[131]I摄取率是主要的鉴别手段。

（2）甲亢原因的鉴别：GD、毒性结节性甲状腺肿和甲状腺自主高功能腺瘤分别约占病因的80%、10%和5%。伴浸润性突眼、TRAb阳性、胫前黏液性水肿等均支持GD的诊断。GD的放射性核素扫描可见核素均质性地分布增强；毒性结节性甲状腺肿者可见核素分布不均，增强和减弱区呈灶状分布；甲状腺自主高功能腺瘤则仅在肿瘤区有核素浓聚，其他区域的核素分布稀疏。甲状腺B超可以发现结节和肿瘤。

（3）与其他疾病的鉴别：结核病和风湿病常有低热、多汗、心动过速、消瘦等类似甲亢的高代谢症状；以腹泻为主要表现的甲亢常被误诊为消化道疾病；老年甲亢患者表现多不典型，常无多食、亢奋等症状，而是表现为淡漠、厌食、消瘦、心律失常、心力衰竭等，容易被误诊为恶性肿瘤、心脏疾病甚至精神心理疾病。甲状腺肿大、甲亢眼征、甲状腺功能及TRAb测定有助于鉴别诊断。

4. 临床意义　Graves病是一种器官特异性自身免疫病，其患病率占所有甲亢的80%以上；多见于30到60岁人群，女性患病率高于男性；目前病因不明，其有显著的遗传倾向，受到遗传和环境因素共同影响。TRAb是Graves病的特征性自身抗体，未治疗的Graves病患者的阳性率达到98%。

四、治疗基本原则

目前尚不能针对GD进行病因治疗。Graves病的治疗选择包括抗甲状腺药物（antithyroid drug，ATD）、放射碘和手术治疗。ATD的作用是抑制甲状腺合成激素，放射碘和手术则是通过破坏甲状腺组织，减少甲状腺激素的产生。美国治疗GD首选[131]I治疗，占59.7%。欧洲、日本和我国则首选ATD药物。治疗采取何种治疗措施，需综合考虑，依据患者的具体情况、治疗方式利弊和治疗意愿而定。

（一）抗甲状腺药物

ATD是硫代酰胺类（thioacetamides）化合物，包括硫脲类和咪唑类两类，硫脲类包括丙硫氧嘧啶（propylthiouracil，PTU）和甲硫氧嘧啶等；咪唑类包括甲巯咪唑（methimazole，MMI，又名他巴唑）和卡比马唑（carbimazole，又名甲亢平）等；它们的作用机制是抑制碘的有机化和甲状腺酪氨酸偶联，减少甲状腺激素的合成；但是对甲状腺内已经合成的激素没有抑制作用。

（二）放射碘

[131]I治疗甲亢的目的是破坏甲状腺组织，减少甲状腺激素产生。治疗机制是[131]I被甲状腺摄取后释放出β射线，破坏甲状腺组织细胞。β射线在组织内的射程仅有2 mm，不会累

及毗邻组织。

（三）手术治疗

手术治疗通常采取甲状腺次全切除术，两侧各留下 2～3 g 甲状腺组织，复发率为 8%；甲状腺全切复发率为 0。手术治疗的主要并发症是手术损伤导致永久性甲状旁腺功能减退症和喉返神经损伤；有经验的医生操作时发生率 < 2%，缺乏经验的医生操作时发生率可达 10%～15%。

五、医学检验路径

目前甲亢诊断需先确定是否为甲状腺毒症患者，再确定甲状腺毒症是否来源于甲状腺的功能亢进；进而确定甲亢的原因。首先评估血清甲状腺激素及 TSH 水平，然后针对 TSH 水平的降低或升高进行分类，针对血清甲状腺激素水平增高、TSH 减低的患者评估 TRAb 存在与否，进行相应的鉴别诊断。甲状腺功能亢进症诊断的实验室检测流程见图 17-2。

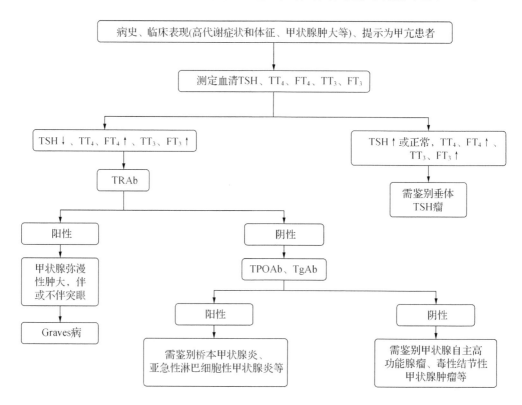

图 17-2　甲状腺功能亢进症诊断的实验室检测流程

六、思考练习题

1. 甲状腺功能亢进症的临床分型有哪些？
2. 甲状腺功能亢进症的实验室检测指标有哪些？

3. 简述甲状腺功能亢进症检测流程。

4. 甲状腺功能亢进症治疗原则有哪些?

(梅传忠)

第三节 痛 风

痛风 (gout) 是由嘌呤代谢紊乱和/或尿酸排泄障碍所导致的一组异质性疾病,其临床特征为高尿酸血症 (hyperuricemia, HUA)。痛风可并发肾脏病变,如肾结石、肾小球、肾小管、肾间质及血管性肾脏病变,严重者可出现关节破坏,如急性痛风性关节炎、痛风石、关节畸形。痛风分为原发性、继发性和特发性三类,其中原发性痛风占绝大多数。本病见于世界各地,受地域、民族、饮食习惯的影响,痛风发病率差异很大,并随年龄及血尿酸浓度升高和持续时间而增加。痛风的病因和发病机制目前尚未明确,但高尿酸血症是痛风最重要的生化基础,一般是体内尿酸过多,尿酸结晶在关节、体液和组织中积聚而导致痛风。

一、案例

患者男,28 岁,汉族。

主诉:踝关节交替性肿痛 1 月余。

现病史:1 个月前患者无明显诱因出现右踝关节肿痛、压痛伴发热,至当地诊所就诊予以口服中药及右踝关节红肿处外敷草药后症状逐渐好转。3 日前患者左踝关节无明显诱因肿痛,予以草药外敷后无明显改善,且红肿范围增大,疼痛加剧伴发热。患者为求进一步治疗至医院就诊,门诊以痛风收入院,病程中患者无发热,无心慌胸闷,无恶心呕吐,无腹痛腹泻,饮食及大小便正常,睡眠尚可,体重未见明显变化。

既往史:既往无高血压、糖尿病、冠心病等慢性病病史,无乙肝、结核等传染病病史,否认食物药物过敏史,否认输血献血史,戒酒 2 年,有吸烟史,每日 1 包,发病前 14 天无疫区旅居史,无新型冠状病毒感染确诊病例或无症状感染者接触史,无聚集性发病病史,无寄生虫、疫水接触史,已婚,已生育,配偶体健。

家族史:无家族性遗传病病史。

体格检查:T 36.8 ℃,P 82 次/分,R 20 次/分,BP 150/103 mmHg。发育正常,营养良好,自主体位,神志清醒,皮肤黏膜弹性正常,无黄疸,无水肿、肝掌、蜘蛛痣。全身浅表淋巴结未触及肿大,头颈正常,双侧扁桃体无肿大,咽部无充血,颈静脉无怒张,气管居中,双侧甲状腺无肿大。胸廓正常,胸部局部无隆起或凹陷,呼吸运动对称,正常呼吸音,无啰音,心律齐。腹部外形平坦,对称,腹式呼吸正常。脊柱四肢未见异常。生理反射存在,病理反射未引出。

二、检查结果

1. 实验室检查结果

（1）血常规：白细胞 $10.68 \times 10^9/L$，中性粒细胞 $6.33 \times 10^9/L$。尿常规：蛋白质弱阳性，PH≤5.0。

（2）生化常规：谷丙转氨酶（ALT）116 U/L，谷草转氨酶（AST）54 U/L，γ-谷氨酰转移酶（γ-GGT）148 U/L，胆碱酯酶（ChE）12071 U/L，尿酸（UA）599 μmol/L，离子钙（Ca^{2+}）1.35 mmol/L，总胆固醇（TC）7.83 mmol/L，甘油酸酯（TG）2.93 mmol/L，低密度脂蛋白（LDL）6.31 mmol/L，C 反应蛋白（CRP）50.25 mg/L，超氧化物歧化酶（SOD）22.1 KU/L。

（3）凝血功能：纤维蛋白原（FIB）：5.32 g/L。

（4）内分泌检查：25-羟维生素 D（25-OH-VD）8.25 ng/mL。

（5）生化检查：ALT 95 U/L，AST 63 U/L，γ-GGT 128 U/L，ChE 12451 U/L，UA 566 μmol/L，TC 7.65 mol/L，TG 2.47 mol/L，HDL 1.03 mol/L，LDL 4.59 mol/L，CRP 39.80 mg/L，其他指标未见异常。

（6）免疫学检测：dsDNA（－），ANA（－），ANA-d＜1∶40。

（7）病原学检测：HAV-IgM（－），HBsAg（－），HBsAb（－），HBcAb（－），HBeAg（－），HBeAb（－），HCV-Ab（－），HEV-Ab（－），HIV1/2-Ab（－），HP-EIA（－）。

2. 影像学检查结果

（1）超声：双肾未见明显积水及结石。

（2）足正位 X 线：双足未见明显骨质异常。

（3）MRI：①左胫骨近端外侧平台下斑片状异常信号，考虑为骨髓水肿；②两膝外侧半月板前后角及内侧半月板后角异常信号，考虑为退变；③双膝关节腔及髌上囊积液。

（4）CT：所示踝关节构成骨部分小囊变，伴周围骨性游离体，能谱 CT 尿酸（钙）图示右踝关节周围斑点状尿酸盐沉积。

入院后予以氯诺西康抗炎，西咪替丁护胃，非布司他降尿酸，厄贝沙坦降血压治疗，情况好转后出院。

三、临床诊断与鉴别诊断

1. 临床诊断

根据病例资料及患者有无明显诱因踝关节交替性肿痛的临床表现；血常规显示 WBC 及中性粒细胞升高；尿常规显示尿液 PH 降低；肝功能显示 ALT、AST、GGT 及 ChE 均有升高，UA 升高，TC、TG 及 LDL 升高，HDL 降低，CRP 升高；内分泌检测显示 25-OH-VD 降低；免疫学及病原学检测无异常；MRI 显示骨髓水肿、膝关节退变及双膝关节腔及髌上囊积液；CT 显示踝关节构成骨部分小囊变，伴周围骨性游离体，能谱 CT 尿酸（钙）图示右踝关节周围斑点状尿酸盐沉积。

根据临床资料和检查结果综合判断，该患者临床诊断：①痛风；②高脂血症；③高尿酸血症；④骨髓水肿，膝关节退变，膝关节积液。

2. 诊断依据

（1）症状与体征：患者无明显诱因出现踝关节交替性肿痛。查体：左踝关节红肿伴压痛。

（2）诊断：痛风诊断目前采用 2015 年美国风湿病学会（ACR）和欧洲抗风湿病联盟（EULAR）共同制定的分类诊断标准，见表 17-1。

表 17-1 2015 年 ACR/EULAR 痛风分类标准

	类别	评分
适用标准（符合准入标准方可引用本标准）	存在至少一个外周关节或滑囊肿胀、疼痛或压痛	
确定标准（金标准，直接确诊，无须进入分类标准）	偏振光显微镜镜检证实在（曾）有症状关节或滑囊或痛风石中存在尿酸盐结晶	
分类标准（符合准入标准但不符合确定标准是）	≥8 分即可诊断痛风	
临床表现		
受累的有症状关节、滑囊分布		
	累及踝关节或足中段（非第一指/趾关节）单或寡关节炎	1
	累及第一指/趾关节的单或寡关节炎	2
发作时关节症状特点：①受累关节皮肤发红（主诉或查体）；②受累关节触痛或压痛；③活动障碍		
	符合 1 个特点	1
	符合 2 个特点	2
	符合 3 个特点	3
发作时间特点（符合以下 3 条中的 2 条，无论是否进行抗感染治疗）：①疼痛达峰 <24 小时；②症状缓解 ≤14 天；③2 次发作期间疼痛完全缓解		
	有 1 次典型发作	1
	反复典型发作	2
有痛风石临床证据：皮下灰白色结节，表面皮肤薄，血供丰富，皮肤破溃后向外排出粉笔屑样尿酸盐结晶；典型部位：关节、耳郭、鹰嘴、跟腱、滑囊		4
实验室检查		
血尿酸水平（尿酸氧化酶法）：应在距离发作 4 周后、还未行降尿酸治疗的情况下进行检测，有条件者可重复检测，取检测的最高值进行评分		
	<4 mg/dL（<240 μmol/L）	-4
	6~8 mg/dL（360~480 μmol/L）	2
	8~10 mg/dL（480~600 μmol/L）	3
	≥10 mg/dL（≥600 μmol/L）	4

	类别	评分
续表		
对发作关节或滑囊的滑液进行分析（应由受过培训者进行评估）		
	未做	0
	尿酸盐阴性	−2
影像学特征		
存在（曾）有症状关节或滑囊尿酸盐沉积的影像学表现：关节超声有双轨征；双能 CT 有尿酸盐沉积（任一方式）		4
存在痛风关节损害的影像学证据：X 线显示手和（或）足至少 1 处骨侵蚀		4

3. 临床特征

（1）痛风是一种常见且复杂的关节炎类疾病，各年龄段均可患病，男性发病率高于女性。临床多见于 40 岁以上男性，女性多在更年期后发病，近年来发病有年轻化趋势。常有家族遗传史，表现为高尿酸血症、反复发作的急性痛风性关节炎、痛风石及慢性痛风性关节炎、尿酸性肾石病、高尿酸血症肾病、急性肾衰竭。常伴有肥胖、高脂血症、高血压、糖耐量异常或 2 型糖尿病、动脉硬化和冠心病等疾病。

（2）痛风自然病程可分为 3 个阶段：无症状期、急性痛风性关节炎期及间歇期、痛风石及慢性痛风性关节炎期。无症状期仅有波动性或持续性高尿酸血症，从血尿酸增高到症状出现的时间可达数年，有些可终身不出现症状。急性痛风性关节炎期及间歇期常有以下特点：①多为午夜或清晨突然起病，关节剧痛，数小时内受累关节出现红、肿、热、痛和功能性障碍；②发作呈自限性，多于 2 周内自行缓解；③可伴有高尿酸血症，但部分患者急性发作时血尿酸水平也可正常；④关节液或痛风石中发现尿酸盐结晶；⑤秋水仙碱可迅速缓解症状；⑥可伴有发热等。间歇期指两次痛风发作之间的无症状期。

痛风石是痛风的特征性临床表现，典型部位在耳郭，也可在关节周围及鹰嘴、跟腱、滑囊等处，外观为大小不一的、隆起的黄白色赘生物，表面菲薄，破溃后排出白色粉状或糊状物，其本质就是尿酸盐结晶。慢性痛风性关节炎多见于未规范治疗的患者，受累关节对称性不规则肿胀、疼痛，关节内大量沉积的痛风石可造成关节骨质破坏。

（3）肾脏病变主要表现在 3 个方面：高尿酸血症肾病、尿酸性肾石病、急性肾衰竭。高尿酸血症肾病起病隐匿，临床表现为尿浓缩功能下降，出现夜尿增多、低比重尿、低分子蛋白尿、白细胞尿、轻度血尿及管型尿等，晚期可出现肾功能不全及高血压、水肿、贫血等。尿酸性肾石病可从无明显症状至肾绞痛、血尿、排尿困难、肾积水、肾盂肾炎或肾周围炎等表现不等。急性肾衰竭时大量尿酸盐结晶堵塞肾小管、肾盂甚至输尿管，患者突然出现少尿甚至无尿等症状。

4. 鉴别诊断

（1）化脓性关节炎：因化脓性细菌侵入关节导致关节结构破坏的疾病，应根据原发疾病的临床特点、血清学检查和病原学检查结果进行鉴别，病原学检查结果呈阳性。

N

（2）创伤性关节炎：又称外伤性关节炎或损伤性骨关节炎，是因创伤引起的以关节软骨的退化、变性和继发的关节周围骨质增生为主要病理变化，以关节疼痛、活动障碍为主要临床表现的疾病。

（3）反应性关节炎：是一种继发于感染的急性非化脓性关节炎，除关节表现外，反应性关节炎常伴一种或多种关节外表现。近年来发现，包括细菌、病毒、衣原体、支原体、螺旋体等在内的绝大多数微生物感染后，均可引起反应性关节炎。

（4）类风湿关节炎：是一种以侵蚀性、对称性多关节炎为主要临床表现的慢性、全身性自身免疫病，确切发病机制不明，基本病理改变为关节滑膜的慢性炎症、血管翳形成，并逐渐出现关节软骨和骨破坏，最终导致关节畸形和功能丧失，早期诊断、早期治疗至关重要。

（5）焦磷酸钙沉积症：是双水焦磷酸钙沉积在关节腔内引起的关节炎症性疾病，可见于假性痛风引起的急性炎症性关节炎，还可见于不同的代谢性疾病引起的慢性炎症性及退化性关节疾病。本病主要好发于老年人，患病率随年龄的增长而升高。

四、治疗基本原则

痛风治疗目的：①控制高尿酸血症，预防尿酸盐沉积；②迅速控制急性痛风性关节炎发作；③防止尿酸结石形成和肾功能损害。痛风治疗包括一般治疗、药物治疗和手术治疗，以药物治疗为主。痛风患者的一般治疗应遵循下列原则：①限酒；②禁烟；③减少高嘌呤食物摄入；④防止剧烈运动或突然受凉；⑤减少富含果糖的饮料摄入；⑥大量饮水（每日2000 mL 以上）；⑦控制体重；⑧规律饮食和作息；⑨增加新鲜蔬菜摄入；⑩规律运动。

1. 药物治疗

（1）急性痛风性关节炎：秋水仙碱、非甾体类抗炎药物和糖皮质激素是急性痛风性关节炎治疗的一线药物，应尽早使用。急性发作期不进行降尿酸治疗，但已服用降尿酸药物者不需停用，以免引起血尿酸波动，导致发作时间延长或再次发作。

（2）发作间歇期和慢性期：对急性痛风性关节炎频繁发作（＞2 次/年），有慢性痛风性关节炎或痛风石的患者，应进行降尿酸治疗，治疗目标是血尿酸 ＜6 mg/dL 并终身保持。对于有痛风石、慢性痛风性关节炎、痛风频繁发作者治疗目标是血尿酸 ＜5 mg/dL，但不应 ＜3 mg/dL。目前降尿酸药物主要有抑制尿酸生成和促进尿酸排泄两类，单一药物疗效不好、血尿酸明显升高、痛风石大量形成时可合用两类药物。伴有并发症（如高血压、高血脂、糖尿病等）的需对症治疗。

2. 手术治疗　一般是针对有大的痛风石，或者是患者由于明显的关节畸形，需要行关节置换或关节矫形等手术治疗。

五、医学检验路径

痛风实验室检测流程见图 17-3。

六、思考练习题

1. 痛风的实验室检测指标有哪些？

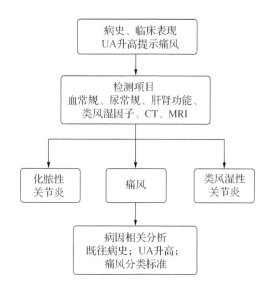

图 17-3　痛风实验室检测流程

2. 痛风诊断评分系统。

3. 痛风检测流程。

第四节　系统性红斑狼疮

系统性红斑狼疮（systemic lupus erythematosus，SLE）是一种以自身抗体和免疫复合物形成介导器官和组织损伤的自身免疫性疾病。SLE 临床上常存在多系统受累表现，血清中存在免疫系统异常和自身抗体阳性。SLE 的患病率因人群而异，全球平均患病率为 12 ~ 39/10万，北欧患病率大约为 40/10 万，黑种人患病率约为 100/10 万，我国患病率为 30 ~ 70/10万。SLE 以女性多见，尤其是 20 ~ 40 岁育龄期女性。在全球种族中，汉族人 SLE 发病率位居第二。SLE 若通过早期诊断及综合性治疗，预后可明显改善。SLE 是一种多系统损伤的慢性自身免疫病，病因尚不清楚，目前认为是由人体免疫系统被异常激活后攻击自身组织，导致器官组织受损而引发一系列临床症状。系统性红斑狼疮的发病可能与遗传因素、环境因素及雌激素等有关。

SLE 病因至今尚未确定，大量研究显示遗传、内分泌、感染、免疫异常和一些环境因素与本病的发病有关。在遗传、环境、激素水平等各种因素相互作用下，导致 T 淋巴细胞减少，T 抑制细胞功能降低，B 细胞过度增生，产生大量的自身抗体，与体内相应的自身抗原结合形成免疫复合物，沉积在皮肤、关节、小血管、肾小球等部位。在补体参与下，引起急慢性炎症及组织坏死（如狼疮肾炎），或抗体直接与组织细胞抗原作用，引起细胞破坏，如红细胞、淋巴细胞及血小板壁的特异性抗原与相应的自身抗体结合，分别引起溶血性贫血、淋巴细胞减少症和血小板减少症，从而导致机体的多系统损害。

一、案例

患者女，31岁，汉族。

主诉：双膝反复发作疼痛3年余，头痛伴恶心呕吐1周。

现病史：1周前，患者在无明显诱因下出现持续性头痛，伴恶心呕吐，呕吐与饮食无关，呈非喷射性，呕吐物为胃内容物，不含血液性液体，患者未予重视，未行相关检查和治疗，上述症状始终无缓解，今患者为明确诊治至医院门诊就诊，门诊以系统性红斑狼疮收在风湿科，病程中患者无发热，精神一般，进食减少，大小便正常，睡眠尚可，体重未见明显变化。

既往史：患者3年前无明显诱因出现发热伴双膝疼痛，入院治疗后确诊为系统性红斑狼疮，予以羟氢喹0.2 g/d + 泼尼松5 mg/d口服控制病情，后多次在多家医院住院治疗。既往无高血压、糖尿病、冠心病等慢性病病史，无乙肝、结核等传染病病史，否认外伤及手术史，否认食物、药物过敏史，否认输血、献血史，无吸烟及饮酒，无新型冠状病毒感染确诊病例或无症状感染者接触史，无聚集性发病病史，无寄生虫、疫水接触史。初潮年龄12岁，月经3~5天，周期28天，经量正常，颜色正常，无血块，无痛经，经期规律。

家族史：无家族性遗传病病史。

体格检查：T：37.0 ℃，P：82次/分，R：18次/分，BP：145/100 mmHg。发育正常，营养良好，自主体位，神志清醒，皮肤黏膜弹性正常，无黄疸，无水肿、肝掌、蜘蛛痣。全身浅表淋巴结未触及肿大，头颈正常，双侧扁桃体无肿大，咽部无充血，颈静脉无怒张，气管居中，双侧甲状腺无肿大。胸廓正常，正常呼吸音，无啰音，心律齐，无杂音。腹部外形平坦，对称，腹式呼吸正常。脊柱四肢未见异常。生理反射存在，病理反射未引出。

二、检查结果

1. 实验室检查结果

（1）血常规：WBC 6.51 × 10^9/L，N 4.55 × 10^9/L，N 69.8%，RBC 4.03 × 10^{12}/L，Hb 123 g/L；PLT 257 × 10^9/L。

（2）凝血功能：APTT 35.6 s。

（3）尿常规：（尿化）微量白蛋白弱阳性，（尿化）酮体弱阳性，（尿化）尿胆素原弱阳性，（尿化）隐血（3 +），（镜检）RBC（2 +），（镜检）WBC阳性（ + ），（沉渣）RBC 2020/μL，（沉渣）WBC 63/μL。

（4）生化检查：TP 94.5 g/L，ALB 46.7 g/L，GLB 47.8 g/L，A/G 1.0，Cr 39 μmol/L，其他指标未见异常。

（5）红细胞沉降率：ESR 64 mm/h。

（6）免疫学检测：IgG 20.500 g/L，IgA 3.130 g/L，IgM 1.810 g/L C3 0.842 g/L，C4 0.180 g/L。

（7）淋巴细胞亚群：未见明显异常。

（8）抗 β_2 - 糖蛋白I抗体定量、抗心磷脂抗体定量：未见明显异常。

（9）自身抗体检测：ANA（＋），ANA-d 1∶160。

（10）ANA 谱：P0（＋），Anti-U1snRNP（＋），Anti-SSA/Ro60（＋），Anti-SSA/Ro52（＋）。

（11）病原学检测：HAV-IgM（－），HBsAg（－），HBsAb（－），HBcAb（－），HBeAg（－），HBeAb（－），HCV-Ab（－），HEV-Ab（－），HIV1/2-Ab（－），HP-EIA（－）。

入院予以甘露醇、地塞米松、羟氢喹、维 D 钙咀嚼片、阿法骨化醇、西咪替丁等治疗后复查血常规、尿常规及生化等指标，情况好转后出院。

12 天后：血常规：未见明显异常。生化：TP 76.7 g/L，ALB 43.4 g/L，GLB 33.3 g/L，A/G 1.3，Cr 43 μmol/L。

15 天后：尿常规：（尿化）蛋白质阴性，（尿化）隐血阴性，（沉渣）RBC 2/μL，（沉渣）WBC 2/μL。

2. 影像学检查结果

（1）头颅 CT：平扫未见明显异常。

（2）X 线：两肺及心膈未见明显异常。

（3）MRI：双侧脑室旁斑点状异常信号，鼻甲肥大，鼻窦炎。

（4）心电图：QT 间期延长。

（5）双侧颈动脉 + 双下肢静脉彩超：双侧股动脉及腘动脉未见明显斑块及狭窄，双侧颈动脉未见明显斑块形成。

三、临床诊断与鉴别诊断

1. 临床诊断

根据患者既往病史、病例资料及有无明显诱因持续性头痛，伴恶心呕吐的临床表现；凝血时间延长，血沉加快，尿常规显示蛋白尿，隐血阳性，镜检 RBC 和 WBC 阳性，生化显示 TP、GLB 升高，ALB 及 A/G 降低，Cr 降低；免疫学显示 IgG、IgA、IgM 升高，C3、C4 降低；自身抗体及抗体谱检测 ANA 及多种抗体阳性、ANA-d 滴度升高。淋巴细胞亚群及病原学检测无异常。MRI 显示双侧脑室旁斑点状异常信号，鼻甲肥大，鼻窦炎。心电图显示 QT 间期延长。

根据临床资料和检查结果综合判断，该患者临床诊断：①系统性红斑狼疮；②鼻窦炎。

2. 诊断依据

（1）症状与体征：患者既往系统性红斑狼疮病史，无明显诱因出现持续性头痛，伴恶心呕吐。查体：未见明显异常。

（2）诊断：SLE 诊断主要依据诊断积分系统，目前普遍采用美国风湿学会（ACR）1997 年推荐的分类标准，见表 17-2。该分类标准的 11 项中符合 4 项或 4 项以上，在排除感染、肿瘤和其他结缔组织病后即可诊断为 SLE，其敏感性和特异性可达 95% 和 85%。2012年对 SLE 的分类标准进行了修订，提高诊断敏感性，有助于早期诊断，但新标准临床应用尚待进一步验证。

表 17-2　ACR1997 年推荐的 SLE 分类标准

1. 颊部红斑	固定红斑，扁平或高起，在两颧突出部位
2. 盘状红斑	片状高起于皮肤的红斑，黏附有角质脱屑和毛囊栓；陈旧病变可发生萎缩性瘢痕
3. 光过敏	对日光有明显反应，引起皮疹，从病史中得知或医生观察到
4. 口腔溃疡	经医生观察到口腔或鼻咽部溃疡，一般为无痛性
5. 关节炎	非侵蚀性关节炎，累及 2 个或更多的外周关节，有压痛、肿胀或积液
6. 浆膜炎	胸膜炎或心包炎
7. 肾脏病变	尿蛋白 >0.5 g/24 h 或（＋＋＋），或管型（红细胞、血红蛋白、颗粒或混合管型）
8. 神经病变	癫痫发作或精神病，除外药物或已知的代谢紊乱
9. 血液学疾病	溶血性贫血，或白细胞减少，或淋巴细胞减少，或血小板减少
10. 免疫学异常	抗 dsDNA 抗体阳性，或抗 Sm 抗体阳性，或抗磷脂抗体阳性（包括抗心磷脂抗体，或狼疮抗凝物，或至少持续 6 个月的梅毒螺旋体抗原血清试验假阳性，三者中具备一项阳性）
11. 抗核抗体	在任何时候和未用药物诱发药物性狼疮的情况下，抗核抗体滴度异常

3. 鉴别诊断

（1）系统性血管炎：多有红斑、结节、紫癜、风团、血疱、丘疹、坏死及溃疡等，以膝下为最常见，两小腿下部及足背部皮肤损害最多。典型系统性红斑狼疮表现为面部蝶形红斑和周身盘状红斑，血清中可以检测到多种特异性自身抗体，如抗双链 DNA 抗体、抗核小体抗体及抗 Sm 抗体等。

（2）类风湿关节炎：可表现与 SLE 类似症状，如腕关节、掌指关节、近端指间关节疼痛、肿胀等症状，但血清中有类风湿因子，抗 CCP 抗体等特异性自身抗体和其他伴随表现可助鉴别。

（3）原发性肾小球病：多出现少尿、无尿、水肿、高血压等表现，多见于儿童。而系统性红斑狼疮多为育龄期妇女，同时伴有其他脏器受累的临床表现及特异性自身抗体。

（4）癫痫病：以突发意识丧失和全身强直、抽搐为特征，精神病多出现失眠、烦躁不安等表现。系统性红斑狼疮多具有相应的临床表现，但同时存在其他临床表现及抗 Sm 抗体、抗双链 DNA 抗体及抗核小体抗体等自身抗体。

（5）再生障碍性贫血：主要表现为血红蛋白降低、白细胞下降、血小板减低，骨髓穿刺发现骨髓增生功能低下可助于鉴别。

4. 临床意义

SLE 是一种以抗体和免疫复合物形成及介导器官组织损伤的自身免疫病，临床上常存在多系统和多器官功能受损，其早期诊断及确诊对于疾病干预治疗和病程控制非常有用。临床上有些患者具有一些提示 SLE 诊断的症状，但不能满足 4 条 ACR 的分类标准，可将这部分患者归为隐匿狼疮，目前认为隐匿型狼疮是 SLE 的一种亚型，临床表现轻微，系统受累极少，预后较好。诊断隐匿型狼疮必须随访，因为有些患者实际为 SLE 的早期表现，这部分患者终将发展为 SLE。

四、治疗基本原则

SLE 是一种多系统损害的慢性自身免疫疾病，目前尚不能根治，但经过专科医师的科学指导，能得到很好地控制。临床主要以早期、积极、综合治疗为主，治疗措施以个体化为原则，对系统性红斑狼疮患者治疗可分为一般治疗、对症治疗和药物治疗等方式。一般治疗非常重要，必须进行如下治疗：①进行心理治疗，树立乐观情绪；②急性活动期要卧床休息，病情稳定的慢性患者可适当工作，但勿过劳；③及早发现和治疗感染；④避免使用可能诱发狼疮的药物；⑤避免强日光暴晒和紫外线照射；⑥缓解期方可作防疫注射，但尽可能不用活疫苗。对于 SLE 有发热及关节痛等症状对症使用非甾体抗炎药，有神经精神症状可给予相应降颅内压、抗癫痫和抗忧郁等治疗。药物治疗可采用糖皮质激素、免疫抑制剂、大剂量免疫球蛋白冲击、血浆置换和生物制剂等方式。

五、医学检验路径

系统性红斑狼疮实验室检测流程见图 17-4。

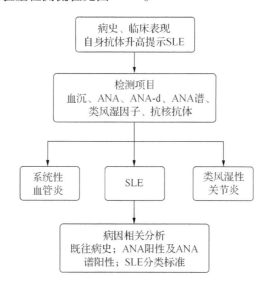

图 17-4 系统性红斑狼疮实验室检测流程

六、思考练习题

1. 系统性红斑狼疮的实验室检测指标有哪些？
2. 系统性红斑狼疮分类标准。
3. 系统性红斑狼疮检测流程。

第五节 自身免疫性肝病

自身免疫性肝病（autoimmune liver disease，ALD）是一种特殊类型的慢性肝病，被称为

"自身免疫活动性慢性肝炎"。自身免疫性肝病主要包括自身免疫性肝炎（autoimmune hepatitis，AIH）、原发性胆汁性胆管炎（primary biliary cholangitis，PBC）、原发性硬化性胆管炎（primary sclerosing cholangitis，PSC）、IgG 相关硬化性胆管炎（IgG4-sclerosing cholangitis，IgG4-SC）、IgG 相关自身免疫性肝炎（IgG4-autoimmune hepatitis，IgG4-AIH）及这些疾病中任何两种都兼有的重叠综合征。自身免疫性肝病共同特征是患者肝脏出现病理性损伤的同时，血清中可发现与肝脏有关的多种自身抗体。自身免疫性肝病发病的主要因素是遗传易感性，病原体感染、药物和环境因素可能也是其发病的促发因素，免疫细胞中调节性 T 细胞（T regulation cell，Treg）数量及功能失衡是患者免疫紊乱的重要机制之一。

一、案例

患者女，50 岁，汉族。

主诉：全身皮肤、小便发黄 7 天余。

现病史：7 天前患者无明显诱因出现全身皮肤发黄，伴小便发黄，于 2020 年 12 月 22 日在县医院就诊，查肝功能：谷丙转氨酶（ALT）167 U/L，谷草转氨酶（AST）1152 U/L，总胆红素 82.7 μmol/L，直接胆红素 57.2 μmol/L，球蛋白 47.7 g/L。患者为求进一步治疗来院就诊，门诊以自身免疫性肝炎收入感染科。病程中，患者无畏寒发热，无腹胀腹痛，无恶心呕吐，饮食睡眠一般，大小便无异常，近来体重无进行性下降。

既往史：既往有自身免疫性肝炎病史 5 年余，规律口服熊去氧胆酸钠片 1 年余，否认高血压、糖尿病、冠心病等慢性病病史，否认结核等传染病病史，否认手术、外伤史，有药物过敏史，具体药物不详，否认输血、献血史，无寄生虫、疫水接触史，无吸烟、饮酒史，月经正常，已绝经，已婚，已生育，配偶体健。

家族史：无家族性遗传病病史。

体格检查：T：36.5 ℃，P：86 次/分，R：20 次/分，BP：101/74 mmHg。发育正常，营养良好，自主体位，神志清醒，精神一般，全身皮肤轻度黄染，无水肿、肝掌、蜘蛛痣。全身浅表淋巴结未触及肿大，头颈正常，双侧扁桃体无肿大，咽部无充血，颈静脉无怒张，气管居中，双侧甲状腺无肿大。胸廓正常，胸部局部无隆起或凹陷，呼吸运动对称，正常呼吸音，无啰音，心律齐，无额外心音，无奔马律，无开瓣音，无杂音，无心包摩擦音，乳房发育正常。腹部外形平坦，对称，腹式呼吸正常，未见胃型，未见肠型，未见蠕动波，未见腹壁静脉曲张。触诊未触及腹肌紧张，未触及压痛，未触及反跳痛，未触及液波震颤，未触及振水声，腹部包块未触及。叩诊肝浊音界存在，肝上界位于右锁骨中线第 V 肋间，肝区未及叩击痛，脾区未及叩击痛，肾区未及叩击痛。听诊肠鸣音正常，气过水声未闻及，血管杂音未闻及。脊柱四肢未见异常，未及压痛，未及叩痛，关节无红肿、强直，下肢静脉无曲张，下肢无水肿，下肢无溃疡，未见杵状指，肢体无畸形。生理反射存在，病理反射未引出。

二、检查结果

1. 实验室检查结果

（1）血常规：WBC 2.42×10^9/L，N 72.2%，L 17.4%，M 7.9%，E 2.1%，B 0；RBC

3.52×10^{12}/L，Hb 110 g/L；PLT 263×10^9/L。

（2）尿常规：（尿化）亚硝酸盐阳性，（尿化）隐血阳性，（镜检）RBC：阳性，（沉渣）RBC 191/μL，（沉渣）细菌：7502/μL，（沉渣）黏液丝：49/μL。

（3）生化：ALT 65 U/L，AST 269 U/L，ALP 144 U/L，γ-GGT 253 U/L，TBIL 41.2 μmol/L，DBIL 33.4 μmol/L，TBA 217.6 μmol/L，TG 3.07 mol/L，HDL 0.16 mol/L，CRP 14.30 mg/L，其他指标未见异常。

（4）凝血功能：D-二聚体：0.770 mg/L。

（5）免疫学检测：IgG 23.100 g/L，IgM 3.440 g/L，C3 0.829 g/L，C4 0.149 g/L。

（6）自身抗体检测：ANA（+），ANA-d 1∶80，ANCA（+），SMA（+）。

（7）病原学检测：HAV-IgM（-），HBsAg（-），HBsAb（-），HBcAb（-），HBeAg（-），HBeAb（-），HCV-Ab（-），HEV-Ab（-），HIV1/2-Ab（-），HP-EIA（-）。

入院予以护肝、退黄、补液等支持治疗后复查血常规、凝血功能及生化等指标，情况好转后出院。

8 天后：凝血功能正常。生化：ALT 32 U/L，AST 150 U/L，ALP 122 U/L，γ-GGT 176 U/L，TBIL 33.1 μmol/L，DBIL 23.0 μmol/L，TBA 145.3 μmol/L，TG 3.02 mol/L，HDL 0.20 mol/L，CRP 10.40 mg/L。

14 天后：血常规：WBC 2.92×10^9/L，N 65.2%，L 25.3%，M 7.5%，E 1.7%，B 0；RBC 3.09×10^{12}/L，Hb 103 g/L；PLT 194×10^9/L。生化：ALT 15 U/L，AST 72 U/L，ALP 106 U/L，γ-GGT 123 U/L，TBIL 23.7 μmol/L，DBIL 16.8 μmol/L，TBA 48.5 μmol/L，TG 2.93 mol/L，HDL 0.26 mol/L，CRP 5.70 mg/L。

2. 影像学检查结果

X 线：双肺及心隔未见异常。

腹部 B 超：肝脏颗粒增粗，肝右叶偏高回声结节，胆囊内胆泥沉积，脾脏偏长，其他脏器未见异常。

三、临床诊断与鉴别诊断

1. 临床诊断

根据病例资料发现患者有自身免疫性肝炎病史，临床表现为全身皮肤及小便发黄；肝功能损伤，ALT、AST、ALP、GGT 均有升高，TBIL、DBIL、TBA 均升高，TG 升高，HDL 降低，CRP 升高；免疫学检测异常，高丙种球蛋白血症为 IgG 及 IgM 显著升高，补体为 C3、C4 显著下降；自身抗体检测异常，ANA、ANA-d、ANCA、SMA 等多种抗体阳性及滴度升高；病原学检测无异常。

根据临床资料和检查结果综合判断，该患者临床诊断为自身免疫性肝炎。

2. 诊断依据

（1）症状与体征：患者无明显诱因出现尿黄、皮肤黄染、肝功能异常。查体：精神一般，全身皮肤轻度黄染。

（2）诊断：AIH 诊断主要依据诊断积分系统，见表 17-3。少数自身免疫性肝炎患者自身抗体阴性，可能存在尚不能检出的自身抗体。自身免疫性肝炎可与其他自身免疫性肝病如 PBC/PSC 等并存，称为重叠综合征。

表 17-3 简化 AIH 诊断积分系统

变量	标注	分值	备注
ANA 或 SMA	≥1∶40	1 分	多项同时出现，最多 2 分
ANA 或 SMA	≥1∶80	2 分	
或 LKM-1	≥1∶40		
或 SLA，或 LC1	阳性		
IgG	＞正常上限	1 分	
	＞1.10 倍正常上限	2 分	
肝组织学	符合 AIH	1 分	典型 AIH 表现：界面性肝炎、汇管区和小叶淋巴浆细胞浸润、肝细胞玫瑰样花环
	典型 AIH 表现	2 分	
排除病毒性肝炎	是	2 分	

注：≥6 分：AIH 可能；≥7 分：确诊 AIH。

（3）AIH 是一种病因不明的肝炎，可分为 1 型和 2 型，1 型是经典的自身免疫性肝炎，其特征是循环中存在抗核抗体和抗平滑肌抗体，这是自身免疫性肝炎的主要形式，多见于中年妇女；2 型自身免疫性肝炎的主要特征是抗肝肾微粒体抗体和抗肝细胞溶胶 1 型抗原抗体阳性，多见于婴儿女性和女童。AIH 是临床上以高丙种球蛋白血症、自身抗体、肝脏汇管区碎屑样坏死的病理表现的疾病。

3. 鉴别诊断

（1）病毒性肝炎：如甲型肝炎、乙型肝炎、丙型肝炎、丁型肝炎、戊型肝炎、其他病毒性肝炎等。应根据原发疾病的临床特点、血清学检查和病原学检查结果进行鉴别，病毒性肝炎病原学检查结果呈阳性。

（2）原发性胆汁性胆管炎（PBC）：无症状 PCB 患者，AMA、ALP 和 IgM 检测有助于发现早期病例。具备以下三项诊断标准中两项即可诊断 PBC：①存在胆汁淤积的生化证据，以 ALP、γ-GGT 明显升高为主；②AMA、AMA-M、GP210、SP100 之一出现阳性；③肝组织检查符合 PBC 改变。

（3）原发性硬化性胆管炎（PSC）：诊断主要基于 ALP、γ-GGT 异常，胆道影像学显示肝内外胆管多灶性狭窄。

（4）酒精性肝炎：患者有长期大量饮酒史，多伴有酒精中毒性周围神经病，血清 γ-GGT 明显升高，AST/ALT 升高，酒精戒断反应明显，戒酒后肝病好转。

（5）脂肪肝：脂肪肝也可引起肝功能异常，但血脂和 B 超均可协助诊断。如为同时并存肝炎病毒的感染，在肝功能持续异常时也要注意到脂肪肝存在的可能。

（6）药物性肝损害：有使用肝毒性药物的病史，停药后肝功能可逐渐恢复，肝炎病毒标志物阴性。

（7）感染中毒性肝炎：如肾综合征出血热、钩端螺旋体病、恙虫病、伤寒、阿米巴肝病、急性血吸虫病等，主要根据原发病的临床特点和实验室检查加以鉴别。

四、治疗基本原则

AIH 患者需不需要治疗，应根据肝炎的严重程度、血清转氨酶和丙种球蛋白的升高程度、组织学检查及对副作用的耐受性等来决定，但治疗应强调个体化处理。治疗方法有药物治疗和肝移植治疗。药物治疗主要是糖皮质激素和免疫抑制治疗；对于药物治疗无效患者，可采取肝移植治疗。AIH 治疗指征：①转氨酶水平≥3 倍参考值上限（upper limit of normal value，ULN）、IgG≥1.5 倍 ULN；②组织学见桥接坏死、多小叶坏死或中央静脉周围炎；③初发 AIH，ALT 和/或 AST≥10 倍 ULN；④除肝损伤外，伴出、凝血异常，国际标准化比值（INR）≥1.5。不符合上述条件者治疗视临床情况而定。

对于大多数 AIH 患者，美国肝病研究学会推荐的初始治疗方案是糖皮质激素单药治疗，或糖皮质激素和硫唑嘌呤联合治疗。单药治疗适用于合并血细胞减少、疏基嘌呤甲基转移酶缺乏、妊娠、恶性肿瘤的 AIH 患者；联合治疗适用于绝经后、骨质疏松、脆性糖尿病、肥胖、痤疮、情绪不稳及高血压的 AIH 患者。对于无疾病活动或自动缓解的 AIH、非活动性肝炎肝硬化，可暂不考虑免疫抑制治疗，但应长期密切随访（如每隔3~6 个月随访1 次）。对于轻微炎症活动（转氨酶水平＜3 倍 ULN、IgG＜1.5 倍 ULN）或病理轻度界面性肝炎 AIH，可暂不实施免疫抑制治疗，使用甘草制剂等保肝抗炎，并严密观察，若患者出现明显临床症状或明显炎症活动，再进行免疫抑制治疗。

AIH 预后差异较大，实验室指标缓解后一般预后较好，10 年生存率为 80%~93%。患者是否有肝硬化，治疗有无应答及治疗后是否反复发作，是影响长期预后的主要因素。

五、医学检验路径

自身免疫性肝炎实验室检测流程见图 17-5。

六、思考练习题

1. 自身免疫性肝炎的实验室检测指标有哪些？

2. 简述自身免疫性肝炎诊断评分系统。

3. 简述自身免疫性肝炎检测流程。

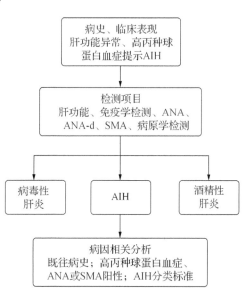

图 17-5　自身免疫性肝炎实验室检测流程

（张　涛）

第十八章
血液系统疾病

血液系统疾病包括原发于血液和造血组织的原发性血液病，以及非血液病影响造血系统伴发血液异常改变所致的继发性血液病，通常以贫血、出血、发热为特征。引起血液系统疾病的因素很多，如物理因素、化学因素、生物因素、免疫因素、遗传因素、污染等，都可以成为血液系统疾病发病的诱因或直接原因。

对原发于造血组织的血液病，按血液组成成分的病理改变分类，通常分为红细胞疾病、白细胞疾病和出血与血栓性疾病三大类。常见的红细胞疾病有各种贫血性疾病，如缺铁性贫血、巨幼红细胞贫血、再生障碍性贫血、溶血性贫血、铁粒幼细胞贫血及地中海贫血等；红细胞增多引起的疾病，如真性红细胞增多症等。白细胞系统疾病常见的有各种原因引起的白细胞减少症及白血病，如急性白血病、慢性白血病等。浆细胞系统疾病，最常见的是多发性骨髓瘤。淋巴系统疾病，最常见的是淋巴瘤，包括霍奇金淋巴瘤和非霍奇金淋巴瘤。出血与血栓性疾病，如免疫性血小板减少性紫癜、血友病、血管性血友病等。

近年来，血液病的研究已进入分子水平，核酸分子杂交、聚合酶链反应、基因芯片及蛋白质组学技术等分子生物学技术在血液学检验中被广泛应用，使实验室预防、诊断和治疗疾病从原来的细胞水平上升到分子及分子组学水平。新的分子标志物如血细胞 CD 分子、融合基因和非编码小 RNA 等也对白血病及淋巴瘤等恶性血液病的精确诊断提供了特异性更强、灵敏度更高的分子水平的实验室指标。染色体荧光原位杂交技术（fluorescence in situ hybridization，FISH）在白血病的细胞遗传学诊断和检测微量残留白血病中发挥了重要作用。WHO 的分类使造血与淋巴组织肿瘤诊断从细胞水平上升到亚细胞水平及分子水平，对进一步研究造血和淋巴组织肿瘤的本质、发病机制、诊断和治疗具有重要意义。白血病干细胞的研究进展也对造血及造血系统肿瘤的发病机制及诊断、治疗发挥重要作用。

第一节 再生障碍性贫血

再生障碍性贫血（aplastic anemia，AA）简称再障，是多种病因所致骨髓造血组织减少，造血功能衰竭，红骨髓被脂肪替代，而引起外周血全血细胞减少的一组造血干细胞疾病。以骨髓造血细胞增生减低和外周血全血细胞减少为特征，临床以贫血、出血和感染为主要表现。

一、案例

患者男，41 岁，汉族。油漆工。

主诉：头晕、乏力、全身多发皮疹 1 月余。

现病史：患者于 1 个月前无明显诱因出现全身红色皮疹，当时未予以重视，继而突发鼻出血、口腔多发血疱，刷牙时牙龈出血，全身乏力不适症状明显，运动耐量明显下降，伴头晕头痛，发作频繁。病程中偶伴低热，精神差，饮食睡眠欠佳，无恶心呕吐，无胸痛、胸闷，无腹痛腹泻，无尿频、尿急、尿痛，大便偶带血，小便正常，近期体重无明显下降。

既往史：既往体健，否认高血压、糖尿病、冠心病等慢性病病史，否认乙肝、结核等传染病病史，否认药物、食物过敏史。

家族史：否认家族性遗传病病史。

体格检查：T：37 ℃，P：80 次/分，R：20 次/分，BP：117/74 mmHg。神志清楚，呼吸平稳，步入病房，发育正常，查体合作，问答切题。面色苍白，全身皮肤黏膜及巩膜无黄染，全身散在出血点，浅表淋巴结未触及肿大。头颅无畸形，双侧瞳孔等大等圆，直径 3 mm，对光反射灵敏，口唇无发绀，耳鼻无异物。颈软，气管居中，双肺呼吸音清，未闻及干湿性啰音。心率 85 次/分，心律齐，无收缩及舒张期杂音。腹部平坦，未见胃肠型及蠕动波，腹壁静脉无曲张，全腹无压痛及反跳痛，肝脏及脾脏肋下未触及，双下肢有散在瘀点。腰椎无压痛，四肢肌力 5 级，肌张力正常，生理反射存在，病理反射未引出。

二、检查结果

1. 血常规：WBC 0.88×10^9/L，N 0.07×10^9/L（7.6%），L 0.78×10^9/L（89.3%），RBC 2.07×10^{12}/L，Hb 69 g/L，Hct 0.194，MCV 93.8 fL，MCH 33.3 pg，MCHC 353 g/L，PLT 18×10^9/L，Ret 计数：0.007×10^{12}/L，Ret 百分比 0.32%。

2. 凝血功能结果见表 18-1。

表 18-1 凝血功能结果

No	缩写	检验项目	结果	参考区间	单位	实验方法
1	PT-S	凝血酶原时间	10.5	9.4 ~ 12.5	s	血凝仪法
2	PT-INR	国际标准化比值	1.12	0.90 ~ 1.30		血凝仪法
3	PT-%	凝血酶原活动度	76	75 ~ 145	%	血凝仪法
4	TT	凝血酶时间	15.6	11.0 ~ 17.8	s	血凝仪法
5	APTT	活化部分凝血活酶时间	27.8	27.6 ~ 34.3	s	血凝仪法
6	FIB	纤维蛋白原	4.47	2.38 ~ 4.98	g/L	凝固法

3. 骨髓细胞学检查：骨髓细胞形态学分析报告内容如下。

骨髓片

（1）骨髓取材尚可，涂片制备良好，染色良好。

（2）有核细胞增生明显减低，G/E 减低为 1.35：1。

（3）粒系增生极度减低，占 13.5%，比例明显降低；以成熟阶段为主。细胞形态结构大致正常。

（4）红系增生明显减低，占 10%，比例明显减低；以晚幼红细胞为主；巨幼红细胞占 3.5%。

（5）分类见淋巴细胞占 73.5%，比例显著升高。

（6）个别造血岛内造血细胞减少。

（7）全片未见巨核细胞；血小板散在及小簇多见，未见显著减少。

（8）未查见寄生虫。

细胞化学染色：铁染色：外铁阳性（＋＋～＋＋＋）；内铁幼红细胞较少，故无法计数。

意见：粒、红两系比例明显减少，淋巴细胞比例显著升高，巨核系细胞未见。

4. 骨髓活检结果：CD34 小血管（＋），CD117 少（＋），CD61（－），圆核细胞（－）。

5. 细胞化学染色

骨髓铁染色：细胞外铁（＋＋～＋＋＋）；内铁因幼红细胞数量较少，无法计数；

中性粒细胞碱性磷酸酶（NAP）染色：阳性率 80%，积分 200 分。

6. 流式细胞仪分析：未见明显异常成群细胞，显示原始/幼稚细胞占有核细胞总数的 0.08%；红细胞 PNH 相关蛋白检测：红细胞膜表面 CD59 正常表达占 99.97%，缺失占 0.01%；CD55 正常表达占 99.96%，缺失占 0.52%。白细胞 PNH 相关蛋白检测：中性粒细胞膜表面 CD59 正常表达占 99.96%，缺失占 0.04%；CD55 正常表达占 99.96%，缺失占 0.04%。

7. 酸化血清溶血试验：阴性。

三、临床诊断与鉴别诊断

1. 临床诊断　根据患者职业、完整病史、临床症状、体格检查及生命体征测定，结合血常规、骨髓象及其他必要检查综合分析，该患者临床诊断为再生障碍性贫血。

2. 诊断依据

（1）症状与体征：患者出现发热、面色苍白、乏力、头晕、心悸气短、运动耐量明显下降，皮肤、牙龈、鼻腔等不同程度出血且进行性加重，大便偶带血，无肝、脾、淋巴结肿大。

（2）实验室诊断：①血常规：全血细胞减少，网织红细胞计数及百分比明显降低，各类白细胞均减少，尤以中性粒细胞减少明显，而淋巴细胞比例相对增高。②凝血功能正常，排除凝血因子及纤溶系统异常造成的出血。③骨髓象：骨髓有核细胞增生明显减低，粒系、红系比例明显减低，早期阶段细胞减少或不见，巨核系细胞未见；非造血细胞比例相对增高，如淋巴细胞比例高达73.5%，无明显病态造血，造血岛内造血细胞减少。④骨髓活检：骨髓有核细胞增生程度极度减低，造血面积仅约15%，粒、红两系细胞极少见，巨核系细胞未见，淋巴细胞、浆细胞相对易见，骨髓间质未见胶原纤维增生，可见含铁血黄素沉积、脂肪空泡。⑤细胞化学染色：骨髓铁染色显示外铁（＋＋～＋＋＋），内铁因幼红细胞数量较少，无法计数；中性粒细胞碱性磷酸酶（NAP）染色阳性率80%，积分200分。⑥流式细胞仪分析：未见明显异常成群细胞，显示原始/幼稚细胞占有核细胞总数的0.08%；红细胞PNH相关蛋白检测：红细胞膜表面CD59正常表达占99.97%、缺失占0.01%，CD55正常表达占99.96%、缺失占0.52%；白细胞PNH相关蛋白检测：中性粒细胞膜表面CD59正常表达占99.96%、缺失占0.04%，CD55正常表达占99.96%、缺失占0.04%。⑦酸化血清溶血试验：阴性。⑧细胞遗传学：核型正常。

3. 鉴别诊断

（1）阵发性睡眠性血红蛋白尿症（paroxysmal nocturnal hemoglobinuria，PNH）：属获得性克隆性疾病，与再障关系密切，可相互转化。典型特征有血红蛋白尿，也可以出现全血细胞减少、骨髓增生低下。但PNH出血及感染均较轻；网织红细胞绝对值常高于正常值，骨髓中红系增生较明显；细胞内、外铁均减少，中性粒细胞碱性磷酸酶积分不增高，酸化血清溶血试验（Ham试验）阳性，流式细胞术检测骨髓或外周血CD55和CD59的表达缺陷可确诊。

（2）骨髓增生异常综合征（myelodysplastic syndrome，MDS）：MDS是一种造血干细胞克隆性疾病，其中难治性贫血也有全血细胞减少等症状，但难治性贫血以病态造血为特征，有染色体核型异常等，可以与再障鉴别。

（3）恶性组织细胞病：也可以表现为全血细胞减少，临床症状常有出血，黄疸，高热，消瘦，进行性衰竭，肝大、脾大、淋巴结肿大，可行骨髓检查相鉴别。

（4）急性白血病：部分急性早幼粒细胞白血病可发生全血细胞减少，但血常规和多部位骨髓穿刺，会发现原始粒细胞、早幼粒细胞明显增多。骨髓细胞形态学检查、染色体易位和某些基因的存在可以鉴别。

（5）其他疾病：骨髓纤维化、骨髓转移瘤、巨幼细胞贫血、脾功能亢进等疾病都可有外周血的三系减少，但患者体征（如骨痛、脾大、淋巴结肿大）、外周血（如出现幼稚红细胞和幼稚白细胞）和骨髓象（如有肿瘤细胞、白血病细胞）特征都与再障明显不同。

4. 临床意义　再生障碍性贫血在我国的发病率为0.74/10万，各年龄段均可发生，青年人和老年人发病率相对较高，男女发病率没有明显差别。根据患者的病情轻重、血常规、骨髓象等，通常分为重型（SAA）和非重型（NSAA）。根据病因分为先天性（遗传性）和后天性（获得性），其中获得性再障根据是否有诱因又可分为继发性和原发性。经过有效治疗后，非重型再生障碍性贫血患者多数可以缓解甚至治愈，只有少数人会继续进展为重型再障。而重型再障病情较重，以往死亡率极高（＞90%），近10年来随着医疗水平的进步，该病的疗效明显改善，但仍有约1/3患者可死于感染和出血。

四、治疗基本原则

再生障碍性贫血的治疗以支持治疗、疾病针对性目标治疗及对症治疗为主。支持治疗的目的是保护肝脏、预防和治疗血细胞减少等相关并发症，具体方法包括输血，使用止血药物、抗纤溶药物、护肝药物或抗生素等。针对发病机制的目标治疗方式包括免疫抑制治疗（主要有抗淋巴/胸腺细胞球蛋白和环孢素）、促造血治疗（雄激素、造血生长因子）及造血干细胞移植等。对 40 岁以下、没有感染和其他并发症的、有合适供体的重型再障患者，可以考虑造血干细胞移植，补充和替代极度减少和受损的造血干细胞。

五、诊断与讨论

根据病例资料可以看到患者职业为油漆工，经常接触化学毒物。临床表现为全血细胞减少引起的症状和体征，如面色苍白、乏力、头晕、心悸气短、运动耐量明显下降等贫血症状，感染引起低热，皮肤出血点，牙龈、口鼻黏膜出血、大便偶带血，无肝大、脾大、淋巴结肿大。结合实验室检查，表现为血常规出现三系细胞减少，细胞形态正常，MCV、MCH、MCHC 均正常，为正常细胞性贫血；网织红细胞绝对值减少，淋巴细胞相对增多；凝血功能正常，排除了凝血因子及纤溶系统异常造成的出血，需考虑为白细胞减少所致感染性发热及血小板减少所致皮肤、黏膜自发性出血倾向；查体肝、脾肋下未触及，淋巴结无肿大，胸骨无压痛，再生障碍性贫血可能性大，但需与阵发性睡眠性血红蛋白尿、骨髓增生异常综合征、骨髓纤维化、恶性组织细胞病、脾功能亢进等疾病相鉴别。

骨髓象显示有核细胞增生明显减低，粒系、红系、巨核系造血细胞明显减少，非造血细胞比例相对增高，淋巴细胞比例显著增高，无明显病态造血；骨髓活检显示有核细胞增生程度极度减低，造血面积减少，淋巴细胞、浆细胞相对易见，骨髓间质未见胶原纤维增生，可见含铁血黄素沉积、脂肪空泡；流式细胞仪分析 CD55 和 CD59 表达缺陷，排除 PNH；细胞遗传学显示核型正常；酸化血清溶血试验阴性；结合骨髓铁染色和中性粒细胞碱性磷酸酶（NAP）染色结果可以确诊该患者为再生障碍性贫血。

再生障碍性贫血的诊断标准：①全血细胞减少，网织红细胞绝对值减少，淋巴细胞比例相对增高；②一般无肝脾大；③骨髓多部位增生减低（＜正常 50%）或重度减低（＜正常 25%），造血细胞减少，非造血细胞比例增高，骨髓小粒空虚（做骨髓活检可见到造血组织均匀减少）；④排除引起全血细胞减少的其他疾病。

六、医学检验路径

再生障碍性贫血检验路径见图 18-1。

七、思考练习题

1. 再生障碍性贫血患者有哪些临床症状和体征？
2. 再生障碍性贫血的血常规、骨髓象会有哪些变化？
3. 再生障碍性贫血与阵发性睡眠性血红蛋白尿如何鉴别诊断？

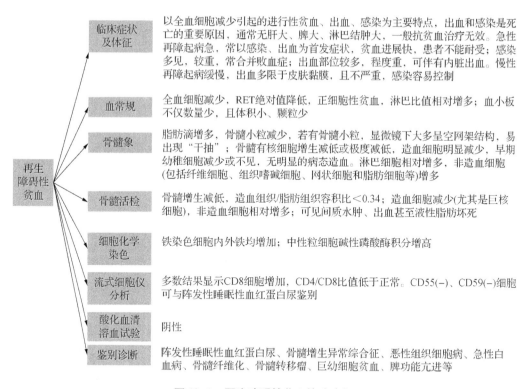

临床症状
及体征 | 以全血胞减少引起的进行性贫血、出血、感染为主要特点，出血和感染是死亡的重要原因，通常无肝大、脾大、淋巴结肿大，一般抗贫血治疗无效。急性再障起病急，常以感染、出血为首发症状，贫血进展快，患者不能耐受；感染多见、较重、常合并败血症；出血部位较多、程度重，可伴有内脏出血。慢性再障起病缓慢，出血多限于皮肤黏膜，且不严重，感染容易控制

血常规 | 全血胞减少，RET绝对值降低，正细胞性贫血，淋巴比值相对增多；血小板不仅数量少，且体积小、颗粒少

骨髓象 | 脂肪滴增多，骨髓小粒减少，若有骨髓小粒，显微镜下大多呈空网架结构，易出现"干抽"；骨髓有核细胞增生减低或极度减低，造血细胞明显减少，早期幼稚细胞减少或不见，无明显的病态造血。淋巴细胞相对增多，非造血细胞（包括纤维细胞、组织嗜碱细胞、网状细胞和脂肪细胞等）增多

骨髓活检 | 骨髓增生减低，造血组织/脂肪组织容积比<0.34；造血细胞减少（尤其是巨核细胞），非造血细胞相对增多；可见间质水肿、出血甚至液性脂肪坏死

细胞化学染色 | 铁染色细胞内外铁均增加；中性粒细胞碱性磷酸酶积分增高

流式细胞仪分析 | 多数结果显示CD8细胞增加，CD4/CD8比值低于正常。CD55(-)、CD59(-)细胞可与阵发性睡眠性血红蛋白尿鉴别

酸化血清溶血试验 | 阴性

鉴别诊断 | 阵发性睡眠性血红蛋白尿、骨髓增生异常综合征、恶性组织细胞病、急性白血病、骨髓纤维化、骨髓转移瘤、巨幼细胞贫血、脾功能亢进等

图 18-1　再生障碍性贫血检验路径

（禹　莉　李玉云）

第二节　自身免疫性溶血性贫血

自身免疫性溶血性贫血（autoimmune hemolytic anemia，AIHA）是机体免疫功能调节紊乱，产生自身抗红细胞抗体，与红细胞膜表面的抗原结合，然后活化补体，激活巨噬细胞，使红细胞破坏加速；或是自身抗体促进补体与红细胞结合，使红细胞寿命缩短，从而引起获得性溶血性贫血的一组疾病。

AIHA 的发病是一个复杂的多步骤过程。引起溶血的机制已部分阐明，主要包括抗体依赖、细胞介导的细胞毒及补体依赖的细胞毒作用。红细胞作为自身抗原，与相应的自身抗体结合后，在红细胞膜上形成免疫复合物，并激活补体，杀伤红细胞。自身免疫性溶血性贫血根据抗体作用于红细胞膜所需的最适温度，可分为温抗体型和冷抗体型。温抗体型是最常见类型，占 AIHA 的 80%，温型抗体作用于红细胞的最适温度为 37 ℃，主要为 IgG，是不完全抗体，在盐水介质中不能使红细胞凝集，多吸附于红细胞表面使红细胞致敏，所致贫血称为温抗体型 AIHA。冷型抗体在 20 ℃以下作用最活跃，又称为冷凝集素，主要为 IgM，是完全抗体，在盐水介质中可使红细胞凝集或溶解。冷凝集素多见于冷凝集素综合征。还有一种特殊的 IgG 型冷抗体即 D-L 抗体，在 20 ℃以下时可结合于红细胞表面，固定补体，当温度升高至 37 ℃时，已结合在红细胞上的补体被依次激活，导致红细胞破坏而引发阵发性寒冷

性血红蛋白尿症（paroxysmal cold hemoglobinuria，PCH）。AIHA 可继发于感染、肿瘤、结缔组织病和免疫缺陷病等。

一、案例

患者女，50 岁，汉族。

主诉：反复头晕、乏力，伴眼黄、皮肤黄、尿液颜色深 1 年，加重 3 个月。

现病史：患者 1 年前无明显诱因出现头晕、乏力，伴眼黄、尿黄及皮肤黄，近 3 个月逐渐加重。病程中无发热，纳差，睡眠一般，小便黄，大便正常，近期体重未见明显变化。

既往史：既往体质一般，否认肝炎、结核等传染病病史，否认高血压、糖尿病等慢性病病史，否认食物及药物过敏史，否认手术、外伤史。

家族史：无。

体格检查：T：36.8 ℃，P：80 次/分，R：18 次/分，BP：110/70 mmHg。神志清楚，精神一般，发育正常，中度贫血貌，自主体位，查体合作。全身皮肤黏膜黄染，未见瘀点瘀斑，四肢无浮肿，全身浅表淋巴结未触及肿大。头颅无畸形，巩膜黄染，睑结膜轻度苍白。耳鼻无畸形，无异常分泌物，口唇无发绀，扁桃体无肿大，咽部无充血。颈静脉无充盈，气管居中，甲状腺无肿大。胸廓对称，无畸形，双肺呼吸音清，未闻及干湿性啰音，无胸膜摩擦音。心率 80 次/分，律齐，各瓣膜听诊区未闻及病理性杂音，无心包摩擦音。腹部外形正常，腹壁静脉无曲张，未见手术瘢痕，腹软，无压痛及反跳痛，肝肋下未触及，脾平脐、质硬，肠鸣音 4 次/分。脊柱无侧弯，四肢无畸形，活动自如，神经系统检查未见阳性定位体征。

二、检查结果

1. 血常规：WBC 8.04 × 10^9/L，RBC 1.89 × 10^{12}/L，Hb 52 g/L，Ret 30.8%，PLT 156 × 10^9/L。外周血涂片：可见红细胞形态异常，红细胞大小不一，可见球形、靶形、口形、泪滴形红细胞，嗜多色性红细胞多见，晚幼红细胞、晚幼粒细胞亦可见，并有红细胞自身凝集现象。

2. 红细胞沉降率：98 mm/h。

3. 血液生化结果见表 18-2。

表 18-2　血液生化检查报告

指标	测定值	参考值
血浆游离 Hb	145 mg/L	<40 mg/L
LDH	1991 U/L	313 ~ 618 U/L
谷丙转氨酶	22 U/L	9 ~ 60 U/L
谷草转氨酶	37 U/L	17 ~ 59 U/L
总胆红素	145 μmol/L	3.4 ~ 24 μmol/L
间接胆红素	17.7 μmol/L	0 ~ 6.8 μmol/L

4. 尿液检查：尿含铁血黄素试验 Rous test（+），血红蛋白尿（+）。

5. 骨髓细胞学检查：骨髓象呈增生性贫血象，红系增生明显活跃，以中、晚幼红细胞为主。幼红细胞内可见豪焦小体、嗜碱性点彩，分裂象易见，并可见异形红细胞。

6. Coombs 试验：直接 Coombs 试验（+），间接 Coombs 试验（+），抗 IgG 型（+），抗 C3d 型（+）。

7. 酸化血清溶血试验（Ham test）：弱阳性；蔗糖溶血试验：溶血率 5.2%（参考范围 <5%）。

8. 红细胞渗透脆性试验：阳性。

9. 肝胆胰脾彩超：脾大（脾脏厚 55 mm，脾长 170 mm，肋下长 59 mm）。

三、临床诊断与鉴别诊断

1. 临床诊断

根据患者完整的病史、临床症状、体格检查及生命体征测定，结合血常规、骨髓象及其他必要检查综合分析，该患者临床诊断为自身免疫性溶血性贫血。

2. 诊断依据

（1）症状与体征：患者无明显诱因出现头晕、乏力，睑结膜轻度苍白，中度贫血貌，这些症状与体征提示患者有贫血的存在，全身皮肤黏膜黄染，巩膜黄染，小便黄，脾平脐、质硬，与红细胞破坏溶血有关。

（2）显示贫血的实验室指标：主要为血常规检查，RBC：$1.89 \times 10^{12}/L$，Hb：52 g/L，均明显降低；外周血涂片可见红细胞形态异常，大小不一，可见晚幼红细胞、晚幼粒细胞，提示有贫血存在。

（3）溶血的实验室检测指标：主要有显示红细胞破坏增加和显示红细胞代偿性增生的检查，前者包括血浆游离 Hb、血清 LDH、总胆红素、间接胆红素升高，血红蛋白尿和 Rous 试验阳性，后者包括网织红细胞计数明显升高；血常规可见球形、靶形、口形、泪滴形红细胞，嗜多色性红细胞多见，并可见红细胞自身凝集现象；骨髓象检查呈增生性贫血象，红系增生明显活跃，以中、晚幼红细胞为主。幼红细胞内可见豪 - 桥小体、嗜碱性点彩，分裂象易见，并可见异形红细胞。

（4）确诊免疫性溶血性贫血的特殊检查 Coombs 试验：直接 Coombs 试验（+），间接 Coombs 试验（+），抗 IgG 型（+），抗 C3d 型（+）；酸化血清溶血试验（Ham test）弱阳性，与补体激活破坏红细胞有关；蔗糖溶血试验溶血率 5.2%。

3. 鉴别诊断

（1）阵发性睡眠性血红蛋白尿（PNH）：也会出现贫血及血红蛋白尿，与阵发性冷性血红蛋白尿症（PCH）相似，但 PNH 多发生在睡眠后，且与寒凉刺激无关，冷溶血实验为阴性，直接 Coombs 试验阴性，酸化血清溶血试验、蔗糖溶血试验呈阳性，Rous 试验阳性、CD59 - 细胞 >10%，可与 PCH 鉴别。

（2）血栓性血小板减少性紫癜（thrombotic thrombocytopenic purpura，TTP）：与 AIHA 相似，会出现贫血、网织红细胞计数增高、外周血涂片可见异形红细胞及碎片、血清间接胆红素升高、血清乳酸脱氢酶明显升高，腹部超声可见脾大，骨髓检查表现为代偿性增生，红系前体细胞和巨核细胞增多，偶尔会出现巨幼样改变。但 TTP 属于微血管病性溶血性贫血，血小板计数明显降低，Coombs 试验阴性，血浆中血管性血友病因子（von Willebrand factor，vWF）因子升高，可发现抗血小板抗体、抗 CD36 抗体、UL-vWF 等，ADAMTS13 测定重度减低者具有诊断价值，可与温抗体型 AIHA 鉴别。

（3）遗传性球形细胞增多症：是红细胞膜有先天缺陷的一种溶血性贫血，主要表现为贫血、黄疸、脾大，与 AIHA 相似，但红细胞渗透脆性显著增高，高渗冷溶血试验溶血率明显增加，Coombs 试验阴性，自身溶血试验增强，加入葡萄糖后明显纠正，而 AIHA 多数不被纠正。用抗免疫药治疗往往无效，而对脾切除反应较佳。

（4）其他可引起雷诺现象的疾病：与 AIHA 有相似之处，均会有四肢末端发绀等现象，但是前者发绀与寒冷无关，且冷凝集试验为阴性。

4. 临床意义

AIHA 可在儿童（主要在 5 岁前）和成人发病，年发病率为 1/10 万 ~ 3/10 万，儿童患者男性多于女性，成人患者女性的发病率为男性的 1.5 ~ 2.0 倍。成人患者多数超过 40 岁，发病高峰年龄为 70 岁，绝大多数为散发病例，家族性病例罕见。依据病因明确与否，分为继发性和原发性两类。依据自身抗体与红细胞结合所需的最适温度，分为温抗体型、冷抗体型（包括冷凝集素综合征及阵发性冷性血红蛋白尿症）和混合型。依据红细胞自身抗体检测结果，分为自身抗体阳性型和自身抗体阴性型。温抗体型 AIHA 原发初治患者多数用药后反应良好，一至数月血常规可恢复正常，但需维持治疗，反复发作者疗效差；继发者预后随原发病而异，继发于感染者感染控制后即可痊愈，继发于系统性结缔组织病或肿瘤者预后相对较差。冷凝集素综合征预后较温抗体型为好，大多数患者能耐受轻度贫血，对劳动及体力活动影响较小，多数长期存活。阵发性冷性血红蛋白尿症不至于成为慢性严重贫血或死亡的原因，虽然急性发作时症状严重，但在几天或几周后可自发缓解。

四、治疗基本原则

寻找自身抗体形成的病因，若诊断为继发性 AIHA，治疗疾病的关键是控制原发病，脱离接触病因，阻断抗体生成。糖皮质激素是治疗 AIHA 的首选药物，大剂量静脉注射免疫球蛋白，仅限于经糖皮质激素治疗效果差的温抗体型 AIHA 急性溶血危重患者。在激素治疗无效，或需大剂量激素才能维持，或激素副作用较大时，可考虑脾切除。急性期出现溶血危象时应迅速纠正贫血，紧急输血治疗。由于 AIHA 患者存在红细胞抗体，增加了交叉配血的难度，也增加了溶血性输血反应风险，所以要严格控制输血，尽量减少、避免输血。只有在急性溶血 Hb 低于 60 g/L 或根据年龄、身体状况出现危及生命的情况下才进行输血治疗，严格配型，尽量输注洗涤红细胞或少白细胞红细胞并密切观察输血后临床症状及体征。严重溶血的患者可能不能维持满意的血红蛋白，可使用免疫球蛋白和血浆置换疗法，血浆置换前需要注意血流动力学不稳定性带来的风险。一般治疗包括原发病治疗和对症支持治疗（输血以纠正贫血，但应注意碱化利尿、利胆去黄，并注意电解质平衡），冷抗体型 AIHA 在常规治疗的同时要注意保暖，急性继发性冷凝集素综合征，病程短，可自愈，不一定需要药物治疗，保暖和支持治疗很重要。

五、诊断与讨论

根据病例资料可以看到患者无明显诱因出现头晕、乏力，睑结膜轻度苍白，中度贫血貌，这些症状与体征提示患者有贫血的存在，全身皮肤黏膜黄染，巩膜黄染，小便黄，脾平脐、质硬，与红细胞破坏溶血有关。结合实验室检查，血常规表现为 RBC 计数及 Hb 数值均明显降低；外周血涂片可见红细胞形态异常，大小不一，可见晚幼红细胞、晚幼粒细胞，提示有贫血存在。实验室进一步检查发现溶血的证据，主要有显示红细胞破坏增加和显示红细胞代偿性增生的检查，前者包括血浆游离 Hb、血清 LDH、总胆红素、间接胆红素升高及血红蛋白尿和 Rous 试验阳性，后者包括网织红细胞计数明显升高；血常规可见球形、靶形、口形、泪滴形红细胞，嗜多色性红细胞多见，并可见红细胞自身凝集现象；骨髓象检查呈增生性贫血象，红系增生明显活跃，以中、晚幼红细胞为主。幼红细胞内可见豪 - 桥小体、嗜碱性点彩，分裂象易见，并可见异形红细胞。确诊免疫性溶血性贫血的特殊检查是 Coombs 试验，结果显示直接 Coombs 试验（＋），间接 Coombs 试验（＋），抗 IgG 型（＋），抗 C3d 型（＋）；酸化血清溶血试验（Ham test）弱阳性，与补体激活破坏红细胞有关；蔗糖溶血试验溶血率 5.2%。患者无输血或特殊药物服用史，可诊断为 AIHA。

六、医学检验路径

自身免疫性溶血性贫血检验路径见图 18-2。

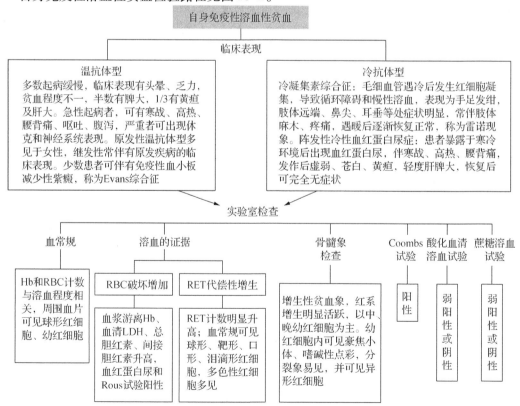

图 18-2　自身免疫性溶血性贫血检验路径

七、思考练习题

1. 自身免疫性溶血性贫血的诊断标准有哪些？
2. 自身免疫性溶血性贫血如何分型？
3. 自身免疫性溶血性贫血与遗传性球形细胞增多症、阵发性睡眠性血红蛋白尿如何鉴别？

（禹　莉）

第三节　多发性骨髓瘤

多发性骨髓瘤（multiple myeloma，MM）是一种单克隆浆细胞异常增生的血液系统恶性肿瘤，恶性浆细胞在骨髓内克隆性异常增殖并逐渐破坏髓血屏障，血清中出现过量的单克隆免疫球蛋白或其多肽链亚单位——M 成分或 M 蛋白。骨髓瘤细胞的髓外浸润可导致肝脾大、骨痛、骨质疏松和病理性骨折，肾功能损害等。骨髓造血组织被破坏可引起贫血，以及白细胞及血小板减少。正常免疫球蛋白及中性粒细胞生成减少等常导致感染。血清中 M 成分浓度明显增高易导致高黏滞综合征，沉积在组织可引起淀粉样变。血小板减少和高黏滞综合征影响止、凝血功能可导致出血。

一、案例

患者女，56 岁，汉族。

主诉：扭伤后腰痛 3 月余。

现病史：患者 3 月余前扭伤后出现腰部疼痛，伴活动障碍，无四肢活动异常，无肌张力减退。患者休息数日后，症状未见好转，遂自行口服止痛药物，仍未见好转，遂至医院就诊。PET/CT：L_2 椎体病理性骨折，左髂骨破坏。腰椎 MRI：①L_2 椎体新鲜压缩性骨折，病理性骨折待排，请结合临床；②$L_1 \sim L_2$ 平面椎管内占位；③L_4/L_5、L_5/S_1 椎间盘变性并轻度突出；腰椎退行性病变。为求进一步诊疗收治入院。病程中患者无头痛，无明显胸闷、端坐呼吸，有轻微腹胀腹痛，无呕血、黑便，无尿频、尿急、尿痛，无鼻腔出血，饮食睡眠尚可，近期无明显体重减轻。

既往史：否认糖尿病、高血压病史；否认肝炎、结核史；否认手术及外伤史，否认药物及食物过敏史，否认输血、献血史。

家族史：否认家族性遗传病病史。

体格检查：T：36.5 ℃，P：85 次/分，R：21 次/分，BP：135/85 mmHg。神志清楚，精神一般，发育正常，营养中等，自主体位，查体合作，对答切题。贫血貌，眼睑水肿，全身皮肤黏膜苍白，无黄染，未见肝掌、蜘蛛痣，全身浅表淋巴结无肿大。伸舌居中，口角不歪，颈无抵抗，气管居中，甲状腺无肿大，随吞咽上下移动。胸骨无压痛，胸廓无畸形，双肺呼吸活动度对称，叩诊呈清音，双肺呼吸音清，未闻及干湿性啰音，无胸膜摩擦音。心率

85 次/分，律齐，各瓣膜区未闻及病理性杂音及心包摩擦音。腹软，全腹无压痛及反跳痛，肝肋下未触及，脾肋下未触及，移动性浊音阴性，Murphy 征（－），肠鸣音 4 次/分。双肾区叩击痛。脊柱及四肢关节无畸形，双下肢水肿。无放射性疼痛，生理反射存在，病理反射未引出。

二、检查结果

1. 血常规：WBC 3.10 × 10⁹/L，N 2.07 × 10⁹/L，L 0.71 × 10⁹/L，RBC 2.05 × 10¹²/L，Hb 62 g/L，PLT 116 × 10⁹/L。外周血涂片：成熟红细胞呈缗钱状排列，可见少数有核红细胞。

2. 红细胞沉降率：80 mm/h。

3. 生化常规：谷丙转氨酶 18 U/L，谷草转氨酶 21 U/L，碱性磷酸酶 108 U/L，γ-谷氨酰转移酶 20 U/L，白蛋白 28 g/L，球蛋白 64.7 g/L，总蛋白 92.7 g/L，血糖 5.63 mmol/L，肌酐 83 μmol/L，尿素 9.3 mmol/L，C 反应蛋白 82.77 mg/L。

4. 尿常规：RBC（＋），WBC（＋＋），尿蛋白（＋＋＋），尿胆红素（－），尿胆素原（－）。

5. 骨髓细胞学检查结果：骨髓细胞形态学分析报告单如下。

骨髓片

（1）骨髓取材良好、涂片制备良好、染色良好。

（2）有核细胞增生极度活跃。

（3）粒系增生明显减低，占 11%，比例明显减低。以晚幼及以下各阶段为主，细胞形态结构大致正常。

（4）红系增生明显减低，占 5%（ANC）。

（5）分类见浆细胞占 82%（ANC），其中原浆＋幼浆细胞占 28%（ANC）。双核浆、三核浆、多核浆均可见。

（6）全片共见颗粒巨 40 个、产板巨 12 个、裸核巨 3 个，血小板散在少见。

（7）未查见寄生虫。

外周血：有核细胞量正常，以中性粒细胞成熟阶段及淋巴细胞为主；分类见晚幼红细胞占 1%，成熟红细胞呈缗钱状排列；血小板散在可见。

6. 血清及尿液蛋白检测

（1）免疫球蛋白（全套）结果见表 18-3。

表 18-3 免疫球蛋白（全套）结果

No	缩写	检验项目	结果	参考区间	单位	实验方法
1	IgG	免疫球蛋白（IgG）	84.300 ↑	7.0 ~ 16.0	g/L	特种蛋白仪法
2	IgA	免疫球蛋白（IgA）	0.191 ↓	0.40 ~ 2.80	g/L	特种蛋白仪法
3	IgM	免疫球蛋白（IgM）	0.132 ↓	0.70 ~ 3.00	g/L	特种蛋白仪法

续表

No	缩写	检验项目	结果	参考区间	单位	实验方法
4	C3	补体 C3	0.486 ↓	0.88~2.01	g/L	特种蛋白仪法
5	C4	补体 C4	0.114 ↓	0.16~0.47	g/L	特种蛋白仪法
6	κ	Kap 轻链	99.20 ↑	6.29~13.50	g/L	特种蛋白仪法
7	λ	Lam 轻链	0.56 ↓	3.13~7.13	g/L	特种蛋白仪法
8	IgE	免疫球蛋白（IgE）	48.8	<165	g/L	特种蛋白仪法

（2）血清蛋白检测结果见表 18-4、表 18-5。

表 18-4　血清蛋白检测（琼脂糖凝胶电泳法）

项目	结果	参考值
血清免疫固定电泳（DYIF）		
SP	阳性（+）	阴性（-）
IgG	阳性（+）	阴性（-）
IgA	阴性（-）	阴性（-）
IgM	阴性（-）	阴性（-）
κ	阳性（+）	阴性（-）
λ	阴性（-）	阴性（-）

表 18-5　血清蛋白检测（免疫比浊法）

项目	检测方法	结果	单位	参考值
血清游离轻链组合				
血清游离 Kappa 轻链	免疫比浊法	196.25	mg/L	3.30~19.40
血清游离 Lambda 轻链	免疫比浊法	13.90	mg/L	5.71~26.30
血清游离 Kappa/游离 Lambda	计算法	14.1187	Ratio	0.2600~1.6500

（3）尿液免疫固定电泳结果：免疫固定分型 κ（+）。

（4）β_2-微球蛋白检测结果见表 18-6。

表 18-6　β_2-微球蛋白检测结果

缩写	检验项目	结果	参考区间	单位	实验方法
β_2-MG	β_2 微球蛋白	5.02	1.01~2.97	mg/L	免疫比浊法

7. 流式细胞术免疫表型分析：可见 34.76% 的单克隆浆细胞。

8. 细胞遗传学与分子生物学检查：P53 阴性，IGH 探针阴性，lq21 探针阳性。

9. PET/CT：L_2 椎体病理性骨折，左髂骨破坏。

10. 腰椎 MRI：L_2 椎体新鲜压缩性骨折，病理性骨折待排；L_2 平面椎管内占位；L_4/L_5、L_5/S_1 椎间盘变性并轻度突出；腰椎退行性病变。

11. 腹部 B 超：双肾实质病变（B 级）。

三、临床诊断与鉴别诊断

1. 临床诊断

根据临床症状与体征及检查结果综合判断，该患者临床诊断为多发性骨髓瘤（MM）并发肾功能不全。

2. 诊断依据

（1）症状与体征：患者贫血貌，眼睑水肿，全身皮肤黏膜苍白，双肾区叩击痛，双下肢水肿，病理性骨折。

（2）实验室诊断：①血常规显示全血细胞减少，外周血涂片见成熟红细胞呈缗钱状排列，可见少数有核红细胞。②红细胞沉降率明显增快。③尿常规出现尿蛋白、红细胞、白细胞等异常结果。④血液生化显示白蛋白降低，球蛋白增高，总蛋白增高，肌酐、尿素轻微异常，C 反应蛋白明显升高。⑤骨髓细胞学检查浆细胞比例明显增高，达 82%，其中原、幼浆占 28%。⑥骨髓活检也显示浆细胞增生活跃，比例增高，免疫组织化学染色：CD138 浆细胞阳性，约占有核细胞的 20%，Kappa 阳性，Lambda 阴性。⑦血清及尿液蛋白检测：免疫球蛋白全套表明 IgG 明显增高，Kappa 轻链增高；琼脂糖凝胶电泳法检测血清蛋白在 IgG、κ 泳道发现异常单克隆条带，单克隆免疫球蛋白类型为 IgG-κ 型；免疫比浊法定量也显示血清游离 Kappa 轻链明显升高；尿液免疫固定电泳检测到单克隆游离轻链 κ；血清 β_2 - 微球蛋白增高。⑧流式细胞术免疫表型分析提示，标本中可见 34.76% 的单克隆浆细胞。⑨细胞遗传学与分子生物学：通过 FISH 方法检测，1q21 探针阳性，异常细胞比例 41%，P53、IGH 探针阴性；染色体核型分析未见异常。⑩PET/CT 及 MRI 显示 L_2 椎体新鲜压缩性骨折，腰椎退行性病变。⑪腹部 B 超：双肾实质病变（B 级）。

3. 鉴别诊断

（1）浆细胞瘤：是克隆性浆细胞增生的一种，细胞形态及细胞免疫学表型与多发性骨髓瘤相同，不同的是浆细胞瘤在骨骼或骨外可发现克隆性浆细胞增生，但骨髓没有受累，表现为在骨外或骨骼的孤立性生长，分为骨外浆细胞瘤和骨孤立性浆细胞瘤。浆细胞瘤与多发性骨髓瘤的区别在于一般没有多发性骨髓瘤所引起的感染、贫血、高钙、肾衰竭等表现，预后优于多发性骨髓瘤。依靠 X 线、MRI 等影像学检查，肿瘤组织活检，以及血、尿蛋白电泳等可明确诊断。肿瘤组织学检查是确诊的主要依据。

（2）浆细胞白血病：外周血和骨髓中出现大量异常浆细胞，并广泛浸润组织器官，是一种少见的白血病。与多发性骨髓瘤鉴别的主要依据是外周血浆细胞数 >20%，或浆细胞绝对值 >2.0×10^9/L，且有形态学异常。本病占急性白血病的 1%~2%，病程较短，类似其他急性白血病。临床分为原发性浆细胞白血病和继发性浆细胞白血病，60%~70% 为原发性浆细胞白血病。具有多发性骨髓瘤的大多数表现，但溶骨病损和骨痛较少见，淋巴结病及器官增大更常见，肾衰竭常见。

（3）反应性浆细胞增多：见于慢性炎症、结核、伤寒、自身免疫病、肝硬化等，一般骨髓浆细胞不超过 10%，无形态异常，且均为成熟浆细胞。

（4）其他可能出现 M 蛋白的疾病：如意义未明的单克隆丙种球蛋白病，在血清和/或尿液中检测到 M 蛋白，骨髓中单克隆浆细胞增多但未达到骨髓瘤诊断标准，且无组织和器官受损的证据，可能为骨髓瘤疾病前期，但并不一定会进展至骨髓瘤。瓦尔登斯特伦巨球蛋白血症也会在血清和/或尿液中检测出单克隆的 IgM 型 M 蛋白，骨髓或其他组织中有淋巴样浆细胞浸润，分子生物学检测常有 *MYD88* L265P 突变。

（5）骨转移癌：某些原发于骨组织以外的恶性肿瘤经血行转移至骨组织引起的以骨损害、疼痛为主要表现的疾病。多伴成骨形成，溶骨性缺损，周围骨密度增加，且血清碱性磷酸酶明显升高；有原发病灶存在；骨穿刺活检能明确诊断出骨转移癌的病理类型，对指导该病的治疗具有十分重要的意义。

4. 临床意义

多发性骨髓瘤的病因和发病机制尚不明确。遗传因素、病毒感染、电离辐射、慢性抗原刺激、单株前 B 细胞突变及癌基因的激活，其蛋白产物刺激使前 B 细胞恶性增殖等均可诱发本病。

我国多发性骨髓瘤发病率约为 1/10 万，发病年龄大多在 50～60 岁，40 岁以下少见，男女之比约为 3∶2。欧美国家患者平均发病年龄在 65 岁左右。早期可无明显症状，随着骨髓瘤细胞的大量增生，浸润肝脾会引起肝脾大，浸润破坏骨质，会出现骨痛、骨质疏松和病理性骨折；本周蛋白沉淀于肾小管上皮细胞，蛋白管型阻塞导致肾功能损害；瘤细胞破坏骨髓造血组织及肾损害可引起贫血，白细胞减少和血小板减少；中性粒细胞减少及浆细胞分泌的正常免疫球蛋白减少等常导致感染；血清中 M 成分浓度明显增高易导致高黏滞综合征，沉积在组织可引起淀粉样变；血小板减少和高黏滞综合征影响出凝血功能可导致出血。感染和肾功能不全是死亡的主要原因。

既往研究显示多发性骨髓瘤初诊误诊率高，误诊疾病中 18.58% 被误诊为肾脏病，对于贫血、蛋白尿、肾功能受损的患者，需常规排查骨髓瘤性肾病的可能，以免误诊。一部分患者因病理性骨折就诊于骨科。

四、治疗基本原则

对于年龄 <65 岁（国外可至 70 岁），一般状况良好的患者建议诱导治疗→自体造血干细胞移植维持治疗。对于年龄 >65 岁或没有自体移植指征的患者建议诱导治疗→巩固治疗→维持治疗，用化疗或其他方法消灭骨髓瘤细胞，对症处理消除或减轻瘤细胞异常增殖引起的各种临床表现。骨病患者推荐口服或静脉使用双膦酸盐控制骨破坏。严重的高钙血症积极降钙治疗，主要通过水化、碱化、利尿，药物治疗包括使用大剂量糖皮质激素、双膦酸盐及降钙素。终末期肾衰竭患者应积极透析，慢性肾功能不全的患者需要及时开始非透析治疗。贫血患者可考虑使用促红细胞生成素治疗，同时酌情补充铁剂、叶酸、维生素 B_{12} 等。若反复出现感染或感染危及生命，可考虑使用免疫球蛋白。化疗间歇期应用干扰素皮下注射。中药治疗适用于一些不适合手术和放化疗或手术后复发的患者。前沿治疗：采用免疫治疗，可显著改善多发性骨髓瘤患者的无病生存和总生存时间，并且不良反应可控，给复发难治骨髓瘤患者带来了获益，甚至有治愈的希望。

五、诊断与讨论

根据病例资料可以看到患者为老年女性，扭伤后腰痛3月余，自行服用药物，症状未见好转。临床表现为贫血貌，眼睑水肿，全身皮肤黏膜苍白，双肾区叩击痛，双下肢水肿，血常规显示全血细胞减少，尿常规出现尿蛋白等异常结果，PET/CT显示腰椎病理性骨折。根据患者的年龄、性别、主诉、临床症状和体征，初步诊断：①贫血、尿蛋白原因待查；②考虑肾功能不全原因待查：多发性骨髓瘤并发肾脏损害的可能性不排除。

结合血常规、骨髓象、尿常规、细胞形态学、血液生化检查指标、血清及尿液蛋白检测、细胞免疫表型特征及细胞遗传学与分子生物学检测与分析等可以明确诊断。

临床诊断依据：骨髓中M蛋白的出现、异常浆细胞的存在和溶骨性病变等是多发性骨髓瘤最重要的诊断依据，但长期以来各诊断标准间存在一定差异，WHO（2008）提出的诊断标准见表18-7。

表18-7　WHO（2008）多发性骨髓瘤诊断标准

有症状的多发性骨髓瘤：

血或尿中存在M蛋白[①]

骨髓涂片中出现骨髓瘤细胞，或浆细胞瘤[②]

相关器官功能损害（高钙血症，肾功能不全，贫血，骨质破坏）[③]

无症状的多发性骨髓瘤：

M蛋白水平达到骨髓瘤诊断标准（>30 g/L）

和/或骨髓涂片中骨髓瘤细胞≥10%

无相关器官功能损害（高钙血症，肾功能不全，贫血，骨质破坏），无骨髓瘤相关的症状

注：①无论M蛋白（血或尿中）水平是否达到通常的诊断标准，都包括在内。大多数病例中，血清M蛋白IgG>30 g/dL，或IgA>2 g/dL，或24小时尿本周蛋白>1 g/L；但是有一部分具有症状的骨髓瘤病例中，其M蛋白水平低于上述标准。

②骨髓涂片中，骨髓瘤细胞通常≥10%。但是没有一个绝对的最低标准，因为5%有症状的骨髓瘤病例中，其骨髓瘤细胞<10%。

③对于有症状骨髓瘤的诊断，最重要的指标是器官功能损害，包括高钙血症、肾功能不全、贫血、溶骨性骨质破坏、高黏滞血症、淀粉样变或反复感染。

六、医学检验路径

多发性骨髓瘤检验路径见图18-3。

七、思考练习题

1. 多发性骨髓瘤患者有哪些临床症状和体征？

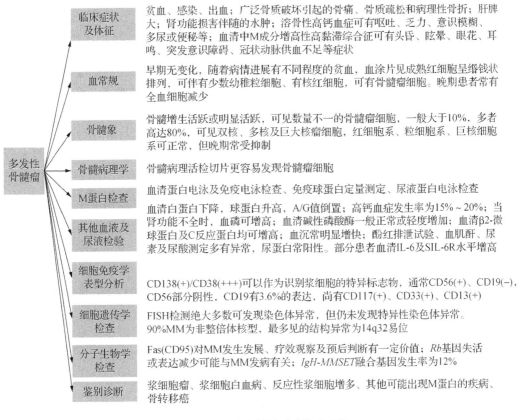

图18-3　多发性骨髓瘤检验路径

2. 多发性骨髓瘤的实验室检查指标会有哪些变化？

3. 多发性骨髓瘤的鉴别诊断有哪些？

（禹　莉）

第四节　急性髓系白血病

急性白血病（acute leukemia，AL）是造血细胞克隆性增殖的恶性血液病，其特点为骨髓中造血细胞恶性增殖、分化受阻和凋亡受抑，临床出现不同程度的贫血、感染、出血及肝脾大和淋巴结肿大等。

一、案例

患者女，38岁，汉族。

主诉：乏力、头晕1个月，伴全身可见明显瘀点瘀斑。

现病史：因乏力、头晕1个月，伴全身可见明显瘀点瘀斑，就诊我院。小便带血，浑身乏力，食欲差，恶心，未呕吐，无腹痛腹泻。

既往史：既往体健，无慢性病病史，无药物及食物过敏史，无输血史。

家族史：无家族性遗传病病史。

体格检查：T：37.8 ℃，R：22 次/分，P：92 次/分，BP：110/60 mmHg。贫血貌，巩膜黄染，睑结膜苍白，皮肤黏膜轻度黄染，背部、腿部可见瘀点瘀斑，胸骨压痛（＋）。心率 92 次/分，心律规整。双肺未闻及异常。腹软，肝肋下未触及，全腹无压痛，淋巴结未见肿大。

二、检查结果分析

实验室检查

1. 血液一般检查：RBC 3.2×10^{12}/L，Hb 88 g/L，Hct 0.27；MCV 84 fL，MCH 27.5 pg，MCHC 326 g/L；WBC 2.8×10^9/L，N 0.22，L 0.69，M 0.09；PLT 35×10^9/L。

2. 凝血功能检测：PT 21 s，APTT 55 s，纤维蛋白原降解物 37.38 μg/mL，D-二聚体 8.97 μg/mL。

3. 临床生化检查：ALT 29 U/L，AST 24 U/L，ALP 48 U/L，TP 68 g/L，ALB 44 g/L，GLB 24 g/L。

4. 尿液检查：尿白细胞（－），尿红细胞（＋＋＋）。

三、疾病诊断

1. 根据患者症状、体征及实验室检查，初步考虑患者诊断为急性早幼粒细胞白血病。

2. 诊断依据

（1）有血常规三系减少的临床症状和出血表现：白细胞减低，血红蛋白减低，血小板数量减少（提示血液系统异常）；可见肉眼血尿（提示有出血症状），出、凝血时间延长。

（2）临床体征：皮肤黏膜大面积瘀点、瘀斑（可见出血体征），胸骨压痛（急性白血病阳性体征），双肺呼吸音清及全腹软、无压痛（提示无呼吸道和腹部阳性体征）。

（3）实验室检查

1）血液一般检查：RBC 3.2×10^{12}/L，Hb 88 g/L，Hct 0.27，均明显低于参考值下限，提示为中度贫血（Hb 88 g/L＜90 g/L）；MCV 84 fL，MCH 27.5pg，MCHC 326 g/L。红细胞和血红蛋白明显减低；白细胞常减少，部分病例可升高；分类可见异常早幼粒细胞，细胞质易见 Auer 小体；血小板计数中至重度减低，多数为（10～30）×10^9/L。因为 WBC 轻度减少，PLT 减少，所以不支持再障及增生性贫血。

2）PT、APTT 延长，提示凝血功能异常。

3）红细胞（＋＋＋），提示尿路出血。

4）骨髓细胞学检查：绝大部分病例有核细胞增生明显活跃或极度活跃，红系增生常受抑，巨核细胞和血小板显著减少。异常早幼粒细胞易见，其细胞质内可见长而粗大的 Auer 小体，有时呈多根堆积的柴捆样，故称之为柴捆细胞（faggot cell）。典型的异常早幼粒细胞大小不一，核形多不规则，常常呈肾形或双叶形；核染色质致密，有的可见模糊核仁；细胞质丰富，有的病例异常早幼粒细胞的细胞质中充满密集的紫红色嗜天青颗粒（粗颗粒型），还有的病例异常早幼粒细胞则为细颗粒型或微颗粒型。以 FAB 分型方案为基础的急性髓系白血病（acute myelogenous leukemia，AML）把急性早幼粒细胞白血病（acute promyelocytic leukemia，ALP）M3 型分为三种类型：M3a（细胞质粗颗粒型）、M3b（细胞质细颗粒型）、M3v（细胞质微颗粒型，核形扭曲、分叶）。有的异常早幼粒细胞可见内外胞质现象，表现为细胞边缘部位的外胞质层颗粒稀少或无，并常见伪足样突起，而内胞质层（近核周）则颗粒密集。

3. 为了进一步明确诊断，应进一步做下列检查。

（1）骨髓细胞形态学检查及细胞化学染色检查，明确急性白血病类型。细胞化学染色：APL 细胞 MPO 染色呈强阳性。

（2）骨髓流式细胞学检查、染色体检查、白血病融合基因检测等实验，可以帮助进一步明确白血病的分型及疾病的预后情况。

免疫表型分析：APL 中异常早幼粒细胞表达 CD13、CD33、CD117，低比例表达或不表达 CD34、HLA-DR、CD15、CD11b、CD11c 和 CD16。

（3）细胞遗传学和分子生物学检查：常规染色体检查、FISH 对于该亚型中的异常染色体检出率较高，APL 遗传学异常有 t（15；17）（q22；q12）；尚有少数病例为变异型遗传学异常。变异型有染色体 t（11；17）（q23；q21）或 t（11；17）（q13；q21）和 t（5；17）（q23；q21）。

此外，部分病例尚有 +8 染色体异常和 FLT3 突变，具有此遗传学异常者预后欠佳。应用 Q-PCR 技术对白血病融合基因检测，PML-RARα 为主，占 90% 之多。

鉴别诊断

1. 血小板减少：血液一般检查常表现为单一的血小板减少，WBC、Hb 多正常。骨髓细胞学检查以巨核细胞成熟不良多见。

2. 骨髓增生异常综合征（MDS）：临床上以贫血症状为主，可兼有发热或出血。血常规呈全血细胞减少或一系、两系细胞减少，可有巨大红细胞、巨大血小板、有核红细胞等病态造血表现。骨髓象呈增生活跃或明显活跃，三系或两系或任一系不同程度的病态造血，原始细胞少于 20% 可与之鉴别。

3. 粒细胞缺乏症：半数以上 M3 患者血常规粒细胞减少，需与粒细胞缺乏（减少）症鉴别。药物或感染引起的粒细胞缺乏症的恢复期，骨髓中早幼粒细胞明显增加，但该病多有明显的病因；血小板正常；早幼粒细胞无 Auer 小体；短期内骨髓成熟，粒细胞恢复正常。

4. 阵发性睡眠性血红蛋白尿症（PNH）：血常规可表现为全血细胞减少，患者有血管内溶血的证据，如游离血红蛋白升高，结合珠蛋白降低，间接胆红素升高，尿含铁血黄素试验阳性，同时酸化血清溶血试验阳性，糖水试验常阳性等可资鉴别。

5. 再生障碍性贫血（AA）：临床上有贫血、出血症状与本病相似。AA 有如下特征：①全血细胞减少，网织红细胞绝对值降低；②一般无肝脾大；③骨髓象至少有一个部位增生减低或重度减低；④能排除其他三系减少的疾病。

6. 特发性血小板减少性紫癜（idiopathic thrombocytopenic purpura，ITP）：ITP 出血严重者可引起白细胞、红细胞的减少，骨髓巨核细胞数量轻度增加或正常，巨核细胞成熟障碍，幼稚巨核细胞增加。

四、急性非淋巴细胞白血病治疗基本原则

1. AML 定期强化：用 DA、MA、HA、EA 等方案交替使用。

2. 抗感染治疗及成分输血支持。

3. 异基因造血干细胞移植（allogeneic hematopoietic stem cell transplantation，allo-HSCT）：用于异常/复杂染色体的 AML，复发/难治的 AML，由 MDS 转化的 AML 等。

4. APL 的诱导分化治疗：三氧化二砷、维甲酸治疗急性早幼粒细胞白血病。维甲酸可诱导带有 t(15;17)(q22;q21)/PML-RARa 融合基因的 APL 细胞分化成熟。亚砷酸小剂量能诱导 APL 细胞分化，大剂量可诱导其凋亡。复发的 APL 选用 ATO⁺-ATRA 再诱导，CR 后融合基因转阴者行自体 HSCT 或者砷剂（不适合移植者）巩固治疗，融合基因仍阳性者考虑 allo-HSCT 或临床试验。

五、医学检验路径

急性非淋巴细胞白血病检验路径见图 18-4。

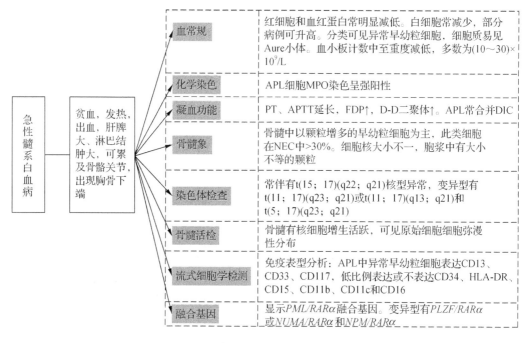

图 18-4　急性非淋巴细胞白血病检验路径

六、思考练习题

1. 结合临床及实验室检查，初步考虑何种疾病？为什么？

2. 为了进一步明确诊断，还要进一步做哪些检查？

3. 需要与哪些疾病进行鉴别诊断？

第五节 慢性粒细胞白血病

慢性粒细胞白血病（chronic myelogenous leukemia，CML），*BCR/ABL1*（＋），是一种起源于造血干细胞的骨髓增殖性肿瘤，主要累及粒系，表现为外周血白细胞数量显著增多，出现不同分化阶段的幼稚粒细胞。

一、案例

患者女，58 岁，汉族。

现病史：4 天前，患者无明显诱因出现纳差、呕吐，呕吐物为胃内容物，有巩膜黄染，无发热，无腹痛腹泻，超声：肝脏回声改变，请结合临床排除慢性损害；脾大伴实性低回声区，考虑血肿伴破裂可能；胆囊炎伴胆囊息肉；前列腺增生；腹腔内极少量液性暗区，出血可能，腹水待排。门诊以白细胞增多症收住我科。病程中无咳嗽咳痰，无心慌胸闷，食欲可，大小便正常，睡眠精神可，近半年体重减轻 5 kg。

既往史：既往体健，无慢性病病史，无药物及食物过敏史，无输血史。

家族史：无家族性遗传病病史。

体格检查：T：36.9 ℃，P：90 次/分，R：22 次/分，BP：130/80 mmHg。

二、检查结果分析

实验室检测

1. 血液一般检查：WBC 200.1 × 10^9/L，N 89.7%，L 3.4%，M 2.1%，E 2.5%，B 2.3%；RBC 3.98 × 10^{12}/L，Hb 115 g/L；PLT 204 × 10^9/L。

2. 凝血功能检测：APTT 59 s，PT 18 s，纤维蛋白原 4.57 g/L，D - 二聚体 1.37 μg/L。

3. 临床生化检查：生化：TP 68.1 g/L，ALB 45.1 g/L，TBIL 19.63 μmol/L，DBIL 4.72 μmol/L，ALT 65 U/L，AST 42 U/L，AST/ALT 0.65，GGT 47 U/L，TG 0.68 mmol/L，HDL 1.84 mmol/L，LDL 2.27 mmol/L，GLU 5.52 mmol/L，其他指标未见明显异常。

影像学诊断：腹部 CT 显示脾大，肺部未见明显异常。

三、疾病诊断

1. 根据患者症状、体征及实验室检查，初步考虑患者诊断为慢性粒细胞白血病。

2. 诊断依据（表 18-8）

（1）一般血液学检查：血常规 WBC 200.1 × 10^9/L，N 89.7%，L 3.4%，M 2.1%，E 2.5%，B 2.3%，有白细胞计数、中性粒细胞比例明显增高的临床症状和出血表现；出、凝血时间延长。肝肾功能大致正常，血清溶菌酶增高。凝血功能异常：白血病的常见表现。

（2）临床体征：脾大，肋下两指（可见白细胞瘀滞阳性体征），胸骨压痛（急性白血病阳性体征），双肺呼吸音清及全腹软、无压痛（提示无呼吸道和腹部阳性体征）。

（3）骨髓细胞学检查：骨髓粒系增生明显活跃，中、晚幼粒细胞及杆状核粒细胞多见，嗜酸、嗜碱性粒细胞多见。形态大致正常。红系增生受抑制，成熟红细胞形态大致正常。淋巴细胞比例减低，巨核细胞数量增多，可见小巨核细胞。血小板成簇可见。

（4）骨髓组织病理学检查：骨髓组织学呈粒系极度增殖表现，成簇分布，中、晚幼粒细胞增多，成熟粒细胞偏少。嗜酸性粒细胞呈不同程度的增多，嗜碱性粒细胞常因制片因素丢失颗粒而不易检出。巨核细胞明显增多。

（5）骨髓细胞流式细胞免疫学检查：用于 CML 病情进展时原始细胞类型的鉴别，髓系细胞多表现 CD33、CD13、CD14 及 HLA-DR 阳性。

（6）细胞遗传学和分子生物学检验：90% 以上的 CML 可检出 Ph 染色体，即 t（9；22）（q34；q11），相应的融合基因为 *BCR/ABL1*。少数患者为变异易位，包括简单变异易位和复杂变异易位，前者即 22 号与非 9 号染色体之间的易位，后者即 3 条或更多条染色体但必定包括 9 号和 22 号染色体在内的易位。

表 18-8 慢性粒细胞白血病诊断标准

分期	诊断标准
慢性期	具备下列五项中的四项者诊断成立 1. 临床特征：无症状或有低热、乏力、多汗、食欲减退等症状，可有贫血或脾大 2. 血常规：白细胞数增高，主要为中性中幼、晚幼和杆状核粒细胞，原始细胞 <2%。嗜酸性粒细胞和/或嗜碱性细胞增多，单核细胞一般 <3%，血小板正常或增多，多数患者有轻度贫血 3. 骨髓象：明显增生，以粒系为主，中性中幼、晚幼和杆状核粒细胞增多，原始细胞 <5%。红系比例常减少，巨核细胞可明显增生、正常或轻度减少 4. NAP 积分极度降低或消失 5. Ph 染色体阳性及分子标志 *BCR/ABL1* 融合基因阳性
加速期	具下列之一者，可考虑为本期 1. 治疗无效的进行性白细胞增高和/或脾大 2. 治疗不能控制的持续性血小板增多（>1000×10^9/L） 3 治疗无关的血小板持续性减低（<100×10^9/L） 4. 外周血和（或）骨髓中原始细胞占 10%~19% 5. 外周血嗜碱性粒细胞 ≥20% 6. 细胞遗传学显示有克隆演变
急变期	具下列之一者可诊断为本期 1. 外周血或骨髓中原始细胞 ≥20% 或有髓外原始细胞浸润。约 70% 患者原始细胞为髓系，20%~30% 患者为淋系 2. 髓外浸润：常见部位是皮肤、淋巴结、脾、骨骼或中枢神经系统 3. 骨髓活检显示原始细胞局灶性大量聚集，即使其余部位骨髓活检显示为慢性期，仍可诊断为急变期

四、治疗基本原则

（一）慢性期治疗

1. 分子靶向治疗：伊马替尼（imatinib 格列卫），是目前最有效的治疗方法。

作用机制：特异性阻断 ATP 在 ABL 激酶的结合位点，使酪氨酸残基不能磷酸化，抑制 BCR-ABL 阳性细胞的增殖。抑制酪氨酸激酶 c-kit 和血小板衍化生长因子受体的活性。对干扰素（interferon-α，IFN-α）治疗失败/不耐受患者仍有效，慢性期疗效更好。

2. 高白细胞血症紧急处理：如出现白细胞过高或白细胞淤滞症表现，可行治疗性细胞单采。

3. 干扰素 α（IFN-α）：直接抑制 DNA 多聚酶活性和干扰素调节因子的基因表达，影响 Fas 介导的细胞凋亡。特点：起效慢；可使 1/3 患者 Ph 染色体阳性细胞减少。

4. 羟基脲：特点是用药白细胞迅速下降，停药迅速回升，副作用少。

5. 异基因造血干细胞移植。

（二）加速期和急变期治疗

1. 同急性白血病或试用二代药物伊马替尼。

2. 脾切除：脾亢、脾破裂、脾梗死者适用。改善生命质量。

3. 骨髓移植：自体骨髓移植、异基因骨髓移植。

五、医学检验路径

慢性髓细胞性白血病检验路径见图 18-5。

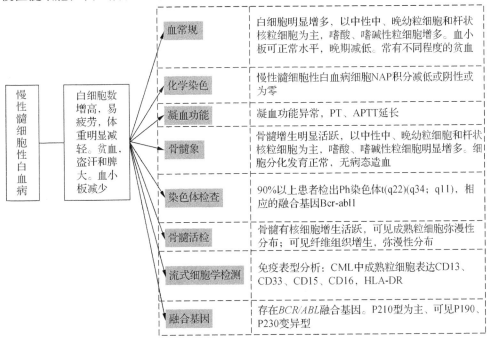

图 18-5　慢性髓细胞性白血病检验路径

六、思考练习题

1. 初步考虑何种疾病？为什么？应做什么检查？
2. 现患者已行骨髓涂片检查，粒系比例明显增高占91%，现可考虑哪些疾病？
3. 为了明确诊断还应做哪些实验室检查？可能会有什么检查结果？

第六节　非霍奇金淋巴瘤/慢性淋巴细胞白血病

　　淋巴瘤（lymphoma）是一组起源于淋巴结或其他淋巴组织的恶性肿瘤，分霍奇金淋巴瘤（Hodgkin lymphoma，HL）和非霍奇金淋巴瘤（non-Hodgkin lymphoma，NHL）。淋巴瘤和淋巴细胞白血病虽无本质区别，但二者临床表现不同，当存在广泛骨髓和外周血受累时诊断为白血病；当疾病表现为组织瘤块形成，不伴有或仅有轻微血液和骨髓受累时诊断为淋巴瘤，但部分淋巴瘤在疾病后期会浸润骨髓形成淋巴瘤细胞白血病。

　　恶性淋巴瘤的分布因地区、人群以及淋巴瘤本身的类型不同而异。近年来在世界范围内恶性淋巴瘤发病率明显增加，且主要为 NHL。我国淋巴瘤以 NHL 多见，发病年龄 20~40 岁多见。淋巴瘤死亡率占我国恶性肿瘤的第 11~13 位，约为 1.4/10 万。淋巴瘤病因尚不清楚，病毒学说颇受重视。已发现 EB 病毒可引起人类 B 淋巴细胞恶变而致 Burkitt 淋巴瘤，逆转录病毒 HTLVI 被证明是成人 T 细胞白血病/淋巴瘤的病因，HTLV Ⅱ 与 T 细胞皮肤淋巴病蕈样肉芽肿的发病有关。HL 的 Reed-Sternberg（RS）细胞中也有 EB 病毒的 DNA，但病毒感染导致机体发生淋巴瘤的机制尚不清楚。染色体易位、癌基因激活及蛋白产物的作用可能在淋巴瘤的发病中起重要作用。环境污染同淋巴瘤发病率上升之间的关系越来越受到重视。目前淋巴瘤的确诊主要依据组织病理学。淋巴瘤类型众多，其组成细胞中除了肿瘤细胞，通常还有较多反应性细胞成分，加之各种反应性淋巴组织增生性病变的存在，大大增加了淋巴瘤病理诊断和鉴别诊断的困难。因此应将病理组织学观察与免疫组化、流式细胞术、遗传性等检测结合起来进行诊断和分类，在此基础上还要根据淋巴瘤的分布范围和全身症状进行临床分期，并综合考虑患者的年龄、身体状况等选择治疗方案和判断预后。

一、案例

　　患者男，44 岁，汉族。

　　现病史：发现左颈部肿块进行性肿大，无压痛、瘙痒，无发热畏寒，遂来我院检查。我院门诊查颈部淋巴结彩超：双颈淋巴结肿大并少许淋巴结内部结构欠清，建议进一步检查。

　　既往史：既往体健，无慢性病病史，否认肝炎、结核史，无药物及食物过敏史，无输血史。

　　家族史：无家族性遗传性疾病病史。

　　体格检查：T: 37.8 ℃，R: 22 次/分，BP: 110/60 mmHg，P: 92 次/分；心律规整；双肺未闻及异常。腹软，肝肋下未触及，全腹无压痛，无腹痛腹泻。

　　我院门诊查浅表肿块彩超：双颈淋巴结肿大并少许淋巴结内部结构欠清，考虑淋巴结反应性增生可能，请结合临床，建议淋巴结活检。

行 PET/CT 检查：深部多发淋巴结肿大。左侧颈后三角区及两侧锁骨区淋巴结较大，约 23 mm×17 mm；纵隔气腔间隙处淋巴结较大，约 11.8 mm×44.5 mm；两侧腹股沟区淋巴结较大，约 29 mm×21 mm。CT 示胸、颈、腹部多发淋巴结肿大，肝肾囊肿，脾稍大。

颈部淋巴结活检病理结果：（颈部）淋巴结 1 枚，长径约 1.7 cm，镜检示部分淋巴结结构破坏，建议行免疫组化标记，以进一步确定性质及类型。病理结果显示颈部淋巴结 B 小淋巴细胞淋巴瘤；免疫组化结果显示瘤细胞表达，CD19（＋），CD20（＋），CD79a（＋），CD23（＋），CD3（－），CD43（＋），CD5（＋），cyclinD1（－），Bcl-2（＋），Bcl-6（＋），CD10（－），mum-1（－），Kappa（－），Lambda（－），CD21（显示滤泡树突网破坏），Ki-67（＋，约 5%）。

二、检查结果分析

实验室检测

1. 血液一般检查：WBC 28.6×10^9/L，N 0.21，L 0.73，M 0.06，RBC 4.41×10^{12}/L，Hb 132 g/L，PLT 129×10^9/L。

2. 凝血功能检测：PT 11.1 s，APTT 25.9 s，纤维蛋白原降解物 0.98 μg/mL，D-二聚体 0.20 μg/mL；大致正常。

3. 临床生化检查：ALT 10 U/L，AST 12 U/L，ALP 60 U/L，TP 55.6 g/L，ALB 42.1 g/L，GLB 13.5 g/L。

4. 尿液检查：尿白细胞（－），尿红细胞（－）。

三、疾病诊断

1. 根据患者症状、体征及实验室检查、临床病理结果，初步考虑患者诊断为慢性淋巴细胞白血病（chronic lymphocytic leukemia，CLL）。

2. 诊断依据

（1）临床表现：乏力，体力下降，可出现低热。该患者左颈部包块，无疼痛、瘙痒，无发热畏寒，浅表淋巴结彩超：双颈淋巴结肿大并少许淋巴结内部结构欠清，建议进一步检查。少数淋巴瘤会结外侵犯。

（2）实验室检查：WBC 28.6×10^9/L，N 0.21，L 0.73，RBC 4.41×10^{12}/L，Hb 132 g/L，Hct 0.394；MCV 89.3 fL，MCH 29.9 pg，MCHC 335 g/L；PLT 129×10^9/L。白细胞增高，淋巴细胞比例过高。

该患者颈部淋巴结活检，病理结果：（颈部）淋巴结 1 枚，长径约 1.7 cm，镜检示部分淋巴结结构破坏，建议行免疫组化标记，以进一步确定性质及类型。颈部淋巴结病理结果：提示 B 小淋巴细胞淋巴瘤；免疫组化结果：CD19（＋），CD20（＋），CD79a（＋），CD23（＋），CD3（－），CD43（＋），CD5（＋），cyclinD1（－），Bcl-2（＋），Bcl-6（＋），CD10（－），mum-1（－），Kappa（－），Lambda（－），CD21（显示滤泡树突网破坏），Ki-67（＋，约 5%）。病理诊断为淋巴瘤诊断的金标准。

（3）骨髓组织病理学检查：骨髓组织学呈淋巴细胞极度增殖表现，呈弥漫性或非弥漫性浸润，淋巴细胞＞30%。巨核细胞增生减低。局部可见纤维组织增生。

（4）骨髓细胞学检查：骨髓淋巴细胞增生明显活跃，成熟小淋巴细胞多见，比例明显增高，可见少量幼稚淋巴细胞。红系增生受抑制，成熟红细胞形态大致正常。巨核细胞数量大致正常，血小板成簇可见。

（5）骨髓细胞流式细胞免疫学检查：用于 CLL 细胞类型的鉴别，CD19（＋）/CD5（＋）双阳性，CD23（＋），CD20（＋），CD22（＋），CD23（＋），CD200（＋），sIg（＋）（dim），CD10（－），FMC7（－），cyclinD1（－），并伴有限制性轻链表达。

四、鉴别诊断

（一）霍奇金淋巴瘤

1832 年 Thomas Hodgkin 发表了一种累及淋巴结和脾脏疾病的尸解研究结果，后人将这种疾病命名为霍奇金病（hodgkin disease，HD），明确这是一种淋巴造血组织的恶性肿瘤后，又称为霍奇金淋巴瘤（HL）。我国 HL 的发病率约为 0.4/10 万，约占恶性淋巴瘤的 15%，而在欧美国家 HL 的发病率相对较高。本病多见于青年，男性多于女性。

HL 病变大多首先侵犯表浅淋巴结，常为单中心发生，往往先从一个或一组淋巴结开始，逐渐由邻近的淋巴结向远处扩散。主要病理特征是组织中发现少量巨大瘤细胞，即 Reed-Sternberg（RS）细胞。临床表现以无痛性颈部或锁骨上淋巴结进行性肿大最常见，其次为腋下淋巴结肿大。部分患者仅有深部淋巴结肿大，如纵隔病变。侵犯肺及胸膜者比 NHL 多见。脾侵犯较常见。部分患者以原因不明的持续或周期性发热为主要起病症状，亦有以局部或全身皮肤瘙痒为起病症状者，多见于女性。部分患者饮酒后出现淋巴结疼痛（腹痛），为 HL 的特有表现。HL 可伴乏力、盗汗、消瘦等全身症状。

HL 的 Rye 分型在国际上被广泛应用几十年。2001 年 WHO 在 Rye 分型的基础上对 HL 分型进行修订，2008 年 WHO 再次修订，目前该分型已被广泛认同，见表 18-9。

表 18-9　霍奇金淋巴瘤分型（WHO，2008）

霍奇金淋巴瘤分型
1. 结节性淋巴细胞为主型霍奇金淋巴瘤（nodular lymphocyte predominant Hodgkin lymphoma，NLPHL），占 HL 的 5% 左右
2. 经典型霍奇金淋巴瘤（classical Hodgkin lymphoma，CHL），占 HL 的 95% 左右 结节硬化型经典霍奇金淋巴瘤（nodular sclerosis of CHL，NSCHL） 混合细胞型经典霍奇金淋巴瘤（mixed cellularity of CHL，MCCHL） 淋巴细胞消减型经典霍奇金淋巴瘤（lymphocyte-depleted CHL，LDCHL） 富于淋巴细胞的经典霍奇金淋巴瘤（lymphocyte-rich subtype of CHL，LRCHL）。

霍奇金淋巴瘤的实验室检查

1. 血常规：轻度或中度贫血，白细胞轻度或明显增加，伴中性粒细胞增多，少数患者可有嗜酸性粒细胞升高，晚期淋巴细胞减少。血小板正常或增高，晚期可减少。骨髓被广泛浸润或发生脾功能亢进时，可有全血细胞减少。

2. 骨髓象：找到 RS 细胞为骨髓浸润的依据，对诊断有帮助。骨髓穿刺涂片 RS 阳性率仅 3%，但骨髓活检可提高到 9%～22%。

3. 组织病理学淋巴组织活检：形态学表现为少量单核、双核或多核的瘤细胞及其周围的大量非肿瘤性的小淋巴细胞、浆细胞、组织细胞等反应性细胞。

NLPHL 以单克隆 B 细胞呈结节性或结节性和弥漫性增生为特征。瘤细胞为 RS 变异细胞，称之为淋巴细胞为主型细胞，即 LP 细胞（lymphocyte predominant cell, LP cell）。瘤细胞散在、巨大，核大常呈分叶或重叠状，核仁多个、小，细胞质少，常呈爆米花样，故又称爆米花细胞。

CHL 起源于 B 细胞，瘤细胞包括单个核的 Hodgkin（H）细胞和多核的 RS 细胞（HRS细胞），其背景包括多种非肿瘤性的淋巴细胞、中性粒细胞、嗜酸性粒细胞、组织细胞、浆细胞及胶原纤维等。经典的 RS 细胞，是一种细胞质丰富、略嗜碱的大细胞，形态不规则，核圆形，至少有两个核（可呈镜影状）或分叶状核，核膜清楚，染色质淡，每个核叶至少一个核仁，核仁为嗜酸性。经典的 RS 细胞对 CHL 的确诊有很重要的意义，故又称诊断性 RS 细胞。NSCHL 中的 RS 细胞倾向于更多的分叶核，分叶较小，核仁小。经甲醛固定，该细胞因细胞质浓缩常发生收缩，看起来像处在一个陷窝中，又称为陷窝细胞。

CHL 的几种亚型有各自的病理组织学特点。NSCHL 以至少有一个结节被胶原所围绕及陷窝细胞为特征；MCCHL 以在弥漫性或模糊的结节状混杂的炎性背景下经典的 RS 细胞散在分布为特点；LRCHL 的特点是 H 细胞和 RS 细胞散在分布，具有由小淋巴细胞构成的结节性或较之少见的弥漫性的细胞背景，缺乏中性粒细胞和嗜酸性粒细胞；LDCHL 的特征是富有 H 细胞和 RS 细胞，少见非肿瘤性的淋巴细胞。少数情况下，当总的结构变化和细胞成分符合本病，虽难找到经典的 RS 细胞也可诊断为 CHL。值得注意的是，有些淋巴结反应性增生性病变或其他肿瘤，如传染性单个核细胞增生症、某些 NHL 及某些转移性肿瘤中也可见到 RS 样细胞，但它们缺乏 HL 的多样性组织结构和细胞成分，缺乏经典的 RS 细胞。

4. 免疫表型分析：免疫组化分析有利于区分 NLPHL 和 CHL，见表 18-10。

表 18-10 霍奇金淋巴瘤细胞的免疫表型分析

细胞表型	CD30	CD15	CD45	CD20	CD79a	CD75	J 链	sIg	PAX5	OCT2	BOB. 1
NLPHL	−	−	+	+	+	+／−	+／−	+／−	+	+	+
CHL	+	+／−	−	−／+	+	−	−	−	+	−／+	−

5. 细胞遗传学和分子生物学检验：多数病例有克隆性染色体异常，但未发现特异性染色体异常。LP 细胞和 CD30（+）RS 细胞存在克隆性 Ig 基因重排，为瘤细胞主要来源于 B 细胞提供了重要的依据。极少数 CHL 患者可检测到克隆性 T 细胞受体基因重排。多数 CHL 还存在癌基因和抑癌基因表达异常。NF-κB 功能上调是 RS 细胞的常见表现。

（二）非霍奇金淋巴瘤

非霍奇金淋巴瘤（NHL）是较霍奇金淋巴瘤更常见的一大类淋巴系统恶性增殖性疾病，包括多种在瘤细胞形态、免疫学表型、细胞遗传学、细胞增殖速度、临床表现、治疗反应和预后等方面各不相同的疾病。

NHL 的原发病灶可在淋巴结，也可在淋巴结外的淋巴组织。其病变很少局限于某一淋巴区，侵犯较广，扩散部位无一定规律，呈跳跃式，结外病变比霍奇金淋巴瘤多见。常见的结外病变为咽环、胃肠道、肠系膜、肝、鼻腔等，骨髓侵犯常见。本病可见于任何年龄，老年人多见，男性多于女性，常以无痛性颈部或锁骨上淋巴结进行性肿大为首见，亦可以发热为首见表现。由于结外病变多见，一般以各系统症状发病，表现多种多样。全身症状见于部分恶性程度高的患者和多数晚期患者。

NHL 分类非常复杂，国际上先后提出多个分类方案。修订的欧美淋巴瘤（REAL，1994）分类，除形态学特征外，也考虑到免疫表型、细胞遗传学和临床特点，将各种类型淋巴瘤看作是独立疾病。WHO（2001）年发布的分类方案基本遵循了 REAL 分类原则，是第一个在全球达成广泛共识的分类方案。自该分类方案发表以来，又有大量关于 NHL 的基础和临床研究新进展。因此，WHO（2008）分类方案又对 2001 年发表的方案进行了相应的修订。

NHL 以成熟 B 细胞肿瘤占绝大多数，T 和 NK 细胞肿瘤仅占所有 NHL 的约 12%。淋巴瘤和淋巴细胞白血病常同时存在，WHO 的分类方案将淋巴细胞白血病纳入淋巴瘤分类，如淋巴母细胞性淋巴瘤与急性淋巴细胞白血病、小淋巴细胞淋巴瘤与慢性淋巴细胞白血病均是同一肿瘤的不同临床表现，但在诊断时仍需区别。

实验室检查

1. 血常规：初诊病例多数血常规正常，10%~20% 可有贫血，部分患者可有白细胞、血小板增多。当疾病进展、骨髓受侵、脾功能亢进、慢性失血及由于放射/化学治疗等，可导致加重贫血，亦可出现全血细胞减少。

2. 骨髓象：NHL 初期骨髓象多正常，无特异性改变。淋巴瘤侵犯骨髓者较多见，当 NHL 细胞浸润骨髓并积累一定量细胞时，可表现为白血病样骨髓象和相应血常规，此时的细胞称为淋巴瘤白血病细胞。

3. 组织病理学：组织病理学特点为淋巴结正常结构消失，被肿瘤组织所取代，瘤细胞生长方式呈异型性，淋巴结包膜被侵犯，一般无 RS 细胞。据瘤细胞的生长方式和形态特点等可进行组织学分型。

4. 免疫学分型：通过分析 NHL 肿瘤细胞的免疫学表型（T、B、NK 细胞）所对应的细胞系和发育阶段并结合组织形态学、细胞表达的特殊蛋白（如 cyclinD1、Bcl-2）、增殖相关因子（如 Ki-67）和细胞的克隆性来判断瘤细胞，区分肿瘤的类型。

5. 免疫表型分析：通过分析 NHL 肿瘤细胞的免疫学表型（T、B、NK 细胞）所对应的细胞系和发育阶段并结合组织形态学、细胞表达的特殊蛋白（如 cyclinD1、Bcl-2）、增殖相关因子（如 Ki-67）和细胞的克隆性来判断瘤细胞，区分肿瘤的类型。小 B 细胞肿瘤常通过

CD5、CD10、Bcl-6、CD23、CD43、cyclinD1 等标志物的检测来鉴别，见表 18–11。

表 18–11 常见 NHL 亚型的组织学、免疫学和细胞遗传学特点

NHL 常见亚型	组织病理学特点	免疫表型特点	分子遗传学特点
1. 慢性淋巴细胞白血病/小淋巴细胞淋巴瘤 CLL/SLL	淋巴结和骨髓中形态均一的小圆淋巴细胞，可见幼淋巴细胞形成的假滤泡	CD19（+）/CD5（+）双阳性，CD23（+），CD20（+）（dim），CD22（+）（dim），sIg（+）（dim）；CD10（−），FMC7（−），cyclin D1（−）	+　12，13q（−）
2. 套细胞淋巴瘤（MCL）	正常结构破坏，瘤细胞为小或中等大的淋巴样细胞，形态一致，核不规则，类似有核裂滤泡中心细胞，但无中心母细胞	CD19（+）/CD5（+）双阳性，CD23（−）或（dim），CD20（+ +），CD43（+），CD10（−），SmIgM（+），bcl-2（+），cyclin D1（+），FMC7（+）	t（11；14）
3. 滤泡型淋巴瘤（FL）	有滤泡，外套区消失，细胞形态包括小至中等大小的生发中心细胞和大的无核裂中心母细胞	CD10（+），CD19（+），CD20（+），CD79a（+），CD5（−），CD23（−），Bcl-2（+）	t（14；18）；Bcl-2 基因重排
4. 弥漫大 B 细胞淋巴瘤（DLBCL）	大 B 淋巴细胞弥漫性浸润，胞核约正常淋巴细胞 2 倍，形态变异较大，可分为中心母细胞型、免疫母细胞型、富含 T 细胞/组织细胞型、间变细胞型（与 T–间变大细胞淋巴瘤无关）	SmIg（+），CD19（+），CD20（+），CD22（+），CD79（+），CD5（−/+），CD3（−），Bcl–2（+/−），Ki-67（+），cyclin D1（−）	20%~30% 有 t（14；18）
5. 脾脏边缘区淋巴瘤（SMZL）	小 B 淋巴细胞包绕或取代脾脏白髓生发中心，越过外套区与边缘区大细胞融合，红髓细胞浸润；外周血可见有绒毛的淋巴细胞	CD20（+），CD79a（+），CD11C（+），IgM（+），CD23（−），CD5（−），CD10（−），CD43（−），CD103（−），cyclin D1（−）	IgH 基因重排
6. Burkitt 淋巴瘤（BL）	形态一致、中等大小的 B 淋巴细胞，细胞质嗜碱性，易见分裂相	SmIgM（+），CD10（+），CD19（+），CD20（+），Ki-67（+），CD5（−），CD23（−），TdT（−），Bcl-2（−），Bcl-6（+）	t（8；14）t（2；8）

NHL 常见亚型	组织病理学特点	免疫表型特点	分子遗传学特点
7. 淋巴浆细胞淋巴瘤（LPL）	淋巴结、骨髓和脾脏中有小淋巴细胞、浆细胞和淋巴样浆细胞；无边缘带或单核样淋巴细胞，无假滤泡形成	CD19（+），CD20（+），CD22（+），CD79a，CD5（-），CD23（-），CD10（-），CD103（-），细胞质 IgM 或 IgG 阳性	t（9；14）PAX-5 基因重排
8. 黏膜相关淋巴组织淋巴瘤（MALT）	异形性小 B 淋巴细胞，包括边缘区细胞、单核样细胞、小淋巴细胞和散在的免疫母细胞。瘤细胞包绕反应性滤泡，可呈星空状；瘤细胞侵犯上皮组织形成淋巴上皮样病变	CD20（+），CD79（+），CD5（-），D10（-），CD23（-），CD43（+/-），CD11c（+/-）	t（11；18）
9. 纵隔（胸腺）大 B 细胞淋巴瘤	胸腺 B 细胞来源，类似 DLBL 组织学特点	SmIg（-/+），CD19（+），CD20（+），CD45（+），CD5（-），CD10（-）	IgH 重排，9q（+）
10. 血管内大 B 细胞淋巴瘤	为结外 DLBCL 的少见类型，瘤细胞仅分布于小血管内	CD19（+），CD20（+），CD22（+），CD79（+），FⅧ（+/-）	
11. 原发性渗出性淋巴瘤（PEL）	离心后的样本可见免疫母细胞或成浆细胞及退化细胞，呈多形性。多与 HIV 感染相关	CD45（+），CD38（+），CD138（+），CD19（-），CD20（-），CD79（-），SmIg（-）	IgH 基因重排，可查 HHV-8/KSHV 基因组
12. 成人 T 细胞淋巴瘤（ATLL）	瘤细胞为多形性淋巴样细胞，核染色质浓聚，核仁清晰	CD2（+），CD3（+），CD4（+），CD25（+），CD8（-），GmB（-）	TCR 基因重排，HTLV-I 基因阳性
13. 结外 NK/T 细胞淋巴瘤，鼻型	鼻黏膜明显溃疡和坏死，瘤细胞大小不等，浸润呈血管中心性，可见凝固性坏死和凋亡	CD2（+），CD56（+），CD43（+），CD45RO（+），CD95（+），CD3（-），CD4（-），CmB（+），EBV（+）	未发现特殊染色体易位
14. 蕈样肉芽肿和 Sezary 综合征	表皮和皮肤浸润，小或中等大小的 T 淋巴细胞，细胞核呈脑回状	CD2（+），CD3（+），CD5（+），CD4（+），CD7（-），CD8（-）	TCR 基因重排

续表

NHL 常见亚型	组织病理学特点	免疫表型特点	分子遗传学特点
15. 血管免疫母细胞性 T 细胞淋巴瘤（AILT）	淋巴结结构部分消失，滤泡退化。小至中等大小淋巴细胞弥漫性浸润副皮质区，混有嗜酸性粒细胞、浆细胞、树突细胞等。内皮静脉增生	CD3（+），CD4（+），CD8（+），CD21（+）	+3 或 +5 或 +X，*TCR* 基因重排
16. 间变性大细胞淋巴瘤（ALCL）	瘤细胞体积大，有大量细胞质，细胞核形态多样，典型者呈马靴状	CD30（+），ALK（+），CD2（+），CD3（-/+），CD5（-），CD45 和 CD45RO 可为阳性	t（2；5），*NPM-ALK* 融合基因，*TCR* 基因重排
17. 母细胞性 NK 细胞淋巴瘤	瘤细胞中等大小，形态均一，类似淋巴母细胞	CD56（+），CD4（+），CD43（+），CD3（-），CD68（-），MPO（-）	*TCR* 基因重排

注：dim：流式细胞术语中与 bright 相对，表示细胞表面的某种抗原分子数表达较少而产生的荧光强度较低。

Bcl-2：一种蛋白质，Bcl-2 原癌基因的产物，是细胞存活促进因子，能抑制细胞凋亡。

Bcl-6：一种锌指蛋白质，属转录抑制因子，阻止细胞分化、凋亡，促进细胞发育、增殖。

Ki-67：一种与细胞周期相关的蛋白质。

TdT：末端脱氧核苷酸转移酶（terminal deoxynucleotidyl transferase）。

Gzm B：颗粒酶 B，一种中性丝氨酸蛋白酶，存在于特异性的细胞毒性 T 细胞和自然杀伤细胞中。

6. 细胞遗传学和分子生物学：检验部分淋巴瘤患者有染色体的改变，如染色体易位导致特定的融合基因产生。另外，克隆性的 *IgH* 基因重排提示 B 细胞单克隆性增生，*TCR* 基因重排提示 T 细胞单克隆性增生。常见 NHL 亚型的细胞遗传学特点，见表 18-12。

表 18-12　常见小 B 细胞淋巴瘤的免疫表型

类型	CD5	CD10	CD23	CD43	Bcl-6	cyclinD1
CLL/SLL	+	-	+	+	-	-
FL，LG	-	+/-	-	-	+	-
MALTL	-	-	-	-/+	-	-
MCL	+	-	-	+	-	+

（三）鉴别诊断

1. 慢性淋巴结炎：多有明显的感染灶，且常为局灶性淋巴结肿大，有疼痛及压痛，抗感染治疗可缩小。

2. 卡斯尔曼病：为一种原因不明的淋巴结肿大，主要侵犯胸腔，以纵隔最多，也可侵犯肺门与肺内。患者常以肿块为其体征，位于胸腔者可出现压迫症状，但常偶被发现。

3. 淋巴结结核：多见于儿童和青年人。一般在人体抗病能力低下时发病，颈单侧或双侧多个大小不等的肿大淋巴结。初期，肿大淋巴结硬，无痛。病变发展，因淋巴结周围炎，与皮肤及周围组织发生粘连，淋巴结可相互融合。继续进展可发生干酪样坏死、液化，甚至形成窦道及慢性溃疡。

五、治疗基本原则

1. HL 治疗：主要采用化疗加放疗的综合治疗。HL 是第一种用化疗能治愈的恶性肿瘤。

结节性淋巴细胞为主型：多为ⅠA期，预后多良好。ⅠA 期可单纯淋巴结切除等待观察或累及野照射 30～40 Gy。Ⅱ期治疗同早期 HL 治疗。

早期（Ⅰ、Ⅱ期）HL 的治疗：适量全身化疗；放疗趋向于降低放疗的总剂量，缩小照射野的范围。化疗采用 ABVD 方案。

晚期（Ⅲ、Ⅳ期）HL 的治疗：6～8 周化疗，化疗前有大肿块或化疗后肿瘤残存应做放疗。ABVD 首选。

复发难治性 HL 的治疗：首程放疗后复发可采用常规化疗；化疗抵抗或不能耐受化疗，再分期为临床Ⅰ、Ⅱ期行放射治疗；常规化疗缓解后复发可行二线化疗或高剂量化疗及自体造血干细胞移植。

2. NHL 治疗：以化疗为主的化、放疗结合的综合治疗。Ⅰ期和Ⅱ期放疗或化疗后存活可达 10 年，部分患者可自发性肿瘤消退，故主张观察和等待原则的姑息治疗，如病情进展，可用苯丁酸氮芥或环磷酰胺口服药治疗。Ⅲ期和Ⅳ期联合化疗可用 COP 或 CHOP 方案，进展不能控制可试用 FC 方案（环磷酰胺、福达拉滨）。

3. 侵袭性淋巴瘤：不论分期均以化疗为主，对化疗残留肿块、局部巨大包块或中枢受累者，可行局部放疗扩大照射作为化疗的补充。

标准治疗方案：CHOP，每 2～3 周为 1 个疗程，4 个疗程不能缓解，则改变化疗方案；完全缓解后巩固 2 个疗程，但化疗不应少于 6 个疗程。有条件者可加用利妥昔单抗，即 R-CHOP 方案，可获得更好的疗效，是 DLBCL 治疗的经典方案。复发可行二线化疗或高剂量化疗及自体造血干细胞移植或生物治疗。

六、临床检验路径

非霍奇金淋巴瘤/慢性淋巴细胞白血病检验路径见图 18-6。

七、思考练习题

1. 结合病理及实验室检查，初步考虑何种疾病？为什么？

2. 为了进一步明确诊断，还要进一步做哪些检查？

3. 需要与哪些疾病进行鉴别诊断？

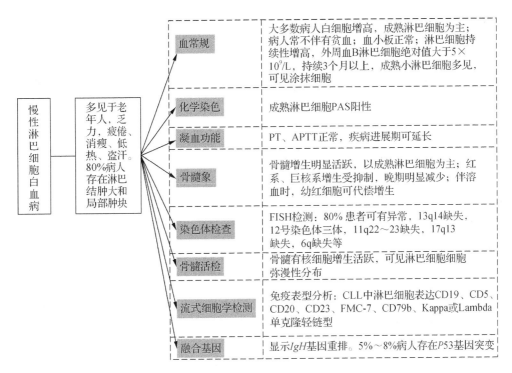

图 18-6　非霍奇金淋巴瘤/慢性淋巴细胞白血病检验路径

（张　军　李玉云）

第七节　骨髓增生异常综合征

骨髓增生异常综合征（myelodysplastic syndrome，MDS）是起源于造血干细胞的一组异质性的髓系克隆性疾病，特点是髓系的单系或多系血细胞分化及发育异常，表现为无效造血、难治性血细胞减少、转化为急性髓系白血病的发病风险增高。MDS 多发生于老年人，男性多于女性，临床表现及预后在不同类型 MDS 间差异较大。绝大多数表现为血细胞减少的相关症状，包括贫血、感染和出血等，部分患者可有肝、脾、淋巴结肿大。不同类型 MDS 转化为白血病的概率也不同。

MDS 发病原因多不明确，现已证明有害理化作用如电离辐射，苯，氯霉素，化疗药物尤其是烷化剂、拓扑酶抑制剂、乙双吗啉等，以及免疫缺陷可能是 MDS 的发病因素。发病机制还不甚清楚，普遍认为 MDS 的发生和进展是一个多基因、多步骤的病理过程，使髓系细胞分化及发育异常。

血常规检查：可出现全血细胞减少或任何一系、二系血细胞减少；有病态造血，可有正常细胞性、大细胞性、小细胞性或大小细胞性贫血，可见有核红细胞、巨大红细胞、异形红细胞。白细胞可有不同程度质和量的变化，常减少、正常或增多；有少量幼稚细胞；中性粒细胞细胞质内颗粒稀少或缺如，异形性粒细胞，核分叶过多或过少（假性 Pelger-Huët）等。血小板减少者较多见，少数可见增多；可有大而畸形的血小板，偶有小巨核。

骨髓象检查：多数病例骨髓增生明显活跃；少数增生正常或减少，伴明显病态造血。见表 18-13。

表 18-13　红系、粒系、巨核系病态造血的变化

红系变化	粒系变化	巨核系变化
原红和早幼红可增多 细胞核可出现：幼红细胞多核，核可畸形、分叶、碎裂、核间桥、核出芽、巨幼样变 细胞质可出现：环形铁粒幼红细胞、空泡、PAS 染色阳性	原粒和早幼粒增多 细胞核可出现：Pelger-Huët 样核异常，核分叶过多或过少，双核或畸形核，中幼粒可有巨幼变 细胞质可出现：颗粒过多或过少，成熟细胞细胞质嗜碱，Auer 小体	小巨核 多圆核巨核 单圆核巨核

细胞化学染色：骨髓铁染色，外铁丰富，内铁大多数病例的铁粒幼红细胞增多，有的可见环形铁粒幼红细胞。过碘酸 - 雪夫染色（PAS）幼稚红细胞可阳性。

骨髓活检对 MDS 诊断有一定价值，MDS 骨髓组织学改变可表现为幼稚前体细胞异常定位（abnormal localization of immature precursors，ALIP），可出现一系或多系细胞的定位紊乱，可出现造血细胞形态异常，尤其是巨核细胞形态异常。

细胞遗传学和分子生物学检验：50% 以上的 MDS 患者可检出克隆性染色体异常，常见的有 -5/5q-、-7/7q-、+8、20q- 异常及其他核型异常。对疑似 MDS 者，染色体检查失败时，可进行荧光原位杂交（fluorescence in situ hybridization，FISH）检测，至少包括：5q31、CEP7、7q31、CEP8、20q、CEPY 和 p53。

免疫表型分析：红系细胞可检测到异常表型改变。目前尚未发现 MDS 患者特异性的抗原标志或标志组合，但在与反应性骨髓改变与克隆性髓系肿瘤患者的鉴别诊断中有意义。

分型方法：1982 年 FAB 协作组主要依据患者外周血及骨髓中原始细胞比例，发育异常的类型及程度，以及环形铁粒幼细胞的数量等特征将 MDS 分为 5 个类型，即难治性贫血（refractory anemia，RA）、难治性贫血伴环形铁粒幼细胞（RA with ring sideroblasts，RARS）、原始细胞增多性难治性贫血（RA with an excess of blast，RAEB）、转化中的伴原始细胞增多性难治性贫血（RAEB in transformation，RAEB-T）和慢性粒 - 单核细胞白血病（chronic myelomonocytic leukemia，CMML），见表 18-14。FAB 分型方案在临床工作中沿用多年，但形态学分型对于治疗、预后等判断具有局限性。WHO 在该分型的基础上进行了几次修订，综合了形态学、免疫学、遗传学及分子生物学等特征，使分型更接近于疾病本质，见表 18-15。

表 18-14　骨髓增生异常综合征的 FAB 分型

FAB 类型	外周血	骨髓
RA	原始细胞 <1%	原始细胞 <5%
RARS	原始细胞 <1%	原始细胞 <5%，环形铁幼粒细胞 > 有核红细胞 15%
RAEB	原始细胞 <5%	原始细胞 5%~20%
RAEB-T	原始细胞 ≥5%	原始细胞 >20% 而 <30%；或幼粒细胞出现 Auer 小体
CMML	原始细胞 <5% 单核细胞绝对值 >1×10⁹/L	原始细胞 5%~20%

表 18-15　骨髓增生异常综合征诊断及分型标准（WHO 2008）

分型	外周血	骨髓
难治性血细胞减少伴单系病态造血（MDS-RCUD） 难治性贫血（RA） 难治性中性粒细胞减少（RN） 难治性血小板减少（RT）	一系或两系血细胞减少[①] 原始细胞无或少见（<1%）	一系病态造血：病态造血的细胞占该系细胞10%或以上 原始细胞<5% 环状铁粒幼细胞<15%
难治性贫血伴环状铁粒幼细胞（RARS）	贫血 无原始细胞	环状铁粒幼细胞≥15% 仅红系病态造血 原始细胞<5%
难治性血细胞减少伴多系病态造血（MDS-RCMD）	血细胞减少 原始细胞无或少见（<1%）[②] 无 Auer 小体[③] 单核细胞<$1×10^9$/L	两系及以上病态造血的细胞≥10% 原始细胞<5% 无 Auer 小体 环状铁粒幼细胞≥15%
难治性贫血伴原始细胞增多-1（RAEB-1）	血细胞减少 原始细胞<5% 无 Auer 小体 单核细胞<$1×10^9$/L	一系或多系病态造血 原始细胞5%~9%[②] 无 Auer 小体
难治性贫血伴原始细胞增多-2（RAEB-2）	血细胞减少 原始细胞5%~19% 有或无 Auer 小体 单核细胞<$1×10^9$/L	一系或多系病态造血 原始细胞10%~19% 有或无 Auer 小体[③]
MDS-未分类（MDS-U）	血细胞减少 原始细胞≤1%	一系或多系病态细胞<10%同时伴细胞遗传学异常 原始细胞<5%
MDS 伴单纯 5q-	贫血 血小板正常或升高 原始细胞无或少见（<1%）	分叶减少的巨核细胞正常或增多 原始细胞<5% 细胞遗传学异常仅见5q- 无 Auer 小体

注：①两系血细胞减少偶见、全血细胞减少应诊断为 MDS-U。

②如果骨髓中原始细胞<5%，外周血中2%~4%，则诊断为 RAEB-1；如 RCUD 和 RCMD 患者外周血原始细胞为<1%，应诊断为 MDS-U。

③伴有 Auer 小体，原始细胞在外周血中<5%，骨髓中<10%，应诊断为 RAEB-2。

一、案例

患者女，68 岁，汉族。

主诉：头晕伴乏力半年。

现病史：患者于半年前无明显诱因出现头晕症状，伴有乏力，时轻时重，未予以重视，但症状反复未见好转，后出现颜面部水肿。无明显咳嗽，无发热畏寒，无胸闷气喘，无恶心呕吐，无腹痛腹泻，无呕血黑便；近期纳差，睡眠一般，二便尚正常，体重无明显变化。

既往史：平素健康状况一般，既往否认冠心病、高血压、糖尿病等慢性病病史，否认肝炎、结核等传染病病史，否认食物、药物过敏史；1 年前有阑尾炎手术史；有输血史；半年前因感冒、受凉、腹泻，住院期间检查血常规，未见三系减少；预防接种史随当地进行。

家族史：无家族遗传性疾病史。

体格检查：T: 36.6 ℃，P: 71 次/分，R: 18 次/分，BP: 112/78 mmHg。查体：神志清楚，精神可，发育正常。颜面部轻度水肿。心率 71 次/分，律齐，各瓣膜区未闻及病理性杂音。腹软，肝、脾肋下未触及，未触及包块，移动性浊音阴性。双下肢轻度水肿。

二、检查结果

1. 一般检查

（1）血液一般检查：白细胞计数：1.67×10^9/L，中性粒细胞 37.5%，淋巴细胞：57.7%，单核细胞：4.8%；红细胞计数：2.52×10^{12}/L，血红蛋白：90 g/L，血细胞比容：0.26，平均红细胞体积：103.6 fL，平均血红蛋白：35.7 pg，平均血红蛋白浓度：345 g/L，红细胞分布宽度 – CV 值：14.9%；血小板计数：59×10^9/L；网织红细胞计数：0.044×10^9/L，网织红细胞百分率 1.75%；外周血涂片：可见 RBC 形态不一和原幼细胞占 6.2%。

（2）抗核抗体：抗核抗体谱各项均阴性。

（3）红细胞检验：血清维生素 B_{12}：296.40 ng/L（化学发光免疫分析法，180～914 ng/L），血清叶酸：11.82 μg/L（化学发光免疫分析法，> 4.08 μg/L），血清铁蛋白：412.50 ng/L（化学发光免疫分析法，11～306.8 ng/L），Coombs 试验阴性，酸化血清溶血（Ham）试验阴性。

（4）生化检查：总蛋白 57.6 g/L，白蛋白 34.8 g/L，高密度脂蛋白胆固醇 0.80 mmol/L，甘油三酯 2.13 mmol/L，C 反应蛋白 35.50 mg/L，其他正常。

（5）其他实验室检查：尿常规、粪便常规、输血前八项、凝血功能、肿瘤五项、甲状腺功能均正常。

（6）影像学检查：心电图检查示窦性心动过速；腹部 CT 检查示肝脏密度均匀，形态、大小无异常。

2. 骨髓象特征　粒系增生活跃，分类见原始粒细胞（Ⅰ型＋Ⅱ型）占 16%（ANC），以中性中幼及以下各阶段细胞为主，分叶核比例减低，显示成熟障碍，巨幼样变的多分叶中性核粒细胞可见。红系增生活跃，占 31%，比例明显升高。以中、晚幼红细胞为主，部分细胞呈巨幼变，占 15%。红细胞大小不等，出现花瓣样幼红细胞，嗜碱性点彩红细胞，嗜多色性红细胞，大红细胞。全片共见幼巨 1 个、颗粒巨 43 个、产板巨 1 个、裸核巨 2 个，示成熟障碍，小巨核可见。血小板散在及小簇可见，略显减少。

细胞化学染色：铁染色：外铁（＋＋），内铁阳性率 79%，环形铁粒幼细胞占 22.4%；髓过氧化物酶染色（MPO）：原始细胞阳性率 8%；PAS：有核细胞阳性率 32%。

3. 骨髓流式检查免疫分型 CD117（＋）髓细胞占 0.11，表达 CD34、CD33、CD13、HLA-DR、CD123、CD38 比例增高。

4. 骨髓活检报告结果 骨髓活检的免疫组化：CD34 小簇阳性、CD117 小簇及簇状阳性、易见 CD61 阳性的小巨核细胞。

5. 遗传学和分子生物学检查 骨髓细胞经培养后行染色体核型分析示：20 个细胞均为 46XX［20］，为正常女性核型；FISH：未见异常；实时定量 PCR 检测 *NPM1* 基因表达水平 42.5%。

三、临床诊断与鉴别诊断

1. 临床诊断 根据症状、体征和实验室检测，该患者诊断为骨髓增生异常综合征 - 难治性贫血伴原始细胞增多 -2（MDS-RAEB-2，简写 MDS-EB-2）。

2. 诊断依据 无其他诱因出现乏力、头晕症状，约半年时间。查体神清，贫血貌，其他无明显异常，甲状腺功能正常。血常规全血细胞减少，原幼细胞占 6.2%，血涂片红细胞形态不一，可排除慢性再生障碍性贫血。Coombs 试验阴性，可排除免疫性疾病；酸化血清溶血（Ham）试验阴性，可排除阵发性睡眠性血红蛋白尿症（paroxysmal nocturnal hemoglobinuria，PNH）。血清维生素 B_{12}、血清叶酸、血清铁蛋白不减少，可排除巨幼细胞贫血。骨髓象特征：粒系增生活跃，分类见原始粒细胞（Ⅰ型 + Ⅱ型）占 16%（ANC），伴三系病态造血。骨髓活检的免疫组化：CD34 小簇阳性、CD117 小簇及簇状阳性、易见 CD61 阳性的小巨核细胞。符合 MDS-EB-2。

3. 鉴别诊断 MDS 主要表现为造血细胞一系或多系减少或形态异常，其不是 MDS 所独有，MDS 的诊断尚无金标准，是一个排除性诊断，常应与以下疾病鉴别。

（1）阵发性睡眠性血红蛋白尿症（PNH）：PNH 也可出现全血细胞减少和病态造血，但 PNH 检测可发现 CD55（＋）、CD59（＋）细胞减少，FLAER 检测可发现粒细胞和单核细胞的 GPI 锚定蛋白缺失，Ham 试验阳性及血管内溶血的改变。

（2）慢性再生障碍性贫血（CAA）：慢性再生障碍性贫血与 MDS 鉴别。MDS-RA 的网织红细胞可正常或升高，外周血可见到有核红细胞，骨髓病态造血明显，早期细胞比例不减低或增加，可有染色体异常，而再生障碍性贫血一般无上述异常。

（3）巨幼细胞贫血：MDS 患者的细胞病态造血可见巨幼变，易与巨幼细胞贫血混淆，但后者叶酸、维生素 B_{12} 缺乏，补充后可纠正贫血；而 MDS 的叶酸、维生素 B_{12} 不低，给予叶酸、维生素 B_{12} 治疗无效。

（4）自身免疫病和甲状腺疾病也可出现全血细胞减少和病态造血，但甲状腺疾病有甲状腺功能检查异常，自身免疫病可检测有自身抗体。

（5）其他：与中毒（如砷剂）、微小病毒 B19 感染、药物（如复方新诺明、免疫抑制剂麦考酚酸酯）等的鉴别。

4. 诊断标准　MDS 诊断需要满足两个必要标准和一个确定标准，见表 18-16。

表 18-16　MDS 的诊断标准

项目	内容
必要标准	①持续（≥6 月）一系或多系血细胞减少：红细胞（Hb < 110 g/L）；中性粒细胞（ANC < 1.5×10⁹/L）；血小板（BPC < 100×10⁹/L） ②排除其他可以导致血细胞减少和病态造血的造血及非造血系统疾患
确定标准	①病态造血：骨髓涂片红细胞系、中性粒细胞系、巨核细胞系中任一系至少达 10% ②环状铁粒幼细胞占有核红细胞比例≥15% ③原始细胞：骨髓涂片中达 5%~19% ④染色体异常
辅助标准	（用于符合必要标准，未达确定标准，临床呈典型 MDS 表现者） ①流式细胞术显示骨髓细胞表型异常，提示红细胞系和/或髓系存在单克隆细胞群 ②单克隆细胞群存在明确的分子学标志：HUMARA（人类雄激素受体）分析，基因芯片谱型或点突变（如 RAS 突变） ③骨髓和/或循环中祖细胞的 CFU 集落（±集簇）形成显著和持久减少

四、治疗基本原则

MDS 治疗主要解决两大问题：骨髓衰竭及并发症、急性髓系白血病转化。根据 MDS 不同的分型、患者年龄、体能状况等综合评定，选择治疗方案，MDS 适宜个体化治疗。MDS 尚无满意的治疗方法，目前倾向于以支持治疗为基础。MDS 支持治疗的主要目的是改善 MDS 症状、预防感染出血和提高生活质量，包括输血、促红细胞生成素（Epo）、粒细胞集落刺激因子（G-CSF）或粒 - 巨噬细胞集落刺激因子（GM-CSF）。对低危组 MDS（如 RA、RAS、5q-、20q-、正常核型等）采用促造血、诱导分化和生物反应调节剂等治疗，对高危组 MDS（如 RAEB、RAEB-t、-7/7q-、复杂染色体异常等）采用 AML 的联合化疗方案和造血干细胞移植。

五、医学检验路径

骨髓增生异常综合征检验路径见图 18-7。

六、思考练习题

1. MDS 如何分型？

2. MDS 骨髓形态学中病态造血有哪些表现？

3. 全血细胞减少性血液疾病有哪些？如何鉴别？

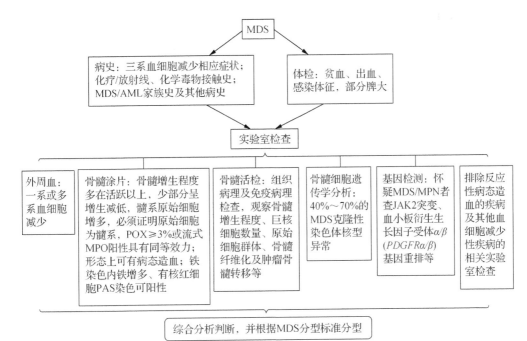

图 18-7　骨髓增生异常综合征检验路径

（郝艳梅　李玉云）

第八节　免疫性血小板减少性紫癜

免疫性血小板减少性紫癜（immune thrombocytopenic purpura，ITP）是一种由免疫介导的血小板破坏增多所致的获得性出血性疾病，以血小板生存时间缩短及抗血小板自身抗体出现、骨髓巨核细胞发育成熟障碍、血小板减少、广泛皮肤黏膜或内脏出血等为特征。免疫性血小板减少性紫癜的发病率为 5/10 万 ~ 10/10 万，女性：男性约（2 ~ 3）：1。

临床上分为急性型和慢性型，这两类人群的发病机制、临床特征和处理原则不尽相同。①急性型，多见于儿童，典型者见于 3 ~ 7 岁儿童，常在紫癜出现前 1 ~ 3 周有上呼吸道感染病史。起病急骤，常伴有发热、皮肤紫癜、黏膜出血及尿道、胃肠道等内脏出血，少数患者可发生颅内出血。病程呈自限性，多数患者在半年内自愈。急性型 ITP 多由病毒抗原激发机体产生抗体，抗体附着于血小板表面并使血小板致敏，后者再被单核 - 巨噬细胞系统破坏导致血小板减少。②慢性型，主要见于 40 岁以下的青年女性，起病隐袭，一般无前驱症状，较难确定发病时间，多为皮肤黏膜出血，如瘀点、瘀斑，外伤后止血不易等，鼻出血、牙龈出血亦甚常见。严重内脏出血较少见，但月经过多较常见，在部分患者可为唯一的临床症状，部分患者病情可因感染等而骤然加重，出现广泛严重内脏出血。慢性型 ITP 多由机体产生原因不明的抗血小板抗体（主要在脾脏产生），该抗体与血小板膜糖蛋白结合，引起血小板在单核 - 巨噬细胞系统（如脾脏）中过多、过快地破坏而导致血小板减少。自身抗体还可损伤巨核细胞或抑制巨核细胞释放血小板，CD8（+）细胞毒 T 细胞还可通过抑制巨核细胞成熟，使血小板生成障碍。

血常规检查：血小板明显减少，急性型较慢性型显著；血小板形态可有改变，如体积增大、形态异常、颗粒减少、染色过深等。一般无明显贫血及白细胞减少，但出血过多、病程持续过久者可有贫血，可有程度不等的正常细胞或小细胞低色素性贫血。

骨髓形态学检查：急性型骨髓巨核细胞常明显代偿性增多，成熟障碍，以幼稚型巨核细胞增多为主，可见细胞质颗粒减少，嗜碱性较强，产板型巨核细胞明显减少甚至缺如，细胞质中出现空泡变性。慢性型骨髓巨核细胞数正常或增多，以颗粒型增多为主，产板型巨核细胞明显减少或缺如；在少数病程较长的难治性 ITP 患者，骨髓中巨核细胞数可减少。

血小板相关抗体（PAIg）及血小板相关补体（PAC）：80% 以上免疫性血小板减少性紫癜患者，PAIg 及 PAC3 阳性，主要抗体成分为 IgG，亦可为 IgM，偶有两种以上抗体同时出现。

出、凝血检查：出血时间延长，血块收缩不良，束臂试验阳性，凝血酶原时间（PT）及活化部分凝血活酶时间（APTT）正常。血小板功能一般正常，血小板生存时间缩短，90% 以上的患者血小板生存时间明显缩短。

其他方面检查：血小板生成素（TPO）和网织血小板（RP）联合检测，RP 代表新生血小板。ITP 患者因血小板破坏增多，巨核细胞代偿性增多，RP 百分率明显增高，而 TPO 水平无明显升高。

一、案例

患者女，33 岁，汉族。

主诉：胸背部、上肢出现瘀斑 10 余天。

现病史：无咳嗽、咳痰、畏寒，睡眠尚可，饮食尚可，二便正常，近期体重无明显变化。社区医院检查血小板计数 $24 \times 10^9/L$。

既往史：否认高血压病史，否认糖尿病病史，否认肝炎、结核、伤寒等传染病病史，否认心、肝、肾等重要脏器疾病史，否认药物、食物过敏史，否认手术史，否认输血史。预防接种史随当地进行。

家族史：无家族遗传病病史。

体格检查：T：36.8 ℃，P：80 次/分，R：18 次/分，BP：125/92 mmHg。神志清楚，精神尚可，发育正常，自主体位，查体合作，对答切题。胸背部、上肢有瘀斑，未见肝掌、蜘蛛痣，全身浅表淋巴结无肿大。颈无抵抗，气管居中，甲状腺无肿大、随吞咽上下移动。脊柱及四肢关节无畸形，双下肢无水肿。

二、检查结果

血常规检查：白细胞计数 $4.78 \times 10^9/L$，中性粒细胞 53.1%，EOS 2.5%，淋巴细胞 33.5%，单核细胞 10.9%；红细胞计数 $5.02 \times 10^{12}/L$，血红蛋白 130 g/L，血小板计数 $35 \times 10^9/L$；网织红细胞计数 $0.051 \times 10^9/L$，网织红细胞百分率 1.02%。

肝肾功能、电解质、血糖血脂、Coombs 试验、CD55/CD59、甲状腺功能、结缔组织全套基本正常。凝血功能无明显异常。

骨髓检查：骨髓增生活跃，粒、红系形态大致正常。巨核系增生，全片见巨核细胞 235 个，分类 100 个，其中幼稚巨核 0 个，颗粒巨核 94 个，产血小板型巨核 3 个，裸核巨型 3 个，示成熟障碍，血小板散在极少见。血小板抗体（PAIgG）检测阳性。

心电图、腹部 B 超均基本正常。

三、临床诊断与鉴别诊断

1. 临床诊断　根据症状、体征及实验室检查分析，该患者诊断为免疫性血小板减少性紫癜。

2. 诊断依据　患者女性，33 岁，胸背部、上肢出现瘀斑 10 余天；血小板计数：35×10^9/L，骨髓涂片中巨核系颗巨多于产巨，血小板抗体（PAIgG）检查阳性；其他检查基本正常。

3. 鉴别诊断　由于血小板减少可以是多种疾病的共同表现，如系统性红斑狼疮、再生障碍性贫血、急性白血病、脾功能亢进、自身免疫性溶血性贫血合并特发性血小板减少性紫癜（Evans 综合征），故诊断时应结合临床表现、实验室检查、骨髓象变化及抗血小板测定等加以鉴别。其他原因引起的慢性血小板减少一般有原发病或明显的致病因素，并有相应的临床和检验特点。

（1）生成障碍性血小板减少：见于再生障碍性贫血，药物引起的巨核细胞生成障碍，维生素 B_{12} 或叶酸缺乏引起的恶性贫血，阵发性睡眠性血红蛋白尿症后期。在这些患者，血小板减少，巨核细胞减少，少数可增多，血小板寿命正常。

（2）微血管病：本病因使血小板破坏加快，导致血小板减少。见于各种原因引起的小血管炎，海绵状血管瘤，及人工心脏瓣膜综合征等。在这些疾病中，血小板减少常伴有红细胞破坏所致的贫血。此外，尚有原发病或病因的表现。

（3）脾功能亢进：本病使血小板在脾内阻留和破坏增多，引起血小板减少。除有脾大及血小板减少外，尚有白细胞减少及贫血，且有引起脾功能亢进的原发病。

（4）Evans 综合征：本病是 ITP 伴有免疫性溶血性贫血的一种综合征，可以是原发性或继发性，临床上除了有血小板减少所引起的出血症状外，尚有黄疸、贫血等征象，Coombs 试验常阳性，抗核因子阳性率也很高。

（5）血栓性血小板减少性紫癜：本病是由遗传性或获得性原因导致血管性血友病因子裂解酶（vWF-cleaving protease，vWF-CP）质的缺陷或量的缺乏，使 vWF-CP 无法正常降解大分子的 vWF 多聚体，后者可与血小板结合，促进血小板的黏附和聚集，在体内形成广泛的微血栓。临床表现有血小板减少、微血管病性溶血性贫血、中枢神经症状——三联征，若伴有发热、肾脏损害为五联征。临床上有血小板减少、Coombs 试验阴性的溶血性贫血，有一过性多变的神经系统症状，而非用血小板减少所能解释。

（6）溶血性尿毒性综合征：本病除了 Coombs 试验阴性的溶血性贫血和一过性多变的神经系统症状外，还有肾衰竭表现。

（7）过敏性紫癜：本病是机体对某些致敏物质产生变态反应，导致毛细血管脆性及通透性增加，引起皮肤、关节、肠道和肾脏小血管炎症和出血的毛细血管变态反应性出血性疾病。该病为出血性斑丘疹，对称分布，成批出现，多见于下肢和臀部，多见于儿童和青少年，血常规检查血小板一般不减少。

（8）急性白血病：本病是一种异质性恶性克隆性疾病，是早期造血前体细胞突变导致的造血系统恶性肿瘤。发病时骨髓中异常的原始细胞及幼稚细胞，即白血病细胞，大量增殖并抑制正常造血，可广泛浸润肝、脾、淋巴结等各种脏器，表现为贫血、出血、感染和浸润等征象。ITP 骨髓常规主要表现为巨核细胞增生伴成熟障碍，无异常的原始细胞及幼稚细胞，血常规主要表现血小板减少，其他基本无异常，若有慢性失血时可伴有缺铁性贫血表现。

（9）系统性红斑狼疮：该病是一种累及多系统、多器官并有多种自身抗体出现的自身免疫病。ITP 产生的是针对血小板的自身抗体，所以 ENA 阴性，抗双链 DNA 阴性。

4. 急性型与慢性型 ITP 的鉴别，见表 18-17。

表 18-17　急性型与慢性型 ITP 的鉴别

	急性型	慢性型
年龄	2~6 岁多见	20~40 岁多见
性别	无区别	女性较多，男：女约为 1:3
诱因	发病前 1~3 周多有感染史	不明显
起病特点	急骤	隐袭，缓慢
出血症状	严重，常有舌黏膜及口腔黏膜出血与内脏出血	皮肤紫癜，女性月经过多，黏膜出血通常无
血小板计数	常 <20×10^9/L	常在（30~80）×10^9/L
淋巴细胞增多	常见	少见
骨髓中巨核细胞数目及分类	增多或正常，分类多为幼稚巨核细胞	增多或正常，幼稚比例增高，血小板形成减少，分类可见产生血小板的巨核细胞减少或缺如
血小板生存时间	1~6 小时	1~3 天
病程	2~6 周，80% 以上病例可自行缓解	反复发作，甚至迁延，未见自行缓解

四、治疗基本原则

患者需根据自身情况决定治疗周期，可选择药物、手术治疗。药物治疗有糖皮质激素、抗 CD20 单克隆抗体、促血小板生成药物、免疫抑制剂等。手术治疗有脾切除，需根据具体情况决定。

五、医学检验路径

免疫性血小板减少性紫癜检验路径见图 18-8。

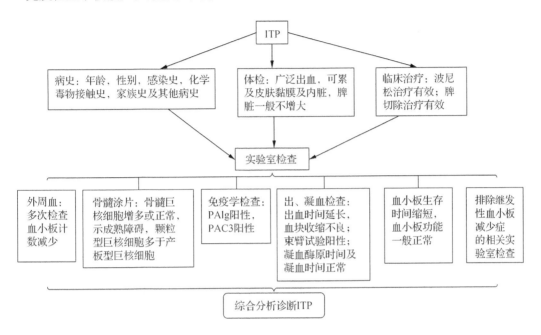

图 18-8　免疫性血小板减少性紫癜检验路径

六、思考练习题

1. 简述 ITP 发病机制与实验室检查的关系？
2. 简述 ITP 的诊断思路和分型的鉴别要点？
3. 简述 ITP 实验室检查方法有哪些？

（郝艳梅）

第九节　弥散性血管内凝血

弥散性血管内凝血（disseminated intravascular coagulation，DIC）是指在某些致病因子作用下凝血因子和血小板被激活，大量可溶性促凝物质入血，从而引起一个以凝血功能失常为主要特征的病理综合征。在微循环中形成大量微血栓，同时大量消耗凝血因子和血小板，继发性纤维蛋白溶解（纤溶）过程加强，导致出血、休克、器官功能障碍和贫血等临床表现的出现见图 18-9。

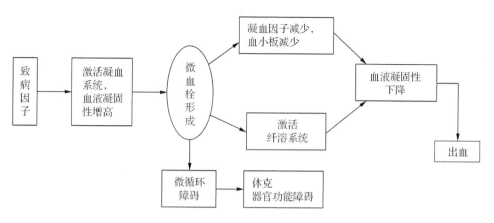

图 18-9　DIC 发病机制和临床表现的关系

1. DIC 的病因（表 18-18）。

表 18-18　DIC 的病因

类型	主要疾病
感染性疾病	细菌感染包括革兰氏阳性及阴性菌感染和重症结核；病毒感染如流行性出血热和重症病毒性肝炎等；还有原虫、立克次体、螺旋体及真菌感染等
恶性肿瘤	转移性癌、肉瘤、淋巴瘤、胃癌、肺癌、胰腺癌、前列腺癌和肝癌等
血液性疾病	急性早幼粒细胞白血病、溶血性疾病、异常蛋白血症等
妇产科疾病	妊娠高血压综合征、羊水栓塞、胎盘早剥、滞留死胎、感染性流产、妊娠毒血症、前置胎盘及子宫破裂等
创伤及手术	严重软组织损伤、挤压综合征、大面积烧伤、大手术等
其他	重症肝炎、恶性高血压、急进性肾小球肾炎、系统性红斑狼疮、毒蛇咬伤等

2. DIC 的发病机制

（1）启动凝血过程：DIC 始于凝血系统的被激活，形成凝血酶原酶，使凝血酶原转变成凝血酶。凝血酶的生成是 DIC 发病机制的关键环节。在凝血酶作用下，纤维蛋白原首先形成纤维蛋白单体，进而形成稳定的不溶性纤维蛋白，形成微血栓，主要为纤维蛋白血栓及纤维蛋白 - 血小板血栓。DIC 的基本病理变化是在微小血管内形成微血栓，其发生部位广泛，多见于肺、肾、脑、肝、心、肾上腺、胃肠道及皮肤黏膜等部位。因此，启动凝血过程的原因和途径是 DIC 发病的重要方面。①血管内皮广泛受损：细菌及内毒素、病毒、缺氧和酸中毒等均可损伤血管内皮细胞，使内皮下胶原纤维暴露，启动了内源性凝血系统并促进血小板聚集；受损内皮细胞，也可释放组织因子（tissue factor，TF），启动外源性凝血系统。②组织破坏：在严重创伤、烧伤、外科大手术、恶性肿瘤时，损伤和坏死组织可释放 TF 或TF 的类似物入血，激活外源性凝血系统。目前认为组织因子释放引起的外源性凝血系统激活是造成 DIC 的主要途径。一些外源物质（如蛇毒）可激活外源性凝血系统或直接激活因子X或凝血酶原。

（2）抗凝血系统物质的消耗减少：生理性状况下，凝血系统与抗凝血系统处于低水平动态平衡。凝血激活，抗凝血系统为降低各种凝血因子的活化水平而消耗，所以抗凝血酶（antithrombin，AT）、蛋白C（protein C，PC）系统和组织因子途径抑制物等可不同程度的降低，凝血酶-抗凝血酶（thrombin antithrombin complex，TAT）复合物可以增多。

（3）血小板活化：各种炎症反应、药物、缺氧等可诱发血小板聚集及释放反应。

（4）纤维蛋白溶解：与凝血系统保持相对平衡的是纤维蛋白溶解（简称纤溶）系统。凝血启动，继发纤溶。纤溶酶原被激活形成纤溶酶，纤溶酶分解纤维蛋白（原），形成纤维蛋白（原）降解产物（FDP），也可水解各种凝血因子。

3. DIC 的分期　　DIC 是一个十分复杂的病理生理过程，主要包括凝血激活的高凝期、弥散性血管内凝血代偿期、凝血因子大量消耗的失代偿期和继发性纤溶的出血阶段。典型者一般可经过以下三期。

（1）高凝期：由于凝血系统被激活，所以多数患者血中凝血酶含量增多，导致微血栓的形成，此时的表现以血液高凝状态为主。可出现凝血物质的代偿性平衡、过度代偿增多。

（2）消耗性低凝期：由于凝血系统被激活和微血栓的形成，凝血因子、血小板因消耗而减少，此时常伴有继发纤溶，所以有出血的表现。

（3）继发性纤溶亢进期：在凝血酶及Ⅻa 的作用下，纤溶酶原激活物被激活，使大量纤溶酶原变成纤溶酶；纤溶形成的 FDP，有很强的纤溶和/或抗凝作用，此期出血十分明显。

4. DIC 的分型　　由于引起 DIC 的原因很多，其发生、发展速度也不相同，因此又可将 DIC 分为以下各型。

（1）按 DIC 发生快慢分为急性型、亚急性型与慢性型：主要和致病因素的作用方式、强度与持续时间长短有关。①急性型：当病因作用迅速而强烈时，DIC 表现为急性型，DIC 可在几小时或 1~2 天内发生，常见于各种严重的感染、血型不合的输血、严重创伤、移植后急性排斥反应等。此时，临床表现明显，常以休克和出血为主，患者的病情迅速恶化，分期不明显，实验室检查结果明显异常。②亚急性型：DIC 在数天内逐渐形成，常见于恶性肿瘤转移、宫内死胎等患者，表现介于急性型和慢性型之间。③慢性型：常见于恶性肿瘤、胶原病、慢性溶血性贫血等疾病。此时，由于机体有一定的代偿能力，单核吞噬细胞系统的功能也较健全，所以各种异常表现均轻微而不明显。病程较长，临床诊断较困难，常以某脏器功能不全的表现为主，有时仅有实验室检查异常。

（2）按 DIC 代偿情况分为代偿型、失代偿型和过度代偿型：DIC 发生、发展过程中，血浆凝血因子与血小板不断消耗，但是骨髓和肝可通过增加血小板和血浆凝血因子的生成而起代偿作用。此时肝脏生成纤维蛋白原的能力可增加 5 倍，骨髓生成血小板的功能可增加 10 倍。因此根据凝血物质的消耗与代偿性生成增多之间的对应关系，可将 DIC 分为以下三型：①代偿型：凝血因子与血小板的消耗与生成间基本上保持平衡状态。主要见于轻度 DIC，此型患者可无明显临床表现或仅有轻度出血和血栓形成的症状。实验室检查无明显异常（如纤维蛋白原无明显减少），易被忽视。②过度代偿型：机体代偿功能较好，凝血因子和血小板的生成迅速，甚至超过消耗。因此有时出现纤维蛋白原等凝血因子暂时升高的表现。主要见于慢性 DIC 或 DIC 恢复期。此型患者出血或栓塞症状可不太明显。③失代偿型：凝血因子和血小板的消耗超过生成。主要见于急性 DIC，此型患者出血、休克等表现明显，实验室检查发现血小板和纤维蛋白原等凝血因子均明显减少。

5. DIC 的临床表现　结合 DIC 分型分期和发病机制理解临床表现和实验室检查，见表 18-19。DIC 的临床表现复杂多样，但主要表现有出血、休克、器官功能障碍和贫血。

表 18-19　DIC 的分期及与临床表现和实验室检查的关系

分期	基本特点	表现	实验室检查
高凝期	在促凝物质作用下，激活了凝血因子，血液中凝血酶增加，血液处于高凝状态	血液处于高凝状态，微循环开始发生凝血现象，血液循环中有微血栓形成	出血时间、凝血时间、复钙时间缩短，PT、APTT、PLT、FIB 呈动态变化
消耗性低凝期	凝血因子和血小板因消耗而减少，继发纤维蛋白原减少，继发低凝状态，且纤溶过程逐渐加强	皮肤、黏膜、内脏、创口及注射部位发生广泛出血	凝血时间延长，凝血酶原时间延长，血小板、纤维蛋原、抗凝血酶减低，优球蛋白溶解试验、D-二聚体、FDP 阳性
继发性纤溶亢进期	大量纤溶酶原转变为纤溶酶，纤溶系统异常活跃，纤维蛋白降解产物形成且具有很强的抗凝作用，使血液凝固性更低	严重出血，休克，多器官衰竭	血小板计数严重下降，纤维蛋白原、纤溶酶原减少，血浆鱼精蛋白副凝试验（3P 实验）阳性，D-二聚体、FDP 阳性。

（1）出血（hemorrhage）：出血是 DIC 最初及最常见的临床表现，患者可有多部位出血倾向，如皮肤瘀斑、紫癜、咯血、消化道出血等。轻者仅表现为局部（如注射针头处）渗血，重者可发生多部位出血。

（2）休克（shock）：广泛的微血栓形成、广泛出血、血管通透性增高等因素使回心血量减少，心排血量减少，加重微循环障碍而引起休克。

（3）多器官功能障碍综合征（multiple organ dysfunction syndrome，MODS）：DIC 时，广泛的微血栓形成导致器官缺血而发生功能障碍，严重者甚至发生衰竭，累及的器官有肾（临床表现为少尿、蛋白尿、血尿等）、肺（表现为呼吸困难、肺出血）、肝（黄疸、肝衰竭）；肾上腺皮质出血及坏死造成急性肾上腺皮质衰竭，称为华-佛综合征；垂体微血栓引起的垂体出血、坏死，导致垂体衰竭，即席汉综合征。

（4）贫血（anemia）：由于出血和红细胞破坏，DIC 患者可表现贫血。DIC 中红细胞破坏为微血管病性溶血，血涂片中可见盔形、多角形和三角形等红细胞碎片，这是因为循环中的红细胞流过由纤维蛋白丝构成的网孔时，常会黏着或挂在纤维蛋白丝上，加上血流的不断冲击，引起红细胞破裂。

6. 实验室检查

（1）常用的快速简易实验室筛选检查：血小板计数、凝血酶原时间（PT）、活化部分凝血活酶时间（APTT）、凝血酶时间（TT）、纤维蛋白原（FIB）、D－二聚体。

（2）DIC 特殊的检查适用于筛选检查后仍不能确诊者。如抗凝血酶Ⅲ（AT-Ⅲ）含量、血浆凝血因子Ⅷ活性等。对 DIC 早期的诊断可选用血栓止血相关标志物检测。

一、案例

患者女，35 岁，汉族。

现病史：停经 37＋2 周。1 周前体检，血红蛋白（Hb）106 g/L，白细胞计数、血小板计数、凝血功能均正常。由 120 救护车送入院。入院前约 60 分钟患者无明显诱因出现四肢抽搐 1 次，呼之不应，口角流涎，无跌倒，无大小便失禁，持续约 40～50 秒后患者抽搐停止，意识逐渐恢复，醒后感头晕，无腹痛，无产道流血、流水，无恶心、呕吐等不适。

既往史：有流产史，有剖宫产手术史，有输血史。否认肝炎、结核、伤寒等传染病病史，否认神经系统疾病，否认性传播疾病、肾炎、高血压等疾病。

家族史：无家族遗传病病史。

体格检查：T：36.7 ℃，P：84 次/分，R：23 次/分，BP：179/108 mmHg，身高163 cm，体质量 71 kg；神志模糊，查体欠合作。会诊后急行剖宫产术，术后 3 小时，患者血压突然无法测出，心率升至 120 次/分，意识丧失，静脉穿刺处开始渗血，腹部切口渗血，皮肤有瘀斑，尿液呈茶色。

二、检查结果

1. 血常规检查　WBC：23.62×10^9/L，RBC：2.35×10^{12}/L，Hb：59 g/L，PLT：57×10^9/L。
2. 凝血功能检查　见表 18-20。

表 18-20　出、凝血检查结果报告表

序号	报告项目	结果	参考值	单位
1	凝血酶原时间（PT）	23.2	9.4～12.5	秒（s）
2	国际标准化比值	1.86	0.83～1.17	
3	活化部分凝血活酶时间（APTT）	87.8	25.1～36.5	秒（s）
4	凝血酶时间（TT）	37.2	10.3～16.6	秒（s）
5	纤维蛋白原（FIB）	0.42	2.38～4.98	g/L
6	D－二聚体	26	<0.23	mg/L
7	纤维蛋白降解产物（FDP）	174	<5 μg/mL	μg/mL

3. 生化检查　肌酸激酶（CK）272.0 U/L，肌酸激酶同工酶（CK-MB）56 U/L，乳酸脱氢酶（LDH）523 U/L。
4. 传染病免疫 10 项检查　乙肝表面抗原、乙肝表面抗体、乙肝 e 抗原、乙肝 e 抗体、乙肝核心抗体、乙肝前 S1 抗原、甲肝抗体、丙肝抗体、人类免疫缺陷病毒抗体、梅毒螺旋体抗体检测，均正常。

三、临床诊断与鉴别诊断

1. 临床诊断

（1）妊娠期重度子痫剖宫产术中发生羊水栓塞并弥散性血管内凝血（DIC）。

（2）并发的 DIC 诊断依据：①血压突然降低；②全身多部位出血；③血小板减低，PT、APTT、TT 延长，FIB 降低，D-二聚体和 FDP 增高。

2. 鉴别诊断

（1）重症肝炎：因有多发性出血、黄疸、意识障碍、肾衰竭、血小板和纤维蛋白原下降、凝血酶原时间延长，易与 DIC 混淆。但肝病无血栓表现，肾功能损伤少见，3P 试验阴性，FDP 和优球蛋白溶解时间正常，D-二聚体正常或轻度增加，FⅧ:C 正常，红细胞破坏罕见。

（2）血栓性血小板减少性紫癜（TTP）：本病是由于 vWF 蛋白裂解酶（vWFCP）质、量异常或抗体存在，使其活性下降，形成过多超大的 vWF 多聚体，可触发病理性血小板聚集，导致在毛细血管广泛形成微血栓。TTP 具有微血管病性溶血、血小板减少性紫癜、肾脏及神经系统损害，极似 DIC。但本病具有特征性透明血栓，以血小板血栓为主，血栓中无红、白细胞，不涉及消耗性凝血，故凝血酶原时间及纤维蛋白原一般正常，FⅧ:C 正常，而 vWF-CP 多为显著降低。

（3）原发性纤溶亢进：本病极罕见，原发性纤溶亢进发生在无异常凝血的情况下，又可分先天性（如 α_2 抗纤溶酶缺乏、纤溶酶原活化抑制物-1 缺乏、纤溶酶原活化物增多）和获得性（如严重肝脏疾病、肿瘤、手术和创伤、溶栓治疗）两种，以后者居多。原发性纤溶亢进不涉及血小板功能的活化和数量的下降，无凝血反应的启动，纤溶酶主要水解的是 FIB。继发性纤溶亢进是指继发于血管内凝血的纤溶亢进，主要见于 DIC，纤溶酶主要水解的是纤维蛋白和 FIB。两者鉴别诊断，见表 18-21。

表 18-21 原发性纤溶与继发性纤溶的常用鉴别指标

项目	原发性纤溶	继发性纤溶
微循环衰竭	少见	多见
微血管栓塞	罕见	多见
微血管病性溶血	罕见	多见
PLT	PLT 计数正常 PLT 活化产物正常	PLT 计数进行性降低 PLT 活化产物增高
FIB	明显降低（常 <1.0 g/L）	进行性降低
3P	阴性	阳性
FDP	明显增高	进行性增高
D-二聚体	正常	进行性增高
AT-Ⅲ	正常	降低
红细胞形态	正常	破坏或畸形
肝素治疗	无效	早期治疗有效

四、治疗基本原则

对于弥散性血管内凝血，需积极治疗原发病，消除诱因，进行抗凝、抗血小板和抗纤维蛋白溶解治疗，补充血小板及凝血因子。防治原发病，预防和去除引起 DIC 的病因是防治DIC 的根本措施。如控制感染，去除死胎或滞留胎盘等。某些轻度 DIC，只要及时去除病因，病情即可迅速恢复。改善微循环障碍，解除血管痉挛等措施及早疏通阻塞的微循环，建立新的凝血与纤溶间的动态平衡。在高凝期可应用抗凝药物如肝素、低分子右旋糖酐、阿司匹林等阻止凝血过程的发动与进行，预防新血栓的形成。出血倾向十分严重的患者，可输血或补充血小板等凝血物质，以及使用纤溶抑制剂。

五、医学检验路径

DIC 检验路径见图 18-10。

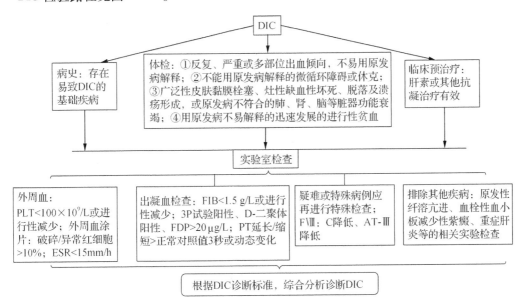

图 18-10　DIC 检验路径

六、思考练习题

1. 分析 DIC 的发病机制与实验室检查结果的关系。

2. 简述 DIC 的分期和临床表现。

3. 简述原发性纤溶亢进和继发性纤溶亢进的鉴别要点。

（郝艳梅）

第十九章

神经性疾病

神经性疾病是指神经系统和骨骼肌由于感染、心脑血管病变、肿瘤、外伤等引起的一大类疾病。常见症状有头痛、意识障碍、感觉障碍和运动障碍。神经性疾病主要通过体格检查、腰椎穿刺、脑脊液检查、影像学检查、神经电生理检查等进行综合判断。

第一节　重症肌无力

重症肌无力（myasthenia gravis，MG）是一种神经肌肉接头传递功能障碍的获得性自身免疫病。主要由于神经肌肉接头突触后膜上乙酰胆碱受体（acetylcholine receptor，AChR）受损引起。受累肌肉在活动后出现疲劳无力，经休息或胆碱酯酶抑制剂治疗可以缓解，肌无力表现为晨轻暮重的波动现象。结合药物试验、肌电图及肌酸激酶同工酶等检查的典型表现可以做出诊断。

一、案例

患者女，36 岁，汉族。

主诉：视物重影 2 月余伴左眼眼睑下垂 1 周。

现病史：近日（2021 年 1 月 11 日）出现左眼眼睑下垂，晨轻暮重，后逐渐加重，病程中无四肢无力、吞咽苦难、饮水呛咳、呼吸困难，患者饮食健康，睡眠稍差，大小便正常，体重无明显下降。

既往史：患者 2020 年 10 月 20 日无明显诱因出现视物重影，双眼疲劳干涩。

家族史：无家族遗传性疾病史。

体格检查：患者神清，精神可，语言欠清晰，对答切题，查体合作，左侧眼睑下垂，左眼遮盖瞳孔约 1/3，双侧眼球内收，外展不到位，上下活动可，双侧瞳孔等大等圆，直径约 3.5 mm，对光反射存在，无眼震，伸舌居中，咽反射正常，颈软、无抵抗，四肢肌张力、肌力正常，腱反射对称，病理征未引出，双侧深、浅感觉对称，双手指鼻试验稳准。

二、检查结果

实验室检查

血常规：白细胞 5.42×10^9/L，血红蛋白 151 g/L，平均 RBC 血红蛋白浓度 355 g/L，血小板 259×10^9/L，血小板压积 0.30%。

生化：总蛋白 75.8 g/L，前白蛋白 152 mg/L，总胆红素 7.60 μmol/L，间接胆红素 5.00 μmol/L，谷丙转氨酶 16 U/L，谷草转氨酶 16 U/L，估算的肾小球滤过率 131 mL/（min·1.73 m²），肌酸激酶 96 U/L，肌酸激酶同工酶 87 U/L，免疫球蛋白 G 5.33 g/L，免疫球蛋白 A 0.17 g/L，免疫球蛋白 M 0.69 g/L，补体 C3 0.86 g/L，补体 C4 0.18 g/L。

三、临床诊断与鉴别诊断

1. 临床诊断：患者的临床表现为左眼眼睑下垂，晨轻暮重，肌酸激酶同工酶升高，AChR 抗体升高不明显。根据临床检查结果综合判断，该患者临床诊断为重症肌无力。

2. 诊断依据

（1）症状与体征：患者无明显诱因出现视物重影，双眼疲劳干涩。左眼眼睑下垂，晨轻暮重，后逐渐加重。

（2）实验室诊断：重症肌无力的诊断需要以下几项检查：肌电图、重复神经电刺激（repetitive nerve electric stimulation，RNES）、抗乙酰胆碱受体抗体（AChR-Ab）滴度的检测、甲状腺激素和甲状腺抗体检测、抗核抗体检测。

3. 鉴别诊断：①Lambert-Eaton 肌无力综合征；②肌营养不良症；③延髓麻痹；④肉毒梭菌中毒。

四、治疗基本原则

1. 缓解患者症状，减轻痛苦，提高生活质量，改善预后情况。

2. 药物治疗，针对肌无力危象及原发病。常用药有胆碱酯酶抑制药，如甲基硫酸新斯的明、溴吡斯的明等。糖皮质激素能够抗炎、抗免疫，控制病情发展。免疫抑制剂如硫唑嘌呤、氨甲蝶呤、环磷酰胺等。必要时可静脉注射免疫球蛋白和血浆置换。

五、医学检验路径

重症肌无力检验路径见图 19-1。

六、思考练习题

通过上述问诊与查体，该患者可能的诊断是什么？需与哪些疾病鉴别诊断？

重症肌无力

临床表现

全身骨骼肌均可受累、表现为波动性无力和易疲劳性，症状呈晨轻暮重，活动后加重、休息后可减轻。患者起病早期以眼外肌受累最为常见，呈交替性上睑下垂或双眼复视。随着病情进展，部分患者出现鼓腮漏气、咀嚼困难、构音障碍、四肢无力等临床症状。MG的肌无力症状在分布上，眼外肌无力分布多不对称，而肢体无力的症状分布多为对称性且多累及肢体近端，病情严重时累及呼吸肌可致呼吸困难，发生MG危象

实验室检查

药理学检查 | 电生理检查 | 血清抗体检测 | 影像学检查

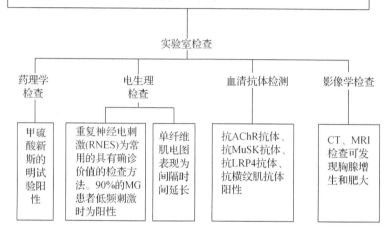

甲硫酸新斯的明试验阳性

重复神经电刺激(RNES)为常用的具有确诊价值的检查方法。90%的MG患者低频刺激时为阳性

单纤维肌电图表现为间隔时间延长

抗AChR抗体、抗MuSK抗体、抗LRP4抗体、抗横纹肌抗体阳性

CT、MRI检查可发现胸腺增生和肥大

图 19-1　重症肌无力检验路径

（黄　颖　徐元宏）

第二节　格林－巴利综合征

格林－巴利综合征（Guillain-Barré syndrome，GBS）是以周围神经和神经根的脱髓鞘，以及小血管周围淋巴细胞及巨噬细胞的炎性反应为病理特点的自身免疫病。是一种急性起病，以神经根、外周神经损害为主，伴有以脑脊液中蛋白细胞分离为特征的综合征。GBS最常见的亚型为急性炎性脱髓鞘多神经病（acute inflammatory demyelinating polyneuropathy，AIDP）和急性运动轴突性神经病（acute motor axonal neuropathy，AMAN），其次为 Miller-Fisher 综合征（MFS），以眼肌麻痹、共济失调及深部肌腱反射消失为特征。

一、案例

患者男，23 岁。

主诉：双侧踝关节以下出现持续性麻木 1 年。

现病史：患者 5 个月前双侧膝关节以下麻木无力，活动后加剧，并出现声音嘶哑、饮水呛咳。四肢末端遇冷时发绀。近日上述症状加重，并出现双上肢无力，双手指尖发麻，走路踩棉花感，呼吸费力。

体格检查：神清，声音嘶哑，音调低，咽反射存在，双上肢近端肌力 4 + 级，握力 4 - 级，双下肢肌力 3 + 级，双足背屈不能，双下肢踝关节以下痛觉过敏，双脚位置觉差，四肢腱反射消失，腹壁反射消失，病理征未引出，双侧 Lasegue 征阳性，双下肢水肿。

二、检查结果

1. 实验室检查

生化：24 小时尿蛋白量 0.67 g，血白蛋白 34.7 g/L，肾功能正常。

免疫：ANA、抗双链 DNA、ENA 多肽抗体谱、ANCA、抗 GBM、传染病 4 项均阴性。病毒全套示巨细胞病毒抗体 IgG 阳性。

2. 影像学检查

肌电图：四肢明显神经源性损害，考虑多发性神经损害、周围神经脱髓鞘损害和轴索改变，不排除格林 - 巴利综合征。

3. 病理学检查

神经活检病理：重度慢性活动性轴索性神经病。

腰穿：蛋白细胞分离。

肾活检：免疫荧光：IgG 阳性，颗粒样沿毛细血管壁沉积，IgG、IgA、C3、Clq 均阴性。光镜：镜下可见 2 条肾皮质，共计 31 个肾小球，1 个肾小球缺血硬化，其余肾小球内皮细胞弥漫增生、肿胀，基底膜弥漫增厚，呈分层状改变；肾小管上皮细胞空泡颗粒变性；肾间质未见明显病变；小动脉内皮细胞肿胀。电镜：可见 4 个肾小球，肾小球系膜细胞和基质轻度增生，阶段性内皮细胞增生、肿胀，基底膜内疏松层弥漫增宽，上皮足突阶段融合；肾小管上皮溶酶体增多；肾间质无明显病变，诊断符合毛细血管内皮病。病理诊断：毛细血管内皮病。患者确诊为毛细血管内皮病、慢性格林 - 巴利综合征。

三、临床诊断与鉴别诊断

1. 临床诊断 根据病例资料可以看到患者病程长，临床表现为双侧踝关节以下出现持续性麻木，双脚位置觉差，四肢腱反射消失，光镜下可见 2 条肾皮质，共计 31 个肾小球，1 个肾小球缺血硬化，其余肾小球内皮细胞弥漫增生、肿胀，基底膜弥漫增厚，呈分层状改变；电镜下可见 4 个肾小球，肾小球系膜细胞和基质轻度增生，阶段性内皮细胞增生、肿胀，基底膜内疏松层弥漫增宽，上皮足突阶段融合。

根据临床检查结果综合判断，该患者临床诊断为慢性格林 - 巴利综合征。

2. 诊断依据

（1）症状与体征：患者以渐进性上、下肢无力起病。查体见四肢腱反射消失。

（2）实验室诊断：该病病理学特点为免疫荧光常为阴性。光镜下可见肾小球毛细血管内皮细胞弥漫增生和肿胀，基底膜弥漫增厚，可呈分层状；电镜是诊断的关键，内皮细胞增生、肿胀，基底膜内疏松层增宽是其最大特点。上述内皮细胞表现常见于血栓性微血管病。该病例提示我们，慢性格林 - 巴利综合征并发肾病时，应考虑毛细血管内皮病的可能。

3. 鉴别诊断

具有 GBS 典型表现的患者，诊断较为容易，但对于非典型表现的患者来说，有时难以诊断。具有典型表现的患者，也应行腰椎穿刺检查排除其他诊断。GBS 的鉴别诊断包括感染性疾病、恶性肿瘤和神经肌肉接头病变。

对于脑脊液细胞计数增高的患者，应考虑与巨细胞病毒或 HIV 引起的脊髓神经根炎症、横贯性脊髓炎、Lyme 病、软脑膜恶性肿瘤或脊髓灰质炎等鉴别诊断。实验室检查也有助于查明 GBS 样症状的病变，如电解质紊乱（低钾血症）和维生素 B_1 缺乏。

纯运动症状的患者，鉴别诊断应该考虑重症肌无力、多发性肌炎和皮肌炎、脊髓灰质炎、高镁血症、卟啉症、肉毒中毒、铅中毒或有机磷中毒。神经传导检查有助于鉴别多神经病、肌病、前角细胞病变（脊髓灰质炎）和神经肌肉接头疾病。

当对下肢轻瘫或脊髓感觉水平异常的患者考虑诊断为 GBS 时，应行脊髓 MRI 和脑脊液检查排除脊髓卡压或横贯性脊髓炎。神经传导检查有助于确诊，脱髓鞘性多发性神经病或临床检查正常的上肢出现神经传导异常，都提示 GBS。MRI 对神经根的检查可支持 GBS 诊断。对存在膀胱或直肠功能障碍的患者，鉴别诊断包括脊髓或马尾卡压、横贯性脊髓炎。

对于非对称性肢体无力的患者，鉴别诊断应考虑血管炎性神经病、多发性单神经病、Lyme 病、白喉、脊髓灰质炎和软脑膜恶性肿瘤。倘若呼吸衰竭与肢体无力的程度不相称，则考虑重症肌无力、高镁血症、低磷血症、高位颈髓髓内病变、脊髓灰质炎和肉毒中毒。

四、治疗基本原则

1. 根据患者的起病方式和严重程度而有所不同。急性格林－巴利综合征需采取大剂量丙种球蛋白冲击治疗，同时这类患者容易出现呼吸肌麻痹，因此需要给予呼吸支持，必要时可行气管插管或气管切开。

2. 慢性格林－巴利综合征可给予大剂量糖皮质激素冲击治疗，同时患者可能存在运动及感觉功能障碍，可相应给予功能康复及营养神经的治疗。总体来说，格林－巴利综合征的治疗就是帮助患者稳定生命体征，同时，尽可能地恢复患者的神经功能。

五、医学检验路径

格林－巴利综合征检验路径见图 19-2。

六、思考练习题

1. 格林－巴利综合征的病因及实验室检查是什么？
2. 格林－巴利综合征的诊断标准是什么？

第三节　高钾血症

钾离子是细胞内液中含量最高的阳离子，且主要呈结合状态，直接参与细胞内的代谢活动。适当的钾离子浓度及其在细胞膜两侧的比值对维持神经肌肉组织静息电位的产生，以及

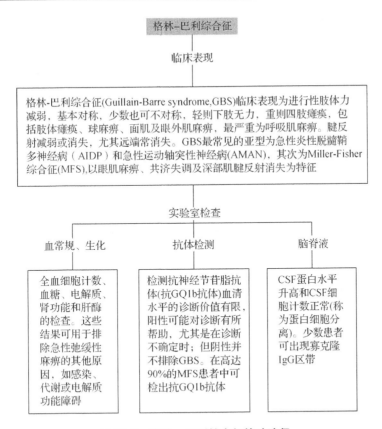

图 19-2　格林 – 巴利综合征检验路径

电兴奋的产生和传导有重要作用，同时也直接影响酸碱平衡的调节。钾离子紊乱是临床上最常见的电解质紊乱之一，且常和其他电解质紊乱同时存在。血钾高于 5.5 mmol/L 即可诊断为高钾血症，注意与假性高钾血症鉴别。血钾高于 7.0 mmol/L 则为严重高钾血症。高钾血症有急性与慢性两类，急性发生者为急症，应及时抢救，否则可能导致心搏骤停。

一、案例

患者女，56 岁，因"膝盖以下截肢后残端感染"入院。患者病程中出现持续高钾血症，最高达 6.2 mmol/L，使用胰岛素 + 葡萄糖、沙丁胺醇治疗超过 3 天。住院前，血清钾浓度为 4.6 ~ 4.8 mmol/L。

二、检查结果

生化：肝功能未见明显异常，肾小球滤过率 > 60 mL/（min·1.73 m²），HCO_3^- 18 ~ 20 mmol/L，血清乳酸 1.9 mmol/L，血钾 5.7 mmol/L，渗透压 312 mOsm/L，尿钠 69 mmol/L，尿钾 18 mmol/L，尿渗透压 370 mOsm/L。

三、临床诊断与鉴别诊断

1. **临床诊断**　根据病例资料可以看到患者因膝盖以下截肢后残端感染入院，入院后出现持续高钾血症，最高达6.2 mmol/L，尿钾浓度和尿钾排出量增加，故诊断为高钾血症。

2. 诊断依据

（1）症状与体征：患者感染后出现持续高钾血症，最高达6.2 mmol/L。

（2）实验室诊断：体内血清钾的浓度高于5.5 mmol/L。

3. 鉴别诊断

（1）高镁血症：心电图改变与高钾血症相似，应予以鉴别。在病因诊断方面可根据病史、临床表现和实验室检查判断有无肾功能不全使血钾排泄减少而引起高钾血症。根据测定血浆肾素活性、肾上腺皮质醇和醛固酮以判断肾上腺皮质有无功能减低。询问有无使用保钾利尿药或其他可影响钾分布异常药物的病史以判断高钾血症是否由药物引起。

（2）假性高钾血症：假性高钾血症见于试管内溶血。抽血时压脉带压迫时间过久、血小板或白细胞增多。

四、治疗基本原则

1. 立即停止摄入钾。

2. 积极防治心律失常。

3. 迅速降低血钾。

4. 及时处理原发病和恢复肾功能。

5. 促进多余钾排出体外。

五、医学检验路径

高钾血症检验路径见图19-3。

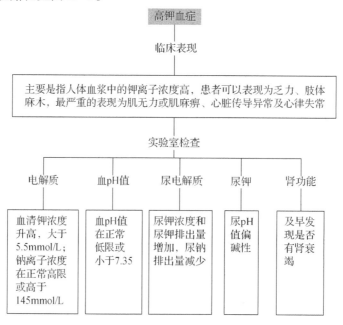

图19-3　高钾血症检验路径

六、思考练习题

1. 高钾血症的实验室诊断标准是什么？
2. 高钾血症常见病因有哪些？

第四节　低钾血症

血清钾的浓度是 3.5～5.5 mmol/L，当血钾浓度低于 3.5 mmol/L，伴有低血钾的症状时就称为低钾血症。低钾血症最常见的症状是神经肌肉系统症状，主要表现为肌无力和发作性软瘫，尤其是四肢肌肉的肌无力，很少累及头颈肌。严重者可以发生低钾性麻痹甚至累及呼吸肌、心脏肌肉，导致呼吸心搏骤停。低钾血症可以影响心脏电生理，导致各种心律失常、心电图出现 U 波等。长期低钾血症容易影响肾小管功能，发生尿路感染等。长期低钾血症还影响胰岛素的分泌，可能造成糖耐量异常甚至发生糖尿病。

一、案例

患者男，36 岁，因"咽痛、流涕伴咳嗽 4 天，四肢乏力 1 天"入院。患者 1 天前因感冒在私人诊所静脉输液治疗后，出现四肢乏力，具体表现为下蹲后不能站起，不能上下楼梯，平路能行走。无恶心呕吐，无心悸心慌，无呼吸困难。

体格检查：神志清，精神可，生命体征稳定，两侧咽部红肿，心肺听诊未见异常。左下肢肌力Ⅲ级，右下肢肌力Ⅳ级，双下肢肌张力减低，左下肢腱反射减弱，神经系统（-）。

二、检查结果

实验室检查
血常规：WBC 10.2×10^9/L，N 81%。
生化：血清钾 2.8 mmol/L。

三、临床诊断与鉴别诊断

1. 临床诊断　根据病例资料可以看到患者因感冒在私人诊所静脉输液治疗后，出现四肢乏力，具体表现为下蹲后不能站起，不能上下楼梯，平路能行走。血清钾低于 3.5 mmol/L。故诊断为低钾血症。

2. 诊断依据
（1）症状与体征：因感冒在私人诊所静脉输液治疗后，出现四肢乏力，具体表现为下蹲后不能站起，不能上下楼梯，平路能行走。查体见左下肢肌力Ⅲ级，右下肢肌力Ⅳ级，双下肢肌张力减低，左下肢腱反射减弱。
（2）实验室诊断：血清钾低于 3.5 mmol/L。

3. 鉴别诊断
（1）原发性醛固酮增多症：本病是由于肾上腺皮质增生、腺瘤或腺癌分泌过多醛固酮所致，属于不依赖肾素－血管紧张素的盐皮质激素分泌过多，引起机体潴钠排钾，体液容量扩张而抑制肾素－血管紧张素系统。临床上主要表现为多尿、夜尿多、口渴、多饮、肌无力或周期性瘫痪、高血压，可检测到低血钾、高血钠、碱血症、碱性尿、血浆醛固酮浓度升高、血浆肾素活性降低，血浆醛固酮/血浆肾素活性比值常大于 20。影像学检查肾上腺部位可见占位性病变或双侧弥漫性增大。

（2）继发性醛固酮增多症：①肾素瘤：本病多见于青年人，表现为严重的高血压、低血钾，血浆肾素活性和醛固酮水平均升高。②各种原因所致的肾脏缺血、恶性高血压、肾动脉狭窄和肾萎缩等可导致肾脏供血不足，血浆肾素活性和醛固酮水平均升高。患者常有严重高血压，部分表现出低血钾，常有氮质血症或尿毒症。

（3）Cushing 综合征：为各种病因造成肾上腺分泌过多的糖皮质激素所致，其中包括 Cushing 综合征和异位 ACTH 综合征等。主要表现为向心性肥胖、满月面、多血质、紫纹、痤疮、男性化，并可检查到高血压、低血钾性碱中毒，血皮质醇浓度升高、无昼夜节律，小剂量地塞米松抑制试验不被抑制，血促肾上腺皮质激素（adrenocorticotropic hormone，ACTH）水平升高（ACTH 依赖性）或降低（非 ACTH 依赖性）。影像学检查肾上腺部位可见占位性病变或双侧弥漫性增大。

（4）先天性肾上腺皮质增生症：本病是较常见的常染色体隐性遗传病之一，由于皮质激素合成过程中所需酶的先天性缺陷导致。其中，11-β 羟化酶和 17α－羟化酶缺陷均可引起 11－去氧皮质酮等盐皮质激素产生过多，此时尽管醛固酮的产生没有增多，但由于前者也有潴钠排钾的作用，患者常表现出高血压、高血钠和低血钾。同时，患者因肾上腺雄激素产生增多或减少而表现出女性男性化、男性假性性早熟，或男性女性化、女性原发性闭经。此类患者的性分化异常有重要的病因提示作用。

（5）Liddle 综合征：常染色体显性遗传性肾小管上皮细胞功能障碍，钠通道异常，为远端肾小管钠的重吸收增多所致。表现为高血压、低血钾、肾素受抑制、血醛固酮低，用螺内酯治疗无效。阻止肾小管上皮细胞重吸收钠并排泄钾的药物，如阿米洛利、氨苯蝶啶可纠正低血钾，降低血压。

（6）表观盐皮质激素过多综合征：为先天性 11β－羟类固醇脱氢酶缺陷使皮质醇不能转变为皮质素，其清除减慢，能激活盐皮质激素受体，表现为严重高血压，低血钾性碱中毒，尿 17－羟及游离皮质醇排出量减少，尿中皮质素代谢物/皮质醇代谢物比值降低。但由于每日分泌量也减少，血浆皮质醇正常。多见于儿童和青年人。螺内酯或地塞米松治疗可见效。

（7）Bartter 综合征：先天性者与遗传有关，后天性者多见于慢性肾脏疾病。本病患者的球旁复合体中可见颗粒细胞增生。临床主要表现为低血钾、低血钠、低血氯、代谢性碱中毒、尿钾及尿氯排出增多，血浆肾素活性及醛固酮水平增高，但无高血压。Gitelman 综合征是 Bartter 综合征的一种变异型，又称伴低尿钙、低血镁的 Bartter 综合征。前者为一种常染色体隐性遗传的肾小管性疾病，临床多以低血钾、低血镁、低尿钙、代谢性碱中毒、高肾素、高醛固酮而血压正常的一种疾病。尿钙与尿肌酐比（尿钙/尿肌酐）≤0.2，而 Bartter 综合征患者尿钙/尿肌酐 >0.2。Gitelman 综合征患者 100% 有低血镁，尿镁增多。

（8）肾小管酸中毒：分为 4 种类型，其中远端肾小管酸中毒和近端肾小管酸中毒患者常表现出低血钾、代谢性酸中毒、碱性尿（后者严重时可有酸性尿），而肾功正常，血浆肾素活性及醛固酮水平均正常。

四、治疗基本原则

1. 急性低钾血症，应采取紧急措施进行治疗，慢性低钾血症只要血钾不低于 3 mmol/L，则可先检查病因，然后再针对病因进行治疗。

2. 补钾，应根据血钾水平而决定。

3. 纠正水和其他电解质代谢紊乱。

五、医学检验路径

低钾血症检验路径见图 19-4。

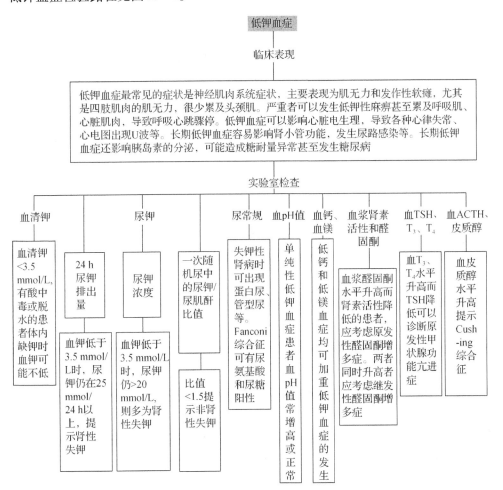

图 19-4　低钾血症检验路径

六、思考练习题

1. 低钾血症与其他疾病的鉴别诊断有哪些？

2. 低钾血症的原因有哪些？

第五节　有机磷农药中毒

急性有机磷农药中毒是指有机磷农药短时大量进入人体后造成的以神经系统损害为主的一系列伤害。临床上主要包括急性中毒患者表现的胆碱能兴奋或危象，其后的中间综合征，以及迟发性周围神经病。

一、案例

患者女，46 岁，因"意识障碍伴呼吸困难 1 小时"入院。患者 1 小时前被家人发现躺在自家房屋后，呼之不应，口吐白沫，呼吸急促，2 小时前曾与家人激烈争吵。送医途中吐胃内容物 2 次。此前进食、睡眠及大小便均正常，近期体重无明显下降。

体格检查：T: 36 ℃，P: 62 次/分，R: 29 次/分，BP: 135/78 mmHg。神志不清，呼出气有明显大蒜味，全身皮肤潮湿，未见出血点和皮疹，巩膜无黄染，双侧瞳孔等大等圆，颈软，双肺可闻及广泛湿啰音。心界不大，心率 62 次/分，律齐，各瓣膜听诊区未闻及杂音。腹平软，无压痛，肝、脾肋下未触及，移动性浊音（－）。四肢可见肌肉颤动，指甲发绀，双下肢无水肿，肌张力略高，肌力无法查，病理反射未引出。

二、检查结果

实验室检查

生化：pH = 7.217，PCO_2 43.7 mmHg，HCO_3^- 43.7 mol/L，TCO_2 15.6 mmol/L，PO_2 77.3 mmHg，K^+ 2.9 mmol/L，随机血糖 16.3 mmol/L，CK-MB 109.8 U/L，AchE 活力 < 200 U/L。

三、临床诊断与鉴别诊断

1. **临床诊断**　根据病例资料可以看到患者呼吸急促，神志不清，呼出气有明显大蒜味；血钾明显降低，AChE 活力明显降低，结合临床表现及检查结果可诊断为有机磷农药中毒。

2. **诊断依据**

（1）症状与体征：患者与家人激烈争吵后 1 小时，被发现躺在自家房屋后，呼之不应，口吐白沫，呼吸急促。查体见神志不清，呼出气有明显大蒜味，全身皮肤潮湿，未见出血点和皮疹，巩膜无黄染，双侧瞳孔等大等圆，颈软，双肺可闻及广泛湿啰音。

（2）实验室诊断：明显酸中毒，血 K^+ 明显降低，CKMB 上升，AChE 活力 <200 U/L。

3. **鉴别诊断**

（1）其他药物中毒：阿片类、安眠药中毒等，虽都有瞳孔缩小和昏迷，但其他临床表现、血与尿药检结果不同，AChE 活力正常。

（2）其他类农药中毒：呼出气无蒜臭味，其他临床表现不同，除氨基甲酸酯类外，AChE 活力大多正常。

（3）急性脑血管病：有神经系统病理体征，头颅 CT 等检查异常。

（4）全身性疾病致昏迷：如肝昏迷、糖尿病昏迷、尿毒症昏迷等，其相应的临床表现和化验均有不同。

应注意毒蕈碱样症状明显时与哮喘、慢性阻塞性肺疾病急性期、心源性肺水肿和急性胃肠炎鉴别。烟碱样症状时应与其他原因的交感神经兴奋性增高疾病鉴别。

四、治疗基本原则

1. 清除毒物：将患者从中毒现场撤离，去除未被吸收的毒物，脱下被污染的衣服，用清水清洗被污染的皮肤、头发、指甲等，以减少对有机磷的吸收。误服的患者可以使用清水或 2% 碳酸氢钠溶液等反复洗胃，直到洗液变清为止。

2. 呼吸支持：确保呼吸道畅通，清除呼吸道分泌物，吸入氧气，必要时使用机械通气和呼吸机辅助呼吸。

3. 应用解毒药：胆碱酯酶再激活药，如氯解磷定，可反复使用。胆碱能受体阻滞剂，如阿托品，可以使用。如果瞳孔明显扩张、迷茫、抽搐等，则为阿托品中毒，应立即停用阿托品。

五、医学检验路径

有机磷农药中毒检验路径见图 19-5。

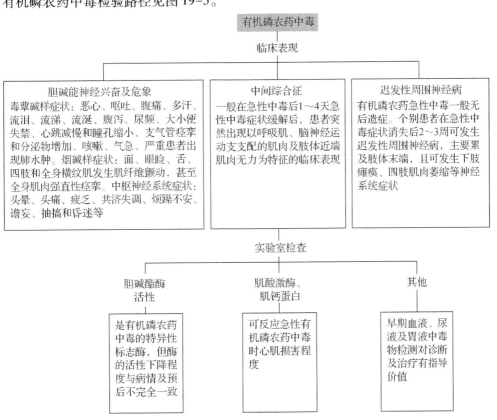

图 19-5　有机磷农药中毒检验路径

六、思考练习题

1. 有机磷农药中毒的症状是什么?
2. 有机磷农药中毒的实验室检查有哪些?

（张　鹏）

第二十章
生殖与优生优育

人类生殖系统按其功能均由生殖腺、生殖管道和附属器官等组成。男性生殖系统包括生殖腺、输送管道、附属腺体和外生殖器。男性生殖腺是睾丸，输送管道有附睾、输精管、射精管和尿道。女性生殖腺是卵巢，输送管道包括输卵管、子宫与阴道。输卵管是一对弯而长的喇叭形肌性管道，内侧端开口于子宫腔，外侧端开口于腹膜腔。

优生优育是计划生育具体内涵的延伸，是新的历史条件下对计划生育的具体化体现。优生是利用遗传学原理，来保证子代有正常生存能力的科学，主要是研究如何用有效手段降低胎儿缺陷发生率。优生优育检查包括男方和女方检查。男性通常有精液常规检查及遗传性疾病相关检查。女性检查有全面的妇科检查，包括妇科双合诊检查、宫颈癌筛查、HPV 检查等。怀孕后还需进行甲状腺功能检查、TORCH 筛查等。

第一节　阴道炎

阴道炎是妇科最常见的疾病，各年龄组均可发病。阴道与尿道、肛门毗邻，局部潮湿，易受污染；育龄妇女性活动较频繁，且阴道是分娩、宫腔操作的必经之道，容易受到损伤及外界病原体的感染；绝经后妇女及婴幼儿雌激素水平低，局部抵抗力下降，也易发生感染。外阴阴道炎可单独存在，也可两者同时存在。

正常阴道内有革兰氏阳性或革兰氏阴性需氧菌及兼性厌氧菌等，多种细菌寄居形成阴道正常菌群。由于阴道与这些菌群之间形成了生态平衡，所以并不致病。雌激素、乳杆菌及阴道 pH 值在维持阴道生态平衡中起重要作用。生理情况下，雌激素使阴道上皮增生变厚并富含糖原，增加对病原体的抵抗力，糖原在阴道乳杆菌作用下分解为乳酸，维持阴道正常的酸性环境（pH≤4.5），抑制其他病原体生长，称为阴道自净作用。正常阴道菌群中，以产生过氧化氢（H_2O_2）的乳杆菌为优势菌，乳杆菌除维持阴道的酸性环境外，其产生的 H_2O_2 及其他抗微生物因子可抑制或杀灭其他细菌。阴道生态平衡一旦被打破或外源病原体侵入，即可导致炎症发生。若体内雌激素下降，阴道灌洗等均可使阴道 pH 值升高，不利于乳杆菌生长。此外，长期应用抗生素抑制乳杆菌生长，或机体免疫力低下，均可使其他致病菌成为优势菌，引起炎症。

一、案例

患者女，35 岁，已婚。

主诉：外阴瘙痒 2 天，白带增多，豆腐渣样白带。

现病史：患者于 2 天前无明显诱因出现外阴瘙痒，阴道分泌物增多，伴有尿频、尿痛及性交痛。自行使用洁尔阴洗液在家冲洗，效果不佳，2 天来病情无明显好转遂入我院。

既往史：既往无肝炎、伤寒、肺结核等病史，无外伤、手术史和药物过敏史。

家族史：无。

体格检查：T：36.5 ℃，P：86 次/分，R：19 次/分，BP：115/80 mmHg。发育正常，月经规律，急性病容，神志清楚，精神欠佳，体检配合。常规消毒下行阴道扩张器检查见外阴皮肤黏膜表面有抓痕、水肿及红色丘疹，黏膜潮红；小阴唇内侧可见白色的块状物；阴道黏膜充血水肿，分泌物量多，呈豆渣样，质稠，内夹有血液，血色鲜红；宫颈光滑，宫口闭合。

二、检查结果

1. 实验室检查

血常规：WBC 6.5×10^9/L，N 57.7%，L 34.3%，M 6.2%，E 1%，B 0.8%；RBC 4.35×10^{12}/L，Hb 119 g/L；PLT 203×10^9/L。

尿常规：尿白细胞（+）；白带常规：外观呈凝乳状，清洁度 Ⅲ 级，镜检分泌物高倍镜下见菌丝或孢子样物，报告结果为找到真菌。

2. 影像学检查

妇科 B 超：子宫呈前位，形态轮廓正常，形态大小正常，肌层回声均匀，内膜厚约 4 mm，居中，光整，直肠子宫陷凹未探及液性暗区。超声提示子宫未见明显占位病变；双附件（卵巢）未见明显占位病变。

三、临床诊断与鉴别诊断

1. 临床诊断 本案例根据症状、体格检查和实验室检测，该患者诊断为外阴阴道假丝酵母菌病（vulvovaginal candidiasis，VVC）。

外阴阴道假丝酵母菌病典型病例不难诊断。若在分泌物中找到白色假丝酵母菌即可确诊。取少许凝乳状分泌物，放于盛有 10% KOH 玻片上，混匀后在显微镜下找到芽孢和假菌丝。由于 10% KOH 可溶解其他细胞成分，使假丝酵母菌检出率提高，阳性率为 70%～80%，高于生理盐水的 30%～50%。此外，可用革兰氏染色检查。若有症状而多次湿片检查为阴性，或为顽固病例，为确诊是否为非白假丝酵母菌感染，一般不用 PCR 检测方法，培养法是首选的金标准诊断方法。pH 值测定具有重要鉴别意义，若 pH < 4.5，可能为单纯假丝酵母菌感染，若 pH > 4.5，并且涂片中有多量白细胞，可能存在混合感染。根据主要临床特征：瘙痒、排尿困难、充血水肿、皲裂和凝乳状白带，并附加以下之一可诊断 VVC：①10% KOH 湿片或涂片镜检见到假丝酵母菌；②培养或其他实验证明存在假丝酵母菌。

2. 诊断依据

（1）体格检查：无明显诱因出现外阴阴道瘙痒、充血水肿、分泌物多和豆渣样白带。

（2）白带常规：10% KOH 湿片或涂片镜检见到假丝酵母菌。

3. 鉴别诊断

（1）滴虫病（trichomoniasis）：由阴道毛滴虫引起，是常见的阴道炎。阴道毛滴虫适宜在温度 25～40 ℃、pH 5.2～6.6 的潮湿环境中生长，在 pH 5.0 以下或 7.5 以上的环境中则不生长。滴虫能消耗或吞噬阴道上皮细胞内的糖原，阻碍乳酸生成，使阴道 pH 升高。滴虫阴道炎患者滴虫不仅寄生于阴道，还常侵入尿道或尿道旁腺，甚至膀胱、肾盂及男方的包皮皱褶、尿道或前列腺中。引起患者阴道分泌物增多及外阴瘙痒、灼热、疼痛、性交痛等症状。典型分泌物特点为稀薄脓性、黄绿色、泡沫状、有臭味。分泌物呈脓性是因分泌物中含有白细胞，若合并其他感染则呈黄绿色；呈泡沫状、有臭味是因滴虫无氧酵解碳水化合物，产生腐臭气体。瘙痒部位主要为阴道口及外阴。若合并尿道感染，可有尿频、尿痛，有时可见血尿。阴道毛滴虫能吞噬精子，并能阻碍乳酸生成，影响精子在阴道内存活，可致不孕。

体格检查见阴道黏膜充血，严重者有散在出血点，宫颈甚至有出血斑点，形成草莓样宫颈，后穹隆有多量白带，呈灰黄色、黄白色稀薄液体或黄绿色脓性分泌物，常呈泡沫状。带虫者阴道黏膜无异常改变。

典型病例以在阴道分泌物中找到滴虫即可确诊。显微镜检查阴道分泌物悬液中找到阴道毛滴虫的诊断敏感度仅为 60%～70%。悬液法检查结果阴性而临床可疑时可进一步做滴虫培养。因阴道滴虫病较常见，所以对因阴道排液而就诊的患者应常规检测阴道毛滴虫。对有感染高风险（如有新性伴或多个性伴、性传播疾病史、性交易、注射毒品）的女性应进行阴道毛滴虫筛查。

（2）细菌性阴道病：为阴道内正常菌群失调所致的一种混合感染，但临床及病理特征无炎症改变。10%～40% 的患者无临床症状，有症状者主要表现为阴道分泌物增多，匀质，稀薄，有鱼腥臭味，尤其性交后加重，可伴有轻度外阴瘙痒或烧灼感。正常阴道内以产生过氧化氢的乳杆菌占优势。细菌性阴道病时，阴道内产生过氧化氢的乳杆菌减少而其他细菌大量繁殖，主要有加德纳菌、类杆菌、消化链球菌等厌氧菌及人型支原体，其中以厌氧菌居多。正常时阴道内不见或见少许阴道加德纳菌。计算乳杆菌和加德纳菌的数量变化，可作为细菌性阴道炎诊断的参考。正常时，乳杆菌 6～30 个/HPF 或大于 30 个/HPF，细菌性阴道病时，加德纳菌和厌氧菌增加，而乳杆菌减少。非细菌性阴道病时，乳杆菌大于 5 个/HPF，仅见少许加德纳菌；细菌性阴道病时，乳杆菌小于 5 个/HPF 或无乳杆菌，但可见到大量加德纳菌及其他细小的革兰氏阳性或阴性细菌。细菌性阴道病其临床诊断标准：①阴道分泌物稀薄均匀；②分泌物 pH 值大于 4.5；③胺试验阳性；④线索细胞。在阴道分泌物中见到线索细胞是诊断加德纳菌性阴道炎重要指标之一。凡有线索细胞再加上述其他 2 条，诊断即成立。

（3）非特异性阴道炎：是由物理、化学因素或一般病原菌，如变形杆菌、链球菌、葡萄球菌、大肠杆菌等引起的阴道炎。急性期可有体温稍升高，白细胞计数增多，全身乏力，下腹部坠胀不适感，阴道分泌物增多，呈脓性、浆液性或血性，阴道有灼痛感，扩张器可见阴道黏膜充血、肿胀、糜烂，常有抓痕，严重者形成溃疡或湿疹。

（4）淋病性阴道炎：由淋病奈瑟球菌所造成的阴道炎。可通过不洁或混乱的性交而传染。也有少数因借穿感染淋病奈瑟球菌的泳衣或通过淋病奈瑟球菌污染的浴缸、坐式便器等间接传染。感染经 3～5 天的潜伏期后，相继出现尿道炎、宫颈炎、尿道旁腺炎、前庭大腺炎及直肠炎等，其中以宫颈炎最常见。70% 的女性淋病患者存在尿道感染。淋球菌宫颈炎常见，多与尿道炎同时出现。如未充分治疗可转为慢性，表现为下腹坠胀、腰酸背痛、白带较多等，有 10%～20% 的妇女可出现不孕或宫外孕。

四、治疗基本原则

消除诱因，根据患者情况选择局部或全身应用抗真菌药物。若有糖尿病应给予积极治疗；及时停用广谱抗生素、雌激素及类固醇皮质激素。勤换内裤，用过的内裤、盆及毛巾均应用开水烫洗。对不能耐受局部用药者、未婚妇女及不愿采用局部用药者可选用口服药物。对于单纯性 VVC，全身用药与局部用药的疗效相似，治愈率为 80%～90%；对于复杂性 VVC，如临床表现严重的 VVC、不良宿主的 VVC，无论局部用药还是口服药物，均应延长治疗时间。对有症状的男性性伴侣应进行假丝酵母菌检查及治疗，预防女性复发感染。对妊娠并发 VVC 应以局部治疗为主，禁用口服唑类药物。由于外阴阴道假丝酵母菌病容易在月经前复发，故治疗后应在月经前复查阴道分泌物。若患者经治疗临床症状及体征消失，真菌学检查阴性后又出现真菌学证实的症状称为复发性外阴阴道假丝酵母菌病（recurrent vulvovaginal candidiasis，RVVC）。

五、医学检验路径

单纯根据病史诊断阴道炎并不可靠，可导致不恰当用药。需要仔细询问病史、进行体格检查和实验室检查才能保证诊断准确性。与阴道分泌物增多最相关的三种疾病是细菌性阴道病（bacterial vaginosis，BV）、滴虫病（trichomoniasis）和外阴阴道假丝酵母菌病（vulvovaginal candidiasis，VVC），其临床医学检验路径见图 20-1。

六、思考练习题

1. 什么是阴道分泌物清洁度？如何判断清洁度结果？
2. 细菌性阴道病的临床诊断标准是什么？
3. 阴道分泌物真菌检查的方法？

第二节　宫颈癌

宫颈癌是常见的妇科恶性肿瘤之一，发病率在我国女性恶性肿瘤中居第二位，仅次于乳腺癌。我国每年约有新发病例 13 万，患病的高峰年龄为 40～60 岁。宫颈癌发病率分布有地区差异，农村高于城市，山区高于平原，发展中国家高于发达国家。规范宫颈癌的诊断与治疗具有重要意义。宫颈癌的发生可通过对癌前病变的检查和处理得以有效控制。西方国家的

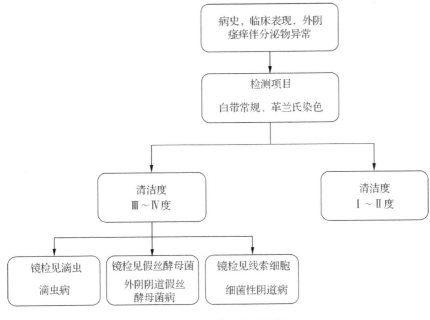

图 20-1 阴道炎检测流程

经验显示，宫颈癌的发病率在密切筛查的人群中减少了 70%~90%。为了降低我国宫颈癌的发病率，要做到早诊早治。人乳头状瘤病毒（HPV）感染是宫颈癌及癌前病变的重要因素。此外，宫颈癌还和过早性生活、多个性伙伴、多产、丈夫婚外性行为和阴茎癌等高危因素有关，其他因素有社会经济条件较差、营养不良、吸烟等。

一、案例

患者女，29 岁，已婚。

主诉：反复不规则阴道流血半年。

现病史：患者平时月经规律，5~6/30 天，量中等，无痛经，半年前同房后阴道少量出血，未到医院诊治。近 1 个月同房后阴道出血较前增多，经间期出现不规则阴道流血，血色较鲜红，有时伴臭味，但无腹痛，无尿频、尿急、尿痛，无便秘、下肢浮肿。发病以来饮食正常，无发热，无恶心、呕吐，二便正常，无体重减轻。

既往史：既往体健，无手术及外伤史。月经规律、量中等，16 岁开始性生活，有多个性伴侣，无生育史，无药物过敏史。患者曾多次于多家医院以功能失调性子宫出血行止血调经治疗，无明显好转。

家族史：无。

体格检查：T：36.6 ℃，P：88 次/分，R：18 次/分，BP：110/70 mmHg。一般情况可，发育正常，营养中等，神志清楚，检查合作；心肺听诊未闻及明显异常。腹部平坦，质软，无压痛、反跳痛及肌紧张，未触及腹部包块，移动性浊音阴性，肠鸣音正常，皮肤黏膜无黄染及出血点。四肢活动正常，无畸形，无浮肿；神经系统检查无异常。

妇科检查：外阴已婚未产式；阴道通畅，穹隆存在；行肛腹诊检查发现子宫体正常大小、无压痛、活动好，双侧附件区未触及明显异常。阴道窥视术检查发现宫颈粗大，失去正常形态，宫颈上唇肿瘤直径 4 cm，呈菜花状，质脆，接触性出血；宫旁组织较僵硬，无触痛；检查后阴道内流血明显增多，鲜红。

二、检查结果

1. 实验室检查

血常规：WBC 5.5×10^9/L，N 61.2%，L 31.7%，M 5.1%，E 1.8%，B 0.2%；RBC 3.35×10^{12}/L，Hb 109 g/L；PLT 189×10^9/L。

肿瘤标志物：SCC 3.87 ng/L，CA125 115 U/mL，CEA .9 μg/L。

人乳头状瘤病毒（HPV）检测：高危型阳性。

宫颈活检病理检查：宫颈鳞状细胞癌。

肝肾功能、电解质及尿常规正常。

2. 影像学检查

妇科 B 超：妇科彩超检查示子宫前位，宫体大小 43 mm×35 mm×32 mm，子宫轮廓清，形态规则，子宫壁回声均匀，内膜居中；宫颈外大小 35 mm×38 mm×36 mm，内部回声不均，形态不规则，内部血流丰富；双侧附件未见明显异常回声。

CT 检查：宫颈肿瘤，盆腹腔淋巴结未见肿大。

三、临床诊断与鉴别诊断

1. 临床诊断　本病例临床特点为①育龄期妇女；②以接触性出血近半年、加重 1 个月为主要表现；③妇科检查：阴道穹隆光滑，宫颈肥大，失去正常形态，上唇呈菜花样组织增生，质脆，触之易出血，宫旁无增厚；④妇科彩超：宫颈大小为 3.5 cm×3.8 cm×3.6 cm，内部回声不均匀。宫颈活检，病理结果回报：宫颈鳞状细胞癌。根据以上临床特征及相关辅助检查，本病例可诊断为宫颈鳞状细胞癌Ⅰb 期。

2. 诊断依据

（1）育龄期妇女，以接触性出血近 1 年、加重 1 个月为主要表现。

（2）妇科检查：阴道穹隆光滑，宫颈肥大，失去正常形态，上唇呈菜花样组织增生，质脆，触之易出血，宫旁无增厚。

（3）妇科彩超：宫颈大小为 3.5 cm×3.7 cm×3.6 cm，内部回声不均匀。

（4）宫颈活检，病理结果回报：宫颈鳞状细胞癌。

（5）实验室检查 SCC、CEA 增高，HPV 高危型阳性。

3. 鉴别诊断　主要依据宫颈组织病理检查，与有临床类似症状或体征的各种宫颈病变鉴别。

（1）宫颈良性病变：宫颈柱状上皮异位、宫颈息肉、宫颈内膜异位症、宫颈腺上皮外翻和宫颈结核性溃疡等，根据宫颈活检病理诊断可以鉴别。

（2）宫颈良性肿瘤：宫颈黏膜下肌瘤、宫颈管肌瘤质地比较硬，且有一定时间的病史；

可扪及蒂部从宫颈管内延伸出来；宫颈乳头状瘤与宫颈癌的表现比较相似，但宫颈表面少有溃疡和糜烂，有反复发作的倾向，且没有周围组织的浸润性生长。

（3）宫颈恶性肿瘤：原发性宫颈恶性黑色素瘤、肉瘤及淋巴瘤、转移瘤，应注意原发性宫颈癌与子宫内膜癌并存的可能。应有身体其他部位肿瘤病史，宫颈组织学检查可以证实。

（4）宫颈上皮内瘤样病变和宫颈原位癌：均可表现为阴道出血，但宫颈活检组织病理检查可帮助诊断及鉴别。

四、治疗基本原则

宫颈癌的治疗方法主要有手术治疗和放疗，化疗广泛应用于与手术、放疗配合的综合治疗和晚期复发性宫颈癌的治疗。目前靶向治疗、免疫治疗及其联合治疗可用于复发或转移宫颈癌的全身系统性治疗。宫颈癌综合治疗不是几种方法的盲目叠加，而应有计划地分步骤实施，治疗中根据手术结果和放疗后肿瘤消退情况予以调整，原则上早期宫颈癌以手术治疗为主，中晚期宫颈癌以放疗为主、化疗为辅。放疗适用于各期宫颈癌，外照射可采用前后对穿野、盆腔四野、三维适形、调强放疗。三维适形放疗和调强放疗已应用于临床，由于宫颈癌后装腔内放疗的剂量学特点，因此具有不可替代性。手术治疗适用于分期为 B1、B2、A1 期的患者，B3 期及 A2 期首选推荐同步放化疗，在放疗资源缺乏地区可选择手术。对于未绝经的患者，特别是年龄小于 40 岁的患者，放疗容易引起盆腔纤维化和阴道萎缩狭窄，早于 B 期、无手术禁忌证者可选择手术治疗。手术入路推荐开腹手术或经阴道手术，对于 A1 期无脉管侵犯患者可选腔镜微创手术。目前化疗广泛适用于宫颈癌治疗，采用以铂类药物为基础的单药或联合化疗，化疗中可联合贝伐珠单抗治疗。而对于二线治疗，可以选用靶向治疗或免疫治疗。NTRK 基因融合阳性的患者可以选用拉罗替尼或恩曲替尼。治疗方式的选择取决于本地区现有的设备、妇科肿瘤医师的技术水平，以及患者的一般状况、年龄、愿望、肿瘤分期和肿瘤标志物检测结果，治疗前应进行充分的医患沟通。

1. 手术治疗　手术优点是年轻患者可保留卵巢及阴道功能。主要用于早期宫颈癌（ⅠA～ⅡA 期）患者。ⅠA1 期：选用子宫全切术；ⅠA2 期：选用改良根治性子宫切除术及盆腔淋巴结切除术；ⅠB～ⅡA 期：选用改良根治性子宫切除术及盆腔淋巴结切除术，髂总淋巴结有癌转移者，做腹主动脉旁淋巴结切除或取样。年轻患者卵巢正常可保留。对要求保留生育功能的年轻患者，ⅠA1 期可行宫颈锥切术，ⅠA2～ⅠB1 期，肿瘤直径＜2 cm 者可行改良根治性子宫切除术及盆腔淋巴结切除术。

2. 放射治疗　适用于①ⅡB～Ⅳ期患者；②全身情况不适宜手术的早期患者；③宫颈大块病灶的术前放疗；④手术治疗后病理检查发现有高危因素的辅助治疗。放疗包括腔内照射及体外照射。腔内照射用以控制局部原发病灶；体外照射用以治疗宫颈旁及盆腔淋巴结转移灶。早期病例以局部腔内照射为主，体外照射为辅；晚期以体外照射为主，腔内照射为辅。

3. 化疗　主要用于晚期或复发转移的患者，近年来也有术前采用静脉或动脉灌注化疗，缩小肿瘤病灶及控制亚临床转移；也用于放疗增敏。常用抗癌药物有顺铂、卡铂、博来霉素、丝裂霉素、异环磷酰胺、氟尿嘧啶等。常采用以铂类为基础的联合化疗方案，如 BVP

（博来霉素、长春新碱、顺铂）、BP（博来霉素与顺铂）、FP（氟尿嘧啶与顺铂）、TP（紫杉醇与顺铂）等。可采用静脉或动脉灌注化疗。

五、医学检验路径

根据病史和临床表现，尤其有接触性出血者，应想到宫颈癌的可能，需做详细的全身检查及妇科三合诊检查，并采用相关辅助检查。医学检验路径见图 20-2。

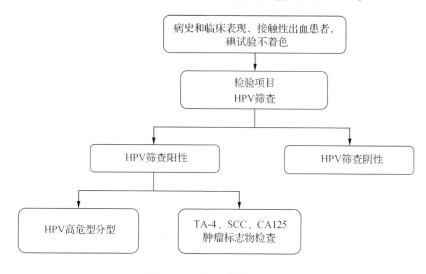

图 20-2　宫颈癌检测流程

六、思考练习题

1. 宫颈癌诊断的实验室检查价值较大的项目有哪些？
2. HPV 基因分型检测在宫颈癌筛查的意义。

（武其文）

第三节　乳腺癌

乳腺癌是女性最常见的恶性肿瘤之一，是乳腺上皮细胞在多种致癌因子的作用下，发生增殖失控的现象。饮食过剩、肥胖、脂肪饮食可增加或延长雌激素对乳腺上皮细胞的刺激，从而增加发病机会。

乳腺癌临床特征如下。

早乳腺癌期表现是患侧乳房出现无痛性、单发的小肿块，常是患者无意中发现。肿块质硬，表面不光滑，与周围组织界限不清，在乳房内不易推动。随着肿瘤增大，可使乳房局部隆起。若累及 Cooper 韧带，因使其缩短致肿瘤表面皮肤凹陷，即酒窝征。临近乳头或乳晕的肿瘤，因侵入乳管使之缩短，可把乳头牵向癌肿一侧，进而使乳头扁平、回缩、凹陷。肿瘤继续增大，如引起皮下淋巴管堵塞，导致淋巴回流受阻，出现真皮水肿，皮肤呈橘皮样改变。部分乳腺癌患者在非生理状态下（如妊娠和哺乳期），单侧乳房可出现乳头溢液，液体的性质多为血性、浆液性或水样。

当乳腺癌发生癌细胞脱落时，可侵犯周围淋巴管，并向其局部淋巴引流区转移。初期患者多表现为同侧腋窝淋巴结肿大，肿大的淋巴结尚可活动。随后，淋巴结由小变大、由少变多，最后相互融合固定。当病情继续发展，可在锁骨上和对侧腋窝摸到转移的淋巴结。

乳腺癌患者中晚期出现恶病质的表现，可伴有食欲不振、厌食、消瘦、乏力、贫血及发热等症状。部分患者可因转移出现转移灶的症状，以肺、胸膜、骨、肝、脑为主。

一、案例

患者女，52 岁，汉族。

主诉：右乳无痛性肿块 6 个月。

现病史：患者入院前 6 个月无意中触及右侧乳房，有拇指大小、无痛性肿物，局部无红热，自认为是脂肪瘤，未予以注意和治疗。近 2 个月肿物逐渐增大，至鸡蛋大小，故来就医。

既往史：患者既往体健，无高血压、糖尿病病史，无冠心病病史，无手术及外伤史，无药物过敏史；否认疫水、疫源接触史及疫区生活史；否认粉尘及化学性、放射性物质接触史，不吸烟、不饮酒。

家族史：无。

体格检查：双乳体积中等对称，约 250 mL/侧，双乳无下垂，乳头无内陷，挤压未见溢液；无皮肤红肿溃烂，无酒窝征或橘皮样变。右侧乳房 8 点方向距乳头 2 cm 处触及一肿块，大小约 4.5 cm，质硬，界限不清，不易活动，无压痛。左乳未触及明显肿块，无双侧腋窝淋巴结肿大，无双侧锁骨上淋巴结肿大。心音听诊阴性，腹平软，无压痛、反跳痛，未触及包块，肝、脾未触及。

二、检查结果

1. 实验室检查

血常规：RBC 3.95×10^{12}/L，Hb 110 g/L，WBC 9.0×10^9/L；分类：中性分叶核粒细胞 60%，淋巴细胞 35%，单核细胞 3%，嗜酸性粒细胞 2%，PLT 221×10^9/L。

血清肿瘤标志物检查：CEA 30 ng/mL，CA15-3 66 U/mL。

病理诊断：乳腺浸润性导管癌及浸润性小叶癌，Ⅲ 级，大小约为 5 cm×5 cm×3 cm；周围乳腺腺病。免疫组化：ER（-），PR（-），HER2（-），Ki67（80%+），EGFR（+），PS2（-）。

2. 影像学检查结果分析

B 超检查：左侧乳腺切面形态轮廓正常，层次清晰，腺体组织回声增粗、增强，呈斑块状分布，部分回声呈片状减弱；右侧乳房内可见一低回声区，大小为 40 mm×45 mm，边界不清，形态不规则。提示右侧乳腺实性病灶；双侧乳腺增生。

三、临床诊断与鉴别诊断

1. 临床诊断：根据该患者右侧乳房可触及大小约 4.5 cm 肿块，质硬，界限不清，不易活动，无压痛的临床表现；血清学与乳腺癌相关的肿瘤标志物如 CEA、CA15-3 有明显升高；乳腺 B 超或 CT 检查发现异物；针吸穿刺乳腺肿物发现肿瘤细胞及组织病理检查可确诊。

2. 诊断依据：病史、体格检查及乳腺超声、钼靶检查或 MRI 是临床诊断乳腺癌的重要依据，确诊乳腺癌要通过组织活检进行病理检查。乳腺癌的实验室诊断常用方法如下。

（1）影像学检查

1）乳腺钼靶：全称乳腺 X 射线摄影检查，又称钼钯检查，是诊断乳腺疾病首选和最简便、最可靠的无创性检测手段，痛苦相对较小，简便易行，且分辨率高，重复性好，留取的图像可供前后对比，不受年龄、体形的限制，已作为常规的检查。它的特点是可以检测出医生触摸不到的乳腺肿块，特别是对于大乳房和脂肪型乳房，其诊断性可高达 95%，对于以少许微小钙化为唯一表现的 T_0 期乳腺癌（临床门诊阴性），也只有凭借此 X 射线摄影检查才能被早期发现和诊断，对乳腺癌的诊断敏感性为 82%~89%，特异性为 87%~94%。

2）乳腺超声：用于乳腺癌的诊断及鉴别诊断，能够对肿块的性质做出判断。年轻、妊娠、哺乳期妇女，可作为首选的影像学检查。

3）乳腺 MRI：用于乳腺癌的分期评估，对发现微小病灶、多中心、多病灶及评价病变范围有优势。

（2）乳腺癌肿瘤标志物检查：常见检查指标包括血 CA15-3、CEA、CA125 等，为确诊乳腺癌提供补充依据，以及对术后复发、转移情况进行监控。其中 CA15-3 是乳腺癌重要的特异性标志物，30%~50% 乳腺癌患者有 CA15-3 明显升高。

（3）免疫组化检查：常见检查指标有 ER、PR、Ki-67、HER2、EGFR、PS2 等，用于确诊乳腺癌的分子类型，为后期治疗提供依据。ER（雌激素受体）、PR（孕激素受体），ER 和/或 PR 阳性患者较 ER 和/或 PR 阴性患者有较好的预后；Ki-67 是反应细胞增殖的一种增殖抗原，它的表达与乳腺癌发生、发展有关，是一个不良预后因素；HER2 阳性预示乳腺癌患者预后不佳，无病生存期及总生存期显著缩短、肿瘤细胞的侵袭性增加；EGFR（表皮生长因子受体），组织学分级越高及肿瘤分期越高其表达率越高，总的讲也是阳性提示临床预后差；在预测内分泌治疗反应方面，PS2 比 ER 测定可能更有用，PS2 的表达是乳腺癌内分泌治疗反应的最好指标。此外，其他免疫组化指标还有 P53、P63、SMA、E-cadherin 等。

3. 鉴别诊断

（1）乳腺纤维腺瘤：常见于青年妇女，肿瘤大多为圆形或椭圆形，边界清晰，活动度大，发展缓慢，40 岁以上的妇女不要轻易诊断纤维腺瘤，必须要排除恶性肿瘤的可能。

（2）乳腺囊性增生病：常见于中年妇女，特点是乳房肿痛，肿块大小与质地可随月经周期变化，肿块或局部乳腺腺体增厚与周围组织界限不清晰，若经过影像学检查未发现可疑肿块，且月经来潮后肿块缩小、变软，则可继续观察。

（3）浆细胞性乳腺炎：是乳腺的无菌性炎症，炎性细胞以浆细胞为主，临床 60% 呈现急性炎症表现，肿块大时皮肤可呈橘皮样改变。40% 患者开始即为慢性炎症，表现为乳腺肿块，边界不清，可有皮肤粘连或乳头凹陷。

4. 临床意义：乳腺癌是女性最常见的恶性肿瘤之一。在我国占全身各种恶性肿瘤的7%～10%，呈逐年上升趋势。部分大城市报告乳腺癌占女性恶性肿瘤之首位。乳腺癌的病因尚不清楚。乳腺是多种内分泌激素的靶器官，其中雌酮及雌二醇与乳腺癌的发病有直接关系，20岁以后发病率逐渐上升，45～50岁较高。另外，营养过剩、肥胖、脂肪饮食，可加强或延长雌激素对乳腺上皮细胞的刺激，从而增加发病机会。

四、治疗基本原则

乳腺癌的治疗采用以手术治疗为主的综合治疗策略，早期乳腺癌患者手术治疗是首选。手术方式的选择应结合患者本人意愿，根据病理分型、疾病分期及辅助治疗的条件而定。对可切除的乳腺癌患者，手术应达到局部及区域淋巴结最大限度地清除，以提高生存率，然后再考虑外观及功能。

乳腺癌是实体瘤中应用化疗最有效的肿瘤之一，化疗在整个治疗中占有重要地位，由于手术尽量去除了肿瘤负荷，因此残留的肿瘤细胞易被化学药物杀灭。

内分泌治疗通过去除或阻断激素的作用，以阻止癌细胞生长。与化疗相比，内分泌治疗具有疗效确切、毒性小、使用方便、无须住院、患者易于接受等优点，虽起效慢，但缓解期长，特别适合于激素受体（ER/PR）阳性的各期乳腺癌患者。

靶向治疗是通过转基因技术制备的曲妥珠单抗，进而阻断肿瘤生长的治疗手段。与化疗相比，其对正常细胞的影响较小，治疗过程中患者的耐受性较好，适用于HER2阳性的乳腺癌患者。

放射治疗是乳腺癌局部治疗的手段之一。用在保留乳房的乳腺癌手术后，应于肿块局部广泛切除后给予适量计量放射线治疗。

五、医学检验路径

乳腺癌检测流程见图20-3。

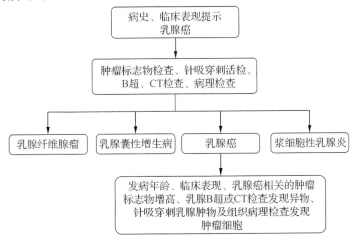

图20-3　乳腺癌检测流程

六、思考练习题

1. 乳腺癌的血清肿瘤标志物有哪些？
2. 常用的乳腺癌免疫组化检查指标有哪些？并简述其临床意义。

第四节　唐氏综合征

唐氏综合征（down syndrome，DS）又称 21 - 三体综合征，是人类最早确定的染色体病，在活产婴儿中发病率为 1：1000 ~ 1：600，母亲年龄越大，发病率越高。其遗传学基础是第 21 号染色体呈三体征。

唐氏综合征临床特征如下。

本病主要特征为智能落后、特殊面容和生长发育迟缓，并可伴有多种畸形。

1. 智力落后：这是本病最突出、最严重的临床表现，绝大部分患儿都有不同程度的智能发育障碍，随着年龄增长日益明显。患儿常呈出现嗜睡和喂养困难，智商 25 ~ 50，动作发育和性发育都延迟。

2. 特殊面容：患儿具明显的特殊面容体征，如眼距宽，鼻根低平，眼裂小，眼外侧上斜，有内眦赘皮，外耳小，舌胖、常伸出口外，流涎多，身材矮小，头围小于正常，头前、后径短，枕部平呈扁头，颈短、皮肤宽松。

3. 生长发育迟缓：患儿出生时身高和体重均较正常儿偏低，出生后体格发育、动作发育均迟缓，身材矮小，骨龄落后于实际年龄，出牙迟且顺序异常；四肢短，韧带松弛，关节可出现过度弯曲；肌张力低下，腹膨隆，可伴有脐疝；手指粗短，小指尤短，中间指骨短宽，且向内弯曲。

4. 发育畸形：部分男孩可有隐睾，成年后大多无生育能力。女孩无月经，仅少数可伴有生育能力。约 50% 患儿伴有先天性心脏病，尤其是消化道畸形。先天性甲状腺功能减退症和急性淋巴细胞白血病的发病率明显高于正常人群，免疫功能低下，易患感染性疾病。

唐氏综合征实验室检查方法如下。

1. 细胞遗传学检查：根据核型分析可分为三型。

（1）标准型：约占患儿总数的 95% 左右，患儿常染色体为 47 条，有一条额外的 21 号染色体，核型为 47，XX（XY），+21。

（2）易位型：占 2.5% ~ 5%，患儿常染色体为 46 条，其中一条是额外的 21 号染色体的长臂与一条近端着丝粒染色体长臂形成的异位染色体。异位染色体以 13 号染色体和 14 号染色体最为常见，如 13 号染色体与 21 号染色体罗伯逊异位导致的 21 - 三体：46，XY，der（13；21）（q10；q10），+21。

（3）嵌合体型：占 2% ~ 4%。由于受精卵在早期卵裂过程中发生了 21 号染色体不分离，患儿体内形成了两种细胞株，一株为正常细胞，一株为 21 - 三体细胞，形成嵌合体，其核型为 46，XY（XX）/47，XX（XY），+21。此型患儿临床表现的严重程度与正常细胞所占的比例有关。

2. 荧光原位杂交（FISH）：以 21 号染色体或相应部分序列作为探针，与外周血中的淋巴细胞或羊水细胞进行 FISH 杂交分析。本病患儿出现 3 个 21 号染色体荧光信号。

一、案例

患者男，3 个月，汉族。

主诉：其母主诉其嗜睡、流涎 1 月余，近 2 日啼哭时出现气急、口唇青紫加重。

现病史：患儿近 1 个月来精神不振，睡眠多，吃奶不佳。

既往史：无既往病史。父母均健康，母亲初孕，年龄 38 岁，无家族性遗传病病史和传染病病史。

家族史：无。

体格检查：T：36.5 ℃，R：50 次/分，P：140 次/分，体重：5.2 kg。患儿精神欠佳，营养不良，呼吸急促，口唇发绀，甲床青紫。头围 36 cm，眼距宽，鼻根低平，眼裂小，双眼向外侧上斜，有内眦赘皮，外耳小，舌伸出口外，流涎。颈部无抵抗。双肺可闻及湿啰音，胸骨左缘第 3、4 肋间可闻及Ⅲ～Ⅳ级粗糙全收缩期杂音。心尖部可触及收缩期震颤，腹膨隆，肝、脾未触及。四肢短，肌张力低下，手指粗短，小指尤短。外生殖器见一侧隐睾，肛门无异常。

二、检查结果

实验室检验：血常规：RBC 3.55×10^{12}/L，Hb 80 g/L，Hct 0.26，WBC 11.0×10^9/L；分类：中性分叶核粒细胞 25%，淋巴细胞 71%，单核细胞 3%，嗜酸粒细胞 1%，PLT 121×10^9/L。

心脏彩超检查：室间隔缺损严重。

细胞遗传学检查：患儿 47，XY，+21。

分子生物学检查：FISH 呈现 3 个 21 号染色体荧光信号。

三、临床诊断与鉴别诊断

1. 临床诊断　本病患者常有特殊面容、智能和生长发育落后及皮纹特点，因此对本病做出诊断并不困难，但应进行染色体核型分析确诊，对于症状不典型者，更需进行核型分析以确诊。

2. 鉴别诊断

（1）本病应与先天性甲状腺功能减退症鉴别，后者有颜面黏液状水肿、头发干枯、皮肤粗糙、喂养困难、便秘、腹胀等，难鉴别者可行血清 TSH、T_4 值测定及染色体核型分析等进行鉴别。

（2）本病需与另外一种染色体遗传异常疾病——猫叫综合征鉴别，后者是由于第 5 号染色体短臂缺失所引起的染色体缺失综合征，又叫 5 号染色短臂缺失综合征。临床表现为患儿出生时哭声如猫叫，头面部有典型的畸形特征，如小头圆脸、宽眼距、小下颌、斜视、宽屏鼻梁及低位小耳等，常伴生长发育落后及智力低下。

3. 诊断依据与临床意义　本病患者常有特殊面容，如眼距宽、鼻根低平、眼裂小、眼外侧上斜、有内眦赘皮、外耳小等。智能和生长发育落后，表现为身材矮小，头围小于正常，头前、后径短，枕部平呈扁头；颈短、皮肤宽松；头发细软而稀少，前囟闭合晚，顶枕中间线可有第三囟门；四肢短，韧带松弛，关节可出现过度弯曲；手指粗短，小指尤短，中间指骨短宽，手掌出现猿线（俗称通贯手）。

染色体核型分析是唐氏综合征最主要的确诊依据。分为标准型、异位型和嵌合体型。标准型患儿常染色体为 47 条，有一条额外的 21 号染色体，核型为 47，XX（XY），+21。易位型患儿常染色体为 46 条，多为 D/G 易位，D 组染色体中以 14 号染色体为主，G 组染色体中以 21 号染色体常见，即常见核型为 46，XX（XY），der（14；21）（q10；q10），+21。嵌合体型患儿体内形成了两种细胞株，一株为正常细胞，一株为 21 - 三体细胞，形成嵌合体，其核型为 46，XY（XX）/47，XX（XY），+21。

产前诊断是防止唐氏综合征患儿出生的有效方法。孕妇年龄越大，风险越高。孕妇外周血的血清筛查是目前被普遍接受的孕期筛查方法，通过测定孕妇血清中 β-HCG、AFP、uE3 三项的浓度结果并结合其年龄，计算出本病的危险度（由计算机软件分析得出），并将孕妇分为高危和低危两类，如果发生率在 1∶270 以下，属于高风险，发生率在 1∶800 以上，属于低风险。唐氏患儿母亲血中 AFP 含量比正常孕妇低，HCG 含量偏高。

另外无创产前筛查（NIPT）为可检测胎儿游离 DNA，这是由于孕妇外周血中有 1%～5% 的 DNA 来自胎儿，因此通过对孕妇血液中胎儿 DNA 的测序分析，可发现胎儿染色体和基因异常。NIPT 用于胎儿染色体异常的筛查，能将检出率提高至 99% 水平，且假阳性率降低到 1% 以内。

通过羊膜腔穿刺获得胎儿细胞，所得细胞经体外培养后制片，染色显带后做染色体核型分析，是胎儿遗传缺陷诊断的金标准，但母胎存在创伤性损害的危险。

四、治疗基本原则

本病尚无有效的治疗方法，可采用综合措施，包括医疗和社会服务，对患儿进行长期耐心的教育和指导，使其掌握一定的工作技能。

五、医学检验路径

唐氏综合征检验流程见图 20-4。

六、思考练习题

1. 简述唐氏综合征的细胞遗传学分型。
2. 唐氏综合征的产前筛查项目包括哪些？

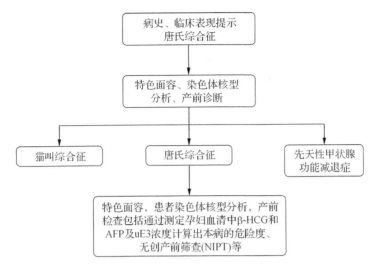

图 20-4 唐氏综合征检验路径

第五节 梅毒

梅毒（syphilis）是由梅毒螺旋体（treponema pallidum，TP）引起的一种慢性传染病，主要通过性接触、母婴传播和血液传播。本病危害性极大，可侵犯全身组织器官引起全身梅毒或通过胎盘传播引起死产、流产、早产和先天梅毒。

梅毒临床特征如下。

根据传播途径的不同，可分为获得性梅毒和先天性梅毒，获得性梅毒又可分为一期梅毒、二期梅毒和三期梅毒。根据病程的不同可分为早期梅毒和晚期梅毒。早期梅毒包括一期梅毒、二期梅毒和早期潜伏梅毒；晚期梅毒包括三期皮肤梅毒、黏膜梅毒、骨梅毒、心血管梅毒、神经梅毒、晚期潜伏梅毒。

1. 一期梅毒 主要表现为硬下疳和硬化性淋巴结炎，一般无全身症状。

（1）硬下疳：好发部位为阴茎、龟头、冠状沟、包皮、尿道口；大小阴唇、阴蒂、宫颈；肛门、肛管等，也可见于唇、舌、乳房等处。多在感染 TP 后 7～60 天出现，大多数患者硬下疳为单发、无痛无痒、圆形或椭圆形、边界清晰的溃疡，高出皮面，疮面较清洁，继发感染者分泌物多，内含大量 TP，感染性极强。持续时间为 3～4 周或更长时间，可自愈，消退后遗留暗红色浅表性瘢痕或色素沉着。

（2）硬化性淋巴结炎：发生在出现硬下疳后 1～2 周，部分患者出现腹股沟或近卫淋巴结肿大，可单个也可多个，肿大的淋巴结大小不等、质硬、不粘连、不破溃、无痛。消退常需要数个月，淋巴结穿刺检查可见大量 TP。

2. 二期梅毒 一期梅毒未经治疗或治疗不彻底，TP 由淋巴系统进入血液循环形成菌血症播散全身，引起皮肤黏膜及系统性损伤，称二期梅毒。

（1）皮肤黏膜损伤：①梅毒疹：80%～95% 的患者发生。特点为疹型多样和反复发生、广泛而对称、不痛不痒、愈后多不留瘢痕。可表现为红斑、丘疹斑、丘疹、斑块、结节、脓疱或溃疡等，不痒或轻微瘙痒。②扁平湿疣：好发于肛周、外生殖器、会阴、腹股沟及股内侧等部分。损伤表现为肉红色或粉红色扁平丘疹或斑块，表面糜烂湿润或轻度结痂。③梅毒性脱发：约占患者的10%。多为稀疏性，边界不清，如虫蚀样；少数为弥漫样。④黏膜损伤：多见于口腔、舌咽部或生殖器，表现为一处或多处边界清楚的红斑，水肿，糜烂，表面可覆盖有灰白色膜状物。

（2）骨关节损害：TP侵犯股骨系统可引起骨膜炎、骨炎、骨髓炎及关节炎。

（3）眼损伤：包括虹膜炎、虹膜睫状体炎、脉络膜炎、视网膜炎等。常为双侧，均可引起视力损伤。

（4）神经损伤：主要有无症状神经梅毒，梅毒性脑膜炎，脑血管梅毒。

（5）多发性淋巴结肿大：表现为全身淋巴结无痛性肿大。

3. 三期梅毒　早期未经治疗或治疗不充分，经过3～4年，40%左右患者可发生三期梅毒。

（1）皮肤黏膜损害：主要表现为结节性梅毒疹和梅毒性树胶肿。①结节性梅毒疹好发于头皮、肩胛、背部及四肢的伸侧。树胶样肿常发生在小腿部，为深溃疡形成，萎缩样瘢痕；发生在上额部时，组织坏死，穿孔；发生于鼻中隔者则骨质破坏，形成马鞍鼻；舌部者为穿凿性溃疡；阴道损害为出现溃疡，可形成膀胱阴道瘘或直肠阴道瘘等。②梅毒性树胶肿又称梅毒瘤，是三期梅毒的标志，是梅毒性纤维瘤缓慢生长的皮下纤维结节，对称、大小不等、质硬、不活动、不破溃、表皮正常、无炎症、无痛、可自消。

（2）心血管梅毒：主要侵犯主动脉弓部位，可发生主动脉瓣闭锁不全，引起梅毒性心脏病。

（3）神经梅毒：发生率约10%，可在感染早期或数年、十数年后发生。可无症状，也可发生梅毒性脑膜炎、脑血管梅毒、脑膜树胶样肿、麻痹性痴呆。

（4）此外，还有骨梅毒、眼梅毒等。

4. 先天梅毒　先天梅毒可分为早期先天梅毒、晚期先天梅毒和先天性潜伏梅毒。

（1）早期先天梅毒：患儿出生时即瘦小，出生后3周出现症状。全身淋巴结肿大，无粘连、无痛、质硬。多有梅毒性鼻炎。出生后约6周出现皮肤损害，呈水疱－大疱型皮损（梅毒性天疱疮）或斑丘疹、丘疹鳞屑性损害。可发生骨软骨炎、骨膜炎，多有肝脾大，有血小板减少和贫血，可发生神经梅毒，不发生硬下疳。

（2）晚期先天梅毒：发生在2岁以后。一类是早期病变所致的骨、齿、眼、神经及皮肤的永久性损害，如马鞍鼻、哈钦森牙等，无活动性。另一类是仍具活动性的损害所致的临床表现，如角膜炎、感觉神经性耳聋、神经系统表现异常、脑脊液变化、肝脾大、鼻或颚树胶样肿、关节积水、骨膜炎、指炎及皮肤黏膜损害等。

（3）先天性潜伏梅毒：生于患梅毒的母亲，未经治疗，无临床表现，但梅毒血清反应阳性，年龄小于2岁者为早期先天性潜伏梅毒，大于2岁者为晚期先天性潜伏梅毒。

梅毒实验室检查方法如下。

1. 病原体检验　通常采用暗视野显微镜、镀银染色、吉姆萨染色或直接免疫荧光检查等方法，适合于有硬下疳或扁平湿疣者。

2. 梅毒血清学检查 是梅毒的主要检查方法和确诊的主要依据。分为非特异性试验和特异性试验。

（1）非特异性试验：快速血浆反应素环状卡片试验（RPR）为非梅毒螺旋体抗原血清试验，用于梅毒的筛选诊断和疗效判断。类似的方法还有性病研究实验室试验（VDRL）、不加热血清反应素试验（USR）、甲苯胺红不加热血清试验（TRUST）等。以上试验敏感性高而特异性低，结果为阳性时，临床表现符合梅毒可初步诊断。假阳性常见于自身免疫病、麻风、少数孕妇及老人。

（2）特异性试验：梅毒螺旋体颗粒凝集试验（TPPA）为梅毒螺旋体抗原血清试验，用于梅毒的特异性诊断，结果阳性可明确诊断。类似的试验还有梅毒螺旋体血凝试验（TH-PA），荧光密螺旋体抗体吸收试验（FTA-ABS）。

一、案例

患者男，25 岁，汉族。

主诉：近 1 个月左肩及胸部出现多处丘疹及结节。

现病史：患者 1 个月前无明显诱因于左肩及胸部出现多个红色小丘疹，无明显不适，未予治疗，之后皮疹渐增大，轻度瘙痒。患者诉 3 个月前与一性伴侣有无保护性行为，之后龟头周围出现一小块溃烂，后服用 2 日阿莫西林自愈。

既往史：患者既往体健，无高血压、糖尿病、冠心病病史，无手术及外伤史，无药物过敏史；否认疫水、疫源接触史及疫区生活史；否认粉尘及化学性、放射性物质接触史。吸烟 5 年，少量饮酒。患者系酒吧工作人员，近 2 年曾与多名性伴侣发生性行为。

家族史：无。

体格检查：T：36.7 ℃，BP：120/80 mmHg，R：20 次/分，P：82 次/分，头部正常，甲状腺无肿大，胸廓对称，心律齐，双肺呼吸音清，肝、脾肋下未触及，全身浅表淋巴结未触及肿大。专科检查：外阴、肛周及其他各系统检查无异常。皮肤科检查：左右肩部、胸部可见多个暗红色结节，呈规则环状，直径为 2~3 cm，轻度浸润，质略硬，少许脱屑。

二、检查结果

实验室检查结果见表 20-1。

表 20-1 实验室检查结果

项目名称	代号	结果	参考区间
梅毒螺旋体抗体	Anti-TP	阳性	阴性
梅毒螺旋体颗粒凝集试验	TPPA	阳性	阴性
快速血浆反应素环状卡片试验	RPR	阳性	阴性
甲苯胺红不加热血清实验	TRUST	阳性	阴性

续表

项目名称	代号	结果	参考区间
甲苯胺红不加热血清实验 1∶2	TRUST（1∶2）	阳性	阴性
甲苯胺红不加热血清实验 1∶4	TRUST（1∶4）	阳性	阴性
甲苯胺红不加热血清实验 1∶8	TRUST（1∶8）	阳性	阴性
甲苯胺红不加热血清实验 1∶16	TRUST（1∶16）	阳性	阴性
甲苯胺红不加热血清实验 1∶32	TRUST（1∶32）	阳性	阴性
甲苯胺红不加热血清实验 1∶64	TRUST（1∶64）	阴性	阴性
HIV1/2 抗体（初筛）	Anti-HIV	阴性	阴性

三、临床诊断与鉴别诊断

1. 临床诊断　由于梅毒的临床表现复杂多样，因此必须仔细询问病史，认真体格检查和反复实验室检查方可及早明确诊断。特别是对于接受常规处理长时间不愈的生殖器糜烂、溃疡者，应进行多次梅毒血清学检查。梅毒血清学试验方法很多，所用抗原有非梅毒螺旋体抗原（心磷脂抗原）和梅毒螺旋体特异性抗原两类。前者有快速血浆反应素环状卡片试验（RPR）、甲苯胺红不加热血清试验（TRUST）等，可做定量试验，用于判断疗效、病情活动程度。后者有梅毒螺旋体颗粒凝集试验（TPPA）、梅毒螺旋体酶联免疫吸附试验（TP-ELISA）等，特异性强，用于 TP 感染的确诊。

2. 诊断依据　梅毒螺旋体检查通常采用暗视野显微镜、镀银染色、吉姆萨染色或直接免疫荧光检查等方法，适合于有硬下疳或扁平湿疣者。梅毒血清学检查是梅毒的主要检查方法和确诊的主要依据。梅毒血清学试验分为两大类：一类为非梅毒螺旋体抗原血清试验，包括 VDRL 试验、USR 试验、TRUST 试验、RPR 试验等，这些试验主要应用于梅毒的筛查和疗效观察。另一类为梅毒螺旋体抗原血清试验，包括 THPA 试验、TPPA 试验、FTA-ABS 试验等。这些试验主要用于确诊，不用于疗效观察。

3. 鉴别诊断　一期梅毒硬下疳应与软下疳、固定性药疹、生殖器疱疹等鉴别；硬化性淋巴结炎应与软下疳、性病性淋巴肉芽肿引起的淋巴结肿大相鉴别。二期梅毒的皮疹应与玫瑰糠疹、多形性红斑、花斑癣、银屑病、体癣等鉴别；扁平湿疣应与尖锐湿疣相鉴别。

4. 临床意义　由于梅毒的临床表现复杂多样，因此必须仔细询问病史，认真进行体格检查和反复实验室检查方可及早确诊，特别是对于接受常规处理仍长时间不愈合的生殖器糜烂、溃疡者，应进行多次梅毒血清学检查。梅毒血清学试验分为非梅毒螺旋体抗原血清试验和梅毒螺旋体抗原血清试验。非梅毒螺旋体抗体主要是抗心磷脂抗体，其特点是出现相对较晚，一期梅毒早期常阴性，其敏感性强，但是特异性较差。梅毒螺旋体抗体是抗螺旋体本身特异性蛋白的抗体，其特点是比抗心磷脂抗体出现早，其敏感性稍差，但是特异性较强。RPR 还有一个特性，梅毒治愈后可以转阴，因此多利用 RPR 作为跟踪治疗效果的一种检查。

TPPA 也有一个特性，梅毒治愈后不会转阴，因此 TPPA 不能作为梅毒疗效判定的一个标准。TRUST 试验与 RPR 试验都属于非梅毒螺旋体抗原血清试验，其区别是 RPR 是用特制的炭粉作为显示剂，而 TRUST 是用甲苯胺红作为显示剂，RPR 试验比 TRUST 试验敏感性略高，见表 20-2。

表 20-2 TPPA 与 TRUST 联合诊断的临床意义

TPPA	TRUST	临床意义
−	−	①未感染梅毒；②一期梅毒早期；③梅毒潜伏期；④艾滋病合并梅毒
+	+	①现症梅毒；②治疗中的梅毒患者
+	−	假阳性（自身免疫病、结缔组织病、急性病毒性感染、静脉吸毒等）
−	+	①一期梅毒早期；②部分晚期梅毒；③梅毒治愈后；④早期梅毒治疗后

四、治疗基本原则

强调早诊断，早治疗，疗程规则，剂量足够。治疗后定期进行临床和实验室随访。性伙伴要同查同治。早期梅毒经彻底治疗可临床痊愈，消除传染性。晚期梅毒治疗可消除组织内炎症，但已破坏的组织难以修复。

1. 早期梅毒

（1）青霉素疗法：苄星青霉素 G（长效西林），分两侧臀部肌内注射，每周 1 次，共 2~3 次；普鲁卡因青霉素 G，肌内注射，连续 10~15 天，总量 800 万~1200 万 U。

（2）对青霉素过敏者：盐酸四环素，口服，连服 15 天；多西环素，连服 15 天。

2. 晚期梅毒

（1）青霉素疗法：苄星青霉素 G，1 次/周，肌内注射，共 3 次；普鲁卡因青霉素 G，肌内注射，连续 20 天。可间隔 2 周后重复治疗 1 次。

（2）对青霉素过敏者：盐酸四环素，口服，连服 30 天；多西环素，连服 30 天。

五、医学检验路径

梅毒检验流程见图 20-5。

六、思考练习题

1. 梅毒一般可分为几期，各期典型的临床表现是什么？

2. 梅毒血清学试验项目有哪些，其临床意义如何？

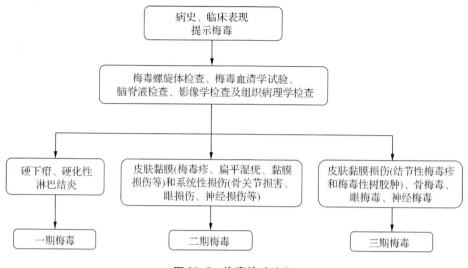

图 20-5 梅毒检验流程

（张英杰）

常用检验项目中英文对照

项目英文	项目中文	缩写
C-reactive protein	C - 反应蛋白	CRP
17-hydroxycortico steroid	17 - 羟类固醇	17-HOCS
17-hydroxycorticosteroid	17 - 羟皮质类固醇	17-OHCS
17-ketosteroid test	17 - 酮类固醇试验	17-KST
5-hydroxy tryptamine	5 - 羟色胺	5-HT
acid phosphatase	酸性磷酸酶	ACP
acid-fast staining	抗酸染色	
activated partial thromboplastin time	活化部分凝血活酶时间	APTT
actived clotting time	活化凝血时间	ACT
activated protein C	活化蛋白 C	APC
adenosine deaminase	腺苷脱氨酶	ADA
adenosine triphospate liberate test	ATP 释放试验	ATP-LT
alanimine peptidase	丙氨酸氨基肽酶	AAP
serum alanine aminotransferase	血清谷丙转氨酶	s-ALT
alanine aminotransferase	谷丙转氨酶	ALT
alanine aminotransferase	丙氨酸转氨酶	ALT/GPT
serum albumin	血清白蛋白	s-ALB
albumin	白蛋白	AL（ALB）
albumin-globulin ratio	白蛋白 - 球蛋白比值	A/G
serum alkaline phosphatase	血清碱性磷酸酶	s-ALP
alkaline phosphatase	碱性磷酸酶	AKP/ALP
alpha-fetoprotein	甲胎蛋白	AFP
anion gap	阴离子隙	AG

续表

项目英文	项目中文	缩写
anomalous antibody filtration	不规则抗体筛查	抗体筛查
antimicrobial susceptibility test	抗菌药物敏感性试验	AST
antithrombin-Ⅲ	抗凝血酶Ⅲ	AT-Ⅲ
anti-streptolysin O Test	抗链球菌溶血素 O 试验	ASO
apolipoprotein A1	载脂蛋白 A1	ApoA1
apolipoprotein B	载脂蛋白 B	ApoB
arterial carbondioxide tension	动脉血二氧化碳分压	$PaCO_2$
serum aspartate aminotransferase	血清谷草转氨酶	s-AST
aspartate aminotransferase	天冬氨酸转氨酶	AST/GOT
aspirin tolerance test	阿司匹林耐量试验	ATT
bacteria colored examination	细菌涂片染色检查	BE
actual base excess	实际碱剩余	ABE
basophil absolute count	嗜碱性粒细胞绝对值	BASO#
basophil percent	嗜碱性粒细胞百分比	BASO%
Bence-Jones protein	本周蛋白	B-J Pro
bleeding time	出血时间	BT
blood culture	血培养	BC
blood gas analysis	血气分析	BGA
blood group	血型	BG
blood platelet count or platelet count	血小板计数	BP/PLC
blood routine	血常规	BR
blood sedimentation rate	血球沉降率	BSR
blood urea nitrogen	血尿素氮	BUN
blood uric acid	血尿酸	BUA
B-type natriuretic peptide	B 型利钠肽	BNP
bromocresol green	溴甲酚绿	BCG
calcium	钙	Ca
carbon dioxide combining power	二氧化碳结合力	CO_2CP
carcinoembryonic antigen	癌胚抗原	CEA
cerebrospinal fluid culture	脑脊液培养	CSFC
chlorine, chloride	氯化物、氯元素符号	Cl
cholesterol	胆固醇	CHOL

续表

项目英文	项目中文	缩写
cholinesterase	胆碱酯酶	CHE
serum cholride	血清氯	Cl
chyle test	乳糜试验	乳糜试验
CK-MB mass	肌酸激酶同工酶质量	CK-MB mass
clotting time	凝血时间	CT
cold hemaglutination test	红细胞冷凝集试验	CHA
complement 3	补体 C3	C3
concentration of H$^+$	氢离子浓度	cH$^+$
Coxsackie virus IgM	柯萨奇病毒抗体	CVB-IgM
creatine kinase	肌酸激酶	CK
serum creatinine	血清肌酐	s-Creat
cryoprecipitate	冷沉淀	CRYO
cystatin C	半胱氨酸蛋白酶抑制剂 C	Cys-C
D-Dimer	D－二聚体	D-Dimer
direct bilirubin	直接胆红素	DB
electrolyte 2	电解质 2 号	EL-2
electrophoresis	电泳	EP
endogenous creatinine clearance rate	内生肌酐清除率	CCR
enzyme immunoassay	酶免疫测定	EIA
enzyme-linked immunoadsordent assay	酶联免疫吸附试验	ELISA
Epstein-Barr virus	EB 病毒	EBV
external quality assessment	室间质量评价	EQA
E-rosette-forming test	E 玫瑰花环形成试验（正常 34%~62%）	ERFT
erythrocyte sedimentation rate	红细胞沉降率	ESR
estriol test	雌三醇试验	ET
euglobulin lysis time	优球蛋白溶解时间	ELT
fibrinogen	纤维蛋白原	FIB
fibrin degradation product	纤维蛋白降解产物	FDP
flow cytometry	流式细胞术	FCM
fractional inhibitory concentration	部分抑菌浓度	FIC
free thyroxine	游离甲状腺素	FT$_4$
free triodothyronine	游离 T$_3$	FT$_3$

续表

项目英文	项目中文	缩写
fungi colored examination	涂片找霉菌	F. J
fungi culture	真菌培养	Fungi-C
gama glutamyl transferase	γ－谷胺酰胺转移酶	GGT
glomerular filtration rate	肾小球滤过率	GFR
glucose	葡萄糖	GLU
oral glucose tolerance test	口服葡萄糖耐量实验	OGTT
glucose-6-phosphate dehydrogenase	葡萄糖－6－磷酸脱氢酶	G6PD
hematocrit	血细胞比容	Hct
hemagglutination inhibition test	血球凝集抑制试验	HAIT
hemoglobin determination	血红蛋白测定	Hb
hepatitis A antigen	甲型肝炎抗原	HA-Ag
hepatitis B core antibody	乙型肝炎核心抗体	HBcAb
hepatitis B e antibody	乙型肝炎 e 抗体	HBeAb
hepatitis B e antigen	乙型肝炎 e 抗原	HBeAg
hepatitis B surface antibody	乙型肝炎表面抗体	HBsAb
hepatitis B surface antigen	乙型肝炎表面抗原	HBsAg
hepatitis C virus antibody	丙型肝炎病毒抗体	HCVAb
high density lipoprotein cholesterol	高密度脂蛋白胆固醇	HDL-C
high performance liquid chromatography	高效液相色谱法	HPLC
high power	高倍（显微镜用语）	HP
high sensitive C-reactive protein	超敏 C 反应蛋白	hsCRP
high speed liquid chromatography	高速液相色谱法	HSLC
high-density lipoprotein	高密度脂蛋白	HDL
homocysteine	同型半胱氨酸	Hcy
human chorionic gonadotropin	人绒毛膜促性腺激素	HCG
human cytomegalovirus	人巨细胞病毒	HCMV
human immunodeficiency virus	人类免疫缺陷病毒	HIV
human leucocyte antigen	人类白细胞抗原	HLA
human papilloma virus	人乳头状瘤病毒	HPV
hydroxybutyrate dehydrogenase	羟丁酸脱氢酶	HBDH
hypha	菌丝	
indirect antiglobulin test	间接抗人球蛋白试验	IAT

续表

项目英文	项目中文	缩写
indirect bilirubin	间接胆红素	IBIL
indirect fluorescent antibody test	间接荧光抗体试验	IFAT
phosphorus	磷	P
inorganic phosphorus	无机磷	IP
International normalized ratio	国际标准化指数	INR
international unit	国际单位	IU
iron binding protein	铁结合蛋白	IBP
iron deficiency anemia	缺铁性贫血	IDA
kaolin partial thromboplastin time	白陶土部分凝血活酶时间	KPTT
leucine aminopeptidase	亮氨酸氨基肽酶	LAP
glycated serum protein	糖化血清蛋白	GSP
lipoprotein（a）	脂蛋白（a）	LP（a）
low power	低倍（显微镜用语）	LP
low-density lipoprotein	低密度脂蛋白	LDL
lysozyme	溶菌酶	LZ
magnesium	镁	Mg
microfilaria	微丝蚴	Mf
monoamine oxidase	单胺氧化酶	MAO
myoglobin	肌红蛋白	Mb/MYO
negative	阴性	NEG
Pondus Hydrogenii	酸碱度	pH
neutrophil	中性粒细胞	NE
absolute neutrophil count	中性粒细胞绝对值	NEUT#
neutrophil percent	中性粒细胞百分率	NEUT%
N-terminal forebrain natriuretic peptide	N 端前 BNP	NT-proBNP
blood oxygen content	血氧含量	$ContO_2$
oxygen saturation	血氧饱和度	SaO_2
partial pressure of carbon dioxide	二氧化碳分压	PCO_2
partial pressure of oxygen	氧分压	PO_2
partial thromblastin time	部分凝血酶时间	PTT
periodic acid Schiff reaction	过碘酸希夫反应	PAS
peroxidase	过氧化物酶	POX

续表

项目英文	项目中文	缩写
phenolsulfonphthalein test	酚红排泄试验	PST
phenylketonuria	苯丙酮尿症	PKU
phosphorus	磷	P
plasma protamine paracoagulation test	血浆鱼精蛋白副凝试验	3P
plasma protamine paracoagulantion test	3P 试验	3P
plasma recalcification time	血浆复钙时间	PRT
malarial parasites	疟原虫检查	MP
platelet adhesion test	血小板黏附试验	PAdT
platelet aggregation test	血小板聚集试验	PAgT
platelet count	血小板计数	PLC
polymerase chain reaction	聚合酶链式反应	PCR
potassium	血清钾	K
precipitate	沉淀物	PPT
progesterone	孕酮	P
prothrombin time	凝血酶原时间	PT
rapid plasma regain test	快速血浆反应素试验	RPR
reticulocyte	网织红细胞	Ret
rheumatoid factor	类风湿因子	RF
radioimmunoassay	放射免疫分析	RIA
serum iron	血清铁	SI
serum protein electrophoresis	血清蛋白电泳	SPE
sodium	血清钠	Na
standard HCO_3	标准碳酸氢根	St. HCO_3
standard pH	标准酸碱度	St. pH
superoxide dismutase	超氧化物歧化酶	SOD
syphilis test	梅毒试验	TP
total protein	总蛋白	TP
T-cell rosette formation test	T - 细胞花环形成试验	TRT
testosterone	睾酮	Ts
thrombin time	凝血酶时间	TT
thymol turbidity test	麝香草酚浊度试验	TTT
thyroid stimulating hormone	促甲状腺激素	TSH

续表

项目英文	项目中文	缩写
total bile acid	总胆汁酸	TBA
total bilirubin	总胆红素	TB（TBIL）
total cholesterol	总胆固醇	TC
total iron-binding capacity	总铁结合力	TIBC
triglyceride	甘油三酯	TG
triple sugar iron test	三糖铁试验	TST
cardiac troponin I	血清肌钙蛋白 I	cTnI
tuberculosis colored examination	涂片找结核分枝杆菌	T. B
s rum uric acid	血清尿酸	s-UA
urine vanillylmandelic acid	尿香草扁桃酸	U-VMA
urine amylase	尿淀粉酶	U-AMY
urine bacteria count	尿细菌计数	U-BACT
urine bilirubin	尿胆红素	U-BIL
urine cast count	尿管型计数	U-CAST
urine glucose	尿葡萄糖	U-GLU
urine ketone	尿酮体	U-KET
urine occult blood	尿隐血	U-BLD
urine pathological cast count	尿病理管型计数	U-P. CAST
urine protein	尿蛋白	U-Pro
urine RBC count	尿红细胞计数	U-RBC
urine RBC information	尿红细胞信息	U-R-Inform
urine small round cell count	尿小圆细胞计数	U-SRC
urine specific gravity	尿比重	U-SG
urine-min ALB	尿微量白蛋白	U-mALB
urine-transferrin	尿转铁蛋白	U-Trf
urine-α_1-microglobulin	尿 α_1-微球蛋白	U-α_1-mg
urobilinogen	尿胆素原	URO
vanillyl mandelic acid	香草扁桃酸	VMA
very low-density lipoprotein	极低密度脂蛋白	VLDL
Weil-Felix reaction	外裴反应	WFR
α_1-antitrypsin	α_1-抗胰蛋白酶	α_1-AT
α_1-fetoprotein	甲胎蛋白	AFP

续表

项目英文	项目中文	缩写
α_2-antiplasmin	α_2 - 抗纤溶酶	α_2-AP
α-naphthol acetate esterase	α - 醋酸萘酚酯酶	ANAE
β_2-microglobulin	β_2 - 微球蛋白	β_2-MG
β-lipoprotein	β - 脂蛋白	β-LP
γ-glutamyl transpeptidase	γ - 谷氨酰转移酶	γ-GGT

（文育锋）

检验报告单（inspection report）是在实验室检查所得出的客观数据基础上，进行记录报告的一种形式，也是患者门诊、住院期间所做各项检验结果的记录。检验报告单是为已完成的检查活动或达到的结果提供客观证据的文件，其主要是为临床检验工作的质量效用提供客观证据。

检验报告包括常规检验报告和诊断性检验报告。其中，常规检验报告主要指临床已开展的辅助性检验，有临床基础检验报告、临床生物化学检验报告、临床免疫学检验报告、临床输血检验报告和床边检验报告等。诊断性检验报告主要有临床微生物检验报告、遗传学检验报告、临床分子生物学检验报告和血液病检验报告等。

随着科学技术的发展，基础理论或应用技术等对临床检验都有了极其深刻的影响。检验报告作为一种医学文本，不仅要求将检验结果以专业化、标准化的表达方式通过简要的数据反映出来，同时还要求在报告设计上做到合理规范、美观实用。目前，检验报告已完成了从手工书写向电子化文本过渡，实验室信息系统（LIS）的信息管理也逐步摆脱了人工管理的模式，走向了网络化信息管理时代。下面主要介绍常规检验报告单的基本要求、基本格式与基本内容。

（一）常规检验报告单的基本要求

1. 必要信息　检验报告要求涵盖医疗机构和就诊患者的一般信息，以及检查过程中需要了解的相关信息，是必需录入的信息，包括医疗机构的名称、检验检查的名目、患者的一般信息、检验标本信息、检验报告项目名称、结果异常提示、结果单位和检测过程的基本步骤和依据等，检验报告者及审核者的签名，标本采集时间、接收时间及结果报告时间等。

2. 检验结果　检验结果可分为定性和定量两大类。其中，定性检验是检测送检的样本中有没有待检物。通常情况下，未检测出待检物的存在，报告为"阴性"，反之报告"阳性"。定量检验是分析检验样本中待检物含量的多少，是否在正常值范围。一般而言，不同地区不同方法测出的检验项目参考值略有差异，参考值或参考范围不等同于正常值，只是表示经统计学处理的参考值范围。

3. 其他信息　检验报告单除了上述录入的信息外，还应根据检查的目的，录入一些其他相应的内容。例如，急诊患者、ICU 危重患者的病情变化复杂多端，随时都有可能发生急剧的变化，为了让临床能够及时了解患者病情的动态变化，急诊检验报告还应注明详细的检查时间，甚至要准确到分钟。

此外，部分特殊检验报告要标明检查可出现的结果概率。例如，微生物培养前所用抗生素药物的名称、剂量、时间和使用方法；产前诊断、羊水培养等染色体检查等。某些特殊检查还要同时对检查的过程进行记录，一边检验，一边记录，如染色体检查中观察染色体的方位坐标，特征性骨髓细胞形态描述及图片摄取和处理等。

（二）常规检验报告单基本格式与内容

检验报告单的基本格式要遵循"内容完整、报告规范、美观实用"的基本原则。在设计检验报告单时，力求做到严谨化、规范化和人性化。由于检验报告项目繁多，临床应用时有很多不同的目的和方法，项目组合上难以千篇一律，肯定有异同之处，但在检验报告单形式上要尽量保持一致，在设计上有基本的统一格式。基本内容要涵盖医院名称、报告名目、患者一般信息、检验项目和结果、代表性的检验图片、标本相关信息提示、检验者与审核者、检验时间等信息。

以下介绍常规检验报告单的基本格式和内容。

1. 医疗机构名称　是指具有医疗执业资格和独立法人资格的医疗机构全称，不能用简称，也不能用旧称，更不能随意加字、减字，要同营业执照上的名称一致。医院名称一般位于检验报告的首行。

2. 检验报告类别或专业实验室名称　是指检测项目所属的检验亚专业或专业实验室的规范化名称，如临床基础检验、临床免疫学检验、临床化学检验、临床微生物检验、临床遗传学检验、基因诊断、骨髓细胞学检验、临床输血检验和急诊检验等。由检测项目的类型、检测的方式、检测的目的等要素构成。报告类别不要用简写，也不能使用非规范化的字词和术语，如正确使用"临床化学检验"类别。检验报告类别一般位于检验报告的第 2 行，即医疗机构名称的下一行。

3. 患者一般信息　是指患者的简单信息及与患者密切相关的临床简单信息，主要有患者姓名、性别、年龄、就诊科室、住院号、病区、床号、检验号及临床诊断等。患者姓名要与身份证上保持一致，不可冒名顶替和使用他人姓名。性别指患者的社会性别。年龄要用实足年龄，如果是幼儿，要用实足月龄，3 个月以下的婴儿要用天数。严禁在年龄项使用"成""儿"等模糊年龄。一般信息栏位于检验报告的第 3 行，相当于报告题目栏的下方。

4. 检验项目　是指实验室检测的具体项目，由申请检测的标本、检测的方法、检测的结果分析等要素构成。检验项目的组合应遵循提高对疾病诊断的灵敏度和特异性为根本原则，以常见疾病种类为指导，合理选配检验项目。检验项目名称尽可能使用规范化的专业术语，也可以用行业内公认的简写。如使用规范的"肝脏功能检查""肾脏功能检查"，亦可以用公认的"肝功能""肾功能"等简写。检验项目可以放在患者一般信息栏的下方。此外，急诊项目应在医院医务部门组织下，充分征求临床各科室的急诊需求，结合实验室条件进行选择和整合。

5. **检验的特征图像**　是指在部分检验项目的操作过程中，所获取的能充分表明实验诊断意义的，或者对临床诊断最有帮助的检验图像。首先，虽然部分形态学检验项目图像获取的信息量是检查的主要部分，但是从临床实际情况来看，大部分图片是正常信息，这部分信息无须保存。需要提取和分析的是对疾病诊断有价值的重要形态图片，贮存和报告这部分信息便于临床医生后期分析及病情变化或疗效评价的随访观察等。其次，在检验操作过程中所获得的信息除了用图像保存下来，更多的信息还是通过结果数据的形式记录下来。因此，部分检验报告中（如骨髓检测报告）用一个合适大小和位置的空间，放置有价值的形态图像，以支持临床诊断，实现图文并茂的需要。最后，在检验报告设计时，要从实用和美学两个方面综合考虑，协调一致，检验图像的数量一般控制在 2～4 幅，图像的位置选在检验报告的中下部分，占用的空间多为报告纸面的 1/4～1/2。对于一些特殊病例或某些特殊检查，如染色体检查，根据产前诊断规范的要求，至少要获取 30 个标准细胞的染色体核型进行计数，分析和发现 3 个以上细胞的核型具有特征性意义的染色体条带才能报告。因此染色体诊断报告需报告分析细胞数。

6. **检验结果的描述**　是指部分检验项目需将操作过程中所获得的有关形态学信息进行分析和总结后，通过规范化的专业语言加以概括性描述，或直接以形态学特征进行描述，以支持检测所得出的最后结论。描述一般以系统为单元，对诊断有意义的形态学特征进行描述。例如，骨髓细胞检查，首先报告取材、涂片、染色情况、有无骨髓小粒等，其次分别描述骨髓增生情况，然后介绍巨核细胞总数，最后报告观察有无异常细胞情况等。在描述异常细胞形态特征时，其形态描述是对检验图像的解释和说明，因此在设计时一般放在特征图像的上方，亦即检验报告的中下部分，占用的空间为报告纸面的 1/3～1/2。对于一些特殊病例或某些特殊检查时（如大量输血时，可能需多份交叉反应），实验结果和图像较多，可分开用多页纸分别记录。

7. **检验结论**　是指部分诊断性检验需对检验信息进行分析后的概括性总结，其依据是对检测结果进行的综合分析。如羊水、绒毛、脐带血等细胞培养染色体分析，既要简单扼要、一目了然，又要符合临床诊断规范的要求，不能报告胎儿性别（除非因诊断必须）。下诊断结论时，要尽可能遵循疾病临床诊断的规范，表明可能出现的假性结果概率，以及对疾病诊断的影响。当然，也要考虑在很多情况下，单纯根据检验结果是很难或不能做出临床诊断的。因此，在写检验报告时，不能仅凭检验结果，必须结合临床，有些只作为疾病可能性提示，不能盲目下结论。由于生命现象非常复杂，机体对疾病的反应在不同人群或同一人不同时段，可出现不同结果。同样，在检验医学中也存在同病不同结果和同结果异病的现象，任何肯定的背后都有可能隐藏着否定。因此，检验结果或结论要实事求是，切忌武断、经验主义，更不要异想天开。检验结论一般放置在检验报告的右下角区域。

8. **检验者**　是指从事操作而获取检验结果并对其进行分析、总结、判断的检验技术人员，是检验过程的主体。检验人员要承担相关的医疗责任和法律责任。因此，检验人员必须具备检验医学专业的执业资格。根据卫健委检验人员资格认定有关规定，检验诊断人员必须具备相应的学历和资格，部分检验项目需相应资质，如操作大型生化分析仪、从事基因诊断、从事产前诊断等，均需相应的资格证书。医疗机构临床实验室专业技术人员应具有相应的专业学历，并取得相应专业技术职务任职资格。检验报告单应按照规定由相应资质检验技术人员签发。检验者一般放置在报告的结果下部区域。

9. 审核者　报告单审核者为通过科室组织的考核后，由科主任任命，并在医院医务部门备案，一般为专业组组长或高年资专业技术人员。检验报告最后必须经由审核者审核后发放；急诊检验因工作性质所定，检测质量由检验者自己审核直接报告。审核者一般放置在检验者的旁边，均位于报告的结果下部区域。

10. 标本采集时间、接收时间与报告时间　标本采集时间是指在得到医师的医嘱后，留取或抽取标本的即时时间。标本接收时间是指标本送到实验室并被接收的即时时间。报告时间是指检查完成，并经审核后的即时时间或急诊检验时由操作者发出报告的具体时间。常规的检验时间均以年、月、日、时、分为单位来表示。按相关规定，大部分检验在较短时间内报告，少数复杂或较少病例标本需要等待一定的时间报告结果。例如，临床微生物培养标本按规定允许 2 ~ 4 天出报告；临床遗传学进行相关细胞培养，需 14 ~ 21 天出报告。在这些情况下可以在检验报告上将检查时间和报告时分别予以注明。急诊患者由于病情变化无常，有些患者变化急剧。因此，为了更准确反映患者当时的检验时间，同时便于对病情变化的动态观察，急诊检验报告要求注明标本采集时间、标本接收和报告的时间，以分钟为单位。标本采集时间、检查时间与报告时间一般放置在检验结果的下部。

（三）常规检验报告单的元素和模式

1. 检验报告单应具备的元素

（1）实验室信息：实验室所在医院名称及相关检验类别。

（2）患者姓名、性别、年龄、所在科室（病区和床号）、病历号（住院或门诊号）、临床诊断。

（3）标本信息：送检样本类型、标本状态、条码号、样本号、标本采集时间、标本接收时间等。

（4）申请者信息：申请项目、申请医师、申请日期。

（5）检验信息：检验项目名称（使用中文或国际通用的、规范的缩写）、检验结果（定性试验应报告阳、阴性，不得以 + 、 - 表示；定量试验应报告数值）、单位（使用标准化通用国际单位）、异常结果提示（位于测定结果后，正常结果无表示，增高或降低结果应以↑、↓表示）、参考范围、报告时间、检查号、操作者及审核者签名（可电子签名、手签或盖章，不可使用计算机自带的字体打印签名），以及其他需要在报告单注明的内容，如"如果对结果存在疑问，请及时与相关实验室联系"。

2. 检验报告单规格

普通报告单可使用 A5 格式，宽度 21 cm、长度 14.8 cm，左侧空白处宽度不小于 1 cm。大报告单可使用 A4 格式，宽度 21 cm、长度 29.7 cm，上边距不小于 2 cm，左、右、下边距不小于 1.5 cm。

_____医院检验报告单

（仪器型号）

姓名：	送检科室：	送检病区：	样本号：
性别：	床号：	样本类型：	条码号：
年龄：	住院号（门诊号）：		临床诊断：

代号	检验项目	结果	参考范围	单位	代号	检验项目	结果	参考范围	单位

※标本状态：

采集时间：	标本接收时间：	报告时间：
送检医生：	检验者：	审核者：
实验室：		

（如对结果存在疑问，请及时与相关实验室联系）

（孙恩涛）

常用临床检验参考值（范围）

一、临床血液检验

（一）血液一般检验

血红蛋白（Hb）	男性 120 ~ 160 g/L
	女性 110 ~ 150 g/L
	新生儿 170 ~ 200 g/L
红细胞（RBC）	男性 $(4.0 \sim 5.5) \times 10^{12}/L$
	女性 $(3.5 \sim 5.0) \times 10^{12}/L$
	新生儿 $(6.0 \sim 7.0) \times 10^{12}/L$
白细胞（WBC）	成人 $(4.0 \sim 10.0) \times 10^9/L$
	新生儿 $(15.0 \sim 20.0) \times 10^9/L$
	6 个月至 2 岁 $(11.0 \sim 12.0) \times 10^9/L$

白细胞分类计数
　百分率

中性杆状核粒细胞	0 ~ 5%
中性分叶核粒细胞	50% ~ 70%
嗜酸性粒细胞	0.5% ~ 5%
嗜碱性粒细胞	0 ~ 1%
淋巴细胞	20% ~ 40%
单核细胞	3% ~ 8%
血小板计数	$(100 \sim 300) \times 10^9/L$

网织红细胞（RET）

百分数	成人及儿童 0.5% ~ 1.5%
	新生儿 2% ~ 6%
绝对值	$(24 \sim 84) \times 10^9/L$

红细胞沉降率（ESR）	Westergren 法：男性 0～15 mm/h
	女性 0～20 mm/h
血细胞压积（Hct）	温氏法：男性 0.40～0.50 L/L
	女性 0.37～0.48 L/L
平均红细胞血红蛋白（MCH）	27～34 pg（血细胞分析仪法）
平均红细胞血红蛋白浓度（MCHC）	320～360 g/L
自身溶血试验	溶血度 <3.5%（37 ℃孵育 48 小时）
酸化血清溶血试验（Ham 试验）	阴性
蔗糖溶血试验	阴性
抗球蛋白试验（Coombs 试验）	直接与间接均为阴性；抗体效价 <1∶160
变性珠蛋白（Heinz）小体生成试验	<30%
红细胞 G6PD 活性测定	（4.97±1.43）U/g Hb

（二）血栓与止血的检验

出血时间（BT）	（6.9±2.1）分钟，超过 9 分钟为异常
血管性血友病因子抗原（vWF：Ag）	免疫火箭电泳法：94.1%±32.5%
	ELISA 法：70%～150%
血管性血友病因子活性（vWF：A）	O 型血正常人 38%～125.2%
	其他血型正常人 49.2%～169.7%
血小板黏附试验（PAdT）	血小板黏附率 62.5%±8.61%
凝血时间（CT）	试管法：4～12 分钟
活化部分凝血时间（APTT）	手工法：30～42 秒，延长超过 10 秒以上为异常
国际标准化比值（INR）	1.0±0.1
血浆凝血酶原时间（PT）	11～14 秒（超过对照值 3 秒为延长）
凝血酶时间（TT）	16～18 秒（超过对照值 3 秒为延长）
血浆纤维蛋白原（FIB）	Clauss 法：2～4 g/L
可溶性纤维蛋白单体复合物（SFMC）	ELISA 法：（48.5±15.6）mg/L
组织因子（TF）	双抗体夹心法：30～220 ng/L
血浆抗凝血酶Ⅲ活性（ATⅢα：A）	发色底物法：108.5%±5.3%
血浆蛋白 C 活性（PC：A）	100.24%±13.18%
血浆凝血酶 - 抗凝血酶复合物（TAT）	酶标法：（1.45±0.4）μg/L
血浆鱼精蛋白副凝试验（3P 试验）	阴性
血浆纤溶酶 - 抗纤溶酶复合物（PAP）	0～150 ng/mL
血浆纤维蛋白（原）降解产物（FDP）	胶乳凝集法：阴性
血浆 D - 二聚体（D-D）	ELISA 法：<0.256 mg/L

（三）血液生化检验

血清总蛋白（TP）	60~80 g/L
血清白蛋白（A）	40~55 g/L
血清球蛋白（G）	20~30 g/L
白蛋白/球蛋白比值（A/G）	(1.5~2.5)∶1
血清蛋白电泳（醋酸纤维膜法）	白蛋白 62%~71%
	球蛋白 α₁ 3%~4%
	α₂ 6%~10%
	β 7%~11%
	γ 9%~18%
血糖（空腹）	3.9~6.1 mmol/L
空腹血糖	3.9~6.1 mmol/L
餐后2小时血糖	<7.8 mmol/L
血清胰岛素C肽（空腹）	空腹 0.3~1.3 nmol/L
糖化血红蛋白（GHb）	4%~6%
糖化白蛋白	10.8%~17.1%
血酮体	定性：阴性
血浆乳酸	0.44~1.78 mmol/L
血清总胆固醇（TC）	成人 2.9~6.0 mmol/L
血清甘油三酯（TG）	0.56~1.7 mmol/L
高密度脂蛋白（HDL）	1.03~2.07 mmol/L
低密度脂蛋白（LDL）	<3.4 mmol/L
脂蛋白（a）[LP（a）]	ELISA法：<300 mg/L
载脂蛋白A1（Apo-A1）	ELISA法：男性（1.42±0.17）g/L
	女性（1.45±0.14）g/L
载脂蛋白B（Apo-B）	ELISA法：男性（1.01±0.21）g/L
	女性（1.07±0.23）g/L
血清钾	3.5~5.5 mmol/L
血清钠	135~145 mmol/L
血清氯	95~105 mmol/L
血清钙	2.25~2.58 mmol/L
血清无机磷	成人 0.97~1.61 mmol/L
	儿童 1.29~1.94 mmol/L
血清镁	成人 0.8~1.2 mmol/L
	儿童 0.56~0.76 mmol/L
血清锌	7.65~22.95 μmol/L

血清铜	11.0 ~ 22.0 μmol/L
血清铁	男性 10.6 ~ 36.7 μmol/L
	女性 7.8 ~ 32.2 μmol/L
	儿童 9.0 ~ 22.0 μmol/L
血清铁蛋白（SF）	ELISA 法或 RIA 法：男性 15 ~ 200 μg/L
	女性 12 ~ 150 μg/L
血清总铁结合力（TIBC）	男性 50 ~ 77 μmol/L
	女性 54 ~ 77 μmol/L
转铁蛋白（Tf）	免疫比浊法：28.6 ~ 51.9 μmol/L
血清叶酸	>11.81 nmol/L
血清肌钙蛋白 T（cTnT）	ELISA 法：0.02 ~ 0.13 μg/L
血清肌红蛋白（Mb）	ELISA 法：50 ~ 85 μg/L
	RIA 法：6 ~ 85 μg/L
B 型利钠肽（BNP）	<5 pg/mL
血清铜蓝蛋白	成人 0.2 ~ 0.6 g/L
血清甲胎蛋白（AFP）	定性：阴性
	定量：成人 <25 μg/L
	小儿（3 周 ~ 6 个月）<39 μg/L
β_2 - 微球蛋白（β_2-M）	成人 1 ~ 2 mg/L
胱抑素 C	成人 0.6 ~ 2.5 mg/L
血氨	18 ~ 72 μmol/L
血清总胆红素（TB）	成人 3.4 ~ 17.1 μmol/L
	新生儿 0 ~ 1 天 34 ~ 103 μmol/L
	新生儿 1 ~ 2 天 103 ~ 171 μmol/L
	新生儿 3 ~ 5 天 68 ~ 137 mmol/L
血清结合胆红素（CB）	0 ~ 6.8 μmol/L
血清非结合胆红素（UCB）	1.7 ~ 10.2 μmol/L
总胆汁酸（TBA）	酶法：0 ~ 10 μmol/L
血尿素氮（BUN）	成人 3.2 ~ 7.1 mmol/L
	儿童 1.8 ~ 6.5 mmol/L
肌酐（Cr）	全血：88.4 ~ 176.8 μmol/L
	血清或血浆：男性 53 ~ 106 μmol/L
	女性 44 ~ 97 μmol/L
尿酸（UA）	酶法：男性 208 ~ 428 μmol/L
	女性 155 ~ 357 μmol/L
谷丙转氨酶（ALT）	（37 ℃）速率法：5 ~ 40 U/L
谷草转氨酶（AST）	（37 ℃）速率法：8 ~ 40 U/L

DeRitis 比值	1.15
血清碱性磷酸酶（ALP）	男性：45～125 U/L
	女性：20～49 岁 30～100 U/L
	50～79 岁 50～135 U/L
γ–谷氨酰转移酶（γ-GGT）	男性 11～50 U/L
	女性 7～32 U/L
血清酸性磷酸酶（ACP）	化学法：0.9～1.9 U/L
乳酸脱氢酶（LDH）	速率法：120～250 U/L
单胺氧化酶（MAO）	伊滕法：成人 <30 U
	中野法：23～49 U
肌酸激酶（CK）	速率法：男性 50～310 U/L
	女性 40～200 U/L
肌酸激酶同工酶	CK-MB <5%
	CK-MM 94%～96%
	CK-BB 阴性或微量
血清淀粉酶（AMY）	血液 35～135 U/L
血清脂肪酶（LPS）	比色法：0～79 U/L
	浊度法：0～160 U/L
胆碱酯酶活性	80%～100%
超氧化物歧化酶（SOD）	比色法：555～633 μg/（g·Hb）

（四）血清学与免疫学检测

免疫球蛋白	
IgG	单向免疫扩散法：7.0～16.6 g/L
IgA	单向免疫扩散法：血清型 0.7～3.5 g/L
IgM	单向免疫扩散法：0.5～2.6 g/L
IgD	ELISA 法：0.6～1.2 mg/L
IgE	ELISA 法：0.1～0.9 mg/L
总补体活性（CH50）	试管法：50～100 kU/L
补体 C3	成人 0.8～1.5 g/L
补体 C4	成人 0.20～0.60 g/L
T 细胞分化抗原	
CD3	流式细胞术：61%～85%
CD4（TH）	流式细胞术：28%～58%
CD8（TS）	流式细胞术：19%～48%
CD4/CD8	流式细胞术：0.9～2.1
抗核抗体（ANA）	免疫荧光法：阴性

	血清滴度＞1∶40 为阳性
抗心磷脂抗体	阴性
抗乙酰胆碱受体抗体（AChR-Ab）	ELISA 法或 RIA 法：阴性或≤0.3 nmol/L
循环免疫复合物（CIC）	
聚乙二醇（PEG）沉淀法	低于正常对照值＋2SD 或 A 值≤0.12
甲型肝炎病毒抗原（HAVAg）	ELISA 法：阴性
甲型肝炎病毒 RNA（HAV-RNA）	RT-PCR 法：阴性
甲型肝炎病毒抗体（HAVAb）	ELISA 法：HAVIgM 阳性
	HAVIgA 阴性
乙型肝炎病毒表面抗原（HBsAg）	ELISA 法：阴性（S/CO≤2.1）
乙型肝炎病毒表面抗体（HBsAb）	ELISA 法：阴性（S/CO≤2.1）
乙型肝炎病毒 e 抗原（HBeAg）	ELISA 法：阴性（S/CO≤2.1）
乙型肝炎病毒 e 抗体（HBeAb）	ELISA 法：阴性（S/CO≤2.1）
乙型肝炎病毒核心抗原（HBcAg）	ELISA 法：阴性（S/CO≤2.1）
乙型肝炎病毒核心抗体（抗 HBc）	ELISA 法：阴性（S/CO≤2.1）
乙型肝炎病毒 DNA（HBV-DNA）	PCR：阴性
丙型肝炎病毒 RNA（HCV-RNA）	RT-PCR 法：阴性
丙型肝炎病毒抗体 IgM（抗 HCV IgM）	ELISA 法：阴性
丙型肝炎病毒抗体 IgG（抗 HCV IgG）	ELISA 法：阴性
丁型肝炎病毒抗原（HDV Ag）	ELISA 法：阴性
丁型肝炎病毒抗体（抗 HDV）	ELISA 法：阴性
丁型肝炎病毒 RNA（HDV-RNA）	RT-PCR 法：阴性
戊型肝炎病毒抗体（抗 HEV）	ELISA 法：阴性
抗链球菌溶血素"O"（ASO）	滴度＜1∶400
Widal 反应	直接凝集法："O" 低于 1∶80
	"H" 低于 1∶160
	"A" 低于 1∶80
	"B" 低于 1∶80
	"C" 低于 1∶80
伤寒沙门菌抗体 IgM	ELISA 法：阴性或滴度低于 1∶20
斑疹伤寒血清反应（Weil-Felix 反应）	阴性或低于 1∶40
流行性脑脊髓膜炎免疫测定	抗体、抗原测定均为阴性
结核分枝杆菌抗体（TB-Ab）	胶体金法或 ELISA 法：阴性
结核分枝杆菌 DNA	PCR 法：阴性
结核感染 T 细胞（T-SPOT）	阴性
轮状病毒抗体和 RNA	阴性
弓形虫抗体和 DNA	阴性

沙眼衣原体（CT）抗体 IgM 和 IgG	IFA 法：CT-IgM 效价 $\leqslant 1:32$
	CT-IgG 效价 $\leqslant 1:512$
支原体的血清学检测	补体结合试验：效价 $<1:64$
	间接血凝试验：阴性

梅毒螺旋体抗体

定性试验（非特异性抗体）	快速血浆反应素试验（RPR）：阴性
	不加热血清反应素试验（USR）：阴性
	性病研究实验室试验（VDRL）：阴性
确诊试验（特异性抗体）	梅毒螺旋体血凝试验（TPHA）：阴性
	荧光密螺旋体抗体吸收试验（FTA-ABS）：阴性

人类免疫缺陷病毒抗体（抗 HIV）

筛选试验	ELISA 法和快速蛋白印迹法：阴性
确诊试验（测 HIV-RNA）	蛋白印迹法和 RT-PCR 法：阴性
降钙素原（PCT）	成人 <0.15 ng/mL
	出生 72 小时内的新生儿 <2 ng/mL
甲胎蛋白（AFP）	对流免疫电泳法：阴性
	RIA、CLIA、ELISA 法：血清 <25 μg/L
癌胚抗原（CEA）	RIA、CLIA、ELISA 法：血清 <5 μg/L
糖类抗原 125（CA125）	RLA、CLIA、ELISA 法：血清 <3.5 万 U/L
糖类抗原 15-3（CA15-3）	RIA、CLIA、ELISA 法：血清 <2.5 万 U/L
前列腺特异性抗原（PSA）	RIA、CLIA、ELISA 法：血清 t-PSA <4.0 μg/L
	血清 f-PSA <0.8 μg/L
	血清 f-PSA/t-PSA >0.2
鳞状细胞癌抗原（SCCA）	RIA、CLIA 法：血清 <1.5 μg/L
细胞角质蛋白 19 片段抗原 21-1（CYFRA21-1）	CLIA、ELISA 法：<20 μg/L
糖类抗原 19-9（CA19-9）	RIA、CLIA、ELISA 法：血清 <3.7 万 U/L
糖类抗原 242（CA242）	ELISA 法：血清 <20 kU/L
神经元特异性烯醇化酶（NSE）	RIA、ELISA 法：血清 <15 μg/L

二、骨髓检验

有核细胞计数	$(40 \sim 180) \times 10^9$/L
增生程度	增生活跃（即成熟红细胞与有核细胞之比约为 20:1）
粒/红（G/E）	$(2.76 \pm 0.87):1$
粒系细胞总数	占 $0.50 \sim 0.60$

粒系细胞分类

  原始粒细胞　　　　　　　　　0 ~ 0.018

  早幼粒细胞　　　　　　　　　0.004 ~ 0.039

  中性中幼粒细胞　　　　　　　0.022 ~ 0.122

  中性晚幼粒细胞　　　　　　　0.035 ~ 0.132

  中性杆状核粒细胞　　　　　　0.164 ~ 0.321

  中性分叶核粒细胞　　　　　　0.042 ~ 0.212

  嗜酸性中幼粒细胞　　　　　　0 ~ 0.014

  嗜酸性晚幼粒细胞　　　　　　0 ~ 0.018

  嗜酸性杆状核粒细胞　　　　　0.002 ~ 0.039

  嗜酸性分叶核粒细胞　　　　　0 ~ 0.042

  嗜碱性中幼粒细胞　　　　　　0 ~ 0.002

  嗜碱性晚幼粒细胞　　　　　　0 ~ 0.003

  嗜碱性杆状核粒细胞　　　　　0 ~ 0.004

  嗜碱性分叶核粒细胞　　　　　0 ~ 0.002

  红系细胞总数　　　　　　　　占 0.15 ~ 0.25

红系细胞分类

  原始红细胞　　　　　　　　　0 ~ 0.019

  早幼红细胞　　　　　　　　　0.002 ~ 0.026

  中幼红细胞　　　　　　　　　0.026 ~ 0.107

  晚幼红细胞　　　　　　　　　0.052 ~ 0.175

淋巴系细胞分类

  原始淋巴细胞　　　　　　　　0 ~ 0.004

  幼稚淋巴细胞　　　　　　　　0 ~ 0.021

  淋巴细胞　　　　　　　　　　0.107 ~ 0.431

单核系细胞分类

  原始单核细胞　　　　　　　　0 ~ 0.003

  幼稚单核细胞　　　　　　　　0 ~ 0.006

  单核细胞　　　　　　　　　　0 ~ 0.062

浆细胞分类

  原始浆细胞　　　　　　　　　0 ~ 0.001

  幼稚浆细胞　　　　　　　　　0 ~ 0.007

  浆细胞　　　　　　　　　　　0 ~ 0.021

巨核系细胞总数　　　　　　　　0 ~ 0.003

巨核系细胞分类

  原始巨核细胞　　　　　　　　0 ~ 0.05

  幼稚巨核细胞　　　　　　　　0 ~ 0.10

颗粒型巨核细胞	0.10 ~ 0.50
产板型巨核细胞	0.20 ~ 0.70
裸核型巨核细胞	0 ~ 0.30
变性巨核细胞	0.02
网状细胞	0 ~ 0.01
内皮细胞	0 ~ 0.004
组织嗜碱细胞	0 ~ 0.005
组织嗜酸细胞	0 ~ 0.002
吞噬细胞	0 ~ 0.004
脂肪细胞	0 ~ 0.001
分类不明细胞	0 ~ 0.001
过氧化物酶（POX）染色	粒系（除原粒）细胞强阳性
	单核系细胞弱阳性或阴性
	淋巴系细胞阴性
苏丹黑 B（SB）染色	结果与 POX 染色大致相同
中性粒细胞碱性磷酸酶（NAP）染色	阳性率 10% ~ 40%
	积分值 40 ~ 80（分）
酸性磷酸酶（ACP）染色	T 淋巴细胞、多毛细胞、Gaucher 细胞阳性
	B 淋巴细胞、单核细胞、组织细胞、巨核细胞阴性
氯化醋酸 AS-D 萘酚酯酶 （AS-D NCE）染色	中性粒细胞强阳性
	单核及淋巴系细胞阴性
α - 醋酸萘酚酯酶（α-NAE）染色（非特异性酯酶，NSE）	
	粒系细胞阴性或弱阳性（不被氟化钠抑制）
	单核系细胞阳性（可被氟化钠抑制）
糖原染色（PAS 反应）	原粒细胞阴性，早幼粒至分叶核粒细胞阳性
	单核细胞弱阳性
	淋巴细胞阴性，少数弱阳性
	巨核细胞阳性
铁染色（普鲁士蓝反应）	细胞外铁（ + ~ + + ）
	细胞内铁（铁粒幼细胞）20% ~ 90%（平均 65%）

三、排泄物、分泌液及体液检测

（一）尿液检测

尿量   1000 ~ 2000 mL/24 h

外观	透明，淡黄色
酸碱反应	弱酸性，晨尿 pH 约 6.5
比重	1.015 ~ 1.025
蛋白质	定性：阴性
	定量：0 ~ 80 mg/24 h
葡萄糖	定性：阴性
	定量：0.56 ~ 5.0 mmol/24 h
酮体	定性：阴性
尿胆素原	定性：阴性或弱阳性
	定量：≤10 mg/L
尿胆素定性试验	阴性
尿胆红素	定性：阴性
	定量：≤2 mg/L
尿卟啉	0 ~ 36 nmol/24 h
尿隐血试验	阴性
尿含铁血黄素试验（Rous 试验）	阴性
本周蛋白	阴性
β_2 - 微球蛋白	<0.3 mg/L 或以尿肌酐校正 <0.2 mg/g 肌酐
α_1 - 微球蛋白	0 ~ 15 mg/24 h 或尿肌酐 <10 mg/g 肌酐
乳糜尿试验	阴性
尿苯丙酮酸	阴性
总氮	<857 mmol/L
肌酐	男性 7 ~ 18 mmoL/24 h
	女性 5.3 ~ 16 mmoL/24 h
尿素氮	357 ~ 535 mmol/24 h
尿酸	2.4 ~ 5.9 mmol/24 h
肌酸	男性 0 ~ 304 μmol/24 h
	女性 0 ~ 456 μmol/24 h
氯化物	170 ~ 255 mmol/24 h
钠	130 ~ 260 mmol/24 h
钾	51 ~ 102 mmol/24 h
钙	2.5 ~ 7.5 mmol/24 h
尿 N - 乙酰 - β - D 氨基　葡萄糖酐酶（NAG）	<18.5 U/L
尿淀粉酶	Somogyi 法：<1000 U
溶菌酶	0 ~ 2 mg/L
纤维蛋白降解产物	<0.25 mg/L

免疫球蛋白	阴性
补体 C3	阴性
尿白蛋白排泄率（UAE）	5 ~ 30 mg/24 h
尿沉渣检查	
白细胞	<5 个/HPF
红细胞	<3 个/HPF（0 ~ 偶见）
扁平或大圆上皮细胞	少许/HPF
透明管型	偶见/HPF
12 小时尿沉渣计数	
红细胞	<50 万
白细胞	<100 万
透明管型	<5000 个
1 小时细胞排泄率	
红细胞	男性 <3 万/h
	女性 <4 万/h
白细胞	男性 <7 万 h
	女性 <14 万/h
中段尿细菌培养计数	<10^6 菌落/L（10^3 菌落/mL）

（二）粪便检测

量	100 ~ 300 g/24 h
颜色	黄褐色
胆红素	阴性
粪胆素原定量	75 ~ 350 mg/100 g（68 ~ 473 μmol/24 h）
粪胆素	阳性
蛋白质定量	极少
粪便脂肪测定（平衡试验）	<6 g/24 h
隐血试验	阴性
细胞、上皮细胞或白细胞	无或偶见/HPF

（三）脑脊液检测

性状	无色，清晰透明
蛋白	定性（Pandy）试验：阴性
	定量：腰椎穿刺 0.20 ~ 0.40 g/L
	小脑延髓池穿刺 0.10 ~ 0.25 g/L
	脑室穿刺 0.05 ~ 0.15 g/L
比重	1.006 ~ 1.008 g/L

白蛋白	0.1 ~ 0.3 g/L
蛋白电泳	前白蛋白 2% ~ 7%
	白蛋白 56% ~ 76%
	α_1 球蛋白 2% ~ 7%
	α_2 球蛋白 4% ~ 12%
	β 球蛋白 8% ~ 18%
	γ 球蛋白 3% ~ 12%
葡萄糖	2.5 ~ 4.4 mmol/L
氯化物	成人 120 ~ 130 mmol/L
	儿童 111 ~ 123 mmol/L
免疫球蛋白	IgG 0.01 ~ 0.04 g/L
	IgA 0.001 ~ 0.006 g/L
	IgM 0.000 11 ~ 0.000 22 g/L
胆红素	阴性
细胞计数	成人 $(0 ~ 8) \times 10^6/L$
	儿童 $(0 ~ 15) \times 10^6/L$
细胞分类	淋巴细胞占 70%，单核细胞占 30%

（四）阴道分泌物检测

阴道分泌物酸碱度（pH）	4.0 ~ 4.5
阴道清洁度	Ⅰ、Ⅱ度

（五）精液检测

量	一次排精液量 1.5 ~ 6 mL
色	灰白色或乳白色，久未排精液者可淡黄色
黏稠度	呈胶冻状，30 分钟后完全液化呈半透明状
pH	7.2 ~ 8.0（平均 7.8）
比重	1.033
一次排精子总数	4 亿 ~ 6 亿
精子活动率	射精 30 ~ 60 分钟内精子活动率为 80% ~ 90%，至少 > 60%
	伊红染色精子存活率 > 58%
精子活动力	总活动力（PR + NP）≥40%，前向运动（PR）≥32%
正常形态精子	> 4%
白细胞	< 5 个/HPF
果糖	9.11 ~ 17.67 mmol/L

乳酸脱氢酶 – X	（1430 ± 940）U/L
抗精子抗体	阴性
顶体酶	（36 ± 21）U/L
精子低渗肿胀试验	g 型精子 > 50%

（六）前列腺液检测

性状	淡乳白色，半透明，稀薄液状
量	正常成人经 1 次前列腺按摩可采集的前列腺液为数滴至 1 mL
pH	6.3 ~ 6.5
磷脂酰胆碱小体	多量或布满视野
上皮细胞	少量
红细胞	< 5 个/HPF
白细胞	< 10 个/HPF
颗粒细胞	< 1/HPF
淀粉样小体	老年人易见到，约为白细胞的 10 倍
细菌	阴性
精子	可有
滴虫	无

四、肾功能实验

菊粉清除率（Cin）	$2.0 \sim 2.3$ mL/（s·1.73 m^2）（120 ~ 140 mL/min）
内生肌酐清除率（CCR）	$1.3 \sim 2.0$ mL/（s·1.73 m^2）（80 ~ 120 mL/min）（以 1.73 m^2 标准体表面积校正）
肾小球滤过率（GFR）	总 GFR（100 ± 20）mL/min
有效肾血浆流量（ERPF）	600 ~ 800 mL/min
肾全血流量（RBF）	1200 ~ 1400 mL/min
肾小管酸中毒试验	
氯化铵负荷（酸负荷）试验	尿 pH < 5.5
碳酸氢离子重吸收排泄（碱负荷）试验	HCO_3^- 排泄率 ≤ 1%

五、内分泌激素检测

血甲状腺素（T$_4$）	放免法：65 ~ 155 nmol/L
血游离甲状腺素（FT$_4$）	放免法：10.3 ~ 25.7 pmol/L
血三碘甲腺原氨酸（T$_3$）	放免法：1.6 ~ 3.0 nmol/L
血游离三碘甲腺原氨酸（FT$_3$）	放免法：6.0 ~ 11.4 pmol/L

血甲状旁腺类固醇（PTH）	免疫化学发光法：1～10 pmol/L
血降钙素（CT）	放免法：男性 0～14 ng/L
	女性 0～28 ng/L
尿 17－酮皮质类固醇（17-KS）	男性 34.7～69.4 μmol/24 h
	女性 17.5～52.5 μmol/24 h
血皮质醇	上午 8 时 140～630 nmol/L
	下午 4 时 80～410 nmol/L
	晚上 8 时小于上午 8 时的 50%
	午夜 2 时 55～165 nmol/L
	昼/夜皮质醇比值 >2
尿儿茶酚胺（CA）	微柱法：71.0～229.5 nmol/24 h
尿香草扁桃酸（VMA）	比色法：5～45 μmol/24 h
血浆肾素	普食：成人立位 0.30～1.90 ng/（mL·h）
	卧位 0.05～0.79 ng/（mL·h）
	低钠饮食：卧位 1.14～6.13 ng/（mL·h）
血浆雌二醇（E2）	男性青春期前 7.3～36.7 pmol/L
	成人 50～200 pmol/L
	女性青春期前 7.3～28.7 pmol/L
	卵泡期 94～433 pmol/L
	黄体期 499～1580 pmol/L
	排卵期 704～2200 pmol/L
	绝经期 40～100 pmol/L
血浆孕酮（放免法）	非孕妇女卵泡期（早）（0.7±0.1）μg/L
	卵泡期（晚）（0.4±0.1）μg/L
	排卵期（1.6±0.2）μg/L
	黄体期（早）（11.6±1.5）μg/L
	黄体期（晚）（5.7±1.1）μgL
血促甲状腺激素（TSH）	放免法：2～10 mU/L
血促肾上腺皮质激素（ACTH）	放免法：上午 8 时 25～100 mg/L
	下午 6 时 10～80 ng/L
血生长激素（GH）	放免法：男性成人 <2.0 μg/L
	女性成人 <10.0 μg/L
	儿童 <20 μg/L
血抗利尿激素（ADH）	放免法：1～10 μU/mL（平均 4 μU/mL）
人绒毛膜促性腺激素（HCG）	血清：男性或未孕女性 <5 IU/L
	绝经期后妇女 <10 IU/L
	尿：未孕成年女性：阴性

妊娠期：阳性

六、血气分析

动脉血氧分压（PaO_2）	12.6~13.3 kPa（95~100 mmHg）
动脉血二氧化碳分压（$PaCO_2$）	4.7~6.0 kPa（35~45 mmHg）
动脉血氧饱和度（SaO_2）	0.95~0.98（95%~98%）
静脉血氧饱和度	0.64~0.88（64%~88%）
动脉血氧含量（CaO_2）	8.55~9.45 mmol/L（19~21 mL/dL）
静脉血氧含量	6.3~6.75 mmol/L（14~15 mL/dL）
血液酸碱度（pH）	7.35~7.45（平均7.40）
碳酸氢盐（标准或实际）	22~27 mmol/L（平均24 mmol/L）
二氧化碳结合力（CO_2-CP）	22~31 mmol/L（50~70 vol/%）
全血缓冲碱（BB）	45~55 mmol/L
碱剩余（BE）	成人（0±2.3）mmol/L
	儿童（-4±2）mmol/L
阴离子隙（AG）	8~16 mmol/L

（郑　瑞）

主要参考文献

[1] 尚红，王兰兰．实验诊断学 [M].3 版．北京：人民卫生出版社，2015.

[2] 吕建新，王晓春．临床分子生物学检验技术 [M].北京：人民卫生出版社，2015.

[3] 朱明德，石应康．临床医学概要 [M].2 版．北京：人民卫生出版社，2013.

[4] 尹一兵，倪培华．临床生物化学检验技术 [M].北京：人民卫生出版社，2015.

[5] 葛均波，徐永健，王辰．内科学 [M].9 版．北京：人民卫生出版社，2018.

[6] 郑铁生，李艳．临床检验医学案例分析 [M].北京：人民卫生出版社，2019.

[7] 闵迅，黄健．临床检验典型案例分析 [M].北京：科学出版社，2021.

[8] 中华医学会，中华医学会杂志社，中华医学会全科医学分会，等．中华全科医师杂志 [J].2019, 18 （12）：1129 – 1135.

[9] 龚道元，赵建宏，康熙雄．临床实验室管理学 [M].武汉：华中科技大学出版社，2014.

[10] 王惠民，王清涛．临床实验室管理学 [M].2 版．北京：高等教育出版社，2016.

[11] 中华人民共和国国家卫生和计划生育委员会．中华人民共和卫生行业标准 WS/T 414—2013，室间质量评价结果应用指南 [S].北京：中国标准出版社，2013.

[12] 中华人民共和国国家卫生和计划生育委员会．中华人民共和卫生行业标准 WS/T 415—2013，无室间质量评价时实验室测量评估方法 [S].北京：中国标准出版社，2013.

[13] 王治国．临床检验质量控制技术 [M].3 版．北京：人民卫生出版社，2013.

[14] 中国国家标准化管理委员会．中华人民共和国国家标准 GB/T 27043—2012，合格评定能力验证的通用要求 [S].北京：中国标准出版社，2012.

[15] 中华人民共和国卫健委．卫生部关于印发《医疗机构临床实验室管理办法》的通知（卫医发 [2006] 73 号）.2006.

[16] 吕建新，尹一兵．分子诊断学 [M].2 版．北京：中国医药科技出版社，2010.

[17] 张申，胥振国，高江原．分子生物学检验 [M].武汉：华中科技大学出版社，2017.

[18] 赵永芳．生物化学技术原理及应用 [M].5 版．北京：科学出版社，2015.

[19] 张向阳．医学分子生物学 [M].2 版．南京：江苏凤凰科学技术出版社，2018.